U0641598

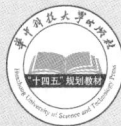

高等职业教育"十四五"规划融媒体新形态教材

▶ 供护理、助产等医学相关专业使用

# 健康评估

主　编　周　琴　杨珍杰

副主编　田　樱　孙　霞　何云海

编　者　（以姓氏笔画为序）

田　樱　湖北职业技术学院

孙　霞　孝感市中心医院

杨吉月　湖北职业技术学院

杨珍杰　湖北职业技术学院

何云海　湖北职业技术学院

周　琴　湖北职业技术学院

镇雪婷　湖北职业技术学院

颜　航　湖北职业技术学院

华中科技大学出版社
http://press.hust.edu.cn
中国·武汉

## 内 容 简 介

本书是高等职业教育"十四五"规划融媒体新形态教材。

本书数字资源类型丰富,融合视频、音频、动画模拟、知识图谱及虚拟仿真实训小程序,注重培养解决临床实际问题的能力。本书内容包括绪论、问诊、临床常见症状评估、身体评估、心理与社会评估、临床常见实验室检查、心电图检查、影像学检查、护理诊断的步骤与思维方法和护理病历,体现了健康评估的方法和内容。

本书主要供高职高专护理、助产等专业学生使用,也可供其他层次护理、助产等专业的学生、教师和临床护理工作者参考。

**图书在版编目(CIP)数据**

健康评估 / 周琴,杨珍杰主编. -- 武汉 :华中科技大学出版社,2024.11. -- ISBN 978-7-5772-1478-8

Ⅰ. R471

中国国家版本馆 CIP 数据核字第 2024FW6855 号

**健康评估**
Jiankang Pinggu

周 琴 杨珍杰 主编

策划编辑:居 颖

责任编辑:居 颖 王莉菲

封面设计:原色设计

责任校对:刘 竣

责任监印:曾 婷

出版发行:华中科技大学出版社(中国·武汉)     电话:(027)81321913

          武汉市东湖新技术开发区华工科技园     邮编:430223

录    排:华中科技大学惠友文印中心

印    刷:武汉市洪林印务有限公司

开    本:889mm×1194mm   1/16

印    张:19

字    数:572 千字

版    次:2024 年 11 月第 1 版第 1 次印刷

定    价:68.00 元

华中出版

本书若有印装质量问题,请向出版社营销中心调换

全国免费服务热线:400-6679-118   竭诚为您服务

版权所有   侵权必究

# 数字资源编者名单

主　编　李文辉

副主编　舒　成　朱树贞

编　者　（以姓氏笔画为序）

朱树贞　湖北医药学院

孙　霞　孝感市中心医院

李文辉　孝感市中心医院

杨吉月　湖北职业技术学院

周　苏　湖北职业技术学院

周　琴　湖北职业技术学院

胡英君　新疆博尔塔拉职业技术学院

舒　成　湖北航天医院

颜　航　湖北职业技术学院

# 网络增值服务

## 使用说明

欢迎使用华中科技大学出版社医学分社资源网

### 1 教师使用流程

（1）登录网址：https://bookcenter.hustp.com/index.html （注册时请选择教师用户）

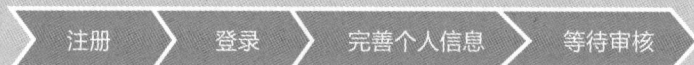

注册 ＞ 登录 ＞ 完善个人信息 ＞ 等待审核

（2）审核通过后，您可以在网站使用以下功能：

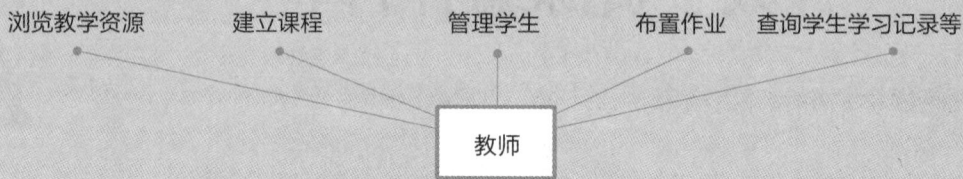

浏览教学资源　建立课程　管理学生　布置作业　查询学生学习记录等

教师

### 2 学员使用流程

（建议学员在PC端完成注册、登录、完善个人信息的操作）

（1）PC 端学员操作步骤

① 登录网址：https://bookcenter.hustp.com/index.html （注册时请选择普通用户）

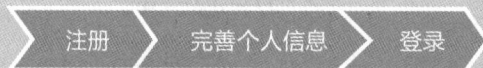

注册 ＞ 完善个人信息 ＞ 登录

② 查看课程资源：（如有学习码，请在个人中心-学习码验证中先验证，再进行操作）

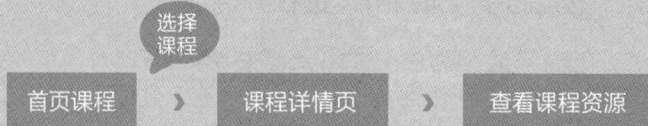

选择课程

首页课程 ＞ 课程详情页 ＞ 查看课程资源

（2）手机端扫码操作步骤

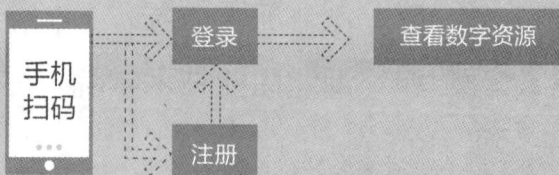

手机扫码 → 登录 → 查看数字资源

注册

# 前言

"健康评估"是护理专业的核心课程,是护理基础课程和临床专科护理课程间的重要桥梁课程。本课程主要介绍健康评估的基本理论、基本知识、基本技能,旨在培养护士有组织、系统地收集和整理健康资料,确定护理对象的健康问题及提升护士护理诊断的能力。本课程专业性、理论性、技能性均较强,很多理论知识较为抽象,技能训练也需要反复进行才能用于临床实践,既往学生学习起来均感到有一定的难度。

本次编写创新性地将纸质教材与数字内容进行有机融合,形成多维度、新形态的立体化教材,可使健康评估课程的各类理论、知识、技能能够以视频、音频等形式直接显示,并进行动画模拟推断分析,使抽象的理论知识和技能操作变得更直观、生动、易懂。本书创新运用虚拟仿真实训小程序,将技能训练融入到教材中,学生只需扫描边栏二维码,即可在手机上进行技能操作虚拟仿真训练,可最大限度地提高技能训练课程的时空拓展。本教材还配套了知识图谱,扫描二维码即可查看,知识图谱把知识系统地整合起来,方便理解和记忆。

本教材共分为十章,包括绪论、问诊、临床常见症状评估、身体评估、心理与社会评估、临床常用的实验室检查、心电图检查、影像学检查、护理诊断的步骤与思维方法和护理病历。编者团队精心编排了八套综合练习,方便学生参考复习,注重突出学科发展和护理特色,以贴近岗位、贴近护理实践为宗旨,为后续护理专业课程奠定坚实的基础,也供临床护理工作者使用和参考。

本教材配套有相关慕课资源,请登录学银在线网址 https://www.xueyinonline.com/detail/230107218,加入班级即可获取相关资源。本教材还配套湖北职业技术学院护理虚拟仿真实训平台相关资源,包括 https://hlfzgl.hbvtc.edu.cn/soft/6201_心肺听诊、https://hlfzgl.hbvtc.edu.cn/soft/6202_心电图检查、https://hlfzgl.hbvtc.edu.cn/soft/6203_上消化道护理等,点击相关链接即可实现心肺听诊、心电图检查、综合护理评估等项目的虚拟仿真实训。

在教材编写过程中,编者虽然进行了反复讨论和修正,但疏漏、不足之处在所难免,敬请各位专家和广大读者批评指正。

编 者

虚拟仿真技能
考核评价系统

扫码查看
知识图谱

# 目录

# 绪论

PPT 课件
第一章

## 学习目标

1. 掌握健康评估的概念和主要内容。
2. 熟悉健康评估与护理程序的内在关系及其主要任务。理解学习健康评估的意义和重要性。
3. 了解健康评估的起源和发展。

健康评估是护士运用护理基本理论、基本知识、基本技能对个体、家庭、社区现存的或潜在的健康问题进行判断的一门学科。健康评估是护理专业的一门核心课程,是从基础学科过渡到临床护理各学科的桥梁课程。其课程目标在于培养护士以整体护理理念为指导,全面、系统、准确、动态地将护理对象的相关健康资料进行收集、分析和整理,确定其现存或潜在的护理问题及护理诊断的能力。护士运用健康评估的基本理论、基本知识、基本技能对患者进行护理评估,是护理程序的首要环节,是顺利开展护理程序的基础,是正确提出护理问题及护理诊断的前提,亦是合理科学地实施护理措施的依据。因此,健康评估课程的基本理论、基本知识、基本技能是每一名护士在临床工作中必须具备的基本功。

### 一、健康评估的起源与发展

早在南丁格尔时期,人们就已经意识到评估在护理中的重要性。南丁格尔强调通过护理观察与护患交流获取有关健康和疾病相关资料的重要性。当时的护理工作仅被视为医疗工作的辅助,健康评估尚未形成一门独立、完整的学科。

20 世纪 50 年代,Lydia Hall 第一次提出了护理程序的概念。1967 年,Yara 和 Walsh 将护理程序划分为评估、计划、实施和评价 4 个部分。此后,护理逐渐拥有自己的知识体系并形成独立学科,护理程序在此背景下被广泛讨论并迅速发展起来。评估也被进一步分为评估和诊断两个部分。

1967 年,Black 在有关护理程序的国际会议上提出,护理评估的重点在于评估患者的需要。Black 提议采用马斯洛需求层次理论作为评估框架,指导护理评估。会议最终确立了护理评估的如下原则:①评估是护理程序的第一步;②评估是一个系统的、有目的的护患互动过程;③评估的重点在于个体的功能能力和日常生活能力;④评估过程包括收集资料和临床判断。

70 年代早期,护士们希望在护理实践中能独立进行临床判断,不需要医生等其他专业人员监督和指导,对护理诊断进行定义和分类,以进一步增强护理实践的独立性和专业性。此即护理史中的"护理诊断运动",其目的是对"患者的护理需要""护理问题"或"患者问题"进行正式分类和命名。

上述分类工作涉及分类学的发展。分类学是一门对各种相关事物进行描述和分类的学科,发展较好的分类系统应具备对系统内各构成部分进行分类和识别的原则、步骤及规则。在护理中,这种分类工作产生了当今的护理诊断。这一时期的工作意味着护理已能明确表达其独立的与医疗不同的定义而趋于成熟。

护理诊断分类系统的发展为护士提供了一种用于临床实践的语言,以便更好地描述护理在患者

Note

照顾中的侧重点。与此同时,护理诊断的标准也在发展之中,这些标准被称为诊断依据。诊断依据是护理诊断的基础。连同护理诊断命名及诊断依据在内的护理诊断分类系统的发展,使护理在历史上第一次系统、全面地确定了护士在健康评估过程中收集资料的性质和内容应包括与护理诊断相关的指标与信息,从而有助于护理诊断的形成。

随着护理诊断的发展及护士开始在临床中运用护理诊断,人们发现确立护理诊断标准所面临的困难,其中一部分原因是在于评估和组织评估资料的方式仍沿用传统的医学模式。虽然这一模式有助于指导护士收集、辨认临床问题和医疗诊断的资料,但无助于护士收集与护理诊断相关的资料。于是护理开始寻求一种能有效地收集与护理相关的临床资料的护理评估系统,以便做出护理诊断。

Gordon 于 1987 年提出了带有明显护理特征的、被称为功能性健康形态(functional health patterns,FHPs)的收集和组织资料的框架。FHPs 使有明显护理特征的、系统的、标准化的资料收集和分析方法成为可能。使用 FHPs 作为护理评估的形式和内容,进一步强调了护理程序和临床护理推理,但该评估模式在医疗评估过程中的接受程度和使用的普遍性,却远不及传统医学评估模式。即便如此,FHPs 模式已被越来越广泛地用于医疗评估过程,以确定个体整体健康状况及其护理的需要。

我国自 20 世纪 90 年代中期以来,在从事护理教育的有识之士的共同努力下,健康评估课程在我国高等护理教育课程设置体系中已逐步替代了传统的临床医学专业中的诊断学课程,成为护理专业核心课程。

## 二、健康评估的内容

### (一)问诊

问诊是指护士通过对被评估对象或相关人员的系统询问,以获取病史资料,经过综合分析做出临床判断的过程。与传统临床医学诊断学课程问诊不同的是,健康评估中的问诊是从护理角度提出问诊的要点和内容,以培养学生通过问诊做出护理诊断和预测可能出现的护理问题的能力。

### (二)临床常见症状评估

症状是指患者主观感受到的不适或痛苦的感觉及体验,如头痛、手麻等。患者所患疾病不同,所表现症状的类型、轻重各不相同,因此在评估时应注意患者各个症状的相关病史与诱发因素、发生机制、症状特点、伴随症状及患者的身心反应。

### (三)身体评估

身体评估指护士通过自己的感官或借助简单的诊疗工具对被评估对象进行视诊、触诊、叩诊、听诊和嗅诊的系统检查,发现异常体征的评估方法。体征指被评估对象的体表或内部结构发生改变时能够客观检查到的征象,如颜面潮红、腹部包块等。通过身体评估可以支持和验证问诊中所获得的症状及其临床意义,发现患者存在的异常体征及对治疗、护理的反应,为确认护理诊断寻找客观依据。

### (四)心理与社会评估

心理与社会评估包括对内在心理和外在社会活动的评估,其目的是评价个体实现整体功能平衡的、与周围环境及他人发生联系的方式。心理与社会评估的方法较多,有心理测量学技术、传统的生物医学检查方法,还有社会学和其他学科的检测方法。学习心理与社会评估内容有利于培养学生以人为中心的整体评估观念。此部分为护理专业自主的、独特的、有别于医疗诊断的职责和临床护理工作的有机组成部分。

### (五)实验室检查

实验室检查是通过物理学、化学和生物学等实验方法,对患者的体液、分泌物、排泄物、组织标本和细胞样品等进行检查,从而获取反映机体功能状态、病理变化或病因等的客观资料,以作为临床分析的依据。实验室检查与临床护理的联系非常紧密:一方面,大部分实验室检查所需的标本需护士去采集;另一方面,实验室检查的结果又可协助和指导护士评估、判断病情,做出护理诊断。

Note

### （六）心电图检查

将被评估对象的心电活动用心电图机记录的曲线称为心电图。心电图检查是诊断心血管病变的重要方法，也是监测危重患者、观察和判断病情变化常用的手段。

### （七）影像学检查

影像学检查包括 X 线成像（如透视、摄影和血管造影等）、计算机断层扫描（CT）、磁共振成像（MRI）、超声检查、核医学检查（如 γ 照相法、单光子发射计算机断层成像术（SPECT）、正电子发射断层成像术（PET）等）等。

### （八）护理诊断的步骤及思维方法

评估的最后阶段是诊断性推理。诊断性推理涉及对评估过程、观察结果和临床判断的评判性思维能力。初学者在学习诊断性推理的基础上，如果能注意理论与实际相结合，将有助于提高临床护理诊断的水平。

### （九）护理病历书写

护理病历书写是将问诊、临床常见症状评估、身体评估、心理与社会评估、实验室检查及其他辅助检查所获得的资料，经过医学规范后形成的书面记录，既是护理活动的重要文件，也是患者病情的法律文件，其格式和内容有严格且具体的要求，学生须认真学习并通过实践予以掌握。

## 三、健康评估的学习目的、学习方法与要求

### （一）健康评估的学习目的

通过学习健康评估课程，掌握对患者生理、心理与社会评估的基本原理、基本知识和基本技能，能全面、系统地收集、分析、整体资料，总结护理诊断的依据，确立护理诊断，并完整地书写护理病历。

### （二）健康评估的学习方法与要求

健康评估的学习包括理论学习和技能训练两部分，在学习中应做到以下几点。

（1）健康评估是一门专业基础课程，涉及的知识面广、内容多，但有其特有的基本理论，理解和掌握基本理论后，可以将看似零散的知识按一定的逻辑有序组织，从而掌握本课程的重点和难点，促进记忆、理解和应用知识。

（2）本课程是一门实践性很强的课程，在课程学习过程中，要重视实践训练，每一项实践技能操作内容都要反复训练，确保基本操作规范严谨。

（3）学习中要体现以患者为中心的护理理念，明确学习目的，端正学习态度，关心、爱护、体贴患者，建立良好的护患关系。

（4）应培养求实、创新的思维方式，能批判性地学习，将理论与实践相结合，勤学苦练，善于思考。

（5）能独立进行系统且有针对性的问诊，能熟练掌握患者主诉、症状、体征之间的内在联系及其临床意义。

（6）能按规范化方法进行系统、全面、有重点、有序的身体评估。

（7）掌握常用实验室检查标本的采集方法，熟悉实验室检查结果和常用器械检查结果及其临床意义。

（8）能够整理问诊、身体评估及其他检查结果，书写格式规范、文字通顺、表达清晰、字体规范、符合专业要求的护理病历。

（9）能够分析健康史、临床常见症状评估、身体评估、实验室检查及其他辅助器械检查所提供的资料，提出初步的护理诊断。

## 小 结

健康评估是护士运用护理基本理论、基本知识、基本技能对个体、家庭、社区现存的或潜在的健康问题进行判断的一门学科。健康评估是护理专业的一门核心课程,是从基础学科过渡到临床护理各学科的桥梁课程。健康评估的主要内容包括问诊、临床常见症状评估、身体评估、心理与社会评估、实验室检查、心电图检查、影像学检查、护理诊断的步骤及思维方法、护理病历书写。

## 能力检测

1. 什么是健康评估?健康评估课程主要包含哪些内容?
2. 请解释什么是症状,什么是体征。
3. 请分别列出 3 个症状、3 个体征。
4. 谈一谈你学好这门课程的计划。

(杨珍杰)

Note

# 第二章

# 问诊

## 学习目标

1. 掌握问诊的内容、方法与技巧。
2. 掌握问诊的注意事项。
3. 熟悉问诊的目的与意义。

### 案例引导

案例 2-1　患者,男,27 岁。2 天前淋雨后受凉,出现发热、头痛、流鼻涕症状,自服感冒药后症状无好转,今晨自诉头痛、鼻塞症状加重,自查体温 39.5 ℃,遂来院就诊。

请思考:

1. 作为责任护士,在接诊患者时该如何开展问诊?
2. 该患者的主诉是什么?
3. 如该患者就诊过程中突发晕厥,该如何处理?

## 第一节　问诊的目的

问诊是护士通过对患者及其家属或者知情者进行系统的、有目的、有计划的询问,以获取患者健康状况相关资料的过程。通过问诊所获得的健康资料属于主观资料。

问诊是护理工作开展的第一步,是护士与患者之间建立良好护患关系的基础。护士可以在此过程中向患者提供相关信息,帮助患者树立治疗信心。因此,问诊是护士为患者提供护理支持的重要手段之一。

问诊的目的是了解患者主观感受到的不适或异常,探究疾病的发生、发展、诊断、治疗和护理过程,收集患者既往健康状况以及心理、社会等方面的信息,明确患者的护理需求,从而发现患者现存的或潜在的健康问题。同时,问诊也为后续身体评估、实验室检查等辅助检查提供线索和依据。

## 第二节　问诊的内容

依据整体护理的理念,问诊的内容涉及患者的生理状况、心理状况、社会状况等各个方面。可根

Note

据不同的目的和临床情况选择不同的框架模式来安排问诊的内容。临床常用的模式主要有以下两种：生理-心理-社会模式和功能性健康形态模式。

## 一、生理-心理-社会模式

**1. 一般资料** 包括患者的姓名、性别、年龄、民族、籍贯、职业、婚姻状况、文化程度、宗教信仰、家庭住址、电话号码、医疗费用支付方式、入院时间、入院类型、入院方式、入院诊断等资料，以及资料来源的可靠性、收集资料的时间。若资料提供者不是患者本人，应注明其与患者的关系。

**2. 主诉** 主诉为患者感受最明显、最主要的症状或体征及其持续的时间，即患者就诊的主要原因。准确的主诉可初步反映病情的轻重缓急，并为医护人员提供诊断的线索。主诉应简明扼要，高度概括，并注明自症状出现到就诊的时长；一般不超过 20 个字，或不超过 3 个主要症状，如"恶心、呕吐 3 h""咳嗽、咳痰、气促 2 天"等；尽量使用患者自己的描述，避免使用专业诊断术语，如"左下肢疼痛、肿胀 2 h"，而非"左胫腓骨骨折 2 h"。对当前无症状，但诊断资料及入院目的明确的患者，可记录为"患白血病 4 年，经检验提示复发 7 天""2 周前 B 超检查发现肾结石"。

**3. 现病史** 现病史是病史的主体部分，主要记录患者疾病发生、发展、变化及诊断治疗的全过程。可按以下内容和顺序询问。

（1）发病情况与患病时间：包括发病时间、起病缓急、病程长短及有无前驱症状等。现病史的时间应与主诉保持一致。

（2）主要症状特征：按症状出现的顺序详细描述症状的性质、部位、程度、发作频率、持续时间、严重程度及有无缓解或加重的因素等。记录应简洁，相似的症状无须重复描述，但症状的性质、程度等发生变化时，应做相应的记录。

（3）病因与诱因：与本次发病相关的病因（如外伤、中毒、感染等）和诱因（如气候变化、环境改变、情绪波动、饮食起居失调等），这有助于明确诊断，并为进一步制订治疗方案提供依据。

（4）病情发展与变化：患病过程中主要症状的变化或新症状的出现，如有肝硬化病史的患者，出现情绪、行为的改变，考虑有肝性脑病的可能。心绞痛的患者本次疼痛加重且持续时间延长，含服硝酸甘油无缓解，则考虑有心肌梗死的可能。

（5）伴随症状：在主要症状的基础上同时或随后出现的其他症状。伴随症状可作为鉴别诊断的重要依据，也可能提示并发症的出现。如头痛伴发热，一般提示感染病，若头痛伴随喷射状呕吐、血压升高，则可能提示脑部疾病，如蛛网膜下腔出血等。

（6）诊断、治疗及护理经历：记录患者在本次就诊前，在何时、何地做过何种检查、诊断、治疗、护理措施及效果。若曾服用药物，应问明药物名称、用药剂量及时间等，记录时患者提及的药物名称和既往诊断应加双引号。

（7）病程中的日常生活情况：主要记录患者发病后的精神、睡眠、饮食、大小便等情况。这些信息对于全面评估患者的预后及决定采取何种治疗措施非常重要。

> **知识窗**
>
> ### 现病史举例
>
> 患者昨天晨起时无明显诱因出现右侧肢体轻微活动障碍，当时尚能行走穿衣，故未予以重视。下午右侧肢体活动障碍加重，步态不稳，且出现言语不清症状，与人交流困难。患者未伴有明显头痛、头晕、恶心、流涎，无吞咽困难，无抽搐，无大小便失禁，意识始终保持清醒。患者来本院急诊科就诊，查头部 CT 未发现明显异常，考虑为急性脑梗死，予……等治疗后，以"脑梗死"收入住院。患病以来患者精神可，纳如常，睡眠安，大小便尚调，体重无明显下降。

**4. 既往史** 指患者既往的健康状况及曾经患过的疾病(包括各种传染病)、外伤、手术史、预防接种史,以及对药物、食物和其他接触物的过敏史等,尤其是与目前所患疾病有关的患病史(如脑出血患者有无高血压病史)。记录顺序一般按时间的先后进行排列。其主要内容包括如下几点。

(1)既往健康状况。

(2)外伤、手术史等,若有,应详细询问原因、时间、外伤的诊疗与预后、手术的名称等。

(3)曾患疾病的时间、主要症状、诊疗过程及预后情况等。

(4)食物、药物或其他接触物的过敏史,若有,应详细记录过敏原和过敏反应的具体时间等。

(5)性病史,应详细询问患者有无与性病患者的接触史、是否患过性病。

**5. 个人史** 主要包括以下内容。

(1)出生及成长经历:包括出生地、居住地与居留时间(尤其是疫源地和地方病流行地区)、传染病接触史以及预防接种史等。对于儿童应详细了解其出生、喂养、生长发育等情况。

(2)月经史:对于青春期后的妇女,应询问其月经初潮年龄、月经周期和经期持续时间、经血的量和颜色、经期伴随症状、有无痛经和白带异常,以及末次月经日期(LMP)。对于已绝经妇女还应询问其绝经年龄。记录格式如下:

$$初潮年龄\frac{经期持续时间(天)}{月经周期(天)}末次月经时间或绝经年龄$$

(3)婚育史:包括婚姻情况、结婚年龄、配偶的健康状况、性生活情况等。女性应询问妊娠次数与生育年龄、人工或自然流产的次数,有无死产、手术分娩、产褥感染和计划生育情况;男性应询问有无生殖系统疾病等。

**6. 家族史** 主要了解患者父母、兄弟姐妹及子女的健康状况,尤其应询问是否患有同样的疾病,以及有无与遗传、传染相关的疾病。对已死亡的直系亲属要问明死因与死亡年龄,以明确遗传、家庭及环境等因素对患者目前健康状况与需求的影响。

**7. 心理与社会状况** 心理与社会评估是问诊的重要内容之一,涉及的内容也较为广泛,包括自我概念、认知功能、情绪、价值观与信念、职业状况、生活与居住环境、家庭关系等,具体可参考第五章"心理与社会评估"内容。

## 二、功能性健康型态模式

功能性健康型态(functional health pattern,FHP)由 Gordon 于 1987 年提出,是具有明显护理特征的收集和组织健康资料的分类模式。其组织模式中的基本资料、主诉、现病史、既往史内容同生理-心理-社会模式。后续按照功能性健康型态模式进行组织,该模式涉及人类健康和生命过程的 11 个方面。

(1)健康感知与健康管理型态:自觉一般健康状况如何;为保持或提升健康所做的最重要的事情及其对健康的影响;有无吸烟、饮酒、吸食毒品嗜好,若有,每天摄入量是多少,持续了多长时间;有无药物依赖或药物成瘾,若有,其剂量是多少,持续了多长时间;是否经常做乳房自检;平时能否遵循医护人员的健康指导;是否了解所患疾病的原因,出现症状时采取的措施及效果。

(2)营养与代谢型态:食欲情况及日常食物和水分摄入的种类、性质、量,有无饮食限制;有无咀嚼或吞咽困难,若有,其程度如何,原因是什么,发展情况怎样;近期体重变化及其原因;有无皮肤、黏膜的损伤;牙齿有无问题。

(3)排泄型态:每天排便与排尿的次数、量、颜色、性状,有无异常改变及其类型、诱发或影响因素,是否使用药物。

(4)活动与运动型态:进食、体位改变、洗漱、如厕、洗澡、穿衣、行走、上下楼梯、购物、备餐等生活自理能力及其功能水平,有无借助轮椅或义肢等辅助用具;日常活动与运动的方式、量、耐力,有无医疗或疾病限制。

（5）睡眠与休息型态：日常睡眠情况，睡眠后是否精力充沛，有无睡眠异常及其原因或影响因素，是否借助药物或其他方式辅助入睡。

（6）认知与感知型态：有无听觉、视觉、味觉、嗅觉、记忆力、思维能力、语言能力等改变，是否借助视觉或听觉辅助用具；有无疼痛，若有，说明其部位、性质、程度、持续时间等；学习方式及学习中有何困难等。

（7）自我感知与自我概念型态：如何看待自己，自我感觉如何；有无导致焦虑、抑郁、恐惧等情绪的因素。

（8）角色与关系型态：职业、社会交往情况；角色适应情况，有无角色适应不良；独居或与家人同住；家庭结构与功能，有无处理家庭问题方面的困难，家庭对评估对象患病或住院有何看法；是否参加社会团体；与朋友关系是否密切，是否经常感到孤独；工作是否顺利；经济收入能否满足个人生活所需。

（9）性与生殖型态：性别认同和性别角色、性生活满意程度有无改变或障碍；女性月经史、生育史等。

（10）压力与压力应对型态：是否经常感到紧张，用什么方法解决（药物、酗酒或其他方式）；近期生活中有无重大改变或危机，当生活中出现重大问题时如何处理，能否顺利处理，此时对其帮助最大的是谁等。

（11）价值与信念型态：能否在生活中满足自身所需，有无宗教信仰等。

# 第三节　问诊方法与技巧

思政领航 1

问诊不仅仅是一种收集资料的手段，更是一门艺术。问诊的方法和技巧与获取健康资料的数量和质量有密切的关系，这涉及沟通技能、护患关系、医学知识、仪表礼节以及向评估对象提供咨询和教育等多方面的内容。护士必须认真学习和掌握问诊的方法和技巧，并在实践过程中不断积累经验。

## 一、问诊的基本原则

**1. 选择合适的环境**　护士应主动营造一种宽松和谐的环境以解除患者的不安情绪。注意保护患者的隐私，避免在陌生人面前问诊。选择比较安静、舒适和私密性好的环境，光线、温度要适宜。在有多张病床的普通病房，护士应运用适当的谈话技巧来弥补环境条件的不足，如适当控制音量、含蓄设计隐私问题等。

**2. 选择合适的时间**　选择合适的时间能与患者建立良好的情感基础，从而得到患者的配合。问诊的内容及时间选择应该考虑患者的情绪。对待不同的对象，选择不同的时机。对危重患者，在做简要的询问和重点评估之后，应立即进行抢救，详细的健康史与身体评估可在病情好转后再补充，以免延误治疗。

## 二、问诊的准备

在进行问诊前，护士应做好如下准备。

（1）准备问诊内容：应熟练掌握问诊的主要内容及询问内容的顺序等。必要时可将问诊提纲写在纸上，以免遗漏。

（2）预测可能出现的问题：根据已了解的患者的基本情况，预测问诊过程中可能遇到的问题及需采取的相应措施。

（3）选择适宜的环境和时间：确保患者能够不受干扰地描述自身的健康状况，必要时可与患者商量后确定。

Note

### 三、问诊的技巧

**1. 解释说明及自我介绍** 护士应先做自我介绍,包括自己的姓名、职称等。然后从礼节性交谈开始,说明自己的职责及问诊的目的。例如,交谈开始时应正确称呼患者为"先生""小姐""大爷""阿姨"等。又如,询问姓名时,可以这样说:"大爷,请问您怎么称呼?"这样的举措会很快拉近护患之间的距离,改善生疏局面,使问诊能顺利地进行下去。

**2. 循序渐进,逐渐展开** 一般从主诉开始。问诊要有目的性、有层次、循序渐进,采取逐步深入的方式。一般从简易问题开始,待患者适应环境和情绪稳定后,再询问其需要思考和回忆才能回答的问题。如问,"您哪里不舒服"。

**3. 合适的提问方式** 问诊过程中,应根据具体情况采取适当的提问形式。

(1)开放式问题:没有固定答案的问题,可以让患者对相关问题进行更详细的描述,如"发热后,您是如何处理的?"其缺点是患者可能抓不到重点,甚至占用大量时间。一般来说,为了获得和掌握更多的健康史资料,调动患者主动参与解决问题的积极性,问诊中宜多采用开放式问题。

(2)闭合式问题:使用一般疑问句,患者仅以"是"或"否"即可回答的问题,如"您现在心情好吗"。患者只需回答"好"或"不好"。闭合式提问易于回答、节省时间,但因要回答的内容已包含在问题中,所以护士难以得到问题以外的信息,且此种提问具有较强的暗示性。

在问诊过程中,还要注意避免诱导性提问。诱导性提问是一种能诱导患者倾向特定答案的提问方式,如"您尿液发黄吗?"。此时,患者可能会为了迎合护士而随声附和。更恰当的提问方式应该是"您的尿液是什么颜色?"。

提问时要有系统性、目的性和必要性,护士应全神贯注地倾听患者的回答,避免重复提问。杂乱无章的提问是漫不经心的表现,它会降低患者对护士的信心和期望。

**4. 恰当的态度表现** 举止得体、态度温和,耐心、细致地与患者交流,对患者的回答表现出尊重和认可。对不准确或离题的回答应耐心启发,如"不用急,再想一想,能不能再准确一点? 如发病时间、病情变化等"。不要因急于了解情况而进行套问和逼问,以免患者为满足护士而随声附和或躲避回答。适当地使用一些评价、赞扬与鼓励的语言,可促进患者与医护人员的合作,使其受到鼓舞而积极提供信息。在非语言沟通时,与患者的视线保持接触,使用必要的手势,保持适当的距离,适时点头或应答,并集中注意力。

**5. 避免使用医学术语** 在问诊过程应使用患者熟悉的、可以理解的语言进行交流,避免使用医学术语,如不应询问患者家属"他出现过谵妄的情况吗?""您是否存在里急后重的情况?"。

**6. 切入/重回主题** 在问诊过程中,如果遇到患者抓不住重点、离题或试图逃避谈及某项问题等情况时,应运用相应技巧帮助其回到原来的主题,并针对重点问题展开。

**7. 及时核实** 为确保所获得资料的准确性,在问诊过程中必须对含糊不清、存有疑问或矛盾的内容进行核实。常用的核实方法包括以下几种。

(1)澄清:要求患者对模棱两可或模糊不清的内容做进一步的解释说明,如"您说您肚子痛,具体是哪里痛? 怎么痛的? 可以详细地描述一下吗?"。

(2)复述:以不同的表达方式重复患者所说的内容,如"您是说您3天前吃了一桶冰淇淋后开始肚子痛,当天腹泻了3次,第2天腹泻了5次,粪便越来越稀,今天早上起来又腹泻了2次,并且感觉到四肢无力,是这样吗?"。

(3)反问:以询问的方式重复患者所说的话,不仅可避免加入自己的观点,还可以鼓励患者提供更多的信息。反问也可用于询问患者的非语言行为的原因,如"我看您一直看向门外,是有什么原因吗?"。

(4)质疑:用于患者所说的与你所观察到或之前所说的内容不一致时,如"您说您对自己的病没有任何顾虑,可您的眼睛却是红的,能告诉我是什么原因吗?"。

（5）解析:对患者提供的信息进行分析和推论,并与患者交流。患者可以对你的解析进行确认、否认或提供另外的解释。

**8. 问诊结束时适当的提示** 在问诊即将结束时应有所暗示或提示,切忌突然结束对话,可告知患者下一步的护理计划及患者接下来需做的准备。

### 四、特殊患者的问诊

在问诊过程中,可能遇到患者沉默不语、伤心哭泣、充满敌意等情形,抑或患者的病情危重、语言障碍或来自不同的文化背景等。护士应针对患者的情况及时调整问诊的环境、内容及时间。

**（一）情绪异常患者**

**1. 愤怒与敌意** 患者可能因病情加重、疾病对经济及家庭造成的负面影响而感到愤怒,或因对医护人员不信任而产生敌意。面对此类患者,护士应保持坦然、平静、理解的态度,尽量找到患者出现负面情绪的原因,并予以处理,切勿进一步激怒患者。提问应缓慢且清晰,抓住重点,可选择分次进行,以免引起患者不满。一旦患者情绪失控,应注意保护自身安全。

**2. 沉默与忧伤** 应首先明确患者情绪低落的原因。患者可能因疾病而伤心、哭泣,护士应给予安抚、理解并适当等待。如果因护士过多、过快的提问导致患者不知所措,护士应适当改变交谈方式,给予患者空间。

**3. 焦虑与抑郁** 问诊过程中,应注意患者有无焦虑情绪。焦虑者常常有许多非特异性的症状,语言混乱,语速快、易激惹。应耐心倾听并鼓励其表达自己的感受,注意其语言的和非语言的异常线索,以确定问题性质。给予适当的安慰和保证,但应注意适度。抑郁也是临床常见的异常情绪,应予以重视。问诊时可较多采用直接提问,并注意与患者的情感交流,逐渐找出其抑郁的原因。对疑似抑郁症者应请精神科医生会诊。

**（二）老年人与儿童**

**1. 老年人** 应注意以下技巧:先用简单清晰、通俗易懂的一般性问题提问;减慢语速,提高音量,使其有足够时间思考、回忆,必要时做适当的重复;采取面对面交流的方式使其能看清你的表情及口型;注意观察患者的反应,判断其是否听懂,有无思维障碍、精神失常等,必要时可从其家属和朋友处收集补充相关资料。

**2. 儿童** 应认真对待家长所提供的每个症状,因家长最了解患儿情况,能早期发现患儿病情的变化。5岁以上的儿童可让其补充叙述一些有关病情的细节,但应注意其记忆及表达的准确性。

**（三）病情危重患者**

若病情危重,为争取时间,在做简明扼要的询问和重点检查后,应立即实施抢救。经初步处理,病情稳定后,再进行详细问诊。与目前紧急情况无关的资料(如既往健康状况等)可后续补充完善。若病情危重,病痛或治疗等导致语言表达受限时,可适当应用非语言方式表达,突出重点以缩短问诊时间,其余资料可从其亲属处或经其他来源获得。病情危重者病情允许时,尽可能以患者为直接问诊对象。

**（四）临终患者**

在与临终患者交流过程中,应首先了解患者是否知晓病情及预后,在交谈中尽量避免提与死亡有关的话题,对患者进行问诊时应力求中肯、可靠,同时给予患者情感上的支持。

**（五）不同文化背景**

在人际沟通及疾病反应方面,不同文化背景的人存在文化差异,可能会影响问诊结果。护士应注意自己与患者之间的文化差异,理解和尊重不同的文化。

**1. 距离与触摸** 交谈时,双方身体间的距离在不同文化背景中是不同的。触摸是非语言行为中较为亲密的一种形式,具有鼓励和关爱的作用,有助于建立相互信任的关系。但触摸的接受程度与表

Note

现形式在不同文化背景中有所不同,即使文化背景相似的人对于触摸的感受也可能存在较大的差异。因此,在应用触摸技巧时应加以注意。

**2. 目光接触** 目光接触是人在交流时的一种无声的语言,往往可以传达有声语言难以表达的意思和情感。合适的目光接触表明交谈者关注谈话的内容,对谈话感兴趣,有利于交谈的进行。但在某些文化中,过多的目光接触可能被视为是粗俗、鲁莽的举止,尤其在异性间的交流中。

**3. 表达情感或疼痛的方式** 人们表达情感或疼痛的方式也存在着文化上的差异。

## 小 结

问诊是护士通过对患者及其家属或知情者进行系统的、有目的、有计划的询问,从而获得患者健康相关资料的过程。通过问诊获得的健康资料属于主观资料。

问诊是护理工作开展的第一步,是护士与患者之间建立良好护患关系的基础。护士可以在此过程中向患者提供相关信息,帮助患者建立治疗的信心,因此,问诊是护士为患者提供护理支持的有效途径之一。

在问诊的过程中,应充分掌握问诊的内容,避免有所遗漏。问诊过程中也应注意问诊的方法与技巧,针对不同年龄阶段、不同情绪状态、不同文化背景等的人群,应适当调整问诊的环境、内容及时间等。

## 能力检测

1. 问诊的内容包括哪些?

2. 现病史的内容包括哪些?

3. 患者,男,34 岁。因左上腹痛伴恶心、呕吐 12 h 急诊入院。昨晚饮酒后,患者出现左上腹隐痛,2 h 后疼痛加剧,呈持续性刀割样,并向左腰背部放射,伴恶心、呕吐,呕吐后疼痛无缓解。

请思考:

(1)针对该患者,作为责任护士的你应该如何问诊?

(2)问诊时应注意什么?

(杨吉月)

# 第三章

# 临床常见症状评估

症状是指患者主观感受到的异常感觉或某些客观病态改变,如头痛、乏力、发热等。体征是指通过客观检查能发现的身体异常改变,如皮疹、心脏杂音、肺部啰音、肝脾肿大等。同一疾病可能出现不同的症状,不同的疾病又可能出现某些相同的症状。症状评估可为护理诊断提供线索和依据。

## 第一节 发 热

PPT 课件
3-1

### 学习目标

1. 掌握发热的概念、临床表现及护理评估要点。
2. 熟悉发热的病因及相关护理诊断/问题。
3. 了解发热的发生机制。

### 案例引导

案例 3-1 患者,男,19 岁,3 天前淋雨后出现高热、咳嗽,体温持续在 $39 \sim 40\ ℃$ 之间,并伴有胸痛、乏力、食欲减退。

请思考:

1. 该患者发热的特点有哪些?
2. 该患者发热的病因是什么?
3. 如何对发热患者进行护理评估?
4. 该患者目前存在的护理诊断/问题有哪些?

## 一、概念

发热是指机体在致热原的作用下或因体温调节中枢功能障碍,导致产热增加和(或)散热减少,体温升高超过正常范围。

正常人体温受下丘脑体温调节中枢的调控,并通过神经、体液调节使产热和散热保持动态平衡,以保持体温在相对恒定水平。正常体温范围:口腔温度为 $36.3 \sim 37.2\ ℃$;直肠温度为 $36.5 \sim 37.7\ ℃$;腋下温度为 $36.0 \sim 37.0\ ℃$。正常体温受昼夜节律、年龄、性别、运动、进餐及环境温度等内外因素影响,会稍有波动。一般下午体温较清晨稍高,剧烈运动、劳动或进餐后可能略有升高,但 24 h 内体温波动范围不超过 1 ℃。

Note

## 二、病因

发热的病因很多,根据致热原的性质和来源,临床上将发热分为感染性发热和非感染性发热两类,其中以感染性发热多见。

### (一)感染性发热

各种病原体如细菌、病毒、支原体、衣原体、立克次体、螺旋体、真菌、疟原虫等引起的感染,均可导致发热。

### (二)非感染性发热

非感染性发热指因无菌性物质或各种炎症作用于体温调节中枢,导致体温调节中枢功能紊乱,或因各种原因引起产热过多、散热减少,从而使体温升高超过正常范围,而不是由病原体侵入机体所引起的发热。非感染性发热主要有以下几种原因。

**1. 无菌性坏死物质吸收** 常见于:①物理因素、化学因素或机械性损伤,如大手术、骨折、大面积烧伤、消化道出血等;②血管阻塞引起的心、肝、脾等内脏梗死或肢体坏死;③急性溶血反应、白血病及各种恶性肿瘤引起的细胞破坏和组织坏死等。

**2. 变态反应性疾病** 如风湿热、血清病、药物热等。

**3. 结缔组织疾病** 如系统性红斑狼疮、类风湿关节炎、皮肌炎等。

**4. 内分泌与代谢性疾病** 如甲状腺功能亢进、痛风、严重脱水等。

**5. 皮肤散热减少** 如广泛性皮炎、鱼鳞病、慢性心力衰竭等。

**6. 体温调节中枢功能失常** 致热因素直接损害体温调节中枢,导致产热大于散热,体温升高,称为中枢性发热。高热无汗是这类发热的特点,常见于中暑、重度催眠药中毒、脑出血、脑震荡、颅骨骨折等。

**7. 自主神经功能紊乱** 由于自主神经功能紊乱,影响正常的体温调节过程,导致产热大于散热,体温升高,常伴有自主神经功能紊乱的其他表现,属功能性发热范畴,多为低热。常见的功能性低热有原发性低热、感染治愈后低热、夏季低热和生理性低热四种类型。

## 三、发生机制

### (一)致热原性发热

致热原是引起发热的主要因素,包括外源性致热原和内源性致热原两类。

**1. 外源性致热原** 多为大分子物质,包括以下五种类型:①微生物病原体及其产物。②抗原-抗体复合物。③炎性渗出物及无菌性坏死组织。④致热性类固醇,尤其是睾酮的中间代谢产物本胆烷醇酮。⑤多糖成分及多核苷酸、淋巴细胞激活因子等。这些物质分子量大,不能直接通过血脑屏障作用于体温调节中枢,但可通过激活血液中的中性粒细胞、嗜酸性粒细胞和单核吞噬细胞系统,使其产生并释放白细胞介素、肿瘤坏死因子和干扰素等内源性致热原。

**2. 内源性致热原** 又称白细胞致热原,如白细胞介素、干扰素和肿瘤坏死因子。其特点是分子量较小,可通过血脑屏障直接作用于下丘脑体温调节中枢,使调定点上移。体温调节中枢对体温进行重新调节,一方面增加代谢或通过运动神经使骨骼肌阵缩(表现为寒战),使产热增多;另一方面通过交感神经使皮肤血管及竖毛肌收缩,排汗停止,散热减少。调节结果是产热大于散热,体温升高引起发热。

### (二)非致热原性发热

由于体温调节中枢直接受损(如颅脑外伤、炎症、出血等),或存在导致产热过多的疾病(如甲状腺危象、癫痫持续状态等),或存在导致散热减少的疾病(如先天性汗腺发育不良、鱼鳞病、阿托品中毒、心力衰竭等),影响正常体温调节过程,导致产热大于散热,体温升高引起发热。

### 四、临床表现

#### (一)发热的临床分度

以口腔温度为标准,按温度的高低,发热可分为以下几种。

**1. 低热** 37.3~38 ℃。

**2. 中等热** 38.1~39 ℃。

**3. 高热** 39.1~41 ℃。

**4. 超高热** 41 ℃以上。

#### (二)发热的临床过程及其特点

发热的临床过程一般分为以下三个阶段。

**1. 体温上升期(产热大于散热)** 常表现为畏寒或寒战、疲乏无力、肌肉酸痛、皮肤苍白。体温升高可呈骤升型和缓升型两种方式。①骤升型:体温在几小时内达 39 ℃以上,常伴有寒战,儿童易发生惊厥,常见于流行性感冒、疟疾、败血症、大叶性肺炎、急性肾盂肾炎、输液反应、输血反应或某些药物反应等。②缓升型:体温逐渐上升,在数天内达到峰值,多不伴有寒战,常见于伤寒、结核病、布鲁氏菌病等。

**2. 高热期(产热与散热在较高水平保持相对平衡)** 常表现为皮肤潮红并有灼热感、呼吸加快变深、头痛、烦躁等。此期寒战消失,开始出汗。高热期持续时间因病因不同而异,如大叶性肺炎和流行性感冒可持续数天,疟疾可持续数小时,伤寒可持续数周。

**3. 体温下降期(散热大于产热)** 常表现为出汗多,皮肤潮湿。体温下降呈骤降型或渐降型。①骤降型:体温在数小时内骤退至正常水平,伴大量出汗,较易虚脱或休克,常见于疟疾、大叶性肺炎、急性肾盂肾炎、输液反应、恙虫病等;②渐降型:体温在数天内逐渐降至正常水平,如风湿热、伤寒等。

#### (三)热型及临床意义

将发热患者在不同时间测得的体温数值分别记录在体温单上,并将各体温数值点连接起来形成体温曲线,该曲线的形状称为热型。不同的病因可表现出不同的热型,热型在临床疾病的诊断中具有重要参考意义。常见热型有稽留热、弛张热、间歇热、回归热、波状热、不规则热等。

**1. 稽留热** 体温恒定地维持在 39 ℃以上,持续数天或数周,24 h 内体温波动范围不超过 1 ℃,见于大叶性肺炎、斑疹伤寒及伤寒高热期(图 3-1-1)。

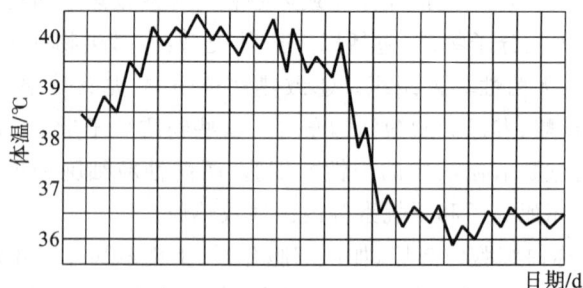

图 3-1-1 稽留热

**2. 弛张热** 又称败血症热型,体温常在 39 ℃以上,波动幅度大,24 h 内波动范围超过 2 ℃,但最低体温仍在正常水平以上。常见于风湿热、败血症、重症肺结核及化脓性炎症等(图 3-1-2)。

**3. 间歇热** 体温骤然升至高峰后持续数小时,又迅速降至正常水平,无热期(间歇期)可持续一天至数天,如此高热期与无热期反复交替出现,常见于疟疾、急性肾盂肾炎等(图 3-1-3)。

**4. 回归热** 体温急剧上升至 39 ℃或以上,持续数天后骤降到正常水平,高温期和无热期各持续若干天后规律性交替一次,常见于回归热、霍奇金淋巴瘤等(图 3-1-4)。

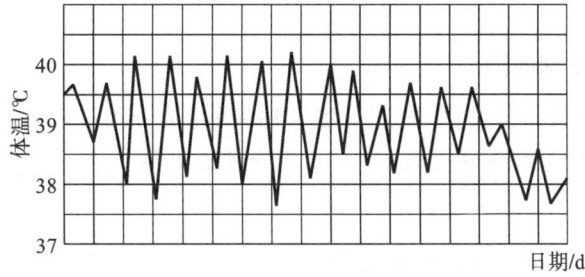

图 3-1-2  弛张热

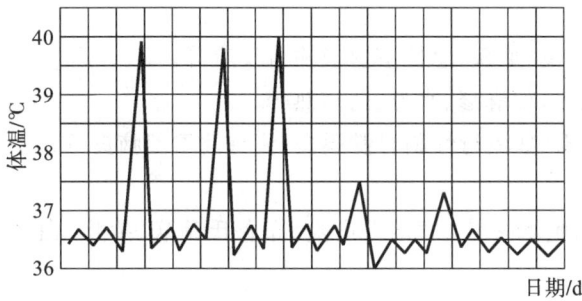

图 3-1-3  间歇热

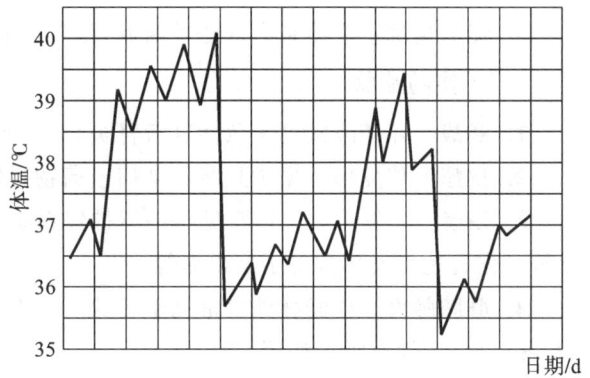

图 3-1-4  回归热

**5. 波状热**  体温逐渐上升至 39 ℃ 或以上,发热数天后逐渐下降至正常水平,持续数日后又逐渐升高,如此反复多次,常见于布鲁氏菌病(图 3-1-5)。

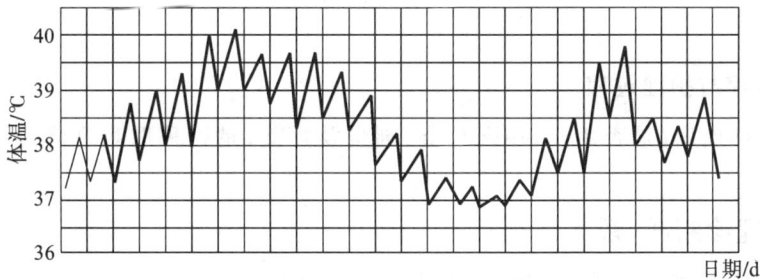

图 3-1-5  波状热

**6. 不规则热**  发热的体温曲线无一定规律,常见于结核病、风湿热、支气管肺炎、渗出性胸膜炎等(图 3-1-6)。

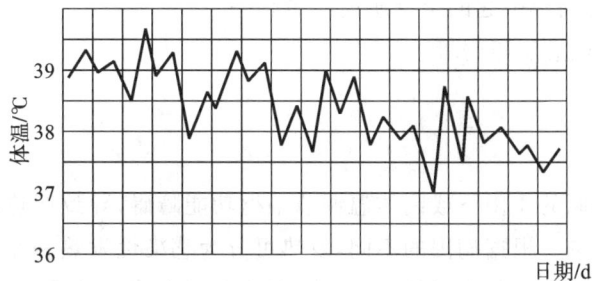

图 3-1-6  不规则热

Note

15

### 五、护理评估要点

**（一）发热的相关病史与诱因**

有无与发热相关的疾病,如肺炎、败血症等感染性疾病;是否到过疫区,有无传染病接触史;有无受凉、进不洁饮食、环境温度过高等诱发因素;有无药物过敏史等。

**（二）发热的特点**

**1. 起病情况** 起病时间、季节;起病缓急等。

**2. 发热程度、持续时间及热型** 是高热、低热还是中等度热;发热呈持续性还是呈间歇性,属于哪一种热型等。

**3. 退热情况** 发热是骤退还是渐退,是自动退热还是用药后退热。

**（三）伴随症状**

**1. 寒战** 伴寒战常见于急性肾盂肾炎、急性胆囊炎、疟疾、急性溶血或输血反应等。

**2. 皮疹** 伴皮疹常见于某些传染病或药物过敏等,如麻疹、水痘、药物热等。

**3. 昏迷** 先发热后昏迷常见于中枢神经系统感染(如流行性脑脊髓膜炎、流行性乙型脑炎等)、中暑等。先昏迷后发热常见于脑出血等。

**4. 肝脾肿大** 伴肝脾肿大常见于传染性单核细胞增多症、病毒性肝炎、布鲁氏菌病、疟疾、白血病、淋巴瘤、急性血吸虫病等。

**5. 结膜充血** 伴结膜充血常见于麻疹、肾综合征出血热、斑疹伤寒、钩端螺旋体病等。

**（四）发热对患者的影响**

长期发热者有无食欲减退与体重减轻,体温下降期大量出汗者有无口渴、皮肤黏膜干燥及弹性下降、双侧眼球凹陷等脱水表现,高热者有无谵妄、昏迷等意识障碍表现,儿童高热有无惊厥;有无焦虑、烦躁等。

**（五）诊断、治疗与护理过程**

包括诊断为何种疾病;是否用药,用药种类、剂量及疗效;是否采取物理降温措施,具体方法及疗效。

### 六、相关护理诊断/问题

**1. 体温过高** 与致热原有关;与体温调节中枢功能障碍有关。

**2. 体液不足** 与体温下降期出汗过多和(或)液体摄入量不足有关。

**3. 营养失调:低于机体需要量** 与长期发热使代谢率升高及营养物质摄入不足有关。

**4. 口腔黏膜改变** 与发热所致的口腔黏膜干燥有关。

**5. 舒适度的改变** 与高热引起的全身肌肉酸痛有关。

**6. 潜在并发症** 惊厥、意识障碍等。

> **小 结**

发热是指机体在致热原的作用下或因体温调节中枢功能障碍,导致产热增加和(或)散热减少,从而使体温升高超过正常范围。根据病因的不同,发热可分为感染性发热和非感染性发热两类,其中以感染性发热多见。根据发热程度分为低热、中等热、高热和超高热。常见的热型有稽留热、弛张热、间歇热、回归热、波状热和不规则热等。发热最常用的护理诊断是"体温过高"。

→ 能力检测

1. 什么是发热？简述发热的临床分度。
2. 简述常见热型种类及临床意义。
3. 简述发热的护理评估要点。

# 第二节　疼　　痛

PPT 课件
3-2

## 学习目标

1. 掌握头痛、胸痛、腹痛的概念、临床表现和护理评估要点。
2. 熟悉疼痛的病因及相关护理诊断/问题。
3. 了解疼痛的发生机制。

## 案例引导

案例 3-2　患者,男,25 岁,6 h 前因大量饮酒后出现持续性中上腹刀割样疼痛,伴阵发性加剧,并向腰背部呈带状放射,伴恶心、呕吐,呕吐后疼痛无缓解。既往有胆结石病史 2 年。

请思考:

1. 该患者疼痛的病因是什么?
2. 该患者疼痛的特点有哪些?
3. 如何对疼痛患者进行护理评估?
4. 该患者目前存在的护理诊断/问题有哪些?

## 一、概念

疼痛是由于机体组织受到损伤或潜在的损伤所引起的不愉快的主观感觉和情感体验,包含痛觉和痛反应两种含义。痛觉是个人的主观知觉体验,受情绪、性格、经验及文化背景等因素的影响;痛反应是机体对疼痛刺激所产生的生理和病理变化,如呼吸急促、血压升高和皮肤出冷汗等,常伴有不愉快的情绪。

## 二、发生机制

任何形式的物理或化学刺激,达到一定强度时,均能引起疼痛。痛觉感受器是位于皮肤和其他组织内的游离感觉神经末梢,能感受多种物理或化学刺激,当刺激因子作用于机体并达到一定程度时,受损部位的组织会释放出 P 物质、5-羟色胺、组胺、缓激肽、钾离子等致痛物质。痛觉感受器受到致痛物质的刺激后发出痛觉冲动,经脊髓后根沿脊髓丘脑束进入内囊,再上传至大脑皮层的痛觉中枢引起痛觉。

## 三、疼痛的分类

### (一)按疼痛发生的部位及传导途径分类

**1. 皮肤痛**　疼痛来自体表,多因皮肤黏膜受损而引起,特点为"双重痛觉",即受到刺激后立即出

Note

现定位明确的尖锐刺痛(快痛)和1～2 s之后出现的烧灼样痛(慢痛)。

**2. 深部痛** 指肌肉、肌腱、关节和筋膜的疼痛,这些组织对疼痛刺激的敏感性因神经分布疏密而有差异,其中以骨膜的神经末梢分布最密,痛觉最敏感。机械性及化学刺激均可引起深部痛,肌肉缺血是导致深部痛的主要原因。

**3. 内脏痛** 痛觉发生较慢而持久,定位常不明确,多由内脏器官的痉挛、扩张或强烈收缩,化学物质的刺激,机械性牵拉以及炎症等引起,疼痛性质可为钝痛、烧灼痛或绞痛,可伴恶心、呕吐。

**4. 牵涉痛** 指由内脏器官疾病引起的疼痛,同时在体表的某一相关部位也可有痛感,其发生原因是内脏器官病变与相应区域体表的传入神经进入脊髓同一节段,并在后角发生联系,所有来自内脏的感觉冲动可直接激发脊髓体表感觉神经元,引起相应体表区域的痛觉。内脏痛常伴有牵涉痛,如胆囊炎除表现为右上腹痛外,还可出现右肩痛,心绞痛可牵涉至左肩和左前臂内侧。

**5. 假性痛** 指去除病变部位后仍感到相应部位疼痛,如截肢患者仍感到已不存在肢体的疼痛。

**6. 神经痛** 为神经受损所致,表现为剧烈的酸痛或灼痛。

**(二)按疼痛程度分类**

**1. 微痛** 疼痛非常轻微,似痛非痛,常与其他感觉复合出现。

**2. 轻度疼痛** 范围局限、程度轻微。

**3. 中度疼痛** 疼痛较重,常伴有痛反应,如心跳加快、血压升高。

**4. 剧烈疼痛** 疼痛反应剧烈,难以忍受,常伴有多种躯体反应。

**(三)按疼痛病程分类**

**1. 急性疼痛** 常突然发生,有明确的开始时间,持续时间短,多为数分钟、数小时或数天,一般镇痛方法常可以控制。

**2. 慢性疼痛** 指疼痛持续时间达3个月以上。临床上较难控制,具有反复发作性、持续性、顽固性的特点。

**(四)按疼痛性质分类**

按疼痛性质可分为钝痛和锐痛,钝痛包括酸痛、胀痛、闷痛等;锐痛包括刺痛、切割痛、灼痛、绞痛、撕裂样痛、爆裂样痛等,其他如压榨样痛、跳痛、牵拉样痛等。

**(五)按受累部位分类**

按受累部位,疼痛可分为头痛、胸痛、腹痛、腰背痛、关节肌肉疼痛等。

## 四、病因

**(一)头痛**

头痛指眉弓、耳廓上部、枕外隆突连线以上部位的疼痛。引起头痛的常见病因有以下几种。

**1. 颅脑病变**

(1)感染:脑膜脑炎、脑炎、脑膜炎、脑脓肿等。

(2)脑血管病变:脑出血、蛛网膜下腔出血、脑血栓形成、脑栓塞、高血压脑病、脑血管畸形、脑供血不足等。

(3)颅内占位性病变:脑肿瘤、颅内转移瘤、脑囊虫病、中枢神经系统白血病等。

(4)颅脑外伤:脑震荡、硬膜下血肿、颅内血肿、脑挫伤、脑外伤后遗症等。

(5)其他:腰椎穿刺后或腰椎麻醉后头痛、偏头痛、丛集性头痛等。

**2. 颅外病变**

(1)颅骨疾病:颅骨肿瘤、颅底凹陷症等。

(2)颈部疾病:颈椎病及颈部其他疾病。

(3)神经痛:三叉神经、枕神经及舌咽神经痛等。

(4) 其他:眼、耳、鼻和牙疾病导致的头痛。

**3. 全身性疾病**

(1) 急性感染:流行性感冒、肺炎及伤寒等发热性疾病。

(2) 心血管疾病:高血压、心力衰竭等。

(3) 中毒:铅中毒、一氧化碳中毒、酒精中毒、有机磷农药中毒、药物中毒等。

(4) 其他:肺性脑病、系统性红斑狼疮、贫血、低血糖、尿毒症、中暑、月经期及绝经期头痛等。

**4. 精神心理因素** 如癔症性头痛、焦虑等。

**(二)胸痛**

胸痛多数由胸部疾病引起,少数由其他部位的病变引起。胸痛程度与原发病的病情严重程度并不完全一致。引起胸痛的常见病因有以下几种。

**1. 胸壁疾病** 蜂窝织炎、肋间神经炎、带状疱疹、肋软骨炎、肋骨骨折、特异性皮炎、急性白血病等。

**2. 呼吸系统疾病** 胸膜炎、支气管炎、自发性气胸、胸膜肿瘤、肺炎、肺癌等。

**3. 心血管疾病** 冠状动脉粥样硬化性心脏病(如心绞痛、急性心肌梗死)、主动脉狭窄、急性心包炎、肥厚型心肌病、肺梗死、胸主动脉夹层动脉瘤等。

**4. 纵隔疾病** 纵隔气肿、纵隔肿瘤、纵隔炎等。

**5. 其他疾病** 过度通气综合征、食管炎、食管癌、膈下脓肿、肝脓肿及神经症等。

**(三)腹痛**

腹痛主要是由腹部脏器疾病引起,胸部疾病及全身性疾病也可引起腹痛。按病程长短与起病缓急,可将腹痛分为急性腹痛和慢性腹痛。

**1. 急性腹痛**

(1) 腹腔脏器急性炎症:急性胃炎、急性阑尾炎、急性胰腺炎、急性肠炎、急性胆囊炎、急性出血性坏死性肠炎等。

(2) 空腔脏器阻塞或扩张:肠梗阻、胆结石、肠套叠、胆道蛔虫症、泌尿系统结石等。

(3) 内脏器官扭转或破裂:肠扭转、胃肠道穿孔、肠系膜或大网膜扭转、卵巢囊肿蒂扭转、异位妊娠破裂、肝破裂、脾破裂等。

(4) 腹膜炎症:多由胃肠穿孔引起,少数为自发性腹膜炎。

(5) 腹腔内血管阻塞:腹主动脉瘤、缺血性肠病及门静脉血栓形成等。

(6) 腹壁疾病:腹壁挫伤、腹腔脓肿、腹壁带状疱疹等。

(7) 胸腔疾病所致的腹部牵涉痛:大叶性肺炎、心绞痛、心肌梗死、肺梗死、胸膜炎、急性心包炎等。

(8) 全身性疾病:腹型过敏性紫癜、尿毒症、糖尿病酮症酸中毒、血卟啉病等。

**2. 慢性腹痛**

(1) 腹腔脏器慢性炎症:慢性胃炎、十二指肠炎、结核性腹膜炎、慢性胰腺炎、慢性胆囊炎、克罗恩病、溃疡性结肠炎等。

(2) 消化性溃疡:胃溃疡和十二指肠溃疡。

(3) 消化道运动障碍:肠易激综合征、功能性消化不良及胆道运动功能障碍等。

(4) 腹腔器官包膜的牵张:实质性脏器因病变肿胀,引起包膜张力增加而发生腹痛,如肝脓肿、肝淤血、肝炎、肝癌等。

(5) 腹腔脏器扭转或梗阻:慢性胃扭转、肠扭转、十二指肠壅积症、慢性肠梗阻等。

(6) 肿瘤压迫及浸润:多见于恶性肿瘤,因肿瘤生长压迫和侵犯感觉神经所致。

(7) 中毒与代谢障碍:尿毒症、铅中毒等。

Note

### 五、临床表现

#### （一）头痛

**1. 发病情况**　急性发病伴发热者多为感染性疾病所致。急剧的头痛伴不同程度意识障碍而无发热者，常提示颅内血管性疾病（如蛛网膜下腔出血等）。慢性进行性头痛伴颅内压增高的症状（如呕吐、视神经乳头水肿等），多见于颅内占位性病变。

**2. 头痛部位**　偏头痛及丛集性头痛多在一侧；紧张性头痛一般在双侧头部；颅内病变所致头痛常为深在性且弥散；颅内深部病变的头痛部位不一定与病变部位一致，但疼痛多向病灶同侧放射；全身性或颅内感染性疾病所致头痛多为全头痛；高血压所致的头痛多集中在额部或整个头部；三叉神经痛头痛部位常为面部；眼源性头痛、鼻源性头痛或牙源性头痛部位多为浅表性且局限。

**3. 头痛的程度与性质**　头痛的程度与病情轻重无平行关系。脑肿瘤引起的头痛多为中度或轻度疼痛，而三叉神经痛、偏头痛和脑膜刺激的疼痛非常剧烈。紧张性头痛呈重压感、紧缩感或戴帽感。神经痛常表现为持续数秒至数十秒的电击样痛或刺痛。高血压、血管性、发热性疾病引起的头痛多表现为搏动性。

**4. 头痛发生的时间与持续时间**　颅内占位性病变引起的头痛常在清晨加剧；鼻窦炎引起的头痛常发生在清晨或上午；丛集性头痛多发生在晚间，女性偏头痛与月经周期有关。

**5. 加重、减轻疼痛的因素**　咳嗽、打喷嚏、俯身、摇头可加剧脑肿瘤性头痛、颅内高压性头痛及颅内感染性头痛；直立可缓解丛集性头痛；颈部运动可加剧由颈肌急性炎症引起的头痛；按摩颈肌可缓解慢性或职业性的颈肌痉挛引起的头痛。

#### （二）胸痛

**1. 发病年龄**　青壮年胸痛多见于结核性胸膜炎、心肌炎、自发性气胸、风湿性心瓣膜病、心肌病等；40 岁以上则应考虑心绞痛、心肌梗死及支气管肺癌等。

**2. 胸痛部位**　胸壁疾病引起的疼痛常固定在病变部位，同时局部有压痛，胸壁皮肤炎症性病变局部可有红、肿、痛、热的表现。带状疱疹引起的胸痛，可见成簇的水疱沿一侧肋间神经分布并伴神经痛，且疱疹不超过体表中线。非化脓性肋软骨炎所致的胸痛多位于第 1～2 肋软骨处，常在第 1、第 2 肋软骨处见单个或多个隆起，有压痛但局部皮肤无红肿表现。食管及纵隔病变引起的疼痛位于胸骨后，急性胸膜炎引起的胸痛多位于胸侧部。心绞痛和急性心肌梗死引起的胸痛多位于胸骨后方、心前区或剑突下，可向左肩及左臂内侧放射，甚至达环指与小指。夹层动脉瘤引起的疼痛多位于胸背部，可放射至下腹、腰部与两侧腹股沟和下肢。

**3. 胸痛性质**　不同疾病导致的胸痛性质和程度也不一样，如带状疱疹呈刀割样或烧灼样剧痛；肋间神经痛为阵发性灼痛或刺痛；心绞痛表现为压榨样并伴有重压窒息感，急性心肌梗死疼痛更为剧烈、持久，并伴有恐惧、濒死感；食管炎多表现为烧灼痛；自发性气胸呈尖锐刺痛；胸膜炎呈隐痛、钝痛或刺痛；肺梗死表现为突发性剧烈刺痛或绞痛，并伴有发绀与呼吸困难；夹层动脉瘤常表现为突发性胸背部撕裂样剧痛。

**4. 胸痛持续时间**　由平滑肌痉挛或血管狭窄缺血引起的疼痛为阵发性；由炎症、肿瘤、栓塞、梗死引起的疼痛为持续性，如心绞痛发作时间短暂（多为 3～5 min），而心肌梗死持续时间较长（数小时或更长）且不易缓解。

**5. 诱发与缓解胸痛的因素**　劳累、情绪紧张、寒冷、吸烟等因素可诱发心绞痛，休息或含服硝酸甘油后数分钟内可缓解，而对心肌梗死所引起的疼痛，含服硝酸甘油无效。反流性食管炎多在进食时发作或加剧，服用抗酸剂和促动力药物（如多潘立酮等）可使疼痛减轻或消失。用力呼吸或咳嗽时可使急性胸膜炎、心包炎的疼痛加剧。

#### （三）腹痛

**1. 腹痛部位**　一般腹痛部位多为病变所在部位，如胃、十二指肠及胰腺病变所致疼痛多位于中上

Note

腹部;小肠病变所致疼痛位于脐周或脐部;肝脓肿、胆囊炎、胆石症所致疼痛多位于右上腹部;结肠疾病、膀胱炎、盆腔炎及异位妊娠破裂所致疼痛位于下腹部;急性弥漫性腹膜炎、急性出血坏死性肠炎、铅中毒、腹型过敏性紫癜、机械性肠梗阻所致腹痛呈弥漫性或部位不定。

**2. 腹痛性质与程度** 胃、十二指肠溃疡穿孔可引起中上腹突发剧烈刀割样痛或烧灼样痛;慢性胃炎或胃、十二指肠溃疡可引起中上腹持续性隐痛;急性胰腺炎可引起上腹部持续性钝痛或刀割样疼痛,并呈阵发性加剧;急性弥漫性腹膜炎可引起持续性、广泛性剧烈腹痛,并伴有腹肌紧张或板样强直;泌尿系统结石或胆石症常引起阵发性绞痛,疼痛剧烈;胆道蛔虫症可引起阵发性剑突下钻顶样疼痛;绞痛多是空腔脏器梗阻、痉挛或扩张所致。

**3. 腹痛持续时间** 餐后腹痛可能由胃部肿瘤、胆胰疾病或消化不良引起。周期性、节律性上腹痛见于胃溃疡(餐后痛)和十二指肠溃疡(饥饿痛)。子宫内膜异位症者的腹痛与月经来潮有关,卵泡破裂者的腹痛发作在月经间期。

**4. 诱发、加重与缓解腹痛因素** 酗酒和(或)暴饮暴食可诱发急性胰腺炎、胆石症,胆囊炎患者发作前多吃过油腻食物。腹部受暴力作用所致腹痛伴休克者,可能是由肝、脾破裂引起。呕吐后可缓解的腹痛多是胃、十二指肠病变所致。排便后减轻的腹痛多是结肠病变所致。

**5. 腹痛与体位的关系** 某些体位可使腹痛减轻或加重。如反流性食管炎患者在躯体前屈时腹痛明显,直立位疼痛可减轻;胃黏膜脱垂患者取左侧卧位时腹痛可减轻;急性胰腺炎患者取屈膝侧卧位时腹痛可减轻;胰腺癌患者仰卧位时疼痛明显,而前倾位或俯卧位时疼痛可减轻。

## 六、护理评估要点

### (一)疼痛相关的疾病史或诱因

有无与疼痛相关的疾病史或诱因,如有无高血压、心绞痛、胆石症、泌尿系统结石等病史;有无暴饮暴食等诱因。

### (二)疼痛的特点

疼痛的部位、性质与程度,疼痛发生与持续的时间,有无牵涉痛,诱发、加重或缓解疼痛的因素。

### (三)伴随症状

**1. 头痛**

(1)呕吐:伴剧烈呕吐多见于颅内压增高。

(2)眩晕:伴眩晕者常提示小脑肿瘤、椎基底动脉供血不足。

(3)发热:伴发热者多见于感染性疾病(颅内感染或全身感染等)。

(4)精神症状:慢性进行性头痛出现精神症状者,提示颅内肿瘤。

(5)意识障碍:慢性头痛突然加剧并有意识障碍者,提示可能发生脑疝。

(6)脑膜刺激征:伴脑膜刺激征者提示有脑膜炎或蛛网膜下腔出血。

(7)视力障碍:伴视力障碍者提示青光眼或脑肿瘤。

(8)癫痫发作:伴癫痫发作者可见于脑血管畸形、脑肿瘤或脑内寄生虫病等。

**2. 胸痛**

(1)咳嗽、咳痰:伴咳嗽、咳痰和(或)发热多见于气管、支气管和肺部疾病。

(2)呼吸困难:伴呼吸困难多见于大叶性肺炎、渗出性胸膜炎、自发性气胸、肺栓塞等。

(3)咯血:伴咯血主要提示肺栓塞、肺癌。

(4)苍白、大汗、血压下降或休克:伴苍白、大汗、血压下降或休克多见于急性心肌梗死、夹层动脉瘤和大块肺栓塞等。

(5)吞咽困难:伴吞咽困难多见于食管疾病,如反流性食管炎等。

**3. 腹痛**

(1)发热:伴发热、寒战常见于急性胆道感染、胆囊炎、肝脓肿等感染性疾病。

Note

（2）黄疸：伴黄疸可能与肝、胆、胰疾病或急性溶血性贫血有关。

（3）休克：伴休克同时有贫血可能是脏器破裂（如肝破裂等），无贫血者多见于胃肠穿孔、绞窄性肠梗阻、急性坏死性胰腺炎、肠扭转等。

（4）呕吐、反酸：伴呕吐、反酸者可见于食管、胃肠病变（如胃肠道梗阻）。

（5）血尿：伴血尿可见于泌尿系统结石。

**（四）疼痛对患者的影响**

有无因剧烈疼痛影响工作、生活及社会交往；有无因疼痛引起恐惧、焦虑、抑郁、愤怒等；有无因疼痛所致的肢体功能障碍或强迫体位等。

**（五）诊断、治疗与护理经过**

包括诊断为何种疾病，是否用药，药物种类、剂量及疗效；是否采取止痛措施、方法及其疗效。

## 七、相关护理诊断/问题

**1. 急性疼痛或慢性疼痛**　与各种有害刺激作用于机体引起的不适有关。

**2. 睡眠型态紊乱**　与疼痛有关。

**3. 焦虑**　与疼痛反复发作、迁延不愈有关。

**4. 恐惧**　与剧烈疼痛有关。

### 小　结

疼痛是临床上常见的症状之一，按受累部位，疼痛可分为头痛、胸痛、腹痛、腰背痛、关节肌肉疼痛等。疼痛的护理评估要点：有无与疼痛相关的疾病史或诱因；疼痛的部位、性质与程度；疼痛发生与持续的时间；有无牵涉痛及其部位，诱发、加重或缓解疼痛的因素，伴随症状，疼痛对患者的影响，诊断、治疗及护理经过。

### 能力检测

1. 疼痛的概念是什么？

2. 疼痛的护理诊断/问题有哪些？

3. 简述疼痛的护理评估要点。

# 第三节　水　　肿

### 学习目标

1. 掌握水肿的定义、临床表现、护理评估要点。

2. 熟悉水肿的病因和相关护理诊断。

3. 了解心源性水肿、肝源性水肿和肾源性水肿的发生机制。

### 案例引导

案例 3-3　患者，男，26 岁，眼睑、颜面浮肿 3 天，实验室检查：尿常规提示尿蛋白（＋＋＋＋），尿红细胞 3～4 个/HP，白细胞 2～3 个/HP，24 h 尿蛋白定量 5.8 g，门诊以"肾病综合征"收治入院。既往身体健康,无药物、食物过敏史。

请思考:

1. 该患者水肿的特点有哪些?

2. 引起该患者水肿的病因是什么?

3. 如何对该患者进行护理评估?

4. 该患者目前的护理诊断有哪些?

## 一、概念

水肿是指过多的液体在组织间隙积聚而引起组织肿胀。当液体在组织间隙呈弥散性分布时,称为全身性水肿;当液体积聚在局部组织间隙时,称为局部水肿;当组织间隙液体积聚较少时,外观和指压凹陷不明显,称为隐形水肿;当组织间隙液体积聚较多,体重增加在10%以上,外观和指压有明显凹陷,称为显性水肿;指压后出现凹陷者称为凹陷性水肿,指压后无明显凹陷者称为非凹陷性水肿。液体积聚在体腔内时称为积液,如心包积液、胸腔积液、腹腔积液等。

一般情况下所说的水肿不包括肺水肿和脑水肿等内脏器官的局部水肿。

## 二、发生机制

正常人体组织间隙液体量相对恒定,主要通过血管内外和机体内外液体交换的动态平衡维持稳定。

**1. 血管内外液体交换失衡** 一方面,正常人体中,血管内液体不断地从毛细血管小动脉滤出至组织间隙形成组织液;另一方面,组织液又不断地从毛细血管小静脉重吸收入血管中,二者保持动态平衡,组织间隙无过多液体积聚。

保持这种动态平衡的主要因素有促使液体滤出毛细血管的毛细血管内静水压和组织液渗透压,以及促使液体回流至毛细血管的血浆胶体渗透压和组织液静水压。当维持体液平衡的因素发生障碍时,可引起组织液生成过多或重吸收过少,以致水肿。产生水肿的主要因素包括:①毛细血管静水压增高,如充血性心力衰竭等;②毛细血管壁通透性增大,如各种原因引起的炎症或过敏;③血浆胶体渗透压降低,如肾病综合征患者出现低蛋白血症;④淋巴液或静脉回流受阻,如静脉栓塞或丝虫病等。

**2. 体内外液体交换失衡** 正常人主要通过肾小球滤过和肾小管重吸收来维持体内外液体的平衡。当肾小球滤过率减少和(或)肾小管重吸收增加,可使肾排水和排钠减少,从而引发水钠潴留,进而导致水肿。

## 三、病因和临床表现

不同疾病引起的水肿,其初发部位、扩展过程和分布特点各有不同。

### (一)全身性水肿

**1. 心源性水肿** 主要见于右心衰竭导致的体循环淤血,也可见于缩窄性心包炎等。水肿发生机制是有效循环血量减少,导致肾血流量减少,继发性醛固酮增多,肾小管重吸收增加,从而引起钠、水潴留;另外,静脉压增高导致毛细血管滤过压增大,引起组织液形成增多,最终导致水肿。水肿的程度与心力衰竭的严重程度有关。

心源性水肿的临床特点:①水肿为对称性、凹陷性;②水肿为下垂性,首先出现于身体下垂部位;能起床活动者,最早出现于脚踝内侧,长期卧床者则最早出现于腰骶部;③水肿于活动后明显,休息后减轻或消失;④常合并右心衰竭的其他临床表现,如颈静脉怒张、肝大、肝颈静脉回流征阳性,严重者可出现胸腔积液、腹腔积液和心包积液等。

**2. 肾源性水肿** 主要见于各种肾炎和肾病。水肿的发生主要由多种原因引起肾排泄钠和排水减少,导致钠、水潴留及排大量蛋白尿引起低蛋白血症,进而导致血浆胶体渗透压降低。

肾源性水肿的临床特点:①疾病初期表现为晨间起床时有眼睑、颜面部水肿,之后发展为全身水肿;②肾病综合征患者表现为中度或重度水肿;③常伴尿常规改变、肾功能损害、高血压等表现。

临床上心源性水肿常需与肾源性水肿相鉴别,鉴别要点见表3-3-1。

表 3-3-1 心源性水肿与肾源性水肿的鉴别要点

| 鉴别点 | 肾源性水肿 | 心源性水肿 |
| --- | --- | --- |
| 初始部位 | 从眼睑、颜面部开始,蔓延至全身 | 从下垂部位开始,向上蔓延至全身 |
| 发展速度 | 常发展迅速 | 发展较缓慢 |
| 水肿性质 | 较软且移动性大 | 较坚实且移动性小 |
| 伴随改变 | 高血压、蛋白尿、血尿、肾功能异常 | 心脏增大、心脏杂音、肝大、颈静脉怒张 |

**3. 肝源性水肿** 常见于失代偿期肝硬化。水肿和腹腔积液的产生主要与门静脉压力增高、低蛋白血症、肝淋巴液回流障碍以及继发性醛固酮增多症等因素有关。

肝源性水肿临床特点:①以腹腔积液为主要表现,也可表现为踝部水肿,逐渐向上蔓延,而头面部及上肢较少出现水肿。②常有肝功能减退及门静脉高压两方面的表现。

**4. 营养不良性水肿** 常见于长期慢性消耗性疾病、营养缺乏、蛋白质丢失过多等所致的低蛋白血症或维生素 B1 缺乏者。

营养不良性水肿临床特点:①水肿出现前常有消瘦、体重减轻等表现;②水肿通常从组织疏松处开始逐渐蔓延至全身,以下垂部位尤为明显。

**5. 黏液性水肿** 常见于甲状腺功能减退者。其特点为非凹陷性水肿(组织液含蛋白质量较高的原因),以口唇、眼睑及下肢胫前较明显。

**6. 经前期紧张综合征** 其特点为女性在月经前7~14天出现眼睑、踝部及手部轻度水肿,可伴乳房胀痛及盆腔沉重感,月经后水肿逐渐消退。

**7. 药物性水肿** 主要见于肾上腺皮质激素、雄激素、雌激素、胰岛素等药物治疗过程中,与水钠潴留有关。其特点是用药后发生,停药后消退。

**8. 特发性水肿** 几乎只见于育龄期妇女,病因不明,一般认为与内分泌功能失调导致毛细血管通透性增大及直立体位的反应异常有关。水肿常发生在身体下垂部位,休息后可减轻或消失,可伴有自主神经功能紊乱的表现。立卧位水负荷试验有助于诊断。

**9. 其他** 如因环境、体质、体位等因素影响下发生的功能性水肿,如老年性水肿、旅行者水肿、久坐者水肿、长期站立位所引起的水肿等。

**(二)局部性水肿**

主要是局部静脉、淋巴回流受阻或毛细血管壁通透性增大等所致。局部静脉回流受阻引起的水肿,如血栓性静脉炎、上腔或下腔静脉阻塞综合征、静脉栓塞;局部淋巴回流受阻引起的水肿如丝虫病所致的象皮腿等;毛细血管通透性增大引起的水肿如局部炎症、过敏等。

## 四、护理评估要点

**(一)水肿相关病史与诱因**

有无与水肿发生有关的疾病史(如右心衰竭、肾病、肝硬化、甲状腺功能减退等)、用药史(如使用激素类药物等)及诱因;有无蛋白质摄入不足;女性患者需了解水肿是否与月经周期及体位有关;询问每天水、钠摄入情况等。

**(二)水肿的特点**

包括水肿发生的缓急、发生的时间、首发部位、发展顺序、性质、程度及局部表现,与活动和体位的关系,使水肿加重或缓解的因素等。

### (三)水肿的伴随症状

水肿伴有颈静脉怒张和肝大见于心源性水肿;伴重度蛋白尿、管型尿、血尿见于肾源性水肿;伴肝掌、蜘蛛痣、黄疸、腹壁静脉曲张见于肝源性水肿。水肿伴呼吸困难与发绀者常是心脏病、上腔静脉阻塞综合征所致;水肿与月经周期有明显关系者见于经前期紧张综合征;水肿伴体形消瘦、体重减轻者,可见于营养不良性水肿。

### (四)水肿对患者的影响

有无尿量减少与体重增加,严重水肿者有无皮肤溃疡或继发感染;有无呼吸困难、活动能力受限;有无焦虑等。

### (五)诊断、治疗与护理经过

包括是否做过相关检查,诊断为何种疾病,是否使用利尿剂,利尿剂的种类、剂量及疗效;是否采取护理措施,以及护理方法与疗效。

## 五、相关护理诊断/问题

**1. 体液过多** 与肾病所致钠水潴留有关和(或)与右心功能不全等有关。

**2. 皮肤完整性受损或有皮肤完整性受损的危险** 与水肿致组织、细胞营养不良有关。

**3. 活动无耐力** 与胸腔积液和(或)腹腔积液所致呼吸困难有关。

**4. 潜在并发症** 急性肺水肿。

### ▶ 小 结

水肿是指人体组织间隙过量积液而引起的组织肿胀。根据波及的范围分为全身性水肿和局部性水肿,根据性质可分为凹陷性水肿和非凹陷性水肿。液体积聚在体腔内称为积液,如胸腔积液、腹腔积液、心包积液等,积液是水肿的特殊形式。一般情况下所说的水肿不包括脑水肿和肺水肿等内脏器官的局部水肿。全身性水肿包括心源性水肿、肾源性水肿、肝源性水肿等,应特别注意心源性水肿与肾源性水肿的鉴别。护理评估重点是水肿的特点。

### ▶ 能力检测

1. 水肿的定义是什么?
2. 简述心源性水肿、肾源性水肿、肝源性水肿的区别。
3. 简述水肿的护理评估要点。

## 第四节 咳嗽与咳痰

### 学习目标

1. 掌握咳嗽与咳痰的定义、临床表现、护理评估要点。
2. 熟悉咳嗽与咳痰的病因和相关的护理诊断。
3. 了解咳嗽与咳痰的发生机制。

PPT 课件
3-4

Note

25

案例引导

案例3-4　患者,男,65岁,反复咳嗽、咳痰12年。3天前淋雨后发热,咳嗽、咳痰加重,咳黄色痰液,且不易咳出。有30年吸烟史。

请思考:

1. 该患者咳嗽与咳痰的特点有哪些?

2. 引起该患者咳嗽与咳痰的病因是什么?

3. 如何对该患者进行护理评估?

4. 该患者目前存在的护理诊断有哪些?

## 一、概念

咳嗽是呼吸道受刺激后引发的一种保护性反射动作。通过咳嗽反射,可以清除呼吸道分泌物及呼吸道内异物。咳痰是指借助咳嗽将气管、支气管的分泌物或肺泡内的渗出液排出体外的过程。长期、频繁、剧烈的咳嗽影响休息和工作,导致呼吸肌疼痛,属病理现象。

## 二、病因

### (一)呼吸系统疾病

咳嗽、咳痰最常见的病因是呼吸系统疾病。从鼻咽部到小支气管的整个呼吸道黏膜受到刺激时,均可引起咳嗽。主要病因包括以下几种。

**1. 感染**　各种病原体引起的急性呼吸道感染、慢性支气管炎、肺结核、肺炎、支气管扩张、肺脓肿等。

**2. 肿瘤**　支气管肺癌、转移性癌、喉癌等。

**3. 变态反应性疾病**　如支气管哮喘。

**4. 其他**　呼吸道异物吸入、刺激性气体吸入等。

### (二)胸膜疾病

各种原因导致胸膜受刺激均可引起咳嗽,如胸膜炎、自发性或外伤性气胸、胸腔穿刺、胸膜间皮瘤等。

### (三)心血管疾病

当左心衰竭或二尖瓣狭窄引起肺淤血、肺水肿时,肺泡及支气管内有漏出物或渗出物,可刺激肺泡和支气管黏膜引起咳嗽;右心及体循环静脉血栓脱落导致肺栓塞,也可引起咳嗽。

### (四)中枢神经系统疾病

中枢神经系统病变如脑炎、脑膜炎等,可刺激大脑皮质与延髓的咳嗽中枢引起咳嗽。

### (五)其他因素

如服用血管紧张素转化酶抑制剂后咳嗽、胃食管反流病引起咳嗽、习惯性咳嗽等。

## 三、发生机制

### (一)咳嗽

咳嗽是由延髓咳嗽中枢受到来自呼吸道黏膜、肺泡和胸膜的刺激而引起,刺激经迷走神经、舌咽神经和三叉神经传入延髓咳嗽中枢,再经喉下神经、膈神经和脊髓神经分别将冲动传到咽肌、膈肌、声门及其他呼吸肌,引起咳嗽动作。

Note

## （二）咳痰

正常情况下，支气管黏膜腺体和杯状细胞仅能分泌少量黏液，以保持呼吸道黏膜湿润。当各种原因使咽、喉、气管、支气管或肺发生炎症时，黏膜或肺泡充血、水肿，黏液分泌增加，毛细血管壁通透性增大，浆液渗出，渗出物（含有红细胞、白细胞、巨噬细胞、纤维蛋白等）与黏液、浆液、组织坏死物和吸入的尘埃等混合成痰液，借助咳嗽动作排出。

## 四、临床表现

### （一）咳嗽的性质

咳嗽痰量极少或无痰称为干性咳嗽，常见于急性或慢性咽喉炎、急性支气管炎初期、支气管异物、胸膜炎、气管受压、二尖瓣狭窄等。咳嗽伴有咳痰时称为湿性咳嗽，常见于支气管扩张、慢性支气管炎、空洞性肺结核、肺炎、肺脓肿等。

### （二）咳嗽的时间与规律

突发性咳嗽常见于吸入刺激性气体或异物。长期慢性咳嗽多见于慢性支气管炎、慢性阻塞性肺疾病、肺结核、支气管扩张、肺脓肿等。慢性支气管炎、支气管扩张所致的咳嗽往往于清晨起床或夜间体位变动时加剧，并有咳痰现象；肺结核和左心衰竭患者多于夜间咳嗽。

### （三）咳嗽的音色

咳嗽的音色指咳嗽声音的特点。声带炎、喉返神经麻痹、喉炎、喉癌患者咳嗽声音嘶哑；支气管肺癌、纵隔肿瘤或主动脉瘤直接压迫气管，患者咳嗽声音高亢，呈金属音；百日咳、会厌、喉部疾病或气管受压患者咳嗽声音呈鸡鸣样，表现为连续阵发性剧咳伴有高调吸气回声；极度衰弱或声带麻痹患者咳嗽时无声或声音低微。

### （四）痰的性状、颜色、气味和量

1. **性状** 痰的性状可分为黏液性、浆液性、脓性和血性等。
2. **颜色** 痰的颜色取决于其所含的成分。支气管哮喘患者痰液一般无色透明；急、慢性支气管炎患者痰液一般为白色黏液性；支气管扩张、肺脓肿患者痰液一般为黄色或黄绿色脓性；肺水肿患者咳粉红色泡沫痰；大叶性肺炎、肺梗死患者咳铁锈色或褐色痰；肺吸虫病患者咳烂桃样痰；阿米巴肺脓肿患者痰液一般为棕褐色。
3. **气味** 脓痰伴恶臭气味，提示厌氧菌感染，常见于肺脓肿和支气管扩张。
4. **痰量** 急性呼吸道炎症患者痰量较少，仅数毫升；支气管扩张或肺脓肿患者痰量较多，可达数百毫升，静置后可出现分层现象：上层为泡沫，中层为浆液或脓性浆液，下层为坏死组织。排痰难易程度与体位有关，痰量与病情变化有关。

## 五、护理评估要点

### （一）咳嗽与咳痰相关疾病史与诱发因素

有无吸烟史，有无粉尘或有害气体长期吸入史，有无与咳嗽、咳痰相关的心肺疾病史，有无胃食管反流病史，有无服用致咳嗽药物（血管紧张素转化酶抑制剂（ACEI）类药）史。

### （二）咳嗽与咳痰的特点

咳嗽发作的缓急、时间，咳嗽的性质、音色、持续时间及规律，咳嗽与气候、睡眠、体位变化的关系等；痰液的性状、痰量、颜色、气味、黏稠度及与体位变化的关系等；能否有效咳痰。

### （三）伴随症状

伴发热多见于急性呼吸道感染及肺结核、肺炎、肺脓肿及胸膜炎等。伴胸痛多见于肺炎、自发性气胸、胸膜炎、支气管肺癌、肺栓塞等。伴呼吸困难多见于支气管哮喘、慢性阻塞性肺疾病、重症肺炎、大量胸腔积液、气胸、气管或支气管异物、肺水肿等。伴咯血常见于肺结核、支气管扩张、支气管肺癌、二尖瓣狭窄、肺脓肿等。伴哮鸣音常见于支气管哮喘、心源性哮喘、慢性阻塞性肺疾病、气管及支气管异物等。伴杵状指(趾)常见于支气管扩张、慢性肺脓肿、脓胸及肺癌等。

### (四)咳嗽与咳痰对患者的影响

有无因长期或频繁剧烈咳嗽导致的呼吸肌疲劳或酸痛、头痛、失眠、食欲减退等。手术后患者要注意评估频繁剧烈咳嗽有无造成胸、腹部手术伤口裂开。慢性阻塞性肺疾病患者咳嗽后如突然出现胸痛、气促,应警惕自发性气胸的出现。骨质疏松患者如剧烈咳嗽要注意评估是否导致肋骨骨折。不能有效咳痰者,应注意评估痰液潴留是否诱发或加重了肺部感染。长期或频繁咳嗽易引起患者烦躁、焦虑等心理反应。

### (五)诊断、治疗与护理经过

诊断为何种疾病;是否使用过抗生素、止咳药、祛痰药等,以及使用药物的种类、剂量、疗效和不良反应;是否采取促进排痰的措施(如胸部叩击、体位引流等),并评估其疗效。

## 六、相关护理诊断/问题

**1. 清理呼吸道无效**　与痰液黏稠有关;与极度衰竭、无效咳嗽有关。

**2. 营养失调:低于机体需要量**　与长期频繁咳嗽导致能量消耗增加、营养摄入减少有关。

**3. 睡眠型态紊乱**　与夜间频繁咳嗽影响睡眠有关。

**4. 潜在并发症**　自发性气胸。

### 小　结

咳嗽、咳痰是临床常见症状之一。咳嗽是一种保护性反射动作,通过咳嗽可以清除呼吸道分泌物及呼吸道内异物。借助咳嗽将呼吸道内过多的分泌物排出体外的动作称为咳痰。咳嗽、咳痰常见的病因有呼吸系统疾病、胸膜疾病、心血管疾病、中枢神经系统疾病及其他因素。护理评估重点是咳嗽与咳痰的特点。

### 能力检测

1. 咳嗽、咳痰的护理诊断有哪些?
2. 简述咳嗽、咳痰的护理评估要点。

# 第五节　咯　　血

### 学习目标

1. 掌握咯血的定义、临床表现及护理评估要点。
2. 熟悉咯血的常见病因和相关护理诊断。
3. 了解咯血的发生机制。

### 案例引导

案例3-5　患者,女,31岁,3天前着凉后出现咳嗽、咳痰,昨晚咳鲜红色血约200 mL,遂入院就诊。既往有支气管扩张病史6年。

PPT 课件
3-5

Note

请思考：

1. 什么是咯血？如何区分咯血和呕血？
2. 该患者出现咯血的可能病因有哪些？
3. 如何对该患者进行护理评估？
4. 该患者目前存在的护理诊断有哪些？

## 一、概念

咯血是指喉及喉部以下呼吸道任何部位的出血，经咳嗽动作由口腔排出，包括大量咯血、痰中带血以及血痰。

## 二、病因与发生机制

引起咯血的病因很多，主要见于呼吸系统疾病和循环系统疾病。

### (一) 呼吸系统疾病

**1. 支气管疾病** 常见的有支气管扩张、肺癌、慢性支气管炎和支气管内膜结核等；较少见的有支气管结石、支气管腺瘤、支气管黏膜非特异性溃疡等。其发生机制主要为炎症或肿瘤损害支气管黏膜或病灶处毛细血管，使其通透性增大或黏膜下血管破裂。

**2. 肺部疾病** 常见的有肺结核、肺炎、肺脓肿等；较少见的有肺梗死、肺瘀血、肺吸虫病等，在我国，肺结核是引起咯血最常见的原因。其出血机制多为结核病变使毛细血管通透性增大，血液渗出，表现为痰中带血或小血块；如病变侵蚀小血管致其管壁破溃，则引起中等量咯血；若空洞壁肺动脉分支形成的小动脉瘤破裂，或继发的结核性支气管扩张形成的动静脉瘘破裂，则造成大量咯血，甚至危及生命。

### (二) 循环系统疾病

较常见的是二尖瓣狭窄，其次为原发性肺动脉高压或先天性心脏病（如动脉导管未闭、房间隔缺损等）引起的肺动脉高压，肺栓塞、肺血管炎等也可引起咯血。循环系统疾病引起咯血可表现为小量咯血或痰中带血（肺淤血使肺泡壁或支气管内膜毛细血管破裂所致）、大量咯血（支气管黏膜下层支气管静脉曲张破裂所致）、粉红色泡沫样血痰（急性肺水肿所致）和黏稠暗红色血痰（肺梗死所致）。

### (三) 全身性疾病

**1. 血液病** 血小板减少性紫癜、白血病、血友病、再生障碍性贫血等。

**2. 急性传染病** 肾综合征出血热、肺出血性钩端螺旋体病等。

**3. 风湿性疾病** 系统性红斑狼疮、结节性多动脉炎等。

**4. 其他** 子宫内膜异位症等。

## 三、临床表现

### (一) 年龄

青壮年咯血常见于肺结核、支气管扩张、二尖瓣狭窄。40岁以上有长期大量吸烟史者，应高度警惕肺癌的可能。儿童慢性咳嗽伴小量咯血和小细胞低色素性贫血时，可见于特发性肺含铁血黄素沉着症。

### (二) 咯血量

根据咯血量的多少，咯血可分为小量咯血、中等量咯血和大量咯血。每天咯血量在 100 mL 以内称为小量咯血，可表现为痰中带血；每天咯血量在 100～500 mL 称为中等量咯血；每天咯血量超过 500 mL 以上或一次咯血量在 100 mL 以上称为大量咯血，大量咯血主要见于肺结核空洞和支气管扩

Note

张。咯血量的多少与病情严重程度并不完全一致。

### （三）颜色和性状

（1）肺结核、支气管扩张、肺脓肿、出血性疾病等咯血颜色鲜红。

（2）肺炎球菌肺炎、肺吸虫病咳铁锈色血痰。

（3）肺炎克雷伯菌肺炎咳砖红色胶冻样血痰。

（4）左心衰竭肺水肿咳浆液性粉红色泡沫血痰。

（5）二尖瓣狭窄肺淤血咯血一般为暗红色。

（6）肺梗死时常咳黏稠暗红色血痰。

### （四）并发症

**1. 窒息**　大量咯血患者出现情绪紧张、面色灰暗、胸闷、气促、咯血不畅等,则为窒息先兆;若大量咯血时咯血突然减少或中断、呼吸急促、表情恐怖、张口瞪目、双手乱抓、大汗淋漓、唇指发绀、大小便失禁、意识丧失等,则提示窒息发生。

**2. 肺不张**　表现为咯血后出现呼吸困难、气急、发绀、胸闷,肺呼吸音减弱或消失。主要是由于血块堵塞支气管。

**3. 继发性感染**　表现为咯血后持续发热、咳嗽加重,肺部出现干、湿啰音。

**4. 失血性休克**　表现为大量咯血后出现血压下降、心率加快、烦躁不安、四肢湿冷、少尿等。

## 四、护理评估要点

### （一）确定是否为咯血

少量咯血时需与鼻咽部、口腔出血相鉴别,大量咯血时要明确是咯血还是呕血(表 3-5-1)。

表 3-5-1　咯血与呕血鉴别

| 项目 | 咯血 | 呕血 |
|---|---|---|
| 病因 | 肺结核、支气管扩张、肺癌、肺炎、肺脓肿、心脏病等 | 消化性溃疡、肝硬化、急性胃黏膜病变、胃癌 |
| 出血前症状 | 咽部痒感、胸闷、咳嗽等 | 上腹部不适、恶心、呕吐等 |
| 出血方式 | 咯出 | 呕出,可呈喷射性 |
| 血色 | 鲜红色 | 棕色或暗红色,有时为鲜红色 |
| 血中混有物 | 痰、泡沫 | 食物残渣、胃液 |
| 酸碱度 | 碱性 | 酸性 |
| 黑便 | 除非咽下血液,否则没有 | 有,呕血停止后持续数天 |
| 出血后痰性状 | 常有血痰数天 | 无痰 |

### （二）相关病史与诱因

有无与咯血相关的疾病史(如有无支气管扩张、肺结核、二尖瓣狭窄等病史)和诱因,有无职业粉尘接触史、结核病接触史、吸烟史等。

### （三）咯血的特点

咯血的前驱症状、时间、每天咯血次数、咯血量、颜色与性状以及伴随症状。

### （四）伴随症状

**1. 发热**　伴发热常见于肺炎、肺结核、肺脓肿、肾综合征出血热、肺出血型钩端螺旋体病、肺癌等。

**2. 胸痛**　伴胸痛常见于肺结核、肺炎球菌性肺炎、肺栓塞、肺癌等。

**3. 呛咳**　伴呛咳常见于支原体肺炎、肺癌等。

**4. 脓痰**　伴脓痰常见于支气管扩张、肺脓肿、空洞性肺结核继发细菌感染等。

Note

**5. 皮肤黏膜出血** 伴皮肤黏膜出血常见于血液病、风湿病、肾综合征出血热和肺出血型钩端螺旋体病等。

**6. 杵状指(趾)** 伴杵状指(趾)多见于支气管肺癌、支气管扩张、肺脓肿等。

**7. 黄疸** 伴黄疸可见于钩端螺旋体病、肺炎球菌肺炎、肺栓塞等。

**(五)咯血对患者的影响**

大量咯血者有无出现窒息、继发感染、肺不张、失血性休克等并发症；有无因少量反复咯血出现精神紧张或失眠,有无焦虑、恐惧等负性情绪。

**(六)诊断、治疗与护理经过**

包括诊断为何种疾病；是否用止血药,止血药种类、剂量、疗效及不良反应；咯血时是否采取措施,以及所采取的方法和疗效。

## 五、相关护理诊断/问题

**1. 潜在并发症** 窒息、失血性休克、肺不张、继发性感染等。

**2. 焦虑** 与反复咯血有关。

**3. 恐惧** 与咯血不止或大量咯血有关。

### 小结

咯血是指喉及喉部以下呼吸道任何部位的出血,经咳嗽动作由口腔排出。咯血是呼吸系统疾病常见症状之一,在我国,咯血首要的病因是肺结核,根据咯血量的多少,咳血可分为小量咯血、中等量咯血和大量咯血。大量咯血时会导致窒息、失血性休克,可危及生命。护理评估时应注意咯血与呕血的鉴别。

### 能力检测

1. 简述咯血与呕血的鉴别。
2. 咯血的定义是什么？咯血的并发症有哪些？
3. 简述咯血的护理评估要点。

# 第六节 发 绀

PPT 课件
3-6

### 学习目标

1. 掌握发绀的定义、临床表现和护理评估要点。
2. 熟悉发绀的病因、相关护理诊断。
3. 了解发绀的发生机制。

### 案例引导

案例 3-6 患者,男,73 岁。反复咳嗽、咳痰 10 余年,半月前受凉后出现咳嗽、咳痰加重,并伴有胸闷、呼吸困难。查体：T 37.3 ℃,P 108 次/分,R 24 次/分,BP 130/90 mmHg。口唇、四肢呈青紫色,桶状胸,双肺底可闻及少许干、湿啰音。

Note

请思考：
1. 发绀的定义是什么？
2. 该患者出现发绀的可能病因有哪些？
3. 如何对该患者进行护理评估？
4. 该患者目前存在的护理诊断有哪些？

## 一、概念

发绀是指血液中脱氧血红蛋白增多或血液中含有异常血红蛋白衍生物（如高铁血红蛋白、硫化血红蛋白等），使皮肤黏膜呈青紫色改变的一种表现，又称为紫绀。常发生在皮肤较薄、色素较少、毛细血管较丰富、血流较缓慢的部位，如口唇、指（趾）、舌、脸颊、鼻尖、耳垂、甲床等。

## 二、发生机制

发绀是血液中脱氧血红蛋白的绝对量增加所致。当毛细血管内血液的脱氧血红蛋白绝对量超过 50 g/L 时，皮肤黏膜即可出现发绀；另外，由于血液中含有高铁血红蛋白、硫化血红蛋白等异常血红蛋白，使部分血红蛋白丧失携氧能力，当血液中高铁血红蛋白达 30 g/L 或硫化血红蛋白达 5 g/L 时，皮肤黏膜也可出现发绀。临床所见发绀并不能完全准确地反映动脉血氧饱和度下降情况，如严重贫血（Hb<60 g/L）的患者，即使血红蛋白都处于还原状态，动脉血氧饱和度（$SaO_2$）明显降低，仍不足以引起发绀；红细胞增多症患者，$SaO_2$>85% 也可出现发绀。

## 三、病因与临床表现

### （一）血液中脱氧血红蛋白增加（真性发绀）

根据真性发绀的病因不同，分为中心性发绀、周围性发绀和混合性发绀。

**1. 中心性发绀**　中心性发绀主要由心肺疾病引起呼吸功能衰竭、通气与换气功能障碍、肺氧合作用不足，进而导致 $SaO_2$ 降低。其临床特点为全身性发绀，除四肢与颜面外，也可见于舌、口腔黏膜和躯干皮肤。发绀部位皮肤温暖，可伴有杵状指（趾）及红细胞增多。中心性发绀可分为以下两种。

（1）肺性发绀：常见于肺炎、慢性阻塞性肺疾病、弥漫性肺间质纤维化、肺淤血、肺水肿、急性呼吸窘迫综合征、肺栓塞、呼吸道阻塞、胸腔大量积液、原发性肺动脉高压等各种严重的呼吸系统疾病。呼吸系统疾病导致呼吸功能不全、肺氧合作用不足，血中脱氧血红蛋白增多，进而引起发绀。

（2）心性混合性发绀：常见于发绀型先天性心脏病，如法洛四联症、艾森门格综合征等。心脏与大血管间有异常通道，部分静脉血未通过肺进行氧合作用，而是经异常通道分流混入体循环动脉血液中，当分流量超过心排血量的 1/3 时，即可引起发绀。

**2. 周围性发绀**　周围性发绀主要是周围循环血流障碍所致，其临床特点为发绀常发生在肢体末端与下垂部位，如肢端、耳垂与鼻尖，发绀部位皮肤较冷，经按摩或加温后，皮肤可转暖，发绀随之消失。周围性发绀可分为以下两种。

（1）淤血性周围性发绀：多见于右心衰竭、缩窄性心包炎、渗出性心包炎、心脏压塞、血栓性静脉炎、上腔静脉阻塞综合征、下肢静脉曲张等。体循环淤血、周围血流缓慢，组织消耗过多的氧，从而引起脱氧血红蛋白增多所致。

（2）缺血性周围性发绀：多见于循环血量不足、心排血量减少和局部血流障碍性疾病，如严重休克、血栓闭塞性脉管炎、雷诺病、肢端发绀、冷球蛋白血症及暴露于寒冷中等。

**3. 混合性发绀**　中心性发绀与周围性发绀同时存在。可见于心力衰竭、心肺疾病合并周围循环衰竭者。

### （二）血液中存在异常血红蛋白衍生物

**1. 高铁血红蛋白血症**　包括先天性和后天获得性。先天性高铁血红蛋白血症是指无心肺疾病及

Note

其他引起异常血红蛋白的原因,自幼即出现发绀,一般有家族史。后天获得性高铁血红蛋白血症常见于各种化学物质或药物中毒,因血红蛋白分子中二价铁被三价铁所取代,使其失去与氧结合的能力。当血中高铁血红蛋白量达到 30 g/L 时,即可出现发绀。常见于伯氨喹、亚硝酸盐、苯胺、硝基苯、磺胺类等物质中毒。进食大量含亚硝酸盐的变质蔬菜也可引起中毒性高铁血红蛋白血症,称为肠源性发绀。高铁血红蛋白血症发绀的特点为起病急骤,病情危重,呈暂时性,氧疗不能改善发绀,抽出的静脉血呈深棕色,静脉注射亚甲蓝或大量维生素 C 可使发绀消退。分光镜检查可证实血液中高铁血红蛋白的存在。

**2. 硫化血红蛋白血症** 为后天获得性。便秘患者服用某些含硫药物或化学品后,在肠道内形成大量硫化氢,其作用于血红蛋白,当血液中硫化血红蛋白达到 5 g/L 时即可出现发绀。发绀的特点是发绀持续时间长,可达数月或更长,血液呈蓝褐色,即使患者血液与空气充分接触,也不能转变为鲜红色。分光镜检查可证实血液中有硫化血红蛋白的存在。

## 四、护理评估要点

### (一)确定是否为发绀

发绀在用力加压时颜色即可消退,但皮肤异常色素沉着者加压后颜色不改变。

### (二)发绀相关病史和诱因

有无与发绀相关的心肺疾病史,有无家族史,有无服用某些化学物质、药物或摄入变质蔬菜史等。发病年龄及是否从出生后开始发病等。

### (三)发绀的特点

发绀的类型、部位、特点、严重程度;发绀的皮肤温度、按摩或加温后发绀是否消失。若发绀局限于肢体末端部位,身体温暖部位并无青紫,按摩或加温后发绀消失或减轻,即为周围性发绀;反之,若身体温暖部位也出现发绀,按摩或加温后不消失,即为中心性发绀。发绀病程长者,多伴有红细胞增多症,发绀程度也会增加;而伴有休克或贫血者,发绀程度大多较轻微,皮肤黏膜多不出现典型青紫色而呈青灰色。

### (四)伴随症状

**1. 呼吸困难** 伴呼吸困难多见于重症心肺疾病、大量气胸及急性呼吸道梗阻等。高铁血红蛋白血症和硫化血红蛋白血症者有明显发绀,但一般无呼吸困难。

**2. 杵状指(趾)** 伴杵状指(趾)多见于发绀型先天性心脏病及某些慢性肺部疾病。

**3. 意识障碍** 伴意识障碍多见于肺性脑病、某些化学物质或药物中毒及休克、急性肺部感染或急性心力衰竭等。

### (五)发绀对患者的影响

有无呼吸困难,呼吸频率、节律、深度有无改变;有无紧张、焦虑、恐惧等负性情绪。

### (六)诊断、治疗与护理经过

包括诊断为何种疾病;是否用药,药物种类、剂量及疗效;采用的护理措施及疗效,是否采取氧疗。

## 五、相关护理诊断/问题

**1. 活动无耐力** 与心肺功能不全、氧的供需失衡有关。

**2. 气体交换受损** 与心肺功能不全所致的肺淤血有关。

**3. 焦虑/恐惧** 与缺氧所致的呼吸费力、对疾病预后不安有关。

**4. 低效性呼吸型态** 与肺泡通气、换气、弥散功能障碍有关。

PPT 课件
3-7

→ **小 结**

发绀是指血液中脱氧血红蛋白增多(超过 50 g/L)或血液中存在异常的血红蛋白衍生物,使皮肤黏膜呈青紫色改变的一种表现。发绀在口唇、指(趾)、甲床等处较为明显。根据血液中脱氧血红蛋白增加的病因不同,发绀可分为中心性发绀、周围性发绀和混合性发绀。发绀的护理评估重点是对发绀特点的评估。

→ **能力检测**

1. 发绀的定义是什么?
2. 简述中心性发绀与周围性发绀的鉴别。
3. 简述发绀的护理评估要点。

# 第七节 呼吸困难

**学习目标**

1. 掌握呼吸困难的定义、临床表现及护理评估要点。
2. 熟悉呼吸困难的病因和相关护理诊断。
3. 了解各类呼吸困难的发病机制。

**案例引导**

案例 3-7 患者,女,17 岁,1 h 前游园赏花时突然出现张口喘息、大汗淋漓,患者自幼常于春季发生阵发性呼吸困难,其父亲患有支气管哮喘,无心脏病史。

请思考:

1. 呼吸困难的定义是什么?
2. 该患者出现呼吸困难的可能病因有哪些?
3. 如何对该患者进行护理评估?
4. 该患者目前存在的护理诊断有哪些?

**一、概念**

呼吸困难是指患者主观上感到氧气不足、呼吸费力,客观上表现为呼吸运动用力,严重者可出现鼻翼扇动、张口耸肩呼吸、端坐呼吸,甚至出现发绀,辅助呼吸肌也参与呼吸运动,并伴有呼吸频率、深度和节律的改变。

**二、病因**

**(一) 呼吸系统疾病**

**1. 气道阻塞** 如支气管哮喘、慢性阻塞性肺疾病、急性喉炎、喉水肿、喉与气管异物、气管或支气管的炎症、气管肿瘤、支气管肺癌等所致的呼吸道狭窄或阻塞。

Note

**2. 肺部疾病** 如肺炎、肺结核、肺脓肿、肺栓塞、肺不张、肺淤血、肺水肿等。

**3. 胸廓、胸膜腔疾病** 如严重胸廓畸形、胸廓外伤、肋骨骨折、气胸、胸腔大量积液等。

**4. 神经肌肉疾病** 如重症肌无力、急性感染性多发性神经根炎累及呼吸肌,药物引起呼吸肌麻痹等。

**5. 膈运动障碍** 如膈麻痹、腹腔巨大肿瘤、腹腔大量积液、高度鼓肠及妊娠末期等。

### (二)循环系统疾病

常见于各种原因所致的心功能不全、心包积液、肺栓塞和原发性肺动脉高压等。

### (三)中毒

中毒所致的呼吸困难包括糖尿病酮症酸中毒、尿毒症、吗啡中毒、有机磷中毒、急性一氧化碳中毒、氰化物中毒等。

### (四)血液系统疾病

常见于重度贫血、硫化血红蛋白血症、高铁血红蛋白血症等。

### (五)神经精神性因素

多见于脑血管病变(如脑出血等)、颅脑外伤、脑炎、脑膜炎、脑肿瘤等引起的呼吸中枢功能障碍,精神或心理因素所致呼吸困难(如癔症)等。

## 三、发生机制与临床表现

### (一)肺源性呼吸困难

肺源性呼吸困难是由呼吸系统疾病引起的肺通气和(或)换气功能障碍,导致缺氧和(或)二氧化碳潴留。临床上常分为吸气性呼吸困难、呼气性呼吸困难和混合性呼吸困难三种类型。

**1. 吸气性呼吸困难** 主要特点为吸气显著费力,吸气时间明显延长,严重者因呼吸肌极度用力,胸腔负压增大,吸气时胸骨上窝、锁骨上窝和肋间隙出现明显凹陷,称为"三凹症",常伴干咳及高调吸气性喉鸣。常见于炎症、异物、肿瘤等原因所致喉、气管、大支气管狭窄与阻塞。

**2. 呼气性呼吸困难** 主要特点为呼气显著费力且缓慢,呼气时间明显延长,听诊可闻及哮鸣音。主要是肺组织弹性减弱和(或)细支气管的痉挛、狭窄所致。常见于支气管哮喘、慢性阻塞性肺疾病等。

**3. 混合性呼吸困难** 主要特点为吸气与呼气均费力,呼吸浅快,常伴呼吸音减弱或消失,可出现病理性呼吸音。其发生原因是广泛肺部病变或胸腔病变使呼吸面积减少,影响气体交换。常见于重症肺炎、大面积肺不张、大面积肺栓塞、弥漫性肺间质纤维化、胸腔大量积液和气胸等。

### (二)心源性呼吸困难

主要由心力衰竭引起,包括左心衰竭、右心衰竭,其中左心衰竭引起的呼吸困难较严重。心包积液、原发性肺动脉高压也导致心源性呼吸困难。

左心衰竭时,肺淤血和肺泡弹性降低,影响肺组织的扩张与收缩,使气体弥散功能降低,肺活量减少,肺泡张力增高,反射性兴奋呼吸中枢,导致呼吸困难。左心衰竭引起的呼吸困难按严重程度不同,常有下列表现形式。①劳力性呼吸困难:特点是呼吸困难在体力活动时发生或加重,休息后症状缓解或消失。其发生是由于活动使回心血量增加,加重了肺淤血。②夜间阵发性呼吸困难:患者夜间入睡后突然因胸闷、憋气而惊醒,并被迫坐起,紧张不安,重者可伴有咳嗽,肺部听诊可闻及哮鸣音,称为心源性哮喘,患者多于端坐位休息后症状自行缓解。其发生机制与仰卧时静脉回心血量增加、肺活量减少、睡眠时迷走神经张力增加、横膈抬高等有关。③端坐呼吸:严重肺淤血时,患者不能平卧,被迫采取高枕卧位、半卧位甚至端坐位时才可使憋气缓解。因平卧位时回心血量增加、横膈抬高,呼吸困难加重。④急性肺水肿:急性左心衰竭最严重的表现,患者突然出现严重呼吸困难,呼吸频率达 30~40

次/分,端坐呼吸,极度烦躁不安,大汗淋漓、皮肤湿冷,伴有频繁咳嗽,咯大量粉红色泡沫样痰,两肺可闻及湿啰音和哮鸣音,心率加快,心尖部可闻及舒张期奔马律。

右心衰竭导致的呼吸困难主要是体循环淤血、肝大、胸腔积液与腹腔积液使呼吸运动受限,右心房及上腔静脉压增高、酸性代谢产物增多也可兴奋呼吸中枢,引起呼吸困难。

**（三）中毒性呼吸困难**

糖尿病酮症酸中毒、尿毒症可使血液中酸性代谢产物增多,强烈刺激呼吸中枢,表现为深长而规则的呼吸,常伴鼾声,称为酸中毒大呼吸(库斯莫尔呼吸)。吗啡类、巴比妥类药物中毒及有机磷中毒时,呼吸中枢受抑制,致呼吸浅而慢,同时伴有呼吸节律改变,如间停呼吸、潮式呼吸(陈-施呼吸)。一氧化碳、亚硝酸盐、氰化物中毒时,可导致机体缺氧而引起呼吸困难,表现为深而慢的呼吸。急性感染时,由于毒性代谢产物和体温升高刺激呼吸中枢,使呼吸频率增加。

**（四）血源性呼吸困难**

严重贫血、高铁血红蛋白血症、硫化血红蛋白血症时,红细胞携氧量减少,血氧含量降低,组织缺氧,导致呼吸急促、心率加快。急性大出血或休克时,缺氧和血压下降可刺激呼吸中枢,使呼吸加快。

**（五）神经精神性呼吸困难**

**1. 神经性呼吸困难**　主要是呼吸中枢受颅内压增高及局部血液供应减少的刺激,使呼吸变慢变深,常伴有呼吸节律的改变,如呼吸遏制(吸气突然终止)、双吸气样(抽泣样)呼吸等。常见于重症颅脑疾病如脑出血、脑炎、脑膜炎、脑外伤等。

**2. 精神性呼吸困难**　癔症患者受心理或精神因素影响,可突然出现发作性呼吸困难。主要特点为呼吸浅而快,常因过度通气出现肢体、口周麻木或手足搐搦等呼吸性碱中毒的表现。

## 四、护理评估要点

**（一）相关病史与诱发因素**

有无与呼吸困难相关的疾病史,如呼吸系统疾病、循环系统疾病、血液系统疾病等,有无异物吸入史或毒物摄入,有无明显诱发因素。

**（二）呼吸困难的特点**

发作的缓急、起病时间及持续时间;是吸气性呼吸困难、呼气性呼吸困难,还是混合性呼吸困难;呼吸困难与体位和运动的关系。

**（三）伴随症状**

询问患者是否伴有其他症状。发作性呼吸困难伴哮鸣音多见于支气管哮喘、心源性哮喘、气管异物、自发性气胸等;呼吸困难伴一侧胸痛多见于自发性气胸、大叶性肺炎、急性渗出性胸膜炎、肺癌等;呼吸困难伴发热多见于呼吸道感染性疾病,如肺结核、大叶性肺炎、肺脓肿、胸膜炎等;呼吸困难伴咳嗽、咳痰多见于慢性阻塞性肺疾病、支气管扩张等;呼吸困难伴意识障碍多见于脑出血、脑膜炎、急性中毒、糖尿病酮症酸中毒、肺性脑病等。

**（四）呼吸困难对患者的影响**

了解呼吸困难的严重程度及对患者日常生活自理能力的影响。一般以完成日常生活、活动情况来评估呼吸困难的严重程度。①轻度:能在平地行走,上楼及登高时气急,中度或重度体力活动后出现呼吸困难。②中度:在平地慢步行走时需要中途休息,轻度体力活动时出现呼吸困难,完成日常生活活动需要他人帮助。③重度:洗脸、穿衣、说话,甚至休息时也感到呼吸困难,日常生活活动完全依赖他人帮助。此外还需了解患者有无精神不安、紧张、焦虑等心理反应。

**（五）诊断、治疗与护理经过**

包括诊断为何种疾病;是否用药,药物种类、剂量、疗效及不良反应;是否使用过氧疗,氧疗浓度、流量、时间和疗效等。

## 五、相关护理诊断/问题

**1. 低效性呼吸型态** 与上呼吸道梗阻和心肺功能不全有关。

**2. 气体交换障碍** 与有效肺组织减少、肺弹性减退、换气功能障碍有关。

**3. 活动无耐力** 与呼吸困难所致能量消耗增加、缺氧有关。

**4. 语言沟通障碍** 与重度喘息有关。

**5. 自理能力缺陷** 与呼吸困难有关。

### 小 结

呼吸困难是指患者主观上感到氧气不足、呼吸费力;客观上表现为呼吸用力,伴有呼吸频率、深度和节律的异常。重者可出现鼻翼扇动、张口耸肩呼吸、端坐呼吸,甚至出现发绀、辅助呼吸肌也参与呼吸运动。常见的呼吸困难类型包括肺源性呼吸困难、心源性呼吸困难、中毒性呼吸困难、血源性呼吸困难、神经精神性呼吸困难。重点是肺源性呼吸困难的临床常见类型与特点。

### 能力检测

1. 呼吸困难的定义是什么?

2. 肺源性呼吸困难的临床常见类型与特点有哪些?

3. 简述呼吸困难的护理评估要点。

(何云海)

# 第八节 呕血与黑便

### 学习目标

1. 掌握呕血与黑便的概念;呕血与黑便的表现特点;呕血与黑便的常见病因;出血部位和出血量的评估;出血是否停止的判断。

2. 熟悉呕血与黑便的相关护理诊断。

3. 了解呕血与黑便的发病机制。

### 案例引导

案例 3-8 患者,男,52 岁。6 h 前因劳累突发剧烈恶心呕吐,呕出咖啡色胃内容物约1300 mL 入院。患者有 7 年肝硬化病史。查体:T 37.5 ℃,P 120 次/分,R 22 次/分,BP 90/45 mmHg;身高 170 cm,体重 55 kg;面色晦暗,四肢厥冷,眼睑结膜及口唇苍白,巩膜轻度黄染,皮肤瘙痒;腹部平软,可见腹壁静脉曲张,肝肋下未及,脾肋下 3 cm。实验室检查:RBC $3.2 \times 10^{12}$/L,WBC $4.3 \times 10^9$/L,PLT $79 \times 10^9$/L;大便隐血(+++)。B 超检查:提示为肝硬化。初步诊断:肝硬化,食管胃底静脉曲张破裂出血。患者因大量呕血情绪紧张、

PPT 课件
3-8

害怕。

请思考：

1. 该患者的主要症状有哪些？
2. 请写出该患者目前主要存在的护理问题。

## 一、概念

呕血是上消化道疾病(指屈氏韧带以上的消化器官,包括食管、胃、十二指肠、肝、胆、胰的疾病)或全身性疾病导致的上消化道出血,血液经口腔呕出的现象。黑便则指上消化道出血时,部分血液经肠道排出,因血红蛋白在肠道内与硫化物结合生成硫化亚铁,色黑,故称为黑便。由于黑便附有黏液而发亮,类似柏油,又称为柏油样便。一般呕血多伴有黑便,而黑便不一定有呕血。

## 二、病因

### (一)消化系统疾病

**1. 食管疾病**　食管炎、食管癌、食管异物、食管贲门黏膜撕裂、食管裂孔疝、食管损伤等。

**2. 胃及十二指肠疾病**　消化性溃疡,服用非甾体抗炎药或应激所致急性糜烂性出血性胃炎、慢性胃炎、胃癌等。

**3. 肝胆疾病**　肝硬化门静脉高压时,可引起食管胃静脉曲张破裂出血。肝癌、肝动脉瘤破裂、胆囊或胆道结石、胆道寄生虫、胆囊癌、胆管癌等均可引起出血,大量血液进入十二指肠,可发生呕血或黑便。

**4. 胰腺疾病**　急性胰腺炎合并脓肿或囊肿、胰腺癌破裂出血通过胰管进入十二指肠等。

### (二)血液及造血系统疾病

血小板减少性紫癜、白血病、再生障碍性贫血、血友病、遗传性毛细血管扩张症、弥散性血管内凝血及其他凝血机制障碍性疾病等。

### (三)其他

流行性出血热、钩端螺旋体病、急性重型肝炎、系统性红斑狼疮、败血症、尿毒症、肝功能衰竭等。上述病因中,以消化性溃疡引起的出血最为常见,其次是食管胃静脉曲张破裂出血,再次为急性胃黏膜病变。

## 三、临床表现

呕血与黑便的表现与出血的部位、量、速度等有关。出血量大、速度快,多表现为呕血与黑便。出血量小,出血速度缓慢,可仅有黑便而无呕血。通常胃内潴留血量达250～300 mL时,可引起呕血;每天出血量达50～70 mL时,可有黑便;每天出血量在5 mL以上时,可有粪便隐血试验阳性。呕血前患者常有上腹部不适和恶心,随后呕吐出血性胃内容物,继而排出暗红色血便,出血量减少后转为黑便。通常幽门以上的出血以呕血为主,并伴有黑便;幽门以下的出血多以黑便为主。

呕血的颜色取决于出血的部位、出血量及血液在胃内停留的时间。病变位于幽门以上者,若出血量较大、在胃内停留时间较短,则呕出物呈鲜红色或混有血块,或为暗红色;若出血量较少或在胃内停留时间较长,血红蛋白经胃酸作用变性,呕出物可呈咖啡色或褐色。

黑便的颜色与性状主要取决于出血量及肠蠕动的快慢。出血量大或肠蠕动快时,血液在肠道内停留时间较短,形成暗红色或紫红色稀便;反之,血液在肠道内停留时间较长,形成较稠厚的黑便。

## 四、伴随症状与体征

**1. 节律性、周期性上腹部疼痛**　常见于消化性溃疡。

**2. 肝、脾大、腹壁静脉曲张或有腹腔积液** 见于肝硬化。

**3. 皮肤黏膜出血** 多见于出血性疾病。

**4. 食欲减退、进行性消瘦** 多见于胃癌。

## 五、对患者的影响

呕血患者常有紧张、焦虑、恐惧等心理反应,长期反复黑便可引起贫血,常伴有焦虑情绪。大量呕血和黑便可引起周围循环衰竭,严重程度与出血量有关。①轻度出血:出血量不超过 500 mL(循环血量的 10%～15%),患者可出现畏寒、头晕等,但无血压与心率的变化;②中度出血:出血量 800～1000 mL(循环血量的 20% 以上),患者可有头昏、乏力、面色苍白、四肢厥冷、出冷汗、心悸、心率加快、血压下降等急性失血的症状;③重度出血:出血量超过 1500 mL(循环血量的 30% 以上),患者可出现脉搏细速、尿量减少、呼吸急促等休克的表现。此外,大量呕血与黑便可引起氮质血症、发热等。

## 六、护理评估要点

**1. 确定是否为呕血与黑便** 判断呕血时,应排除口腔、鼻腔、咽喉部位的出血或咯血。判断是否有黑便时,应排除食用过多肉类、动物血、动物肝脏而致的黑便,此类黑便隐血试验可阳性,但素食后即转为阴性。此外,口服铁剂、铋剂、活性炭、中药等也会出现黑便,应注意鉴别。

**2. 呕血与黑便的特点、严重程度判断** 根据起病情况,呕血与黑便的次数、量、颜色、性状及其变化,可粗略判断出血量。但呕血与黑便常混有呕吐物与粪便,临床多根据患者的全身反应估计出血量,如由卧位变为坐位或立位时出现头晕、黑矇、心悸、口渴、冷汗等症状,往往提示血容量不足,出血量较大。此外,若患者排便次数增加、量增多、颜色变红、粪便变稀薄等,提示出血加重;反之减轻。

**3. 病因与诱因** 有无与呕血与黑便相关的疾病史,如消化性溃疡、肝硬化、急性胃黏膜病变等,有无应用激素类药物,有无化学毒物接触史或不洁饮食史,有无传染病患者接触史等。

**4. 呕血与黑便对患者的影响** 重点是有无周围循环血量不足的表现;有无紧张、焦虑和恐惧等负性情绪。

**5. 诊断、治疗与护理经过** 已接受的诊断性检查及结果;已采用的治疗或护理措施,包括使用药物,药物的名称、剂量、给药途径与疗效,以及有无采取其他的止血措施及效果。

## 七、相关护理诊断

**1. 组织灌注不足** 与上消化道出血所致的血容量不足有关。

**2. 活动无耐力** 与呕血与黑便所致的贫血有关。

**3. 恐惧** 与大量呕血与黑便有关。

**4. 知识缺乏** 缺乏预防呕血与黑便的相关知识。

**5. 潜在并发症** 休克等。

▷ 小 结

呕血与黑便是上消化道出血的主要表现。一般呕血都伴有黑便,而黑便不一定有呕血。呕血和黑便的护理评估要点包括确定是否为呕血与黑便,呕血与黑便的特点、严重程度判断,病因与诱因,呕血与黑便对患者的影响,诊疗与护理经过。呕血与黑便最常用的护理诊断是组织灌注不足。

▷ 能力检测

1. 解释呕血与黑便的概念。

2. 写出呕血与黑便的主要评估要点。

3. 如何评估消化道出血患者的出血量?

Note

PPT 课件
3-9

# 第九节　恶心与呕吐

**学习目标**

1. 掌握各类呕吐的特点;呕吐物的性状及临床意义。
2. 熟悉恶心与呕吐的伴随症状评估要点和相关护理诊断。
3. 了解恶心与呕吐的定义和发病机制;反射性呕吐和中枢性呕吐的病因。

**案例引导**

案例3-9　患者,男,37岁,因反复呕吐4月余入院。4月前无明显诱因情况下出现呕吐,呕吐为非喷射性,呕吐物为胃内容物,伴有上腹胀痛,无发热、无黄疸、无肢体抽搐,曾反复就诊,未见好转。胃镜提示慢性胃炎,三大常规、生化、电解质及微量元素检查未见明显异常,头颅CT及脑电图未见明显异常,上腹部CT未见明显异常,住院给予抑酸、止吐及补液等对症治疗后,患者症状可好转,但仍有上腹不适,发病以来,体重减轻约4 kg。

请思考:

1. 该患者有哪些突出症状?
2. 请列出目前该患者主要存在的护理问题。

## 一、概念

恶心为上腹部不适、紧迫欲吐的感觉。呕吐是通过胃的强烈收缩迫使胃或部分小肠内容物经食管、口腔而排出体外的现象。

## 二、发生机制

呕吐为一个复杂的反射动作,由机体的呕吐中枢支配。呕吐中枢位于延髓,包括神经反射中枢和化学感受器触发带两个功能不同的结构。呕吐中枢接受来自消化道、大脑皮质、内耳前庭、冠状动脉及化学感受器触发带的传入冲动,直接支配呕吐动作;化学感受器触发带接受来自血液的各种化学性刺激,如外源化学物质、药物或内源代谢产物,并由此发出神经冲动,传至呕吐中枢引发呕吐。

呕吐过程可分为恶心、干呕和呕吐3个阶段,但有时可无恶心或干呕的先兆。呕吐时,首先胃窦部收缩致幽门关闭,胃逆蠕动致胃底充盈,继而贲门开放,腹肌与膈肌收缩,腹压升高,迫使胃内容物经食管、口腔排出体外。若胃逆蠕动较弱或贲门未开,则为恶心。

## 三、病因

引起恶心与呕吐的病因很多,按发生机制可归纳为以下3类。

**1. 反射性呕吐**

(1) 咽部受刺激:如吸烟、剧烈咳嗽、鼻咽部炎症或溢脓等。

(2) 消化系统疾病。①胃、十二指肠疾病:急慢性胃炎、消化性溃疡、功能性消化不良、急性胃扩张、幽门梗阻、肠梗阻、急性阑尾炎等;②肝、胆、胰疾病:急性肝炎、肝硬化、急性或慢性胆囊炎、急性胰腺炎等;③腹膜及肠系膜疾病:如急性腹膜炎、肠系膜上动脉压迫综合征。

Note

（3）其他系统疾病：肾结石、输尿管结石、急性肾盂肾炎、急性盆腔炎、异位妊娠破裂等。急性心肌梗死早期、心力衰竭、青光眼、屈光不正等亦可引起恶心、呕吐。

**2. 中枢性呕吐** 指由来自中枢神经系统或化学感受器的冲动刺激呕吐中枢引起的呕吐。

（1）神经系统疾病。①颅内感染：各种脑炎、脑膜炎、脑脓肿；②脑血管疾病：脑出血、脑梗死、高血压脑病、偏头痛等；③颅脑损伤：脑挫裂伤、颅内血肿、蛛网膜下腔出血等；④颅内占位性病变：如脑肿瘤；⑤癫痫，特别是持续状态。

（2）全身性疾病：尿毒症、糖尿病酮症酸中毒、甲状腺危象、低钠血症、低钾血症及妊娠引起的呕吐等。

（3）药物：如洋地黄、某些抗生素、抗肿瘤药物等引起的不良反应。

（4）精神性因素：胃肠神经官能症、神经性厌食、癔症等。

（5）中毒：酒精、重金属、一氧化碳、有机磷农药、鼠药等中毒。

**3. 前庭功能障碍所引起的呕吐** 呕吐伴有听力障碍、眩晕等症状者，需考虑前庭功能障碍。常见疾病有迷路炎，是化脓性中耳炎的常见并发症；梅尼埃病，为突发性的旋转性眩晕伴恶心、呕吐；晕动病，一般在航空、乘船和乘车时发生。

#### 四、临床表现

**1. 恶心** 一种上腹不适、欲吐的感受，多伴有面色苍白、出汗、流涎、血压降低等迷走神经兴奋症状。恶心常为呕吐的前驱表现，但也可仅有恶心而无呕吐，或仅有呕吐而无恶心。

**2. 呕吐** 因病因不同，呕吐的临床表现在呕吐发生时间、与进食的关系、呕吐的特点及呕吐物的性质等方面各有特点。

（1）呕吐发生时间：晨起呕吐可见于早期妊娠，亦可见于尿毒症、慢性酒精中毒或功能性消化不良；鼻窦炎患者因起床后脓液经鼻后孔流出刺激咽部，亦可致晨起恶心、干呕。晚上或夜间呕吐见于幽门梗阻。

（2）与进食的关系：进食过程中或餐后即刻发生少量多次呕吐，可能是精神因素所致；餐后 1 h 以上呕吐称延迟性呕吐，提示胃张力下降或胃排空延迟；餐后较久或数餐后呕吐，呕吐物可有隔夜宿食，见于幽门梗阻；餐后近期呕吐，特别是集体发病者，多是食物中毒所致。

（3）呕吐的特点：进食后立刻呕吐，恶心很轻或缺如，呕吐后又可进食，长期反复发作而营养状态不受影响，多为神经官能性呕吐。喷射状呕吐多为颅内高压症。

（4）呕吐物的性质：带发酵、腐败气味提示胃潴留；带粪臭味提示低位小肠梗阻；不含胆汁说明梗阻平面多在十二指肠乳头以上，含多量胆汁提示梗阻在此平面以下；含有大量酸性液体者多有胃泌素瘤或十二指肠溃疡，无酸味者可能为贲门狭窄或贲门失弛缓症。上消化道出血常呈咖啡色样呕吐物。

#### 五、伴随症状

**1. 腹痛、腹泻** 多见于急性胃肠炎、细菌性食物中毒、霍乱、副霍乱等。

**2. 右上腹痛及发热、寒战或黄疸** 应考虑胆囊炎或胆石症。

**3. 头痛或意识障碍** 常见于颅内高压症或青光眼。

**4. 眩晕、眼球震颤** 常见于前庭功能障碍。

#### 六、对患者的影响

剧烈频繁的呕吐可导致脱水、代谢性碱中毒、低氯血症、低钾血症等水、电解质代谢紊乱及酸碱平衡紊乱。长期严重呕吐还可引起营养不良。婴幼儿、老年人、病情危重和意识障碍者，呕吐时易因误吸而致肺部感染或窒息。

## 七、护理评估要点

**1. 恶心与呕吐的特点** 呕吐发生的时间、起病的缓急、持续的时间、频率、方式,与进食、药物、运动、情绪的关系,呕吐物的量、性状、气味,有无伴随症状及其表现。

**2. 病因与诱因** 有无与恶心、呕吐相关的疾病史,如急慢性胃炎、幽门梗阻、青光眼、脑炎、脑膜炎、脑肿瘤、尿毒症等,有无洋地黄、抗肿瘤药物等应用史,有无晕动病或正常妊娠等。

**3. 恶心与呕吐对患者的影响** 剧烈频繁呕吐者有无水、电解质代谢紊乱及酸碱平衡紊乱;长期严重呕吐者有无营养不良;对于婴幼儿、老年人、病情危重及意识障碍呕吐者,应注意有无导致其误吸的危险因素(如体位)。

**4. 诊断、治疗与护理经过** 已接受的诊断性检查及其结果、已采用的治疗或护理措施,包括服用的止吐或其他药物,药物的名称、剂量及其效果,以及其他减轻恶心与呕吐的方法及疗效。

## 八、相关护理诊断

**1. 舒适度下降** 恶心、呕吐与急性胃炎、幽门梗阻及正服用的药物等有关。

**2. 体液不足或有体液不足的危险** 与呕吐引起体液丢失过多和(或)摄入量减少有关。

**3. 营养失调:低于机体需要量** 与长期呕吐和食物摄入量不足有关。

**4. 有误吸的危险** 与呕吐物误吸入肺内有关。

**5. 潜在并发症** 肺部感染、窒息等。

### ⇨ 小 结

恶心与呕吐是临床常见症状。恶心为上腹部不适、紧迫欲吐的感觉,可伴有迷走神经兴奋的症状,如面色苍白、出汗、流涎、血压降低等迷走神经兴奋症状。恶心常为呕吐的前奏。一般恶心后发生呕吐,但也可仅有恶心而无呕吐,或仅有呕吐而无恶心。呕吐是通过胃的强烈收缩迫使胃或小肠的内容物经食管、口腔而排出体外的现象。二者均为复杂的反射动作。

### ⇨ 能力检测

1. 写出恶心与呕吐的定义。
2. 写出恶心与呕吐的主要评估要点。
3. 如何区分反射性呕吐与中枢性呕吐?

# 第十节 腹泻与便秘

## 一、腹泻

### 学习目标

1. 掌握不同类型腹泻和各病变部位腹泻的临床表现。
2. 熟悉腹泻的护理评估要点和相关护理诊断。
3. 了解腹泻和慢性腹泻的定义;腹泻的病因与发病机制。

案例 3-10 患者,女,34 岁,3 天前无明显诱因出现腹泻,每天解蛋花汤样便 5～6 次,量适中,带少许黏液,无脓血,无明显腥臭味。无腹痛、腹胀、黑便。进食后时有呕吐,非喷射性。呕吐物为胃内容物,无呕咖啡样物。在家自行服药,1 天前腹泻加剧,解蛋花汤样便 10 余次,并出现小便减少,口渴多饮,无四肢冰凉,遂来医院就诊。发病以来精神、食欲一般,睡眠尚可,大小便如前述,体重略减轻。既往史:平素健康,否认高血压、糖尿病等病史。否认乙肝、肺结核等传染病史,无手术、外伤史,无食物、药物过敏史。

请思考:
1. 该患者主要有哪些症状?
2. 请写出该患者目前主要存在的护理问题。

腹泻是指排便次数较平时增多,粪质稀薄,或带有黏液、脓血或消化的食物。如解液状便,每天 3 次以上,或每天粪便总量大于 200 g,其中粪便含水量大于 80%,则可认为是腹泻。腹泻可分为急性腹泻和慢性腹泻两种类型,病程不足 2 个月者为急性腹泻,超过 2 个月者为慢性腹泻。

**(一) 发生机制**

腹泻的发生机制复杂,有些因素又互为因果,从病理及生理的角度可将腹泻的发生机制归纳为以下几个方面。

**1. 渗出性腹泻** 炎症、溃疡、肿瘤浸润,病变处的血管、淋巴管、黏膜受到损害,局部血管通透性增大,致使蛋白质、血液渗出及黏液分泌增加,从而引起的腹泻。见于细菌性痢疾、急性肠炎、溃疡性结肠炎、克罗恩病、肠肿瘤等。

**2. 分泌性腹泻** 胃肠黏膜上皮细胞内异常的离子转运,导致肠道分泌过多的水与电解质以及肠黏膜吸收功能受抑制,从而引起的腹泻。常见于霍乱、沙门菌感染,也可见于胃泌素瘤、血管活性肠肽瘤等。

**3. 渗透性腹泻** 肠内容物渗透压增高,阻碍肠内水与电解质的吸收而导致的腹泻。常见于服用盐类泻剂或甘露醇。吸收不良性腹泻是由肠黏膜的吸收面积减少(如小肠大部分切除)或吸收功能障碍(如吸收不良综合征)所引起的腹泻。

**4. 动力性腹泻** 肠蠕动增强,肠内容物快速通过肠道,致使应在肠道内被重吸收的物质不能被吸收而导致的腹泻。常见于肠易激综合征、甲状腺功能亢进等。

**5. 吸收不良性腹泻** 由肠黏膜吸收面积减少或吸收障碍所引起,如小肠大部分切除术后、吸收不良综合征、小儿乳糜泻、热带口炎性腹泻、成人乳糜泻及消化酶分泌减少(如慢性胰腺炎)引起腹泻等。

**(二) 病因**

**1. 急性腹泻**

(1) 肠道疾病:常见的是由细菌、病毒、真菌等引起的感染性疾病,如细菌性痢疾、霍乱、轮状病毒胃肠炎、阿米巴痢疾等,以及急性出血性坏死性肠炎、克罗恩病或溃疡性结肠炎急性发作和消化不良等非感染性疾病。

(2) 急性中毒:摄入毒蕈、桐油、河豚、鱼胆等食物,或砷、磷、铅、汞等化学物质中毒等。

(3) 全身性疾病:伤寒或副伤寒、败血症、过敏性紫癜等。

(4) 其他:变态反应性肠炎、过敏性紫癜;服用某些药物如氟尿嘧啶、利血平及新斯的明等;某些内分泌疾病,如肾上腺皮质功能减退危象、甲状腺危象。

**2. 慢性腹泻**

（1）肠源性疾病：包括慢性细菌性痢疾、肠结核等感染性疾病，以及溃疡性结肠炎、克罗恩病、肠肿瘤、缺血性肠病、肠易激综合征和吸收不良综合征等非感染性疾病。

（2）胃、胰及肝、胆源性疾病：如慢性萎缩性胃炎、胃大部切除、胃泌素瘤、慢性胰腺炎、胰腺癌、血管活性肠肽瘤、肝硬化门脉高压症和胆囊切除术后等。

（3）全身性疾病：甲状腺功能亢进、系统性红斑狼疮和尿毒症等。

（4）药物性腹泻：服用利血平、甲状腺素、洋地黄类药物及某些抗肿瘤药物和抗生素等。

**（三）临床表现**

由于腹泻的病因与发生机制不同，其起病缓急与病程，以及排便次数、粪便量和性状等腹泻特点也各不相同。

**1. 起病缓急及病程**　急性腹泻起病急骤，病程较短，多为感染或食物中毒所致。慢性腹泻起病缓慢，病程较长，多见于慢性感染、非特异性炎症、吸收不良、消化功能障碍、肠道肿瘤或神经功能紊乱等。

**2. 腹泻的特点**　急性腹泻者排便次数明显增多，每天可达 10 次以上，甚至数十次，粪便量多而稀薄；慢性腹泻者每天排便数次，或腹泻与便秘交替。渗出性腹泻者粪便量少，可有黏液或脓血，多伴有腹痛与发热，其中由小肠疾病所致腹痛部位多位于脐周，结肠疾病所致腹痛部位多位于下腹部，便后可缓解，病变累及直肠者可有里急后重；分泌性腹泻者多为水样便，量大，无黏液及脓血，与进食无关；渗透性腹泻与吸收不良性腹泻者粪便含有未消化的食物、泡沫，可有恶臭，不含黏液及脓血，禁食后可缓解。

**（四）伴随症状**

**1. 发热**　常见于急性细菌性痢疾、伤寒、溃疡性结肠炎急性发作期、肠道恶性淋巴瘤、败血症等。

**2. 腹痛**　常见于细菌性痢疾、伤寒、溃疡性结肠炎等肠道炎症性病变或肠道痉挛等。

**3. 里急后重**　提示病变，以直肠乙状结肠为主，如细菌性痢疾、直肠炎、直肠肿瘤等。

**4. 明显消瘦**　提示病变位于小肠，如胃肠道恶性肿瘤、胃大部切除术以及吸收不良综合征等。也可为长期慢性腹泻导致消化吸收障碍所致。

**5. 皮疹或皮下出血**　见于败血症、伤寒或副伤寒、麻疹、过敏性紫癜、糙皮病等。

**6. 腹部包块**　见于胃肠道恶性肿瘤、肠结核、克罗恩病及血吸虫卵肉芽肿。

**7. 重度失水**　常见于分泌性腹泻，如霍乱、细菌性食物中毒或尿毒症等。

**8. 关节痛或关节肿胀**　见于克罗恩病、溃疡性结肠炎、系统性红斑狼疮、肠结核等。

**（五）对患者的影响**

急性者，因短期内排便次数多、粪便含水量大，可致脱水、电解质代谢紊乱及代谢性酸中毒，排便频繁者可因粪便刺激肛周皮肤，引起肛周皮肤糜烂与破损，严重腹泻还可干扰患者休息与睡眠。长期慢性腹泻可引起营养不良、多种维生素缺乏、体重下降，甚至导致营养不良性水肿等。严重腹泻或病情迁延不愈者可出现焦虑或抑郁等负性情绪。

**（六）护理评估要点**

**1. 腹泻的特点**　起病缓急、病程长短，腹泻的次数、量、颜色、性状及气味，有无使腹泻加重或减轻的因素及伴随症状。

**2. 病因与诱因**　有无摄入不洁或有毒的食物，有无化学毒物和传染病接触史，是否患有与腹泻有关的消化系统或全身性疾病，或使用可致腹泻的药物。

**3. 腹泻对患者的影响**　急性严重腹泻者有无脱水、低钾或低钠症状及代谢性酸中毒的表现，有无肛周皮肤完整性受损、休息和睡眠异常。长期慢性腹泻者有无营养不良。严重或长期慢性腹泻者有无焦虑或抑郁等。

**4.诊断、治疗与护理经过** 已接受的诊断性检查及结果。已采用的治疗或护理措施及效果,包括有无使用过止泻药,药物名称、剂量、给药途径,以及有无采取其他有助减轻或缓解腹泻的措施等。

**(七)相关护理诊断**

**1.腹泻** 与肠道感染、炎症或胃大部切除等有关。

**2.体液不足** 与腹泻所致体液丢失过多有关。

**3.营养失调:低于机体需要量** 与消化吸收障碍和(或)摄入减少有关。

**4.有皮肤完整性受损的危险** 与排便次数增多及排泄物对肛周皮肤的刺激有关。

**5.焦虑或抑郁等负性情绪** 与慢性腹泻迁延不愈有关。

## 二、便秘

**学习目标**

1.掌握便秘的全身和局部表现。

2.熟悉发生便秘的常见因素;便秘的相关护理诊断。

3.了解便秘的分型和临床表现;便秘的症状及疗效评估。

便秘指排便次数减少,一般每周少于3次,伴排便困难、粪质干硬。

**(一)发生机制**

食物在消化道经消化吸收后,剩余的食糜残渣从小肠输送至结肠,在结肠内大部分的水和电解质被吸收后形成粪团,借助于结肠的集团运动,粪团被输送至乙状结肠及直肠,在直肠膨胀产生机械刺激,引起便意,通过排便反射及随后的一系列肌肉活动,包括直肠平滑肌收缩、肛门内括约肌与外括约肌松弛,腹肌与膈肌收缩使腹压增高,最后将粪便排出体外。

正常排便需具备下述条件:①有足够引起正常肠蠕动的肠内容物,即足够的食物量,且食物中含适量的纤维素和水;②肠道内肌肉张力及蠕动功能正常;③排便反射正常;④参与排便的肌肉功能正常。若其中任何一项条件不能满足,即可发生便秘。

**(二)病因**

**1.功能性便秘** 进食量少、食物中缺乏纤维素或水分不足,对结肠运动刺激减少。生活无规律、工作时间变化、环境变化或精神紧张等致使排便习惯受到干扰。活动量少导致肠蠕动减少,结肠运动功能减退。腹肌及盆肌张力不足,导致排便动力不足,如多次妊娠、年老体弱及长期卧床。结肠冗长,粪团内水分被过多吸收。长期滥用泻药造成药物依赖,致使肠道失去正常的排便反射;应用吗啡类药物、麻醉剂、抗抑郁药、抗胆碱能药、钙通道阻滞剂、神经阻滞剂等,可使肠肌松弛,引起便秘。

**2.器质性便秘** 结肠完全或不完全梗阻,如结肠良性或恶性肿瘤、各种原因所致的肠粘连、克罗恩病等。腹腔或盆腔内肿瘤压迫肠管导致机械性梗阻,如子宫肌瘤。直肠或肛门病变致排便疼痛而惧怕排便,或引起肛门括约肌痉挛导致便秘,如肛裂、溃疡或肛周脓肿。全身性疾病致肠肌松弛,排便无力,如甲状腺功能减退、糖尿病、尿毒症等。此外,铅中毒引起肠肌痉挛,也可导致便秘。

**(三)临床表现**

急性便秘者多有腹痛、腹胀,甚至恶心、呕吐,多见于各种原因的肠梗阻;慢性便秘多无特殊表现,部分患者存在口苦、食欲减退、腹胀、下腹不适或有头晕、头痛、疲乏等神经紊乱症状,但一般不严重。严重者排出粪便坚硬如羊粪,排便时可有左腹部或下腹痉挛性疼痛及下坠感,可在左下腹触及痉

45

挛的乙状结肠。长期便秘者可因痔疮加重及肛裂而有大便带血或便血,患者亦可因此而紧张、焦虑。慢性习惯性便秘多发生于中老年人,尤其是经产妇女,可能与肠肌、腹肌与盆底肌的张力降低有关。

### (四)伴随症状

**1. 呕吐、腹胀、肠绞痛**　可能为各种原因引起的肠梗阻。

**2. 腹部包块**　可能为粪块或结肠肿瘤、肠结核及克罗恩病。

**3. 便秘与腹泻交替**　可能为肠易激综合征、肠结核、溃疡性结肠炎。

### (五)对患者的影响

粪便过于坚硬,排便时可引起肛门疼痛甚至肛裂,或因用力排便导致直肠、肛门过度充血,久之易引发痔疮。慢性长期便秘者因肠道毒素吸收,可引起头晕、食欲不振、口苦、乏力等全身症状,并可出现排便紧张或焦虑情绪,甚至导致滥用泻药或形成泻药依赖,使便秘加重。原有冠心病者因用力排便而加重心肌缺血,可诱发心绞痛或心肌梗死,甚至导致猝死;原有高血压患者也可因用力排便而使血压升高,诱发脑出血。

### (六)护理评估要点

**1. 便秘的特点**　评估每天或每周排便次数、排便量、粪便性状、排便是否费力及程度等以确定是否便秘,起病情况与病程、持续或间歇发作,使其加重或缓解的因素等。

**2. 病因与诱因**　有无胃肠道疾病或胃肠道手术史,有无代谢病、内分泌病、慢性铅中毒等。有无使用可致便秘的药物或长期服用泻药,是否存在精神紧张、环境改变、不良饮食习惯、饮水或活动量过少等诱发因素。

**3. 便秘对患者的影响**　有无与排便困难有关的紧张或焦虑情绪,有无肛周疼痛、肛裂或痔疮,有无头晕、食欲不振、乏力等全身症状。

**4. 诊断、治疗与护理经过**　已接受的诊断性检查及结果;已采用的治疗或护理措施及效果,包括是否应用泻药,药物的名称、剂量、给药途径及效果,以及有无采取其他缓解便秘的措施等。

### (七)相关护理诊断

**1. 便秘**　与饮食中纤维素量过少、运动量过少、排便环境改变、长期卧床及精神紧张等有关。

**2. 慢性疼痛**　与粪便过于干硬、排便困难有关。

**3. 组织完整性受损或有组织完整性受损的危险**　与便秘所致肛周组织损伤有关。

**4. 知识缺乏**　缺乏预防便秘及促进排便的相关知识。

**5. 焦虑**　与长期排便困难有关。

### 小　结

腹泻与便秘是临床常见症状。腹泻常见病因为细菌病毒感染、食物中毒、着凉、肠道炎症等,常见症状为排便次数增加、性状改变、总量增加;便秘常见病因与年龄增长、生活习惯不良、心理问题、肠道疾病等有关,常见症状为排便次数减少,排便困难,粪便硬结等。

### 能力检测

1. 什么是腹泻?

2. 什么是便秘?

3. 简述腹泻与便秘的主要特点。

# 第十一节 黄 疸

PPT 课件
3-11

## 学习目标

1. 掌握黄疸的概念;溶血性黄疸、肝细胞性黄疸、胆汁淤积性黄疸的表现。
2. 熟悉黄疸的护理评估要点和相关护理诊断。
3. 了解正常胆红素代谢;各种黄疸的病因和发病机制。

## 案例引导

案例 3-11　患者,女,35 岁,2 个月前开始自感乏力,食欲减退,厌油腻食物,1 周前家人发现其皮肤黏膜黄染,未予以重视。近期来黄染加重,伴恶心、无呕吐,偶有右上腹隐痛。发病以来,无发热、腹胀,患者体重减轻 1 kg,精神状态欠佳,睡眠差。

请思考:
1. 什么是黄疸? 该患者皮肤黏膜黄染的可能原因是什么?
2. 该患者可能的护理诊断有哪些?

## 一、概念

黄疸是血清中胆红素升高,致使皮肤、黏膜和巩膜发黄的症状和体征。黄疸的发生是胆红素代谢障碍而引起血清内胆红素浓度升高所致。因巩膜含有较多的弹性硬蛋白,与胆红素有较强的亲和力,故黄疸患者巩膜黄染常先于黏膜和皮肤被察觉。当血清总胆红素浓度在 $17.1\sim34.2\ \mu mol/L$,肉眼看不出黄疸时,称为隐性黄疸或亚临床黄疸;当血清总胆红素浓度超过 $34.2\ \mu mol/L$ 时,临床上即可发现黄疸,称为显性黄疸。

## 二、胆红素的正常代谢

**1. 机体内的胆红素**　主要来源于血红蛋白。正常红细胞的平均寿命约 120 天,衰老的红细胞经单核吞噬细胞系统破坏和分解,在组织酶的作用下产生游离胆红素,又称为非结合胆红素。非结合胆红素与血清蛋白结合,并通过血液运输,因其不溶于水,不能通过肾小球滤出,所以尿液中不会出现非结合胆红素。

**2. 结合胆红素**　非结合胆红素经血液循环运至肝脏,被肝细胞摄取,在肝细胞内经葡萄糖醛酸转移酶作用,与葡萄糖醛酸结合,形成结合胆红素(CB)。结合胆红素为水溶性,可通过肾小球滤过,并随尿液排出。结合胆红素经毛细胆管随胆汁排入肠道之后,被肠内细菌分解成尿胆原,大部分尿胆原随粪便排出,称为粪胆原。小部分尿胆原被肠黏膜吸收入血,经门静脉回流到肝脏,其中大部分再次转变为结合胆红素,又随胆汁排入肠内,形成胆红素的肠肝循环。少部分被肠道重吸收的尿胆原进入体循环,经肾随尿液排出(图 3-11-1)。生理状态下,胆红素进入与离开血液循环的速度维持平衡,故血液中的胆红素浓度保持相对恒定。

## 三、发生机制

胆红素生成过多,肝细胞对胆红素的摄取、结合、排泄障碍,或肝内、肝外胆道阻塞等,均可导致血

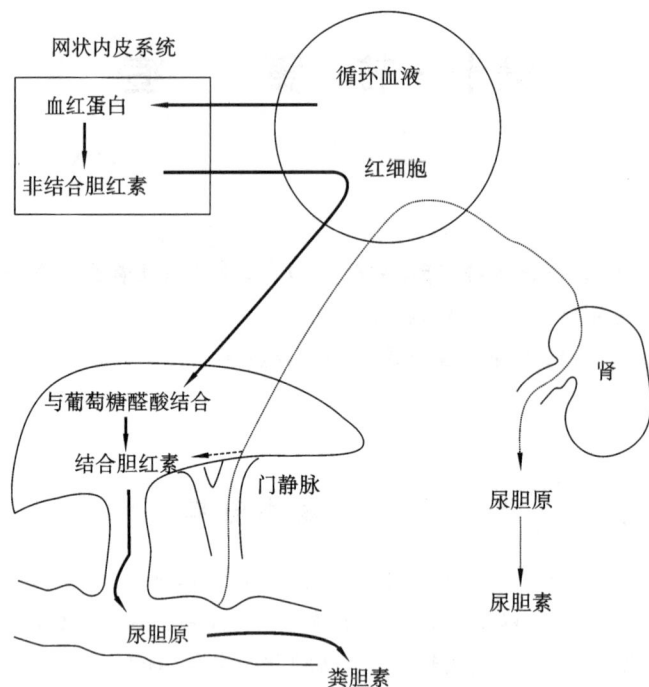

图 3-11-1　胆红素的正常代谢示意图

清总胆红素浓度增高而引发黄疸。临床上根据黄疸的发生机制,将其分为以下三种类型。

**1. 溶血性黄疸**　大量红细胞被破坏,形成的非结合胆红素增加,超过肝细胞的摄取、结合与排泄能力,加之溶血所致的贫血、缺氧和红细胞破坏产物的毒性作用,进一步降低了肝细胞对胆红素的代谢能力,使非结合胆红素在血中潴留,超过正常水平而出现黄疸(图 3-11-2)。

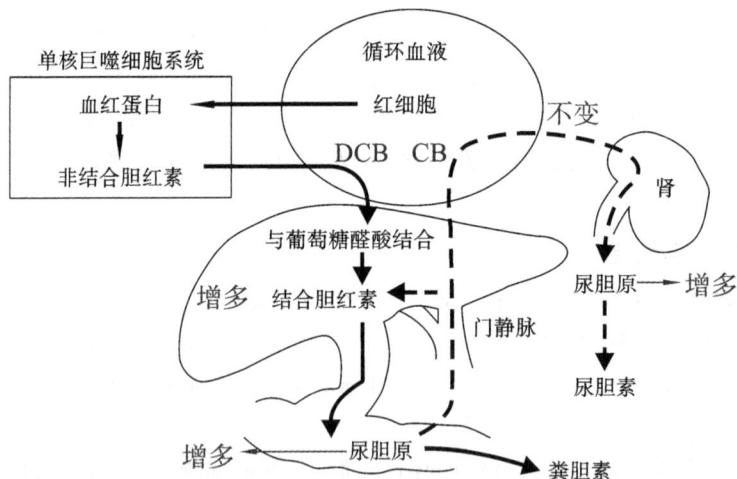

图 3-11-2　溶血性黄疸发生机制示意图

**2. 肝细胞性黄疸**　肝细胞的损伤导致肝细胞对胆红素的摄取、结合及排泄功能降低,从而使血中的非结合胆红素增加。而未受损的肝细胞仍能将部分非结合胆红素转化为结合胆红素。毛细胆管和胆小管因肝细胞肿胀、坏死或胆栓的阻塞而受到压迫,使胆汁排泄受阻,从而使部分结合胆红素反流入血,致血中结合胆红素亦增加而出现黄疸。

**3. 胆汁淤积性黄疸**　各种原因引起的胆道阻塞,使阻塞上方胆管内压力增高、胆管扩张,最终导致小胆管与毛细胆管破裂,胆汁中的胆红素反流入血,使血中结合胆红素增加。胆汁分泌功能障碍、毛细胆管的通透性增大也可引起黄疸。

## 四、病因

**1. 溶血性黄疸** 能引起溶血的疾病都可导致溶血性黄疸。

(1) 先天性溶血性贫血:如地中海贫血、遗传性球形红细胞增多症。

(2) 后天获得性溶血性贫血:如自身免疫性溶血性贫血、新生儿溶血、不同血型输血后的溶血反应以及蚕豆病、伯氨喹、蛇毒、毒蕈、阵发性睡眠性血红蛋白尿等引起的溶血。

**2. 肝细胞性黄疸** 使肝细胞严重损害的疾病均可导致黄疸发生,如病毒性肝炎、肝硬化、中毒性肝炎、钩端螺旋体病、败血症等。

**3. 胆汁淤积性黄疸** 可分为两种。①肝内性胆汁淤积:又可分为肝内阻塞性胆汁淤积和肝内胆汁淤积。前者见于肝内泥沙样结石、癌栓、寄生虫病(如华支睾吸虫病);后者见于病毒性肝炎、药物性胆汁淤积(如氯丙嗪、甲基睾酮和口服避孕药等)、原发性胆汁性肝硬化、妊娠期复发性黄疸等。②肝外性胆汁淤积:可由胆总管结石、狭窄、炎性水肿、肿瘤及蛔虫阻塞等引起。

**4. 先天性非溶血性黄疸** 由肝细胞对胆红素的摄取、结合和排泄功能缺陷所致的黄疸,如日尔贝综合征、杜宾-约翰逊综合征、克-纳综合征等,临床较少见。

## 五、临床表现

**1. 溶血性黄疸** 一般黄疸较轻,皮肤黏膜呈浅柠檬黄色,不伴皮肤瘙痒,主要为原发病的表现。急性溶血常表现为寒战、高热、头痛、呕吐、腰背酸痛等,严重时可发生急性肾衰竭;慢性溶血多为轻度黄疸,常伴脾大与不同程度的贫血。溶血性黄疸者血总胆红素增加,以非结合胆红素增加为主,结合胆红素基本正常,尿胆红素定性试验阴性,尿胆原增加,尿液颜色加深。粪胆原增加,粪便颜色加深。急性溶血时常伴有血红蛋白尿,尿隐血试验阳性。

**2. 肝细胞性黄疸** 皮肤、黏膜呈浅黄至深金黄色,可有皮肤瘙痒,常伴乏力、食欲不振、头晕、恶心、肝区不适或疼痛、发热,及肝掌、蜘蛛痣、腹腔积液等原发病的表现。肝细胞性黄疸者血清结合胆红素与非结合胆红素均增加,尿胆红素定性试验阳性,有肝功能受损的表现。

**3. 胆汁淤积性黄疸** 黄疸多较严重,皮肤呈暗黄色,完全梗阻者可为黄绿色或绿褐色,伴皮肤瘙痒及心动过缓。尿液颜色加深如浓茶,粪便颜色变浅,完全梗阻者粪便可呈白陶土色。因胆汁不能进入肠道,致使脂溶性维生素 K 吸收障碍,常有出血倾向。胆汁淤积性黄疸者血总胆红素增加,以结合胆红素增加为主,尿胆红素定性试验阳性,尿胆原和粪胆原减少或缺如。

## 六、伴随症状与体征

**1. 寒战、高热** 多见于急性胆道感染性疾病,如急性胆管炎、急性胆囊炎等。

**2. 肝大** 肝脏轻、中度肿大,质地软而有压痛者可见于病毒性肝炎;肝脏质地硬者,见于肝硬化;肝脏显著肿大,质地坚硬,有压痛,表面可触及不规则结节者,常提示肝癌。

**3. 腹痛** 若呈持续性右上腹疼痛,见于慢性肝炎、肝癌、肝脓肿;右上腹阵发性绞痛,常为胆石症、胆管蛔虫等。

**4. 胆囊肿大** 常见于胰头恶性肿瘤、壶腹癌、胆管癌、胆总管结石等。

**5. 脾大** 可见于病毒性肝炎、肝硬化、钩端螺旋体病、疟疾、败血症等。

**6. 腹腔积液** 可见于重症肝炎、肝硬化失代偿期、肝癌等。

## 七、对患者的影响

黄疸者可因皮肤瘙痒引起皮肤抓痕或睡眠障碍,也可因皮肤黏膜黄染产生焦虑、恐惧等负性情绪或自卑心理。

## 八、护理评估要点

**1. 黄疸的特点** 起病急缓、持续时间、皮肤黏膜黄染的部位与色泽、尿的颜色、是否伴有皮肤瘙痒及其程度,以及伴随症状等。注意排除长期服用米帕林(阿的平)、呋喃类等含黄色素的药物或进食过多胡萝卜、南瓜、橘子等富含胡萝卜素的食物所致的皮肤黄染。

**2. 病因与诱因** 有无与黄疸相关的肝、胆、胰或溶血性贫血等病史及用药史,有无传染病接触

Note

史等。

**3. 黄疸对患者的影响** 有无因皮肤瘙痒所致的皮肤完整性受损或睡眠障碍,有无因皮肤黏膜黄染所致的焦虑、恐惧情绪或自卑心理。

**4. 诊断、治疗与护理经过** 已接受的诊断性检查及结果,以及已采用的治疗或护理措施及效果。

## 九、相关护理诊断

**1. 舒适度下降** 皮肤瘙痒与胆红素排泄障碍、血中胆盐增加有关。

**2. 体像紊乱** 与黄疸所致皮肤、黏膜和巩膜发黄有关。

**3. 皮肤完整性受损或有皮肤完整性受损的危险** 与黄疸所致皮肤瘙痒有关。

**4. 焦虑** 与皮肤严重黄染有关。

**5. 睡眠型态紊乱** 与黄疸所致皮肤瘙痒有关。

### ▣ 小 结

黄疸是一种症状或体征,而非疾病。血清胆红素浓度为 $17.1\sim34.2\ \mu mol/L$($1\sim2\ mg/dL$)时,且肉眼看不出黄疸者称为隐性黄疸。而血清胆红素浓度高于 $34.2\ \mu mol/L$($2\ mg/dL$)时,巩膜、皮肤、黏膜以及其他组织和体液出现黄染则为显性黄疸。

### ▣ 能力检测

1. 什么是黄疸?
2. 黄疸有哪几种类型?各类型有哪些临床表现?

# 第十二节 抽搐与惊厥

### 学习目标

1. 掌握全身性抽搐与局限性抽搐的临床表现;高热惊厥、癔症惊厥和破伤风的临床表现。
2. 熟悉抽搐与惊厥伴随症状的评估和相关护理诊断。
3. 了解抽搐与惊厥的病因和发病机制。

### ✚ 案例引导

案例 3-12 患者,男,15 岁,颅脑外伤 3 天,今日晨起突然大叫,四肢伸直,随后肢体出现节律性抽动,伴有两侧眼球上翻、凝视或斜视,神志不清,口吐白沫或嘴角牵动,呼吸暂停,面色青紫。发作停止后患者意识恢复,出现肌肉酸痛。其母目睹发作全过程,不知如何是好,紧急陪同患者入院就诊。

请思考:

1. 抽搐与惊厥有何区别与联系?
2. 该患者的表现有哪些特点?
3. 该患者可能的护理诊断有哪些?

Note

## 一、概念

抽搐与惊厥为神经科常见的临床症状,均属于不随意运动。抽搐是指全身或局部骨骼肌非自主的抽动或强烈收缩,常可引起关节的运动和强直。当肌群收缩表现为强直性或阵挛性时,称为惊厥,一般为全身性、对称性,伴有或不伴有意识丧失。

惊厥的概念与癫痫有相同点,也有不同点。癫痫大发作与惊厥的概念相同,而癫痫小发作则不应称为惊厥。

## 二、发生机制

目前抽搐与惊厥的发生机制尚未完全清晰,可能是大脑神经元的异常放电所致。这种异常放电可因神经元膜电位不稳定引起,可由营养或代谢异常、脑皮质肿物或瘢痕等原因激发,并与遗传、免疫、内分泌、微量元素、精神因素等有关。

根据引起肌肉异常收缩的兴奋信号的来源不同,抽搐与惊厥基本上可分为两种情况:①大脑功能障碍,如癫痫等;②非大脑功能障碍,如破伤风、低钙血症性抽搐等。

## 三、病因

**1. 脑部疾病** ①感染:脑炎、脑膜炎、脑脓肿、脑灰质炎等;②外伤:如产伤、颅脑外伤;③肿瘤:原发性脑肿瘤、脑转移瘤;④脑血管疾病:脑出血、蛛网膜下腔出血、脑栓塞、脑血栓形成、脑缺氧等;⑤寄生虫病:脑囊虫病、脑血吸虫病等;⑥其他:先天性脑发育障碍、核黄疸、遗传代谢性脑病等。

**2. 全身性疾病** ①感染:急性胃肠炎、中毒性菌痢、败血症、中耳炎、百日咳、破伤风、狂犬病等;②心血管疾病:高血压脑病、阿-斯综合征等;③中毒:包括尿毒症、肝性脑病等内源性中毒,以及酒精、苯、铅、砷、汞、阿托品、樟脑、有机磷农药等外源性中毒;④代谢障碍:如低血糖状态、低钙血症、低镁血症、子痫、维生素 $B_6$ 缺乏等;⑤风湿病:系统性红斑狼疮、脑血管炎等;⑥其他:催眠药、抗癫痫药突然停药以及热射病、溺水、触电、窒息等。

## 四、临床表现

癫痫发作与劳累、饱食、饥饿、饮酒、睡眠状况、情绪波动、环境因素刺激等有关;儿童惊厥多与感染、高热有关;癔症性惊厥常由情绪波动引起。部分患者在惊厥发作前可有短暂的烦躁、口角抽搐、肢体的麻木感、针刺感、触电感等先兆症状。根据发作时参与肌群的不同,抽搐可分为全身性抽搐和局限性抽搐。

全身性抽搐以全身性骨骼肌痉挛为主要表现,典型者为癫痫大发作,表现为意识突然丧失,全身肌肉强直,呼吸暂停,继而四肢阵挛性抽搐,呼吸不规则,排尿、排便失禁等症状。发作持续半分钟自行停止,也可反复发作甚至呈持续状态。发作时可有瞳孔散大、对光反射迟钝或消失、病理反射阳性等症状。发作停止后不久意识恢复,恢复后有头痛、全身乏力、肌肉酸痛等症状。由破伤风引起者表现为持续性的强直性抽搐,伴肌肉剧烈疼痛。

局限性抽搐以身体某一局部肌肉收缩为主要表现,多见于手足、口角、眼睑等部位。低钙血症所致手足抽搐症发作时,腕及手掌指关节屈曲,指间关节伸直,拇指内收,呈"助产士手";踝关节伸直,足趾跖屈,足呈弓状,似"芭蕾舞足"。

## 五、伴随症状与体征

**1. 发热** 多见于感染性疾病。

**2. 意识障碍** 多见于癫痫大发作、重症颅脑疾病等。

**3. 瞳孔散大、舌咬伤、大小便失禁** 多见于癫痫大发作。

**4. 脑膜刺激征** 可见于脑膜炎、蛛网膜下腔出血等。

**5. 剧烈头痛** 可见于蛛网膜下腔出血、急性感染、高血压、颅脑外伤、颅内肿瘤等。

**6. 血压增高** 可见于高血压、尿毒症、子痫、铅中毒等。

Note

## 六、对患者的影响

惊厥发作可致跌伤、舌咬伤、排便与排尿失禁及肌肉酸痛。短期频繁发作可致高热。伴意识障碍者可因呼吸道分泌物、呕吐物吸入或舌后坠堵塞呼吸道引起窒息。严重惊厥由于骨骼肌强烈收缩,机体氧耗量显著增加,加之惊厥所致呼吸改变,可引起缺氧。惊厥发作后患者可因发作失态而困窘。此外,患者健康的不稳定性及照顾情景的不可预测性可导致患者亲属应对能力失调。

## 七、护理评估要点

**1. 抽搐与惊厥的特点** 抽搐与惊厥发作频率、持续和间隔时间,抽搐是全身性还是局限性,性质为持续强直还是间歇阵挛性,发作时意识状态,以及有无血压增高、脑膜刺激征、剧烈头痛、意识丧失等提示危重急症的伴随症状与体征。

**2. 病因与诱因** 有无与抽搐和惊厥相关的疾病,有无情绪波动、环境因素刺激、高热等诱因。

**3. 抽搐与惊厥对患者的影响** 有无跌伤、咬伤等意外发生,有无全身无力、肌肉酸痛等发作后反应,持续发作者应注意有无高热,同时还应注意患者亲属是否存在应对无效的情况。

**4. 诊断、治疗与护理经过** 已接受的诊断性检查及结果,以及已采用的治疗或护理措施及效果。

## 八、相关护理诊断

**1. 有受伤的危险** 与惊厥发作所致的不受控制的强直性肌肉收缩和意识丧失有关。

**2. 排尿障碍/排便失禁** 与抽搐与惊厥发作所致短暂意识丧失有关。

**3. 恐惧** 与不可预知的惊厥发作有关。

**4. 潜在并发症** 窒息、高热等。

### ➡ 小 结

抽搐与惊厥是神经科及小儿科常见的临床症状之一,均属于不随意运动。抽搐是指全身或局部骨骼肌群非自主的抽动或强烈收缩,常可引起关节的运动和强直。惊厥呈现的抽搐一般为全身性、对称性,肌群收缩表现为强直性或阵挛性,伴或不伴有意识丧失。

### ➡ 能力检测

1. 抽搐与惊厥的定义分别是什么?两者有何区别与联系?
2. 写出抽搐与惊厥的主要临床特点。

# 第十三节　眩晕与晕厥

## 一、眩晕

### 学习目标

1. 掌握周围性眩晕和中枢性眩晕的病因和临床表现。
2. 熟悉眩晕的伴随症状和相关的护理诊断。
3. 了解眩晕的发生机制。

案例引导

**案例 3-13** 患者,男,55 岁,主诉头晕,表现为剧烈旋转性,持续时间为 4~6 min,头位或体位改变可使眩晕明显加重。眼震,水平性或水平加旋转性眼震,数小时后眼震可减退或消失,向健侧注视时眼震更明显;左右摇摆性运动感,站立不稳,自发倾倒,静态直立试验多向眼震慢相方向倾倒,伴有恶心、呕吐、出汗及耳鸣等。

请思考:

1. 该患者主要有哪些症状?
2. 该患者可能的护理诊断有哪些?

眩晕是患者感到自身或周围环境物体旋转或摇动的一种主观感觉障碍,常伴有客观平衡障碍,一般无意识障碍。临床上眩晕分为前庭系统性眩晕(真性眩晕)和非前庭系统性眩晕(一般性眩晕)。

**(一)病因与发生机制**

人体通过视觉、本体觉和前庭器官分别将躯体位置的信息经感觉神经传入中枢神经系统,经整合后做出位置的判断,并通过运动神经传出,调整位置,维持平衡。其中任何传入环节功能异常都会导致判断错误,进而产生眩晕。眩晕的发生有多种因素,根据病因不同,可分为周围性眩晕、中枢性眩晕和其他原因所致眩晕。

**(二)临床表现**

周围性眩晕一般持续时间较短,常表现为剧烈旋转感,头位或体位改变可使眩晕加重。可出现眼震及平衡障碍,还可出现恶心、呕吐等自主神经症状,常伴耳鸣、听觉障碍,而无脑功能损害。中枢性眩晕程度相对较轻,持续时间较长,表现为旋转性或向一侧运动感,闭目后症状可减轻,与头位或体位改变无关。也可出现眼震及平衡障碍,常伴脑功能损害,如脑神经损害、眼外肌麻痹、面舌瘫、肢体瘫痪、高颅压等,但自主神经症状常不明显且无听觉障碍。

**(三)伴随症状**

**1. 耳鸣、听力下降** 常见于前庭器官疾病、听神经病变及肿瘤等。

**2. 恶心、呕吐** 常见于梅尼埃病、晕动病等。

**3. 共济失调** 见于小脑、颅后凹或脑干病变等。

**4. 眼震** 多见于脑干病变、梅尼埃病等。

**5. 听力下降** 见于药物中毒。

**(四)对患者的影响**

患者可因眩晕突然发生而致视物不清和(或)身体不能保持平衡,进而发生跌倒等意外。持续眩晕者还可因恶心、呕吐等出现多种维生素缺乏、体重下降等营养不良表现。眩晕急性发生时,患者常因病因不明出现焦虑及恐惧情绪;长期眩晕者由于病情迁延不愈以及随时可能面临急性发作,可出现紧张、抑郁等情绪。

**(五)护理评估要点**

**1. 眩晕的特点** 眩晕发作时间、频率及严重程度,病程长短,有无加重或缓解的因素及伴随症状等。

**2. 病因或诱因** 有无与眩晕相关的疾病史、用药史,有无乘车、乘船等诱因。

**3. 眩晕对患者的影响** 注意有无跌倒及其他意外情况发生,有无脱水及电解质代谢紊乱、营养不

Note

良,有无焦虑或抑郁等情绪。

**4. 诊断、治疗与护理经过** 已接受的诊断性检查及结果,以及已采用的治疗或护理措施及效果。

**(六) 相关护理诊断**

**1. 舒适度下降** 与前庭或小脑功能障碍所致的眩晕有关。

**2. 有跌倒的危险** 与前庭或小脑功能障碍有关。

**3. 恶心** 与前庭功能障碍有关。

**4. 有营养失调的危险:低于机体需要量** 与前庭功能障碍导致食欲下降,摄入减少有关。

**5. 焦虑** 与担心疾病预后不良及眩晕迁延不愈有关。

## 二、晕厥

学习目标

1. 掌握单纯性晕厥、体位性低血压、排尿性晕厥、咳嗽性晕厥的发生机制和临床表现。
2. 熟悉晕厥的伴随症状和相关护理诊断。
3. 了解晕厥的病因。

晕厥是指一过性广泛性脑供血不足所致的短暂意识丧失状态。发作时患者因肌张力消失不能保持正常姿势而倒地,一般为突然发作,迅速恢复,很少有后遗症。

**(一) 病因与发生机制**

**1. 血管舒缩障碍** 各种刺激通过迷走神经反射引起短暂的血管扩张、回心血量减少、心排血量降低、血压下降,进而导致脑供血不足,见于单纯性晕厥、直立性低血压、颈动脉窦综合征、排尿性晕厥、咳嗽性晕厥及疼痛性晕厥等。

**2. 心源性晕厥** 心脏结构、节律及收缩力改变使心排血量突然减少或心脏停搏,导致脑组织缺血、缺氧而发生晕厥,见于严重心律失常、心脏排血受阻、心肌缺血及心力衰竭等,如阵发性心动过速、阵发性心房颤动、高度房室传导阻滞、主动脉瓣狭窄、心绞痛与心肌梗死等,最严重的为阿-斯综合征。

**3. 脑源性晕厥** 脑部血管或主要供应脑部血液的血管发生循环障碍,导致一过性广泛性脑供血不足,见于脑动脉粥样硬化、短暂性脑缺血发作、偏头痛、无脉症、慢性铅中毒性脑病等。

**4. 血液成分异常** 如血氧或血糖过低等所导致的晕厥,见于低血糖、过度通气综合征、哭泣性晕厥、重度贫血及高原性晕厥等。

**(二) 临床表现**

常急性起病,部分患者在晕厥发生前可出现前驱症状,如头晕、恍惚、视物模糊、四肢无力,或有心悸、胸内搏动感或胸痛等,随之意识丧失。也有患者在晕厥发生前无前驱不适,发作时即出现意识丧失而倒地。某些原因引起的晕厥有明确的诱因,如直立性低血压主要发生于卧位或蹲位突然站起时;颈动脉窦综合征可有用手压迫颈动脉窦、突然转头、衣领过紧等诱因;咳嗽性晕厥则发生于剧烈咳嗽后;排尿性晕厥发生于排尿中或排尿结束时;重度贫血者常在用力时发生等。

晕厥持续时间较短,患者在数秒钟至数分钟内即可恢复正常,恢复后有时可伴全身乏力。许多情况下,患者较快瘫软倒地,而非摔倒,无意识丧失,或是因反复发生而有了经验,及时蹲下,则症状很快消失。晕厥发生时心率减慢或加快,血压下降,面色苍白,可伴冷汗。患者常于站位或坐位发生晕厥,如于卧位时发生晕厥,则应注意是否有心脑血管疾病,如心律失常、短暂性缺血发作或癫痫等。

**(三) 伴随症状**

**1. 自主神经功能障碍(如面色苍白、出冷汗、恶心、乏力等)** 多见于血管抑制性晕厥或低血糖性

Note

晕厥。

**2. 面色苍白、发绀、呼吸困难** 见于急性左心衰竭。

**3. 心率和心律明显改变** 见于心源性晕厥。

**4. 抽搐** 见于中枢神经系统疾病、心源性晕厥。

**5. 头痛、呕吐与视听障碍** 见于中枢神经系统疾病。

**6. 呼吸节律改变** 常见于过度通气综合征、癔症等。

**7. 发热、水肿、杵状指（趾）** 见于心肺疾病。

**8. 心悸、乏力、出汗、饥饿感** 见于低血糖性晕厥。

**（四）对患者的影响**

晕厥常突然发生，患者可因意识丧失而倒地，容易导致意外伤害等情况的发生。患者可因症状原因不明而出现焦虑，甚至恐惧，或者因随时可能面临急性发作，而出现紧张或抑郁等情绪。

**（五）护理评估要点**

**1. 晕厥的特点** 首先明确是否为晕厥，如发生晕厥，则应询问有无诱因、发作前的体位、有无前驱症状、倒地方式、病程持续时间、发作频率、有无加重或缓解因素及伴随症状等。

**2. 病因与诱因** 有无晕厥的相关疾病史或用药史等。

**3. 晕厥对患者的影响** 注意有无意外损伤发生及焦虑、恐惧或抑郁等情绪反应。

**4. 诊断、治疗与护理经过** 已接受的诊断性检查及结果，以及已采用的治疗或护理措施及效果。

**（六）相关护理诊断**

**1. 急性意识障碍** 与一过性广泛性脑供血不足有关。

**2. 有受伤的危险** 与短暂的突发意识障碍导致意外跌倒有关。

**3. 焦虑** 与担心疾病预后不良或晕厥反复发生有关。

> **小 结**

眩晕是因机体对空间定位障碍而产生的一种运动性或位置性错觉，晕厥是因各种原因导致一过性广泛性脑供血不足引起的意识障碍。晕厥和眩晕是完全不同的症状。晕厥发生时意识丧失。而眩晕发生时，无论多么严重、持续时间多长，均应无意识障碍。

> **能力检测**

1. 什么是眩晕？眩晕有哪些临床表现？
2. 什么是晕厥？晕厥有哪些临床类型？
3. 写出眩晕与晕厥的主要评估要点。

# 第十四节 意识障碍

PPT 课件
3-14

> **学习目标**

1. 掌握不同程度的意识障碍表现特征及谵妄的临床表现。
2. 熟悉格拉斯哥昏迷评分及意识障碍的相关护理诊断。
3. 了解意识障碍的概念及意识障碍的病因和发生机制。

Note

## 案例引导

案例 3-14　患者,男,73 岁,主诉意识障碍 1 h。现病史:患者因手外伤行手术治疗,术中给予臂丛麻醉,术后半小时出现精神萎靡,逐步加重直至昏迷,无肢体抽搐,无恶心、呕吐,无发热;既往史:有慢性支气管炎、冠心病、房颤病史;查体:P 89 次/分、R 12 次/分、BP 98/59 mmHg,深昏迷,呼吸不规则,颜面口唇及四肢重度发绀,双侧瞳孔等大、等圆,直径约 1 mm,光反应消失,压眶反应消失,双肺闻及痰鸣音,心脏听诊无杂音,腹软,无压痛、反跳痛,肝脾未及,移动性浊音(一),四肢肌力检查不合作,肌张力低,双侧巴氏征(一),脑膜刺激征(一)。

请思考:

1. 什么是意识障碍?

2. 该患者目前存在哪些护理问题?

### 一、概念

意识障碍是指个体对周围环境及自身状态的识别和觉察能力发生障碍的一种精神状态。任何原因引起高级神经中枢功能损害时,均可出现意识障碍,表现为对自身及外界环境的感知力、理解力、注意力、记忆力、定向能力及思维、情感和行为等精神活动不同程度的异常。

### 二、发生机制

脑缺血、缺氧、葡萄糖供给不足、酶代谢异常等因素均可引起脑细胞代谢紊乱,从而导致网状结构功能损害和大脑功能减退,进而产生意识障碍。意识有两个组成部分,即意识内容及其"开关"系统。意识内容即大脑皮质的功能活动,包括记忆、思维、定向力和情感,还有通过视、听、语言和复杂运动等与外界保持紧密联系的能力。意识状态的正常取决于大脑半球功能的完整性,急性广泛性大脑半球损害或半球向下移位压迫丘脑或中脑时,则可引起不同程度的意识障碍。意识"开关"系统包括经典的感觉传导路径(特异性上行投射系统)及脑干网状结构(非特异性上行投射系统)。意识"开关"系统可激活大脑皮质并使之维持一定水平的兴奋性,使机体处于觉醒状态,从而在此基础上产生意识内容。"开关"系统不同部位与不同程度的损害,可导致不同程度的意识障碍。

### 三、病因

**1. 颅内疾病**

(1) 感染性疾病:脑炎、脑膜炎、脑脓肿等。

(2) 非感染性疾病。①脑血管疾病:脑出血、脑栓塞、脑血栓形成、蛛网膜下腔出血等;②脑肿瘤;③脑外伤:脑挫裂伤、脑震荡、颅骨骨折等;④癫痫。

**2. 颅外疾病**

(1) 重症感染:败血症、伤寒、中毒性肺炎、中毒型菌痢等。

(2) 内分泌与代谢障碍:糖尿病酮症酸中毒、低血糖性昏迷、甲状腺危象、甲状腺功能减退、肝性脑病、肺性脑病、尿毒症等。

(3) 心血管疾病:急性心肌梗死、心律失常所致的阿-斯综合征、严重休克等。

(4) 水、电解质平衡紊乱:低钠血症、低氯性碱中毒、高氯性酸中毒等。

(5) 外源性中毒:催眠药、有机磷杀虫药、氰化物、一氧化碳、酒精和吗啡等中毒,此外还包括毒蛇咬伤。

(6) 物理性及缺氧性损害:高温中暑、日射病、触电、高山病等。

### 四、临床表现

#### (一) 以觉醒状态改变为主的意识障碍

**1. 嗜睡**　程度最轻的意识障碍。患者处于持续睡眠状态,可被唤醒,醒后能正确回答问题和做出各种反应,但当刺激去除后又很快入睡。

**2. 昏睡** 接近于不省人事的意识状态。患者处于熟睡状态,不易被唤醒。一般的外界刺激不易唤醒,须接受如压迫眶上神经、摇动身体等强烈刺激方能被唤醒,但很快又入睡。醒时答话含糊或答非所问。

**3. 昏迷** 最严重的意识障碍,按程度不同又可分为 3 个阶段。

(1)轻度昏迷:意识大部分丧失,无自主运动,对声、光刺激无反应,对疼痛刺激尚可表现出痛苦表情或肢体退缩等防御反应,角膜反射、瞳孔对光反射、眼球运动和吞咽反射可存在,生命体征无明显异常。

(2)中度昏迷:对周围事物及各种刺激均无反应,对强烈疼痛刺激可有防御反应。角膜反射减弱、瞳孔对光反射迟钝、无眼球运动,可有生命体征轻度异常以及不同程度的排便、排尿功能障碍。

(3)深度昏迷:意识完全丧失,全身肌肉松弛,对各种刺激完全无反应,眼球固定,瞳孔散大,深、浅反射均消失,生命体征明显异常,排便、排尿失禁或出现去大脑强直。

**(二)以意识内容改变为主的意识障碍**

**1. 意识模糊** 程度深于嗜睡的一种意识障碍。患者能保持简单的精神活动,但对时间、地点、人物的定向力发生障碍。

**2. 谵妄** 一种以兴奋性增高为主的高级神经中枢急性功能失调状态。急性起病,表现为意识模糊、定向力丧失、注意力涣散、言语增多、思维不连贯,常有错觉和幻觉,并在其影响下,患者表现为紧张、恐惧和兴奋不安,大喊大叫,甚至发生冲动攻击行为。症状可持续数小时至数天,个别可持续更长时间。病情于夜间加重,白天减轻。常见于急性感染高热期、某些药物中毒、代谢障碍、循环障碍或中枢神经系统疾病等。

## 五、伴随症状

**1. 发热** 先有发热,后出现意识障碍,多见于各种感染性疾病;先有意识障碍后出现发热,多见于急性脑血管疾病等。

**2. 呼吸改变** 呼吸中枢受刺激所致,可见于吗啡、巴比妥类、有机磷杀虫药等药物中毒,以及各种原因引起的代谢性酸中毒等。

**3. 血压改变** 血压升高可见于高血压脑病、脑血管意外等;血压降低见于各种原因的休克等。

**4. 心动过缓** 见于房室传导阻滞、吗啡中毒及各种原因引起的高颅压等。

**5. 皮肤黏膜出血** 可见于出血性疾病及败血症;口唇樱桃红色,提示一氧化碳中毒等。

**6. 脑膜刺激征** 见于脑膜炎、蛛网膜下腔出血等。

**7. 瘫痪** 见于脑出血、脑梗死等。

## 六、对患者的影响

意识障碍患者感知能力、对环境的识别能力及日常生活自理能力均发生改变。谵妄者因躁动不安易发生意外。昏迷者由于意识部分或完全丧失可致无自主运动、不能经口进食、咳嗽,以及吞咽反射减弱或消失,排便、排尿控制能力丧失等,除血压、心率、呼吸等生命体征有改变外,还易发生肺部感染、尿路感染、口腔炎、结膜炎、角膜炎、角膜溃疡、压疮、营养不良及肢体挛缩畸形等。此外,患者家属还可能出现照顾者角色负荷过重等问题。

## 七、护理评估要点

**1. 意识障碍的特点及严重程度** 可通过与患者交谈,评估其思维、反应、情感活动、定向力等。必要时,可通过痛觉、角膜反射、瞳孔对光反射检查等判断意识障碍的程度。也可按格拉斯哥昏迷评分(GCS)对意识障碍的程度进行测评。GCS 项目包括睁眼、运动和语言三方面。分别测评 3 个项目并计分,再将各项目分值相加求得总分,即可得到意识障碍程度的客观评分。GCS 总分为 3～15 分,对语言指令没有反应或不能睁眼且 GCS 总分不高于 8 分的情况被定义为昏迷。

**2. 病因与诱因** 有无与意识障碍相关的疾病史或诱因。

**3. 意识障碍对患者的影响** 有无口腔炎、结膜炎、角膜炎、角膜溃疡、压疮；有无营养不良、肌肉萎缩、关节僵硬、肢体挛缩畸形；有无排便、排尿失禁；有无头痛、呕吐等提示危重急症发生的伴随症状；有无亲属无能力照顾患者的情况。

**4. 诊断、治疗与护理经过** 已接受的诊断性检查及结果，以及已采用的治疗或护理措施等。

## 八、相关护理诊断

**1. 急性意识障碍** 与脑出血、肝性脑病等有关。

**2. 清理呼吸道无效** 与意识障碍所致咳嗽、吞咽反射减弱或消失有关。

**3. 口腔黏膜受损** 与意识障碍导致丧失自理能力及唾液分泌减少有关。

**4. 排尿障碍** 与意识丧失所致排尿功能障碍有关。

**5. 排便失禁** 与意识丧失所致排便功能障碍有关。

**6. 营养失调：低于机体需要量** 与意识障碍所致不能正常进食有关。

**7. 有受伤的危险** 与意识障碍所致躁动不安、自我防护能力下降等有关。

**8. 有皮肤完整性受损的危险** 与意识障碍所致自主运动消失及排尿、排便失禁有关。

**9. 有感染的危险** 与意识障碍所致咳嗽、吞咽反射减弱或消失等因素有关。

**10. 照顾者角色精神紧张** 与照顾者角色负荷过重有关。

### 小 结

意识障碍常见病因为颅内疾病和颅外疾病，常见症状为意识模糊、嗜睡、昏睡、谵妄、昏迷等。意识活动包括觉醒和意识内容两方面。上行网状激活系统和大脑皮质的广泛损害可导致不同程度觉醒水平的障碍，而意识内容变化则主要由大脑皮质病变引起。

### 能力检测

1. 什么是意识障碍？
2. 如何评估不同程度的意识障碍？请列举与意识障碍有关的护理诊断及其相关因素。

（田 樱）

# 第四章

# 身体评估

身体评估指护士运用自己的感官,或借助体温计、血压计、听诊器、电筒和叩诊锤等检查器具,客观地了解和评估患者身体状况的最基本的检查方法。身体评估的目的是进一步验证问诊中所获得的有临床意义的症状,发现患者存在的体征。体征作为客观资料的重要组成部分,可为护理诊断的确认提供客观依据。本章主要介绍护理评估的基本方法及全身各系统的评估检查。

PPT 课件
4-1

## 第一节　身体评估基本方法

### 学习目标

1. 掌握身体评估的基本方法。
2. 熟悉身体评估的注意事项。

### 案例引导

案例 4-1　患者,男,43 岁。今晨饱餐后上腹部剧烈疼痛,持续 2 h 未能缓解,呈进行性加剧,遂来院就诊。

请思考:

1. 如果你是接诊护士,应该如何对该患者进行身体评估?
2. 在身体评估过程中,应该注意哪些事项?

### 一、身体评估的注意事项

身体评估是每个护士必须掌握的基本方法和技巧,并且要根据评估的情况对患者做出正确的护理诊断、采取正确的护理措施及制订护理目标,因此,要求护士在对患者进行身体评估时做到细心严谨。

**1. 评估前**　身体评估前,护士要准备好相关的检查器具,剪短指甲,洗手。仪表端庄,举止大方,态度和蔼。检查前先向患者说明自己的身份、检查的目的与要求,以取得患者的合作,同时尽可能在患者视线内洗净双手。

**2. 评估时**　评估时选择适宜的环境,安静舒适、具有私密性,以自然光线为宜。护士站在患者右侧,充分暴露受检部位,操作规范,动作轻柔,按照由头、颈、胸、腹、脊柱、四肢及神经系统的顺序逐一检查,以免遗漏。若病情危急,应先进行重点评估后抢救,待病情稳定再行补充。

**3. 评估后**　评估后协助患者整理衣物,取舒适体位。评估结束后,应就评估结果向患者做必要的

思政领航 2

Note

解释和说明。

## 二、身体评估基本方法

身体评估的基本方法有五种：视诊、触诊、叩诊、听诊和嗅诊。

### （一）视诊

视诊是护士通过视觉来观察患者全身或局部状态有无异常的方法。包括全身和局部视诊，及对呕吐物、排泄物的观察。全身视诊，如年龄、性别、发育、营养状态、面容、表情、体位和步态等，可了解患者的全身状况；局部视诊，如皮肤与黏膜的颜色，头颅、胸廓、腹部、骨骼或关节的外形等，可了解患者身体各部分的改变。

### （二）触诊

触诊是护士用手指或触觉来进行体格检查，以了解患者体表及脏器特征（如大小、轮廓、硬度、触痛、移动度及液动感等），为护士对受检部位及脏器是否发生病变提供重要的直观依据。通常情况下，手指指腹对触觉比较敏感，掌指关节掌面皮肤对震动较为敏感，手背皮肤对温度比较敏感。触诊适用范围很广，尤以腹部评估最为常用。

触诊时，护士站在患者右侧，面向患者，以便观察其表情变化。嘱患者取仰卧位，双手置于身体两侧，双腿屈曲，放松腹部。评估时从健侧开始，由浅入深逐一检查。

触诊方法根据不同目的，可分为浅部触诊法和深部触诊法。

**1. 浅部触诊法** 护士将右手放在受检部位，通过掌指关节和腕关节的协同动作，以旋转或滑动的方式轻压触摸，可触及的深度为 1～2 cm。常用于检查皮下结节、肌肉中的包块、关节腔积液、肿大的表浅淋巴结、胸腹壁的病变等（图 4-1-1）。

**2. 深部触诊法** 护士用一手或双手重叠，由浅入深，逐渐施压至深部，用于检查腹腔脏器或包块。深部触诊法包括以下几种。

（1）深部滑行触诊法：评估时嘱患者张口呼吸，尽量放松腹肌，可以与其谈话以转移其注意力，护士以并拢的 2～4 指末端逐渐加压触向腹腔脏器或包块，并在其上做上下左右滑动触诊。

（2）双手触诊法：护士将左手掌置于受检脏器或包块后部，右手中间三指并拢置于腹壁被检查部位（图 4-1-2）。左手托起，既可起到固定作用，又利于右手触诊。双手触诊法常用于肝、脾、肾及腹腔肿物的触诊。

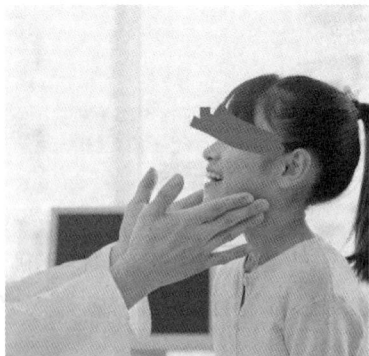

图 4-1-1 浅部触诊法

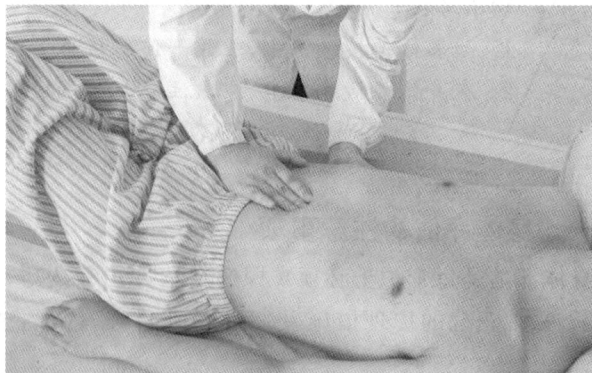

图 4-1-2 深部触诊法

（3）深压触诊法：护士用右手并拢的 2～3 个手指逐渐深压腹壁受检部位，如出现疼痛则称为压痛，该痛点常称为压痛点，如阑尾炎压痛点等。在手指深压的基础上停留片刻，然后迅速抬起，此时如果出现疼痛，则称为反跳痛，常提示炎症波及腹膜的壁层。

### （三）叩诊

叩诊是指护士用手叩击受检部位的表面，使之振动产生声音，根据振动和声音音调的特点来判断受检部位的脏器状态有无异常的诊断方法。

**1. 叩诊方法** 叩诊可分为直接叩诊法和间接叩诊法。

(1) 直接叩诊法:护士将右手中间3个手指并拢,掌面直接拍击受检部位,使之发出声响以判断是否存在异常的方法。常用于胸部和腹部范围较广泛病变的诊断,如大量胸腔积液、腹腔积液及气胸等。

(2) 间接叩诊法:护士将左手中指第二指节紧贴于叩诊部位,其他手指稍微抬起,避免与体表接触;右手手指自然弯曲,用中指指端叩击左手中指末端指关节处或第二节指骨的远端,叩击方向应与叩诊部位的体表垂直。叩诊时,应以腕关节与掌指关节的活动为主,避免肘关节和肩关节参与运动。叩击动作要灵活、短促、富有弹性。叩击后右手中指应立即抬起,以免影响对叩诊音的判断。在同一部位叩诊可连续叩击2～3下,但应避免不间断地连续快速叩击(图4-1-3)。

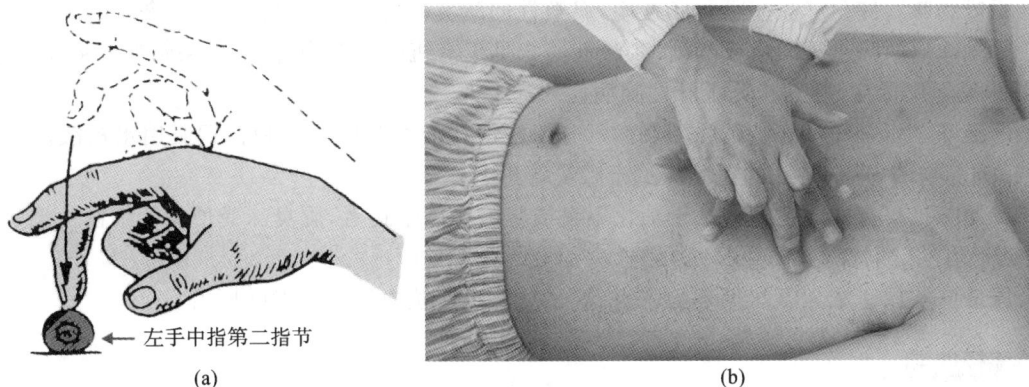

左手中指第二指节

(a)　　　(b)

图 4-1-3　间接叩诊法

**2. 叩诊音** 叩诊时被叩击部位产生的声响称为叩诊音。由于被叩击部位的密度、弹性、与体表的距离及含气量不同,声音亦有不同,因此,可将叩诊音分为以下几种。

(1) 清音:正常肺部的叩诊音,声音清脆。

(2) 浊音:一种音调较高、音响较弱、振动持续时间较短的非乐性叩诊音。当叩击被少量含气组织覆盖的实质脏器时产生,如叩击心脏或肝脏被肺边缘所覆盖的部分,或在病理状态下,如肺炎(肺组织含气量减少)时产生的叩诊音。

(3) 实音:叩击实质性脏器时产生的声音,含气量更低。

(4) 鼓音:当有大量气体时产生的声音如同击鼓,如叩击腹部空腔组织、气胸等。

(5) 过清音:介于清音与鼓音之间的声音。

各种叩诊音的特点及意义见表4-1-1。

表 4-1-1　叩诊音的特点及意义

| 叩诊音 | 音响 | 音调 | 持续时间 | 正常部位 | 病理情况 |
| --- | --- | --- | --- | --- | --- |
| 实音 | 最弱 | 最高 | 最短 | 心脏、肝脏 | 肺实变等 |
| 浊音 | 弱 | 高 | 短 | 心肝被肺覆盖之处 | 肺炎、肺不张等 |
| 清音 | 强 | 低 | 长 | 正常肺部 | 无 |
| 过清音 | 更强 | 更低 | 更长 | 无 | 肺气肿 |
| 鼓音 | 最强 | 最低 | 最长 | 腹部、胃泡区 | 气胸、肺空洞 |

**(四) 听诊**

听诊是根据患者身体各部位发出的声音来判断其正常与否的一种方法,临床上常分为两种:直接听诊法和间接听诊法。

**1. 直接听诊法** 护士直接将耳紧贴于患者体壁上进行听诊。这种方法目前只在特殊和紧急情况下应用。

**2. 间接听诊法** 护士借用听诊器进行听诊的一种方法。此方法应用范围广,常用于心、肺、腹部的听诊。

**（五）嗅诊**

嗅诊是指护士利用嗅觉来判断患者来自皮肤、黏膜、呼吸道的分泌物及呕吐物、排泄物、脓液、血液等的异常气味与疾病之间关系的一种诊断方法。根据所患疾病的不同,其特点和性质也不一样。常见异常气味的临床意义如下。

**1. 痰液味** 正常痰液无特殊气味。若呈恶臭味,则提示支气管扩张或肺脓肿;血腥味多见于大量咯血的患者。

**2. 呕吐物味** 粪臭味见于低位肠梗阻,腐败性的酸臭味见于幽门梗阻或狭窄等。

**3. 呼气味** 酒味见于酒后或醉酒,刺激性蒜味见于有机磷农药中毒,烂苹果味见于糖尿病酮症酸中毒,氨味见于尿毒症,腥臭味见于肝性脑病。

**4. 汗液味** 正常汗液无特殊强烈刺激气味。酸性汗液见于风湿热和长期服用水杨酸、阿司匹林等清热镇痛药物的患者,特殊的狐臭味见于腋臭等患者。

**5. 粪便味** 具有腐败性臭味见于消化不良或胰腺功能不良者,腥臭味粪便见于细菌性痢疾,肝腥味粪便见于阿米巴痢疾。

**6. 尿液味** 尿呈浓烈氨味见于膀胱炎,这是尿液在膀胱内被细菌发酵所致。

→ **小 结**

本小节主要介绍了临床上常用的体格检查的五种基本方法,包括视诊、触诊、叩诊、听诊及嗅诊。视诊通过观察来判断患者有无疾患;触诊常用于腹部检查,尤其是深部触诊法;叩诊通过间接叩击患者体表发出的声音来评估患者脏器有无病损;听诊常用于心、肺、腹部检查;嗅诊要求掌握临床常见的几种异常气味。

→ **能力检测**

1. 身体评估的基本方法有哪几种?护士在进行评估时有哪些注意事项?
2. 什么是叩诊音?分析对比各种叩诊音的特点及意义。
3. 什么是触诊?触诊包括哪几种类型?

（田　樱）

# 第二节　一般状态评估

**学习目标**

1. 掌握一般状态评估的内容和方法。
2. 掌握常见异常面容与表情、步态的特点及其临床意义。
3. 熟悉营养状态、发育与体形的临床意义。

PPT 课件
4-2

Note

## 案例引导

案例 4-2  患者,男,67 岁,既往有慢性支气管炎、肺气肿病史,2 天前受凉后出现咳嗽、咳痰、气促。入院时查体:T 38.5 ℃,P 104 次/分,BP 118/67 mmHg。患者入院以来睡眠、饮食差,咳嗽、咳白色黏痰,且不易咳出。

请思考:

1. 该患者有哪些阳性体征?

2. 应该对该患者采取哪些护理措施?

一般状态评估是对患者一般状况的概括性观察,评估方法以视诊为主,有时需要借助触诊或借助体温计、血压计、听诊器等进行评估。评估的内容包括性别、年龄、生命体征、发育、体型、营养状态、意识状态、面容与表情、体位与步态等。

### 一、性别

性别通常以生殖器和第二性征的发育情况来判断。正常人性征明显,不难辨别。常见的性别疾病如染色体异常可能导致两性畸形;某些疾病及药物的影响可导致性征发生变化,如肝脏病变;某些疾病的发生与性别有关。

### 二、年龄

通常情况下,年龄可以通过问诊获得,但在某些异常情况下如昏迷、死亡时,年龄的判断可根据皮肤黏膜状态、骨龄等来评估。随着年龄的增长,机体出现生长、发育、成熟、衰老等一系列的改变。另外,年龄和疾病的发生和预后也有着密切的关系。

### 三、生命体征

生命体征是身体评估的重要指标之一,包括体温(T)、脉搏(P)、呼吸(R)、血压(BP)。

**1. 体温**  体温测量的方法包括口测法、肛测法和腋测法,临床常用腋测法。检查时确保腋窝处无致热或降温物品,将腋窝汗液擦干,检查体温计,将体温计头端置于患者腋窝深处,嘱患者屈前臂将体温计夹紧,10 min 后读数,腋温正常范围为 36~37 ℃。

**2. 脉搏**  护士以示指、中指、环指指腹平放于患者桡动脉处,以适当压力触摸到脉搏为宜,计数脉搏 1 min,判断脉搏的频率和节律,正常成人脉率为 60~100 次/分,节律规整。

**3. 呼吸**  护士在计数完脉搏后手仍保持诊脉状,视诊患者胸廓或腹部,一起一伏为一次呼吸,计数 30 s,测得数值乘 2 即为呼吸频率。呼吸异常者,应测 1 min。

**4. 血压**  观察动脉压的高低,具体测量方法可见基础护理课程相关内容。

### 四、发育

发育通常以年龄、智力和体格成长状态(身高、体重与第二性征)及其相互关系来综合判断。判断成人生长发育状况可采取如下指标:头长为身高的 1/8~1/7;胸围为身高的 1/2。

(1)测量指距:嘱患者两上肢平伸外展,与肩同高,分别于左右手中指指尖处做标记,测量两点之间的距离。正常成人两上肢平伸外展与肩同高时,左右手中指指尖的距离约等于身高。

(2)测量上部量与下部量:嘱患者仰卧,分别测量耻骨联合上缘至头顶及足底的垂直距离,正常成人身体上部量与下部量基本相等。

(3)测量坐高:嘱患者端坐于椅面上,躯干自然挺直,双眼平视前方,测量头顶至坐骨结节的高度,正常成人的坐高约等于下肢的长度。

生命体征
评估视频

发育评估
视频

Note

机体的发育受遗传、营养状况、体育锻炼、内分泌等多种因素的影响,临床上的异常发育状态常受内分泌的影响:儿童时期,生长激素分泌旺盛,则体格异常高大,称为巨人症(图 4-2-1),而若此时生长激素分泌不足,则导致身材矮小,称为侏儒症(图 4-2-2);幼儿时期如果甲状腺素分泌不足,则可导致身材矮小和智力低下,称为呆小症;如果性激素分泌紊乱,男性则可出现阉人征,女性则表现得男性化。

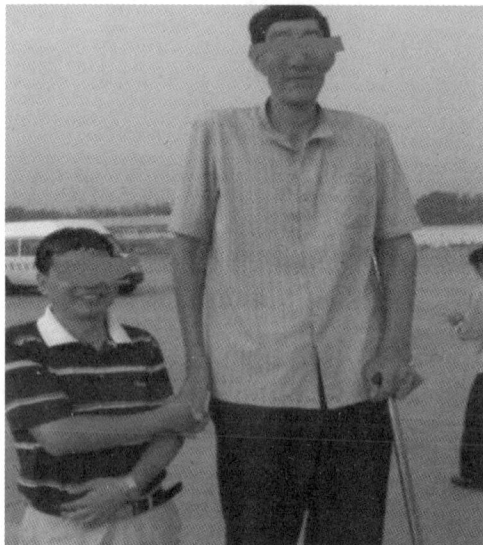

图 4-2-1　巨人症

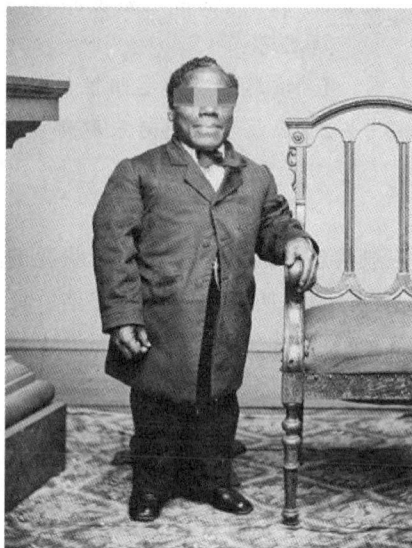

图 4-2-2　侏儒症

## 五、体形

体形是身体各部发育的外观表现,包括肌肉、脂肪分布等状态。一般通过测量患者的腹上角来判断体形,临床上将成人体形分为 3 种。

**1. 无力形(瘦长形)**　体高肌瘦、颈细长、胸廓扁平、肩窄下垂、腹上角小于 90°(图 4-2-3)。

**2. 正力形(匀称形)**　匀称适中,脂肪分布合理,厚度适宜,腹上角等于 90°(图 4-2-4)。

**3. 超力形(矮胖形)**　体格粗壮、颈粗短、胸围大、腹上角大于 90°(图 4-2-4)。

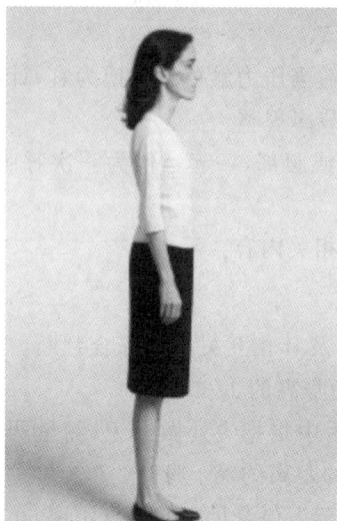

图 4-2-3　无力形

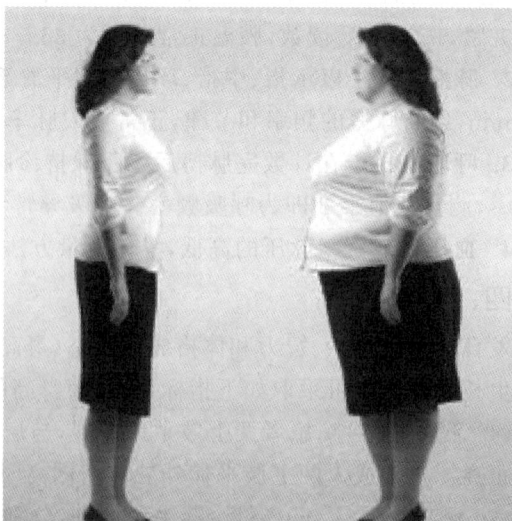

图 4-2-4　正力形与超力形

体型评估
视频

## 六、营养状态

营养状态与食物的摄入、消化、吸收和代谢密切相关,并受心理、社会和文化因素等影响。营养状态应根据皮肤、毛发、皮下脂肪和肌肉发育状况综合判断。其好坏可作为评估健康和疾病程度的标准之一。

### (一)营养状态的判断

营养状态可根据皮肤、毛发、皮下脂肪和肌肉状况进行综合判断,也可通过测量身高、体重后计算体质指数(BMI)来判断。体质指数计算公式:体质指数(BMI)=体重(kg)/[身高(m)]$^2$。我国成人BMI的正常范围$18.5 \sim 24$ kg/m$^2$,$< 18.5$ kg/m$^2$为消瘦,$24.0 \sim 27.9$ kg/m$^2$为超重,$\geqslant 28$ kg/m$^2$为肥胖。临床上还可通过测量前臂屈侧或上臂背侧下1/3处皮褶的厚度来判断。

### (二)营养状态的分级

临床上通常用良好、中等、不良三个等级对营养状态进行描述。

**1. 营养良好** 黏膜红润、皮肤光泽、弹性良好,皮下脂肪丰满而有弹性,肌肉结实,指甲、毛发润泽,肋间隙及锁骨上窝深浅适中,肩胛部和股部肌肉丰满。

**2. 营养不良** 皮肤黏膜干燥、弹性降低,皮下脂肪菲薄,肌肉松弛无力,指甲粗糙无光泽、毛发稀疏,肋间隙、锁骨上窝凹陷,肩胛骨和髂骨嶙峋突出。

**3. 营养中等** 介于良好和不良之间。

### (三)营养状态异常

临床上常见的营养状态异常包括营养不良和营养过剩两个方面。

**1. 营养不良** 长期或严重的疾病,如食管、胃肠道疾病,肝、肾等内脏疾病引起的严重恶心、呕吐等导致营养摄入不足,或胃、肠、胰腺、肝脏及胆道疾病引起消化液或酶的合成与分泌减少,导致消化吸收障碍,这些都有可能导致营养不良。

当体重减轻低于正常(标准体重)的10%时称为消瘦,极度消瘦者称为恶病质(图4-2-5)。

(1)摄食障碍:多见于食管、胃肠道疾病,肝、肾等内脏疾病引起的严重恶心、呕吐等。

(2)消化障碍:见于胃、肠、胰腺、肝脏及胆道疾病引起消化液或酶的合成和分泌减少,影响消化和吸收。

(3)消耗增多:慢性消耗性疾病和严重神经精神因素的影响,如长期活动性肺结核、恶性肿瘤、代谢性疾病、内分泌疾病,出现糖、脂肪和蛋白质的消耗过多。

**2. 营养过度** 体内中性脂肪积聚过多,主要表现为体重增加,当体重超过标准体重的20%以上者称为肥胖。肥胖还可通过计算体质指数来评估。按WHO的标准,男性BMI大于27 kg/m$^2$、女性BMI大于25 kg/m$^2$即为肥胖症。肥胖的常见原因为热量摄入过多,超过消耗量,常与内分泌、遗传、生活方式、运动和精神因素等有关。可将肥胖分为外源性和内源性两种。

(1)外源性肥胖:为热量摄入过多所致,表现为全身脂肪分布均匀,身体各个部位无异常改变,常有一定的遗传倾向。

(2)内源性肥胖:主要为某些内分泌疾病所致,如肥胖性生殖无能综合征、肾上腺皮质功能亢进、甲状腺功能减退等可引起具有一定特征的肥胖和性功能障碍。

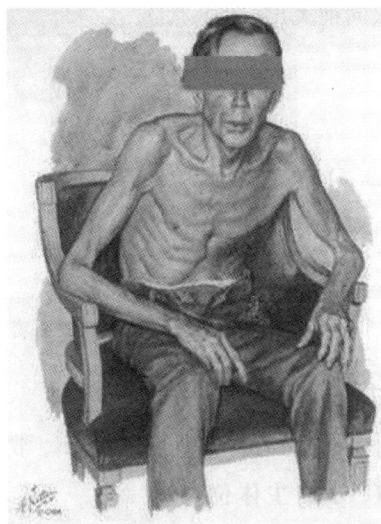

**图 4-2-5 恶病质**

营养状态
评估视频

Note

## 七、意识状态

可通过交谈，判断患者的意识状态，必要时可通过评估痛觉、瞳孔对光反射等以确定其意识障碍的程度。意识障碍的临床表现与评估可见"意识障碍"章节内容。

## 八、面容与表情

可通过面容与表情来评估个体的情绪状态和身体状况。正常人表情自然，神态安怡，当被某些疾病困扰，或当疾病发展到一定程度时，可出现某些特征性面部表情。某些疾病呈现特征性面容，这也是协助临床诊断的重要线索。

**1. 急性病面容** 表情痛苦、面色潮红、焦躁不安、呼吸急促、痛苦呻吟等，见于急性感染性疾病，如大叶性肺炎高热期、疟疾等。

**2. 慢性病面容** 面容憔悴、面色晦暗或苍白，精神萎靡，眼神暗淡无光，见于慢性消耗性疾病，如肺结核、恶性肿瘤、肝炎、肝硬化等。

**3. 满月面容** 面如满月、皮肤发红，常伴有痤疮，见于肾上腺皮质增生和长期应用糖皮质激素的患者（图 4-2-6）。

**4. 二尖瓣面容** 面容晦暗、口唇发绀、两面颊呈瘀血性发红，见于风湿性心脏病、二尖瓣狭窄患者（图 4-2-7）。

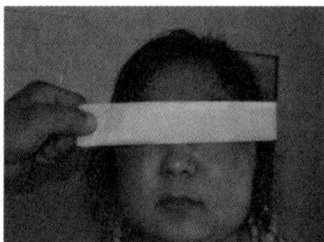

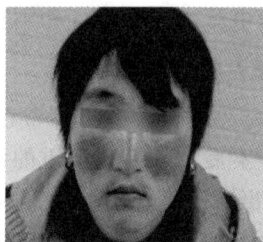

图 4-2-6 满月面容　　　　　　图 4-2-7 二尖瓣面容

**5. 甲状腺功能亢进面容** 面容惊愕、眼裂增宽、眼球凸出、目光闪烁、表情兴奋激动易变（图 4-2-8）。

**6. 黏液水肿面容** 面色苍白、颜面水肿、目光呆滞、眼睑增厚、反应迟钝、眉毛头发稀疏，见于甲状腺功能减退的患者。

**7. 肢端肥大症面容** 患者头颅增大、面部变长、眉弓及两侧颧部隆起、耳鼻增大、唇舌肥厚、下颌增大、向前突出（图 4-2-9）。

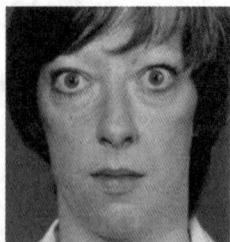

图 4-2-8 甲状腺功能亢进面容　　　　图 4-2-9 肢端肥大症面容

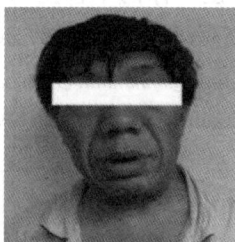

## 九、体位

体位是患者身体所处的状态。常见的体位如下。

### （一）自主体位

身体活动自如，不受限制，常见于正常人及轻症或疾病早期患者。

66

## （二）被动体位

患者不能自主活动或变换体位,需要他人协助,常见于极度衰竭或意识丧失者。

## （三）强迫体位

患者为缓解痛苦被迫采取的某种特殊体位。

**1. 强迫仰卧位**　仰卧位,常伴有双腿屈曲,以减轻腹部肌肉紧张,见于急性腹膜炎。

**2. 强迫俯卧位**　以减轻脊背肌肉的紧张程度,见于脊柱疾病。

**3. 强迫侧卧位**　胸膜疾病的患者多采取患侧卧位,可限制患侧胸廓活动而减轻疼痛,并有利于健侧代偿呼吸,见于一侧胸膜炎和胸腔大量积液的患者。

**4. 强迫坐位**　患者坐于床沿,两手撑在膝部或床边,常见于心肺功能不全的患者。这种体位可使膈肌位置下降,有助于胸廓及辅助呼吸肌运动,增加肺通气量;减少回心血量,从而减轻心脏负担。

**5. 强迫蹲位**　患者在走路或其他活动过程中,为了缓解呼吸困难和心悸而采取蹲踞体位或膝胸位,见于发绀型先天性心脏病。

**6. 强迫停立位**　在活动时,由于心前区疼痛突然发作,患者立即原位停立,并常用手按抚心前部位,待疼痛缓解、好转后,才离开原位,见于心绞痛。

**7. 辗转体位**　腹痛发作时,患者坐卧不安,辗转反侧,见于胆石症、胆道蛔虫症、肠绞痛等。

**8. 角弓反张位**　颈及脊背肌肉强直,致使患者头向后仰、背过伸、胸腹前凸,躯干呈弓形,见于破伤风、脑炎及小儿脑膜炎等。

## 十、步态

步态是指走动式所表现的姿态。健康成人躯干端正,肢体活动灵活适度。某些疾病可致步态发生改变,具有一定的特殊性。常见异常步态特点及临床意义如下。

（1）蹒跚步态:走路时身体左右摇摆,又称鸭步,见于佝偻病、双侧髋关节脱位等。

（2）醉酒步态:行走时躯干重心不稳,步态紊乱,状如醉酒,见于小脑疾病及酒精、巴比妥中毒等。

（3）慌张步态:起步困难,起步后小步快速趋行,双脚擦地,身体前倾,上肢一般无摆动,起步后有难以停止之势,见于帕金森病患者。

（4）跨阈步态:患足下垂,行走时必须抬高下肢才能起步,像跨越门槛,见于腓总神经麻痹的患者。

（5）剪刀步态:下肢肌张力增高,行走时下肢内收过度,两腿交叉呈剪刀状。见于脑瘫或截瘫的患者。

（6）共济失调步态:行走时双目下视,起步时一脚抬高,骤然垂落,两脚之间间距很宽,见于脊髓病变的患者。

### 小　结

本小节主要介绍了一般状况的评估,包括性别、年龄、面容与表情、体位、步态等,要求着重掌握生命体征的测量,并能够正确区分临床常见的几种异常面容、步态和体位,明确其临床意义。

### 能力检测

1. 请分别阐述甲状腺功能亢进面容、二尖瓣面容、满月面容的特点。
2. 请简述成人发育正常的指标。
3. 请简述常见的异常步态及其临床意义。

（杨吉月）

PPT 课件
4-3

# 第三节　皮肤与浅表淋巴结评估

## 学习目标

1. 掌握皮肤与浅表淋巴结评估的内容及方法。
2. 能正确为患者实施皮肤与浅表淋巴结评估。
3. 能识别皮肤常见异常体征,并掌握其临床意义。
4. 能识别浅表淋巴结肿大的特点,并掌握其临床意义。

## 案例引导

案例 4-3　患者,男,23 岁,畏寒、发热 7 天,体温为 39 ℃,全身不适、乏力、腹胀,曾用青霉素治疗无效,身体评估发现胸腹部皮肤有多个鲜红色圆形皮疹,直径约 3 mm,指压褪色。

请思考:
1. 如何为该患者实施皮肤评估?
2. 考虑该患者可能是什么原因导致的皮疹?

## 一、皮肤

皮肤是身体与外界环境之间的屏障,具有重要的生理功能。皮肤本身的疾病有很多,许多疾病在病程中也伴随着皮肤的病变和反应。皮肤除了需要评估其颜色外,还要评估温度、湿度、弹性,是否存在水肿、皮肤损害等。

皮肤的评估一般采用视诊,必要时可配合触诊进行评估。

### (一)颜色

皮肤颜色与种族遗传有关,同一种族也可因毛细血管的分布、血液的充盈度、皮下脂肪的厚度等不同而出现差异。个体在不同部位、不同生理或疾病状态下、不同环境下,也可出现肤色差异。临床常见的异常皮肤颜色及其临床意义见表 4-3-1。

表 4-3-1　临床常见的异常皮肤颜色及其临床意义

| 皮肤颜色 | 临床表现 | 病因及发病机制 |
| --- | --- | --- |
| 苍白 | 面部、结膜、口腔黏膜等部位皮肤黏膜苍白 | 血红蛋白减少、末梢血管痉挛或不够充盈,如寒冷、休克、贫血等 |
| 发红 | 皮肤黏膜发红 | 毛细血管扩张、血量增加及红细胞增多所致,如运动、饮酒及发热、阿托品中毒等 |
| 发绀 | 皮肤呈青紫色,常见于舌、口唇、耳垂、面颊及肢端 | 脱氧血红蛋白增多及异常血红蛋白血症,如心、肺疾病及亚硝酸盐中毒等 |
| 黄染 | 皮肤黏膜发黄 | 黄疸、摄入胡萝卜素过多,如含有黄色素的药物 |
| 色素沉着 | 部分或全身皮肤色泽加深 | 慢性肾上腺皮质功能减退,如妊娠斑、老年斑 |
| 色素脱失 | 皮肤失去原有色素 | 白癜风、白化 |

Note

**（二）温度**

正常人皮肤温暖,寒冷时肢端末梢温度可稍低。可用手背触摸皮肤表面以评估皮肤的温度。感染性疾病、甲状腺功能亢进等可致全身皮肤温度升高。疖、痈、丹毒等炎症可致局部皮肤温度升高。休克、甲状腺功能减退等可致全身皮肤温度降低。

**（三）湿度**

皮肤湿度与汗腺分泌功能、气温和湿度的变化有关。出汗多者皮肤黏膜比较湿润,出汗少者则比较干燥。多汗见于风湿病、结核病等;夜间睡后出汗称为盗汗,多见于结核病;手足皮肤发凉而出汗称为冷汗,见于休克等;皮肤异常干燥,常见于缺乏维生素 A、脱水等。

**（四）弹性**

皮肤弹性与年龄、营养状态、皮下脂肪及组织间隙液体含量有关。评估皮肤弹性时,常选择手背或上臂内侧部位,以拇指和示指将皮肤提起,然后松手观察皮肤恢复速度。如皮肤皱褶迅速平复,则为弹性正常,如恢复缓慢则弹性降低。

**（五）水肿**

水肿是指皮下组织细胞内及组织间隙液体过多。常分为凹陷性水肿及非凹陷性水肿。根据水肿程度,可分为轻、中、重三度。

轻度水肿:水肿仅见于眼睑、眶下组织、胫前及踝部,指压后轻度凹陷,平复较快。

中度水肿:出现全身组织水肿,指压凹陷明显,平复缓慢。

重度水肿:全身组织严重水肿,皮肤紧张发亮,胸腔、腹腔可见积液,外阴部亦可见明显水肿。

**（六）皮肤损害**

**1. 皮疹**　皮疹是不同于正常皮肤的皮肤病变,包括多种表现形式,可分为原发性皮疹和继发性皮疹,常见的有斑疹、玫瑰疹、丘疹、斑丘疹、荨麻疹等。其种类和发病原因较多,需要根据不同情况进行诊断。常见皮疹种类及其临床表现特征与临床意义见表 4-3-2。

表 4-3-2　常见皮疹种类及其临床表现特征与临床意义

| 皮疹 | 临床表现 | 临床意义 |
| --- | --- | --- |
| 斑疹 | 局部皮肤发红,不隆起皮肤表面 | 斑疹伤寒、丹毒等 |
| 丘疹 | 局部皮肤发红并隆起皮肤表面 | 药物疹、麻疹及湿疹等 |
| 斑丘疹 | 隆起的丘疹伴有周围皮肤发红 | 风疹、猩红热及药物疹等 |
| 玫瑰疹 | 鲜红色斑疹 | 伤寒、副伤寒 |
| 荨麻疹 | 皮肤暂时性苍白或粉红色水肿隆起,大小不等 | 各种过敏反应 |

**2. 皮下出血**　根据皮下出血的直径大小分为:瘀点(直径小于 2 mm);紫癜(直径 3～5 mm);瘀斑(直径大于 5 mm);血肿(片状出血并伴皮肤隆起)。小的出血点与红色皮疹要注意进行鉴别,皮疹在加压时可褪色,出血点在加压时不褪色。

皮肤及黏膜出血常见于血液系统疾病、重症感染、某些血管损害的疾病以及工业毒物或药物中毒等。

**3. 压疮**　压疮是由于局部组织长期受压,出现持续性缺血、缺氧、营养不良而导致的局部组织溃烂、缺血性坏死。多常见于枕部、肩胛部、髋部、骶尾部。

压疮的分级如下。

Ⅰ级:红斑期,皮肤完整,局部皮肤颜色改变,压之不变白。

Ⅱ级:炎性浸润期或水疱期,损伤累及表皮和(或)真皮层,表现为表皮破损或者水疱。

Ⅲ级:浅度溃疡期,损伤累及皮下组织,出现溃疡,但未穿透筋膜层。

Ⅳ级:深度溃疡期,皮肤全层广泛坏死,并累及肌肉、骨骼和其他支撑组织,形成窦道。

皮肤评估
视频

Note

**4. 肝掌和蜘蛛痣**　肝硬化、急性肝炎等肝病患者肝功能下降,对雌激素的灭活能力降低,雌激素水平增高致毛细血管扩张。手掌大、小鱼际处常发红,压之褪色,称为肝掌。在上腔静脉分布的区域,如面部、颈部、上胸部、肩部及上肢部等出现红色的小痣,痣体有一个中心点,周围有呈辐射形的小血管分支,压之褪色,形态似蜘蛛,故称为蜘蛛痣,这是一种特发性毛细血管扩张症,为皮肤小动脉分支末端扩张所形成。

**5. 皮下结节**　皮下结节为一种较硬、圆形或椭圆形的无痛性小结,直径为 0.2～10 cm。常见于受摩擦较多部分,如肘部伸侧、跟腱、头皮、坐骨结节或关节周围。少见部位有耳和鼻梁。皮下结节很少引起症状,偶尔可破裂或并发感染。典型的皮下结节生长缓慢,可持续存在或在病情缓解时消失。临床常见结节有风湿性结节、痛风石等。

## 二、浅表淋巴结评估

淋巴结遍布全身,一般评估仅能检查到身体浅表部位的淋巴结。正常情况下,淋巴结质地柔软、表面光滑,直径较小,多为 0.2～0.5 cm,与周围组织无粘连、无压痛、不易触及。

### (一) 浅表淋巴结的分布

**1. 头颈部**　头颈部浅表淋巴结组群分布见图 4-3-1。

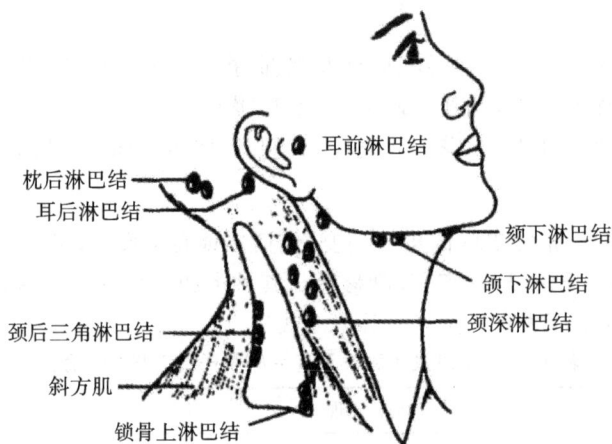

图 4-3-1　头颈部淋巴结分布

**2. 上肢**　上肢浅表淋巴结包括腋窝淋巴结群(图 4-3-2)及滑车上淋巴结群(图 4-3-3)。腋窝淋巴结群包括腋尖淋巴结群、中央淋巴结群、胸肌淋巴结群、肩胛下淋巴结群和外侧淋巴结群。

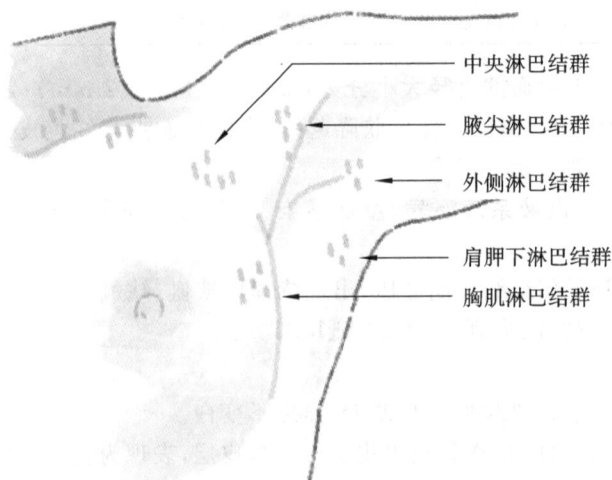

图 4-3-2　腋窝淋巴结群

**3. 下肢** 下肢浅表淋巴结包括腹股沟淋巴结群和腘窝淋巴结群。腹股沟淋巴结群包括上群和下群(图 4-3-4)。

浅表淋巴结
评估视频

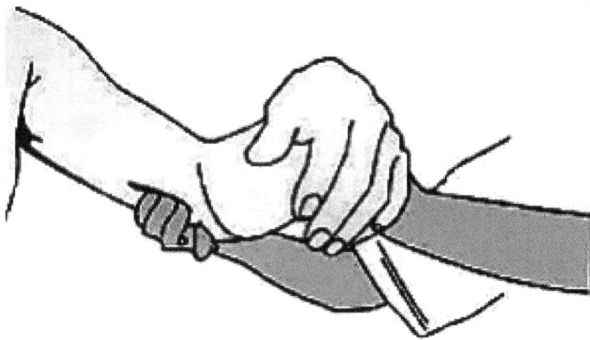

图 4-3-3 滑车上淋巴结

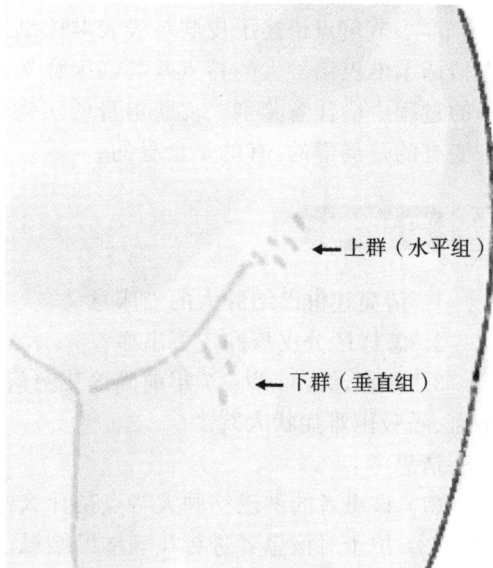

← 上群(水平组)

← 下群(垂直组)

图 4-3-4 腹股沟淋巴结群

**(二)浅表淋巴结检查的方法及顺序**

浅表淋巴结的评估方法包括视诊和触诊。视诊主要观察局部皮肤有无隆起、颜色有无变化及有无瘢痕、破溃、瘘管等。

触诊是检查淋巴结的主要方法,护士将示、中、环三指并拢,指腹平放于被检查部位的皮肤上,由浅入深地进行滑动触诊。检查时注意提醒患者偏向检查侧,以使皮肤或肌肉松弛,利于触诊。

评估淋巴结时应按照一定的顺序进行,一般从头颈部开始,然后是上肢的淋巴结群和下肢的淋巴结群。头颈部淋巴结的评估顺序:耳前、耳后、枕后、颌下、颏下、颈前、颈后、锁骨上窝。上肢淋巴结群的评估顺序:腋窝淋巴结群、滑车上淋巴结群。其中腋窝淋巴结群的评估顺序:腋尖淋巴结群、中央淋巴结群、胸肌淋巴结群、肩胛下淋巴结群和外侧淋巴结群。下肢淋巴结群的评估顺序:腹股沟淋巴结及腘窝淋巴结,其中腹股沟淋巴结先评估上群,再评估下群。

发现淋巴结肿大时,应注意其部位、大小、数目、硬度、压痛、活动度及有无粘连,局部皮肤有无红肿、瘢痕、瘘管等。

**(三)淋巴结肿大的临床意义**

**1. 局部淋巴结肿大**

(1)非特异性淋巴结炎:常由引流区域的急性或慢性炎症引起。急性炎症初期,肿大的淋巴结柔软、有压痛、表面光滑、无粘连。患慢性炎症时,淋巴结较硬。

(2)淋巴结结核:肿大的淋巴结常发生于颈部血管周围,多质硬,大小不等,可有粘连,晚期可形成瘘管及瘢痕。

(3)恶性肿瘤淋巴结转移:恶性肿瘤转移所致淋巴结肿大,质地较硬,表面可凹凸不平,与周围组织粘连,不易推动,一般无压痛。肺癌常向右侧锁骨上窝或腋窝淋巴结群转移;胃癌常向左侧锁骨上窝淋巴结群转移。

**2. 全身性淋巴结肿大** 全身淋巴结肿大常见于感染性疾病,如艾滋病、传染性单核细胞增多症、麻风、梅毒等,也可见于非感染性疾病,如系统性红斑狼疮、急、慢性血液病、淋巴瘤及恶性组织细胞病等。

Note

→ 小 结

本小节重点讲述了皮肤与浅表淋巴结评估的内容及方法,常见皮肤异常体征及其临床意义。重点强调了淋巴结肿大的特点及其临床意义。癌症、肿瘤晚期的患者可能存在淋巴结转移的情况,在学习的过程中应注意鉴别。皮肤本身的疾病很多,许多疾病在病程中也可能伴随着皮肤的改变。皮肤病变有的是局部的,有的是全身的。

→ 能力检测

1. 请简述淋巴结肿大的临床意义。

2. 怎样区分皮疹和皮下出血?

3. 患者,男,32 岁。7 年前确诊艾滋病,现合并肺结核,出现发热、盗汗、淋巴结肿大、咳嗽、咳痰、咯血、呼吸困难症状入院。

请思考:

(1) 该患者的淋巴结肿大特点是什么?

(2) 护士对该患者进行浅表淋巴结触诊的顺序是什么?

(杨吉月)

# 第四节　头面部评估

## 学习目标

1. 掌握头面部评估的基本方法、评估内容以及评估顺序。
2. 熟悉头部评估的正常表现和常见异常体征的临床意义。
3. 了解异常体征的发病机制。

## 案例引导

案例 4-4　患者,女,68 岁,因误服有机磷农药 1 h 被家属紧急送至急诊。目前患者呈昏迷状态,伴有呕吐、多汗、呼吸急促和瞳孔缩小。

请思考:

1. 为什么该患者瞳孔会缩小?

2. 常见的瞳孔异常有哪些?它们有何临床意义?

### 一、头部评估

对于头部的评估,主要是以视诊、触诊为主。头部评估的主要内容是对头发、头皮、头颅和头部运动的评估。

**（一）头发**

评估时注意头发颜色、疏密度、脱发的类型与特点。头发的颜色、曲直、疏密度与种族、遗传、年龄等因素有关。头皮脂溢性皮炎、发癣、甲状腺功能减退、伤寒等可致头发脱落。放射治疗和化学治疗后也可引起脱发,但治疗停止后头发可逐渐长出。

**（二）头皮**

在评估头皮时需拨开头发,仔细观察头皮的颜色,以及有无头屑、头癣、炎症、外伤、瘢痕、血肿等。

**（三）头颅**

评估头颅时要注意其大小、外形,同时也要注意头部有无异常活动等。头颅大小以头围来衡量,测量时以软尺自眉间绕到颅后经过枕骨粗隆。新生儿的头围约 34 cm,头围会随年龄增长而增加,到 18 岁可达 53 cm 或以上,成年后无明显变化。

**1. 头颅的大小及外形变化**　头颅的大小及外形变化常是某些疾病的典型表现。临床常见的头颅畸形有如下几种。

（1）尖颅:由于矢状缝和冠状缝闭合过早,引起颅顶高、尖似塔状,造成与颜面的比例异常,又称为塔颅。临床上主要见于先天性尖头并指（趾）畸形（Apert 综合征）。

（2）方颅:头顶平坦呈方形,前额左右突出,多见于小儿佝偻病、先天性梅毒。

（3）长颅:自颅顶至下颌部的长度增大明显,见于肢端肥大症、马方综合征（Marfan 综合征）。

（4）小颅:婴幼儿的前囟一般在 12~18 月龄内闭合,若囟门闭合过早可引起小颅畸形,常伴有智力发育障碍。

（5）巨颅:囟门过晚闭合致头颅增大、颅缝裂开、囟门隆起,触诊常会有波动感,视诊可见头皮静脉充盈,额、顶、颞及枕部突出膨大,颜面很小,双目下视（落日眼）,见于脑积水。

（6）变形颅:发生于中年人,以颅骨增大变形为特征,伴有长骨的骨质增厚与弯曲,见于变形性骨炎（Paget 骨病）。

**2. 头部运动**　正常无头部异常活动。头部不自主颤动,见于帕金森病;头部出现与颈动脉搏动一致的点头运动,称为点头征（Musset 征）,临床上主要见于严重主动脉瓣关闭不全;头部运动受限,见于颈椎疾病。

## 二、面部评估

**（一）眼**

眼部的评估顺序为由外向内,评估的主要内容为眉毛、眼睑、结膜、眼球、角膜、巩膜、虹膜、瞳孔、视功能等。

**1. 眉毛**　正常人眉毛两侧对称,一般内侧与中央较浓,外侧较稀。眉毛外 1/3 过于稀疏或脱落,见于黏液性水肿、腺垂体功能减退症或麻风病;眉毛和小片头发同时脱落见于梅毒。

**2. 眼睑**　评估时应注意眼睑有无水肿,上睑有无下垂及有无睑内翻及眼睑闭合不全等情况。

（1）眼睑水肿:常见于肾炎、慢性肝病、贫血、营养不良、血管神经性水肿等,健康人如果睡前饮水过多、睡眠不足、低枕睡眠也有可能出现。

（2）上睑下垂:单侧上睑下垂见于动眼神经麻痹、霍纳综合征;双侧上睑下垂主要见于重症肌无力、先天性睑下垂。

（3）睑内翻:睑结膜出现瘢痕,使睑缘向内翻转,见于沙眼。

（4）眼睑闭合不全:单侧眼睑闭合不全见于面神经麻痹,双侧眼睑闭合不全见于甲状腺功能亢进。

**3. 结膜**　包括睑结膜、穹窿部结膜、球结膜三部分。评估上睑结膜时需翻转眼睑,嘱患者向下看,护士用拇指和示指捏住上睑中部的边缘,轻轻向前下方牵拉,同时示指轻向下压迫睑板上缘,拇指向上捻转睑缘,即可将上眼睑外翻。评估完后可嘱患者向上看,用示指向下轻拨上睑即可助其复位。评估下眼睑时嘱患者向上看,用示指轻压下眼睑并向下牵拉即可暴露下眼睑。翻转眼睑时应注意动作

结膜评估
视频

Note

轻柔,以免引起患者流泪或不适。评估结膜时注意有无充血、苍白、黄染、颗粒与滤泡、出血等。临床上结膜常见的异常有如下几种。

(1)结膜苍白:在临床上主要见于贫血。

(2)结膜黄染:主要见于黄疸。

(3)结膜充血:在临床上主要见于结膜炎、角膜炎。

(4)结膜出血:有散在出血点主要见于感染性心内膜炎;有大片出血主要见于高血压、败血症。

(5)有颗粒与滤泡:主要见于沙眼。

**4. 眼球** 评估时应注意观察眼球的外形和运动。

(1)眼球突出:双侧眼球突出见于甲状腺功能亢进,单侧眼球突出见于局部炎症或眶内占位性病变。

(2)眼球下陷:双侧眼球下陷见于严重脱水、消瘦;单侧眼球下陷见于霍纳综合征或眶尖骨折。生理状态下,老年人可出现双侧眼球下陷。

(3)眼球运动:护士将示指置于患者眼前30~40 cm处,嘱患者固定头部,眼球随护士示指所指方向移动,按左→左上→左下、右→右上→右下六个方向顺序进行,观察眼球有无运动障碍、震颤、复视或斜视。眼球运动障碍伴复视,提示动眼神经、滑车神经、外展神经麻痹。斜视多因脑炎、脑膜炎、脑肿瘤、脑血管病变等造成动眼神经和外展神经受损。评估眼球震颤时,嘱患者眼球随护士所指方向运动数次,观察其眼球的快速往返运动。震颤可以是水平方向、垂直方向或旋转方向,以水平方向为多见。自发的眼球震颤见于耳源性眩晕、小脑疾病。

**5. 巩膜** 巩膜正常为瓷白色,不透明。巩膜黄染见于黄疸或服用含黄色素药物者。健康的中年人可在眼内出现不均匀的黄色斑块,为脂肪沉积所致。

**6. 角膜** 评估角膜时应注意其透明度及有无白斑、云翳、软化、溃疡、新生血管等。角膜软化见于维生素 A 缺乏、婴幼儿营养不良等;角膜的瞳孔部位出现云翳、白斑可影响视力;角膜周围血管增生见于严重沙眼。肝豆状核变性(Wilson 病)患者可于角膜边缘出现黄色或棕褐色环的 Kayser-Fleischer 环,由铜代谢障碍引起。健康老年人可在角膜边缘及周围出现灰白色混浊环,这是类脂质沉着的结果,称为老年环。

**7. 虹膜** 正常虹膜纹理近瞳孔部呈放射状分部,周边呈环形排列。评估时应注意虹膜的纹理、形态及有无裂孔。纹理模糊或消失见于水肿、炎症或萎缩。先天性虹膜缺损、外伤、虹膜粘连等可引起虹膜形态异常或出现裂孔。

**8. 瞳孔** 评估瞳孔时应注意其大小、形状、双侧是否等大等圆、对光及调节反射等和辐辏反射等。正常的瞳孔为圆形,直径为2~5 mm,双侧等圆等大,对光反射灵敏。瞳孔对光反射包括直接对光反射和间接对光反射。直接对光反射是光线直接照射瞳孔并观察其对光后的反应,正常人瞳孔受到光线的直接刺激后立即缩小,移开光源后又迅速复原;间接对光反射是光线照射一侧眼睛时,另一侧瞳孔缩小,移开光源后瞳孔迅速复原。注意做间接对光反射时需用一只手遮挡光线。瞳孔调节反射的检查方法是护士的示指置于患者眼球 1 m 以外,嘱患者注视,然后将示指迅速移向患者眼球约 20 cm处,正常人可见瞳孔缩小。瞳孔集合反射的检查方法是护士将示指置于患者 1 m 以外,嘱患者注视,然后将示指缓慢移向患者眼球约 10 cm处,正常人可见双眼内聚。临床上瞳孔常见的异常有如下几种。

(1)瞳孔大小异常:生理情况下,婴幼儿、老年人瞳孔较小,青少年瞳孔较大;在亮处瞳孔较小,在暗处瞳孔较大。病理情况下,瞳孔缩小见于虹膜炎症、中毒(有机磷农药、毒蕈等)、药物(吗啡、巴比妥、毛果芸香碱、氯丙嗪)反应等。瞳孔扩大见于青光眼绝对期、视神经萎缩、动眼神经受损、颈交感神经受刺激、药物影响(阿托品、可卡因)、濒死状态等;双侧瞳孔大小不等,常提示颅内高压、脑疝形成,见于脑外伤、脑肿瘤等颅内病变。双侧瞳孔大小不等且变化不定可见于中枢神经系统功能障碍或虹膜的神经功能障碍者。

(2)瞳孔形状异常:瞳孔椭圆形见于青光眼或眼内肿瘤者;瞳孔不规则见于虹膜粘连者。

(3)瞳孔对光反射异常:瞳孔对光反射迟钝或消失,见于昏迷患者;瞳孔对光反射消失伴双侧瞳孔散大常为濒死的表现。

（4）瞳孔调节反射和集合反射异常：瞳孔调节反射和集合反射异常，见于动眼神经功能受损者。

**9. 晶状体** 晶状体混浊见于白内障。

**10. 眼底检查** 眼底需用眼底镜观察。评估时应注意眼底血管、视网膜颜色、视神经乳头的形态、有无渗出物或出血等情况。高血压、糖尿病、动脉硬化、慢性肾炎、颅内压增高等可导致眼底出现异常改变。

**11. 眼压** 正常人的眼压是 10～21 mmHg。眼压的评估可用眼压计或指压法进行。指压法是粗略评估眼压的方法，评估时让患者向下看，但不闭眼，护士用双手示指交替轻按双侧上睑，根据指尖感受到的眼球的波动情况及软硬度来判断其压力。如发现眼压异常，可用眼压计做进一步检查。眼压降低见于脱水、眼球萎缩、糖尿病酮症酸中毒的昏迷患者；眼压增高见于青光眼、颅内压增高者。

**12. 眼功能的评估** 包括视力、视野和色觉的评估。

（1）视力评估：视力分为近视力和远视力，一般用国际标准视力表进行评估。在距视力表33 cm 处，能看清"1.0"行视标者为正常视力。检查远视力用远距离视力表，在距视力表 5 m 远处，能看清"1.0"行视标者为正常视力。

（2）视野评估：粗略的视野评估是一种通过与护士自身的视野进行对比来判断患者的视野有无异常的方法。具体方法是护士与患者在相距 1 m 处相对而坐，评估患者左侧视野时，患者遮住右眼，护士遮住左眼，对侧则相反，护士将手指自上、下、左、右等不同方向从外周移向眼中央，嘱患者发现手指时示意。常见的视野异常有向心性视野缩小（视野在各方向均缩小）、暗点（视野内视力有缺失）、偏盲（视野的左或右的一半缺失）及单侧不规则的视野缺失等。双眼视野颞侧偏盲见于视神经交叉以后的中枢神经病变，单侧不规则的视野缺失见于视神经或视网膜病变。

（3）色觉评估：色觉异常包括色盲和色弱。色盲为对某种颜色的识别能力丧失。色弱为对某种颜色的识别能力降低。色觉评估的方法是在适宜的光线下，患者距色盲表 50 cm，让其 5～10 s 内读出色盲表上的彩色数字或图像，如不能读出则可按色盲表的说明判断为某种色盲或色弱。

**（二）耳**

耳包括外耳、中耳、内耳，评估耳时应从外向内依次检查耳廓、外耳道、乳突和中耳，另外要注意听力的评估。

**1. 耳廓** 评估耳廓时应注意其位置、对称性、大小、外形以及有无红肿、分泌物、结节、外伤瘢痕、瘘管等。耳廓牵拉或触诊时出现疼痛常提示炎症；耳廓红肿并有局部发热和疼痛见于感染；耳廓上触及痛性小结见于痛风。

**2. 外耳道** 评估外耳道时应注意有无红肿和分泌物。外耳道内有局部红肿疼痛并有耳廓牵拉痛，见于疖肿；外耳道疼痛伴有痒感并有黄色液体流出，见于外耳道炎；有脓液流出并有全身症状，见于急性化脓性中耳炎；有血液或脑脊液流出，提示颅底骨折。

**3. 乳突** 化脓性中耳炎引流不畅时，可蔓延至乳突引起乳突炎，此时乳突部皮肤红肿，有明显压痛，有时可见瘘管，严重时可继发耳源性脑脓肿或脑膜炎。

**4. 中耳** 评估中耳时，将耳廓拉向后方，使外耳道变直，用耳镜观察鼓膜的位置、有无颜色改变、有无外凹及穿孔。正常鼓膜呈圆形、平坦、颜色苍白。如有恶臭、溢脓，见于胆脂瘤。

**5. 听力评估** 粗略评估听力的方法：在安静室内，患者闭目坐于椅上，用手指堵塞一侧耳廓和外耳道，护士拇指与示指互相摩擦或持手表，自 1 m 以外逐渐移向其耳部，直到患者听到声音为止，测量其距离。同法评估另一侧。听力正常时约在 1 m 处即可听到捻指声或手表滴答声。如粗测结果为听力减退，建议使用规定频率的音叉或电测听器设备进行精确测试。听力减退见于外耳道有耵聍或异物、中耳炎、耳硬化症、听神经损害、梅尼埃病、局部或全身血管硬化等。

**（三）鼻**

评估鼻时注意鼻的外形、皮肤颜色、通气与否、有无鼻翼扇动、鼻中隔有无异常、有无鼻出血、有无脓性或血性分泌物、鼻黏膜有无改变、鼻窦有无压痛等。

**1. 鼻的颜色与外形** 以鼻梁为中心并向两侧面颊部展开的红色水肿型斑块,形似蝴蝶,称为蝶形红斑,见于系统性红斑狼疮。鼻尖和鼻翼部皮肤发红,组织肥厚,并伴有毛细血管扩张,见于酒渣鼻。鼻腔完全堵塞,鼻梁宽平如蛙状,称为蛙状鼻,见于鼻息肉。鼻骨破坏,鼻梁塌陷,状如马鞍,称为鞍鼻,见于外伤鼻骨骨折或先天性梅毒、麻风病。鼻梁皮肤出现黑褐色斑点或斑片,见于日晒后、慢性肝病或黑热病。

**2. 鼻翼扇动** 表现为吸气时鼻孔张大,呼气时鼻孔缩小,见于严重呼吸困难,如支气管哮喘和心源性哮喘发作、大叶性肺炎。

**3. 鼻中隔** 正常人鼻中隔可稍偏曲,如明显偏曲、出现呼吸困难,称为鼻中隔偏曲,见于外伤。鼻中隔出现孔洞称为鼻中隔穿孔,见于外伤、慢性鼻腔炎症。

**4. 鼻出血** 双侧出血见于血液系统疾病(血小板减少性紫癜、白血病、血友病等)、高血压、肝病、发热性传染病(流行性出血热、伤寒等)、维生素 C 或维生素 K 缺乏等。单侧出血见于外伤、局部血管损伤、鼻腔感染、鼻中隔偏曲、鼻咽癌等。若妇女鼻出血的发生与月经周期一致,则应考虑子宫内膜异位症。

**5. 鼻腔黏膜** 鼻腔黏膜急性充血肿胀,伴鼻塞和流鼻涕,见于急性鼻炎。慢性鼻腔黏膜肿胀、组织肥厚见于慢性鼻炎。鼻腔黏膜萎缩、鼻甲缩小、鼻腔宽大、鼻腔分泌物减少、嗅觉减退或丧失,见于慢性萎缩性鼻炎。

**6. 鼻腔分泌物** 清稀无色的分泌物见于上呼吸道感染、过敏性鼻炎等,黏稠的黄绿色脓性分泌物见于鼻或鼻窦的化脓性炎症。

**7. 鼻窦** 包括额窦、筛窦、上颌窦和蝶窦共 4 对,它们都有窦口和鼻腔相通,当引流不畅时易发生炎症。鼻窦炎时可出现鼻塞、流鼻涕、头痛和鼻窦压痛。鼻窦位置如图 4-4-1 所示。其中,蝶窦解剖位置较深,不能在体表进行检查,其余 3 对鼻窦评估方法如下。

(1)额窦:护士两手四指固定于患者头部,双手拇指分别置于左右眼眶上缘内侧,向后、向上按压;也可用一手扶持患者枕后,另一手拇指或示指置于眼眶上缘内侧,向后、向上按压;或用中指指腹叩击该处,询问有无压痛、叩击痛。

(2)筛窦:护士两手四指固定于患者两侧耳后,双侧拇指分别置于鼻根部与眼内眦之间,向后按压,询问有无压痛。

(3)上颌窦:护士双手四指分别固定于患者的两侧耳后,拇指分别置于左右颧部,向后按压;也可用中指指腹叩击该处,询问有无压痛、叩击痛。

鼻窦评估
视频

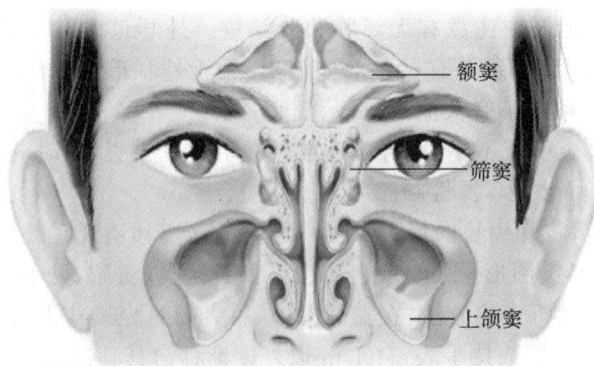

**图 4-4-1 鼻窦位置**

**(四)口**

评估口时,从外向内顺序检查口唇、口腔黏膜、牙齿、牙龈、舌、口咽、扁桃体、腮腺等。另外还要注意口腔气味的评估。

**1. 口唇** 正常人口唇光泽、红润,评估时注意口唇颜色、有无疱疹、口角糜烂或口角歪斜等。口唇苍白见于贫血、虚脱者等。口唇发绀见于心、肺功能不全、缺氧等。口唇樱桃红色见于一氧化碳中毒。口唇疱疹见于急性发热性疾病,如流行性脑脊髓膜炎、疟疾、大叶性肺炎等。口唇干燥见于脱水或环境长时间干燥、寒冷。口角糜烂见于维生素 $B_2$ 缺乏。口角歪斜见于面神经麻痹或脑血管疾病。

**2. 口腔黏膜** 正常口腔黏膜光洁呈粉红色,评估时应注意有无斑点、出血点、色素沉着、溃疡及真菌感染等。第二磨牙对应的颊黏膜上,出现直径 0.5～1.0 mm 的灰白色小点,周围有红晕,称为麻疹黏膜斑(Koplik 斑),为麻疹早期的特征性表现。口腔黏膜瘀点、瘀斑或血疱,见于出血性疾病。口腔黏膜溃疡见于口腔炎症或慢性复发性口疮。黏膜上有斑片状蓝黑色色素沉着,见于肾上腺皮质功能减退症。黏膜上有白色或灰白色凝乳块状物,称为"鹅口疮",由白色念珠菌所引起的感染,多见于体质衰弱的儿童、老年人、重病者,或见于长期使用广谱抗生素(或抗肿瘤药)的患者。

**3. 牙齿** 正常牙齿呈瓷白色,评估时应注意牙齿的色泽、形状、疏密度等,以及有无龋齿、残根、缺牙和义齿等。牙齿呈黄褐色,称为斑釉牙,为长期饮用含氟量较高的水所致。牙齿变黄可见于长期服用四环素者。单纯牙间隙过宽见于肢端肥大症。牙间隙过宽且中切牙切缘呈月牙形凹陷,称为哈钦森(Hutchinson)牙,见于先天性梅毒患者。

**4. 牙龈** 正常牙龈呈粉红色,按压时无出血及溢脓。评估时应注意牙龈的颜色,有无肿胀、溢脓、出血及溃疡等。牙龈肿胀见于慢性牙周炎。牙龈溢脓见于慢性牙周炎或牙龈瘘管等。牙龈出血见于牙石或血液系统疾病、维生素 C 缺乏、肝病等。牙龈游离缘出现蓝灰色点线称为铅线,是铅中毒的特征。

**5. 舌** 正常人舌柔软,舌质淡红、表面湿润,覆有薄层白苔,活动自如,伸舌居中,无颤动。评估时嘱患者伸出舌头,舌尖翘起,左右侧移,注意观察舌的性状、舌苔及舌的活动度、是否居中、有无颤动等。

(1)镜面舌:舌体变小,舌乳头萎缩,舌面光滑色淡,见于贫血和营养不良的患者。

(2)地图舌:舌面有不规则的黄色隆起,状如地图,可见于维生素 $B_2$ 缺乏的患者。

(3)裂纹舌:舌面纵向裂纹见于梅毒性舌炎;横向裂纹见于唐氏综合征与维生素 $B_2$ 缺乏,后者有舌痛。

(4)草莓舌:舌乳头鲜红并肿胀凸起,见于猩红热或长期发热的患者。

(5)牛肉舌:舌紫,见于缺氧发绀患者;舌面绛红如牛肉,见于维生素 $B_3$ 缺乏的患者。

(6)毛舌:舌面上出现褐色或黄褐色毛,见于长期使用广谱抗生素或久病衰弱者。

(7)干燥舌:舌体缩小,舌面干燥,有纵沟,见于大量吸烟、严重脱水、长期使用阿托品或接受放射治疗的患者。

(8)舌体增大:暂时性肿大见于舌炎、口腔炎、脓肿、血肿、血管神经性水肿等。长时间的增大见于黏液性水肿、先天愚型、呆小病和舌肿瘤等。

(9)舌运动异常:舌偏斜见于舌下神经麻痹;伸舌有细微震颤,见于甲状腺功能亢进。

**6. 咽部及扁桃体** 评估时应注意观察咽部颜色和对称性,有无充血、肿胀、分泌物,扁桃体有无肿大、肿大的程度,有无化脓等。方法为嘱患者头稍后仰,张口发"啊"音时,护士一手持手电筒照明,另一手用压舌板或棉签在舌的前 2/3 与后 1/3 交界处迅速下压,此时可见软腭、悬雍垂、咽腭弓、舌腭弓、扁桃体、咽后壁等。

咽部黏膜充血、红肿、分泌物增多,见于急性咽炎。咽部黏膜充血,表面粗糙,有淋巴滤泡呈簇状增生,见于慢性咽炎。扁桃体红肿、增大,隐窝内有黄白色分泌物或形成易于拭去的苔片状假膜,见于急性扁桃体炎。扁桃体肿大可分为三度(图 4-4-2):Ⅰ度为有扁桃体肿大但不超过咽腭弓;Ⅱ度为扁桃体肿大超过咽腭弓者;Ⅲ度为扁桃体肿大达到甚至超过咽后壁中线。

**7. 腮腺** 位于耳屏、颧弓、下颌角所构成的三角区内,正常人腺体软薄,不能触及其轮廓。腮腺导管开口位于上颌第二磨牙对面的颊黏膜上。评估时注意腮腺有无肿大及其特点、腮腺导管有无分泌物等。腮腺肿大时表现为以耳垂为中心的隆起。腮腺肿大伴有压痛及腮腺导管口红肿,见于急性腮

咽部评估视频

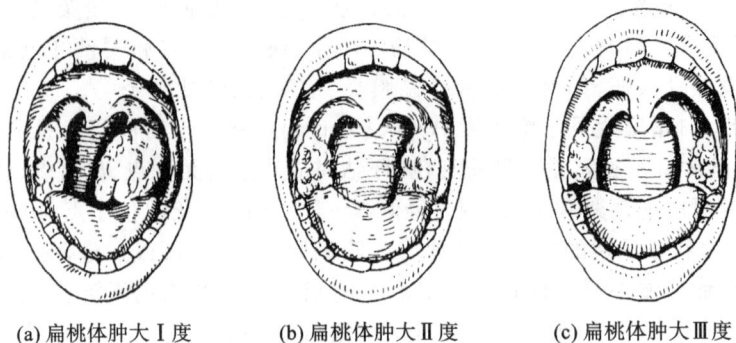

(a) 扁桃体肿大 I 度　　　　(b) 扁桃体肿大 II 度　　　　(c) 扁桃体肿大 III 度

图 4-4-2　扁桃体肿大

腺炎。流行性腮腺炎表现为单侧或双侧腮腺迅速肿大,伴有压痛和全身发热。化脓性腮腺炎表现为单侧腮腺肿大者导管处加压后有脓性分泌物流出。腮腺混合瘤表现为腮腺呈结节状,边界清楚,质韧,有移动性。腮腺恶性肿瘤表现为质硬、有痛感、与周围组织粘连、进展迅速,可伴面瘫。

**8. 口腔气味**　健康人口腔无特殊气味。牙周炎、牙龈炎、龋齿、牙槽脓肿、消化不良等均可引起口臭。其他可引起口腔气味发生改变的情况:有机磷杀虫药中毒的患者可有大蒜味,糖尿病酮症酸中毒患者可有烂苹果味,尿毒症患者可有氨味,肝坏死患者可有肝臭味。

### 小　结

头面部评估的主要内容包括对头皮、头发、头颅、头部运动、眼、耳、鼻、口腔等的评估,主要的检查方法以视诊和触诊为主。本节重点讲述了巩膜黄染、瞳孔大小、瞳孔对光反射、鼻窦压痛、口腔、咽和扁桃体的评估方法等,以及常见异常体征的特征及其临床意义。

### 能力检测

1. 头面部评估的内容包括哪些?
2. 简述扁桃体肿大的分度。

# 第五节　颈部检查

### 学习目标

1. 掌握颈部评估的基本方法、评估内容。
2. 熟悉颈部正常表现和常见异常体征的临床意义。
3. 了解颈部异常体征的发病机制。

### 案例引导

案例 4-5　患者,女,26 岁,在家发现颈部肿块,2 天后来医院就诊,体格检查发现气管左侧可扪及一结节,质硬,随吞咽上下移动,同侧胸锁乳突肌前缘可扪及肿大淋巴结。

头面部评估视频

PPT 课件
4-5

Note

请思考：

1. 该患者可能发生了什么状况？
2. 如何正确地为该患者做颈部检查？

颈部评估时，患者常取舒适坐位或仰卧位，充分暴露颈部和肩部。为便于描述，对颈部病变进行定位，可根据解剖结构，将颈部分为颈前三角和颈后三角。颈前三角指前正中线、下颌骨下缘、胸锁乳突肌内缘之间的区域；颈后三角指胸锁乳突肌后缘、锁骨上缘与斜方肌前缘之间的区域。

## 一、颈部活动

正常人颈部居中，活动自如。头偏向一侧称为斜颈，见于先天性颈肌挛缩、颈肌外伤或瘢痕挛缩等。颈部活动受限伴疼痛，可见于颈肌扭伤、颈椎疾病、颈部软组织炎症等。头不能抬起常见于重症肌无力、进行性肌萎缩、严重消耗性疾病的晚期等。颈项强直为脑膜刺激征之一，常见于脑膜炎、蛛网膜下腔出血等。同时，还应注意有无颈部包块。

## 二、颈部皮肤

评估时应注意有无蜘蛛痣、感染（如疖、痈、结核）及其他局限性或广泛性病变，如瘢痕、瘘管、神经性皮炎、银屑病等。

## 三、颈部外形

正常人颈部直立，双侧对称，矮胖者较粗短，瘦长者较细长。女性甲状软骨较平坦，男性则比较突出。颈部包块常见于各种原因引起的淋巴结肿大、甲状腺肿大及甲状腺包块、囊性瘤等。评估颈部包块时应注意其部位、大小、数量、质地、活动度、压痛及与周围器官间的关系等。

## 四、颈部血管

### （一）颈静脉

正常人坐位或立位时颈外静脉常不显露，平卧时可稍见充盈，但充盈的水平仅限于锁骨上缘至下颌角连线的下 2/3 内。若取 30°～45°半卧位时，静脉充盈度超过正常水平，称为颈静脉怒张，提示静脉压增高，见于右心衰竭、心包积液、缩窄性心包炎或上腔静脉阻塞综合征。颈静脉一般无搏动，颈静脉搏动见于三尖瓣关闭不全的患者，其特点为柔和、范围弥散，触诊时不能触及搏动。

### （二）颈动脉

正常人静息状态下不易观察到颈动脉搏动，在剧烈活动后可见微弱搏动。若在静息状态下观察到明显的颈动脉搏动，多见于高血压、主动脉瓣关闭不全、甲状腺功能亢进、严重贫血者。颈动脉搏动较颈静脉搏动强，触诊时能触及搏动。

颈部血管评估时除通过视诊和触诊外，还要注意听诊。生理状态下，右锁骨上窝有时可听到连续、柔和、低调的静脉嗡鸣音，用手指压迫后即可消失。如在颈部大血管区闻及收缩期血管杂音，见于大动脉炎或动脉硬化所致的颈动脉或椎动脉狭窄。

## 五、甲状腺

正常甲状腺柔软，表面光滑，外观不突出且不易触及，做吞咽动作时可随吞咽上下移动。若看到或触及甲状腺，常提示甲状腺肿大。甲状腺的评估方法如下。

### （一）视诊

嘱患者取坐位，头稍后仰，做吞咽动作，可见甲状腺随吞咽上下活动，观察甲状腺的大小和对称性。必要时可嘱患者两手放于枕后，头后仰，再观察。青春发育期女性甲状腺可略增大，属正常现象。

颈部血管评估视频

思政领航 4

Note

甲状腺
评估视频

**（二）触诊**

**1. 甲状腺峡部** 护士站于患者前面,用拇指从胸骨上切迹向上触摸,可触到气管前软组织,嘱患者做吞咽动作,可感到此软组织在手下滑动,判断其有无肿大。护士也可站在患者身后,用示指、中指、环指等进行触诊。

**2. 甲状腺侧叶**

（1）前面触诊:护士站于患者前方。评估左叶时,护士左手拇指置于患者环状软骨下气管右侧,将甲状腺轻推向左侧,右手示指、中指、环指放在患者左侧的胸锁乳突肌后缘,向前推挤甲状腺侧叶,右手拇指在左侧的胸锁乳突肌前缘滑动触摸,触诊时嘱患者配合吞咽动作,随吞咽而上下浮动者即为甲状腺。用相同方法检查右侧。触诊时应注意甲状腺的轮廓、大小、质地、对称性、有无压痛及震颤等情况（图 4-5-1）。

（2）后面触诊:护士站于患者背后。评估左叶时,护士右手示指、中指、环指指头放在患者环状软骨下气管右侧,向左轻推甲状腺右叶,护士左手拇指置于患者左侧的胸锁乳突肌后缘,向前推挤甲状腺侧叶,左手的示指、中指、环指在左侧的胸锁乳突肌前缘滑动触摸,触诊时嘱患者配合吞咽动作,随吞咽而上下浮动者即为甲状腺。用相同方法检查右侧。触及甲状腺肿大时,应注意其大小、质地、对称性、有无压痛及震颤等情况（图 4-5-2）。

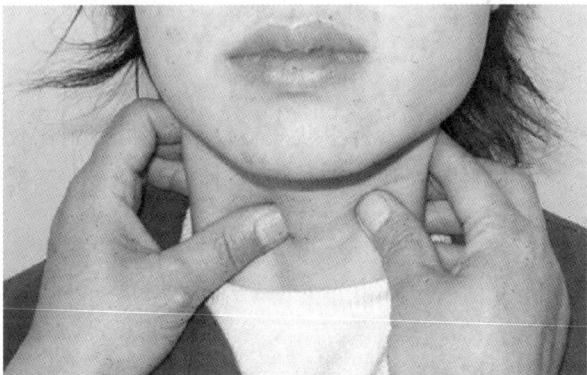

图 4-5-1 前面触诊甲状腺

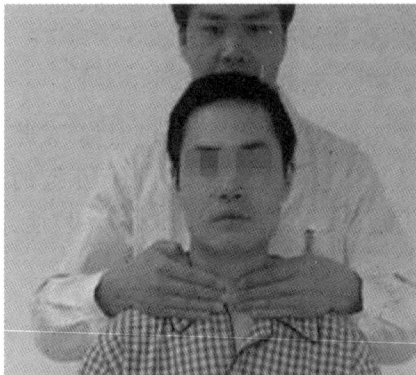

图 4-5-2 后面触诊甲状腺

甲状腺肿大可分为三度:不能看出肿大但能触及者为Ⅰ度;能看到肿大又能触及,并在胸锁乳突肌以内者为Ⅱ度;超过胸锁乳突肌外缘者为Ⅲ度。

**（三）听诊**

触及肿大的甲状腺时,用钟型听诊器置于肿大的甲状腺上进行听诊。可闻及甲状腺功能亢进者低调的连续性静脉"嗡鸣"血管杂音（肿大的甲状腺血管增多、增粗,血流加速所致）。甲状腺肿大见于单纯性甲状腺肿、甲状腺功能亢进、慢性淋巴性甲状腺炎或甲状腺肿瘤等。单纯性甲状腺肿常表现为甲状腺弥漫性或结节性甲状腺肿,无震颤和血管杂音,常不伴有甲状腺功能亢进。甲状腺功能亢进常表现为甲状腺弥漫性肿大、质软、有震颤,可闻及血管杂音。甲状腺癌常表现为甲状腺有不规则结节,结节质硬、与周围组织粘连、进展迅速。桥本甲状腺炎一般表现为甲状腺弥漫性或结节性肿大,可在腺体后方触及总动脉搏动。

## 六、气管

气管评估
视频

正常人气管位于颈前正中部。评估时让患者取坐位或仰卧位,使颈部处于自然直立位。护士将右手示指和环指分别置于患者两侧胸锁关节上,将中指置于其气管上,观察中指是否在示指与环指中间。正常人两侧距离相等,提示气管居中。若两侧距离不等,则提示气管移位。根据气管移位的情况可帮助判断病变情况。胸腔大量积液、气胸、纵隔肿瘤、单侧甲状腺肿大时,气管向健侧移位;肺不张、

Note

肺纤维化、胸膜肥厚粘连时,气管向患侧移位。患主动脉弓动脉瘤情况下,心脏收缩时瘤体膨大将气管压向后下方,故可以看到气管随心脏搏动而向下曳动,称气管牵曳征(Oliver 征)。

> **小 结**

颈部评估的内容有颈部活动、皮肤、外形、血管、甲状腺、气管。评估的主要方法是视诊和触诊。本节主要讲述甲状腺、气管位置、颈部静脉、颈部动脉的检查方法及其异常的临床意义。

> **能力检测**

1. 颈部评估内容包括哪些?
2. 简述甲状腺肿大的分度。

(颜 航)

颈部评估
视频

# 第六节　胸壁与胸廓评估

PPT 课件
**4-6**

> **学习目标**
>
> 1. 掌握胸壁与胸廓评估的基本方法、内容以及常见异常体征。
> 2. 熟悉胸壁与胸廓正常表现和常见异常体征的临床意义。
> 3. 了解胸部常见的体表标志及胸壁与胸廓常见异常体征的发生机制。

> **案例引导**
>
> 案例 4-6　患者,男,69 岁,反复咳嗽、咳痰 10 余年,劳力性呼吸困难 1 年。3 天前因淋雨后症状加重,并伴有发热、食欲减退、全身乏力。
>
> 请思考:
>
> 1. 如何对该患者进行胸部评估?
> 2. 目前该患者存在哪些护理诊断?

胸部是指颈部以下和腹部以上的区域,胸部评估内容主要包括胸壁、胸廓、乳房等。

胸部评估要求在安静、温度适宜和光线充足的环境中进行,患者根据病情可取坐位或卧位,尽可能暴露全部胸廓。评估时应自上向下,全面系统地按视诊、触诊、叩诊、听诊的顺序进行,先评估前胸部,再评估背部,同时应注意左右两侧对比。

## 一、胸部的体表标志

为准确标记正常胸部脏器的位置和轮廓,描述胸壁及胸腔内脏器病变的部位和范围,常需借助体表上的自然标志(如骨骼标志、自然陷窝)和人工划线或分区。

Note

**（一）前胸壁骨骼标志(图 4-6-1)**

**1. 胸骨**　位于前胸壁正中,呈扁平状,自上而下分为胸骨柄、胸骨体、剑突。

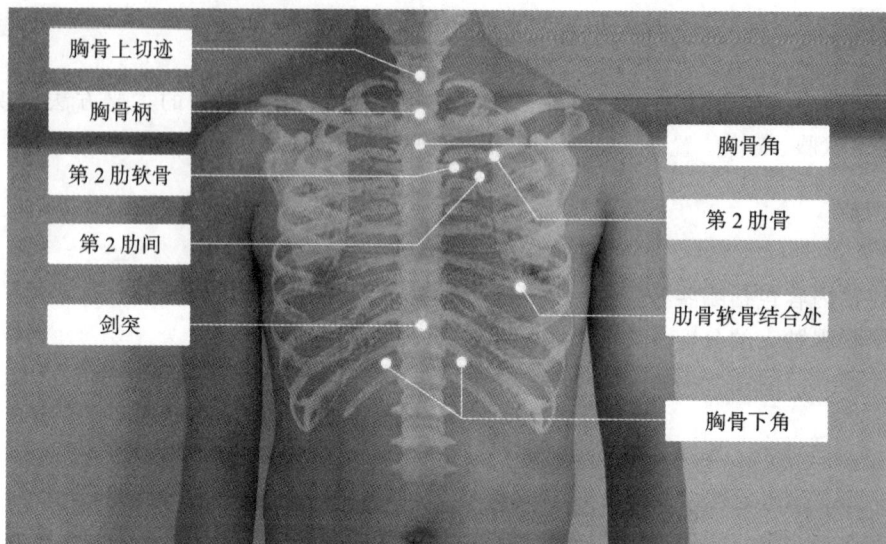

胸骨上切迹

胸骨柄

第 2 肋软骨

第 2 肋间

剑突

胸骨角

第 2 肋骨

肋骨软骨结合处

胸骨下角

**图 4-6-1　前胸壁骨骼标志**

**2. 胸骨角**　又称 Louis 角,是胸骨柄与胸骨体连接处向前的突起,其两侧分别与左右第 2 肋软骨相连接,是前胸壁计数肋骨和肋间隙顺序的主要标志。

**3. 剑突**　为胸骨体下端的突出部分,呈三角形。

**4. 肋骨**　构成胸廓的骨性支架,共 12 对。第 1~10 对肋骨在前胸部与肋软骨相连,再与胸骨相连,第 8~10 对肋骨与胸骨不相连,为浮肋。大多肋骨可在胸壁触及,但第 1 肋骨因被锁骨遮盖常不能触及。

**5. 肋间隙**　两个肋骨之间的间隙。由胸骨角确定第 2 肋骨,第 2 肋骨以下的间隙为第 2 肋间隙,依此类推。前胸壁的水平位置多以肋骨或肋间隙为标志。

**6. 腹上角**　又称胸骨下角,为左右肋弓在胸骨下端会合所构成的夹角,正常为 70°~110°。腹上角与体型有关,其后为肝脏左叶、胃及胰腺所在区域。

**（二）后胸壁骨骼标志**

**1. 脊柱棘突**　为后正中线的标志,位于背部颈椎与胸椎交界处的第 7 颈椎棘突最为突出,常作为计数胸椎的标志。

**2. 肩胛骨**　位于后胸壁脊柱两侧第 2~8 肋骨间。肩胛冈及其肩峰端易触及。

**3. 肩胛下角**　肩胛骨内侧缘向下的终止处。患者双手自然下垂时,肩胛下角平第 7 肋水平或第 7 肋间隙,常作为后胸部计数肋骨的标志。

**4. 肋脊角**　第 12 肋骨与脊柱构成的夹角,前面为肾和输尿管上端所在的区域。

**（三）自然陷窝**

**1. 胸骨上窝**　指胸骨柄上方的凹陷部,气管位于其后。

**2. 锁骨上窝(左、右)**　指锁骨上方的凹陷部,相当于两肺上叶肺尖的上部。

**3. 锁骨下窝(左、右)**　指锁骨下方的凹陷部,相当于两肺上叶肺尖的下部。

**4. 腋窝(左、右)**　指两上肢内上缘与胸壁外上缘构成的凹陷。

**5. 肩胛上区(左、右)**　指肩胛冈上方的区域,其外上界为斜方肌上缘。

**6. 肩胛间区(左、右)**　指两肩胛骨内缘间的区域,以后正中线为界,分为左、右两部分。

胸部体表
标志视频

Note

**7. 肩胛下区(左、右)** 指两肩胛下角连线与第 12 胸椎水平线之间的区域。

### (四)人工划线和分区

**1. 前正中线** 指通过胸骨正中的一条垂直线,又称为胸骨中线。

**2. 锁骨中线** 指通过左、右锁骨的肩峰端与胸骨端中点的两条垂直线。

**3. 腋前线** 指通过左、右腋窝前皱襞,沿前侧胸壁向下的两条垂直线。

**4. 腋中线** 指通过左、右腋窝顶部,与腋前线和腋后线等距离的两条垂直线。

**5. 腋后线** 指通过左、右腋窝后皱襞沿后侧胸壁向下的两条垂直线。

**6. 肩胛线** 指两臂自然下垂时,分别通过左、右肩胛下角的两条垂直线。

**7. 后正中线** 指通过脊椎棘突或脊柱正中的一条垂直线,又称为脊柱中线。

## 二、胸壁、胸廓与乳房评估

### (一)胸壁

胸壁评估方法主要为视诊和触诊,评估内容包括胸壁静脉、有无皮下气肿、有无胸壁压痛及肋间隙膨隆或凹陷等。

**1. 胸壁静脉** 正常胸壁看不到明显静脉,当上腔静脉或下腔静脉阻塞时,胸壁静脉可出现充盈显露或曲张。若上腔静脉阻塞,静脉血流方向自上而下;若下腔静脉阻塞,静脉血流方向则自下而上。

**2. 皮下气肿** 胸部皮下组织有气体积存时,用手按压皮肤时有握雪感或捻发感。皮下气肿多是气管、支气管、肺或胸膜破裂后,气体逸至皮下所致,可由胸部外伤、自发性气胸、肋骨骨折等引起。

**3. 胸壁压痛** 正常情况下用手轻压胸壁或胸骨下端均无压痛。当发生胸壁软组织炎、肋软骨炎、肋间神经炎、肋骨骨折等时,胸壁局部受累,可出现压痛。白血病患者因骨髓异常增生,胸骨下端可出现明显压痛和叩击痛。

**4. 肋间隙膨隆或凹陷** 正常人一般无肋间隙膨隆,体形较瘦的人可见肋间隙稍有凹陷。吸气时肋间隙明显凹陷,并伴有胸骨上窝、锁骨上窝的凹陷,称为三凹征,见于明显的吸气性呼吸困难的患者。肋间隙膨隆可见于胸腔大量积液、张力性气胸或严重肺气肿患者呼气时。

### (二)胸廓

胸廓的外形主要由左右径和前后径的比例决定,正常成人胸廓呈两侧大致对称的椭圆形,左右径大于前后径,两者的比例约为 1.5∶1。儿童和老年人胸廓左右径稍大于前后径或接近前后径,呈圆柱形。

**1. 扁平胸** 胸廓呈扁平状,左右径是前后径的 2 倍以上。生理情况下见于瘦长体形者,病理情况下可见于慢性消耗性疾病,如肺结核、恶性肿瘤晚期等。

**2. 桶状胸** 胸廓呈圆桶状,左右径与前后径几乎相等或小于前后径,肋骨呈水平走向,肋间隙增宽饱满,腹上角增大。生理情况下见于老年人或矮胖体形者,病理情况下常见于严重肺气肿患者。

**3. 佝偻病胸** 佝偻病所致的胸廓外形的改变,多见于儿童。佝偻病胸有以下几种类型。①鸡胸:胸廓的前后径略长于左右径,胸廓的上下距离较短,且胸骨下端前突,前侧胸壁肋骨凹陷。②佝偻病串珠:胸骨两侧各肋软骨与肋骨的交界处隆起,形成串珠状。③肋膈沟:下胸壁前面的肋骨外翻,胸壁自剑突起沿膈肌附着的部位向内凹陷形成的沟状带。④漏斗胸:胸骨剑突处明显内陷,形似漏斗。

**4. 胸廓局部隆起** 见于胸壁炎症、肋骨骨折、肿瘤、心脏明显增大、大量心包积液及主动脉瘤等。

**5. 胸廓一侧变形** 胸廓一侧膨隆,多见于该侧气胸、胸腔大量积水等。胸廓一侧凹陷,多见于肺不张、肺纤维化、广泛胸膜增厚及粘连等。

**6. 脊柱畸形引起的胸廓改变** 先天性脊柱畸形、脊柱结核或脊柱外伤等可引起脊柱前凸、后凸或侧凸畸形,导致胸廓两侧不对称,肋间隙增宽或变窄。严重的畸形可导致胸廓外形明显改变,从而影响呼吸、循环功能。

胸壁胸廓
评估视频

Note

## （三）乳房

评估乳房时，环境要安静，光线要充足，并注意保护患者的隐私。患者可取坐位或仰卧位，胸部充分暴露，按先健侧后患侧、先视诊后触诊的顺序进行。

**1. 视诊**　视诊时应注意双侧乳房的形状、大小、对称性、乳房皮肤、外表、乳头、腋窝和锁骨上窝等。

（1）对称性：正常男性和儿童乳房不明显，乳头位置大约位于锁骨中线第 4 肋间隙。正常女性乳房青春期开始发育增大，呈半球形，乳头呈圆柱形，两侧乳房基本对称。孕妇和哺乳期乳房可增大，乳晕扩大，颜色加深。如一侧乳房明显增大，见于炎症、囊肿、肿瘤或先天畸形等。一侧乳房明显缩小，多因该侧发育不全。男性出现乳房发育，多见于内分泌紊乱，如肾上腺皮质功能亢进、肝硬化、肺癌等。

（2）乳房皮肤。①发红：评估时注意乳房皮肤的颜色，有无水肿、溃疡、色素沉着、瘢痕或局部回缩。皮肤发红常伴局部皮肤红、肿、热、痛，常见于乳腺炎；皮肤深红色，不伴热、痛，见于癌性淋巴管炎。②外表：局部皮肤外观呈橘皮样改变（因癌细胞堵塞乳房皮肤淋巴管引起淋巴水肿，毛囊下陷），乳头内陷伴有乳头血性溢液，常见于乳腺癌患者。乳房表面出现瘘管或溃疡，见于乳房脓肿或结核。乳房皮肤回缩可见于外伤、炎症或乳腺癌（乳房悬韧带缩短所致）。患者做双手上举过头、双手叉腰、背部后伸的动作时，可使乳房悬韧带拉紧，有助于早期发现乳房皮肤回缩。

（3）乳头：正常女性乳头呈圆柱状，两侧大小相等。评估时应注意乳头位置、大小、两侧是否对称，有无回缩及乳头分泌物。乳头回缩若为自幼即有，见于发育异常；若为近期发生，见于乳腺癌。乳头出现血性分泌物常见于肿瘤，如导管内良性乳头状瘤或乳腺癌。

（4）腋窝和锁骨上窝部位：注意观察有无局部红肿、溃疡、包块和瘢痕等。

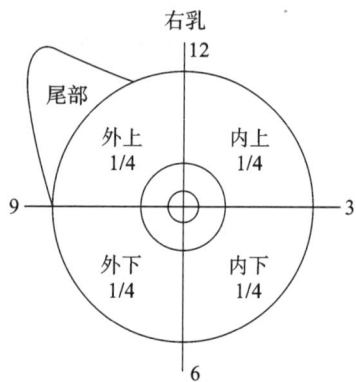

图 4-6-2　乳房分区

**2. 触诊**　触诊时患者可取坐位或仰卧位。取坐位时两臂先下垂，然后高举过头或双手叉腰。取仰卧位时，肩下要垫一小枕以抬高肩部。为便于评估和记录，通常以乳头为中心做一水平线和一垂直线，将乳房分为内上、外上、内下、外下四个象限（图 4-6-2）。评估时护士将手指或手掌轻置于患者乳房上，用指腹轻施压力，以旋转式或来回滑动式由浅入深地进行触诊。注意先评估健侧，后评估患侧，且按外上、外下、内下、内上的顺序进行触诊，最后触诊乳头。

评估时应特别注意双侧乳房的硬度与弹性、有无压痛及包块等。

（1）硬度与弹性：正常乳房有弹性，触诊时有柔韧感和模糊的颗粒感，且随年龄和女性生理周期而变化。青年人乳房柔软，质地均匀一致；月经期因乳房小叶充血有紧张感；妊娠期乳房增大有柔韧感；哺乳期呈结节感；中年人可触及乳腺中的小叶；老年人多呈纤维结节感。乳房出现弹性消失、硬度增加，常见于炎症和肿瘤。

（2）压痛：乳房局部出现压痛常见于炎症。恶性病变一般无压痛。

（3）包块：触及包块时应注意其部位、数目、大小、硬度、活动度、有无压痛及压痛的程度、边缘是否清楚、与周围组织有无粘连等。若肿块外形规整、表面光滑、质地较软或呈囊性、边界清晰、无粘连、可活动，多见于良性肿瘤；若包块表面凹凸不平、质地坚硬、边界不清、与周围组织粘连、活动度差，多见于恶性肿瘤。

（4）引流区淋巴结：乳房触诊后还应仔细触诊双侧腋窝、锁骨上窝及颈部的淋巴结有无肿大或其他异常。

### 3. 乳房的常见病变

（1）急性乳腺炎：乳房红、肿、热、痛，常局限于一侧乳房的某一象限。触诊有硬结包块，伴寒战、发热及出汗等全身中毒症状，常见于哺乳期妇女。

（2）乳腺肿瘤：乳腺肿瘤多发生于中年后，多无炎症表现，活动度差，边界不清，局部皮肤呈橘皮样，乳头回缩，晚期常伴有腋窝淋巴结转移；良性肿瘤则质地较软，边界清晰并可活动，常见有乳腺囊性增生、乳腺纤维瘤等。

男性乳房增生可见于肝硬化、肾上腺皮质功能亢进等。

### 小 结

本节主要介绍了胸部的体表标志，胸壁、胸廓及乳房评估的方法及阳性体征的临床意义等。重点内容是胸壁与胸廓评估的内容和方法，难点是胸壁与胸廓评估阳性体征所代表的临床意义。

### 能力检测

1. 简述桶状胸、扁平胸的定义及临床意义。
2. 胸壁与胸廓的评估方法和内容有哪些？

# 第七节 肺与胸膜评估

PPT 课件
4-7

### 学习目标

1. 掌握肺与胸膜评估的基本方法、内容以及常见异常体征。
2. 熟悉肺部正常表现和常见异常体征的临床意义。
3. 了解肺与胸膜常见异常体征的发生机制。

### 案例引导

案例 4-7　患者，男，73 岁，反复咳嗽、咳痰 20 年，3 天前在受凉后出现咳脓痰、胸闷、呼吸困难，并进行性加重而入院。身体评估：T 37.2 ℃，P 108 次/分，R 22 次/分，BP 130/90 mmHg，神志清醒，桶状胸，双肺叩诊呈过清音，双肺可闻及少许干、湿啰音。初步诊断：慢性阻塞性肺疾病急性发作。

请思考：

1. 如何对该患者进行肺部评估？
2. 该患者目前存在的护理诊断有哪些？

肺与胸膜评估时，患者一般取坐位或仰卧位，胸部充分暴露，要求室内环境温暖舒适、光线充足。一般按视诊、触诊、叩诊、听诊的顺序进行，自上而下，从前到后，先前胸后侧胸，最后背部，注意左右两侧对比。

Note

## 一、视诊

肺部视诊的内容有呼吸运动、呼吸频率、呼吸节律和呼吸深度等。

### (一) 呼吸运动

正常情况下,呼吸运动是借助膈肌和肋间肌的收缩和舒张来协助完成的,吸气时膈肌收缩、横隔下降、腹壁向外隆起,同时肋间肌收缩,胸廓前部肋骨向上外方移动,胸廓扩大;呼气时膈肌舒张,腹壁回缩,同时肋间肌舒张,前部肋骨向下内方移动,胸廓缩小。评估呼吸运动时,除需注意呼吸运动的对称性外,还应注意呼吸运动的类型、有无呼吸困难等。

**1. 呼吸运动类型** 可分为胸式呼吸(以肋间肌运动为主的呼吸)和腹式呼吸(以膈肌运动为主的呼吸)。正常人两种呼吸方式同时存在,以一种呼吸方式为主。女性以胸式呼吸为主,正常男性和儿童以腹式呼吸为主。呼吸运动可因疾病影响发生改变。肺、胸膜或胸壁疾病如肺炎、胸膜炎、重症肺结核、肋骨骨折等,可引起胸式呼吸减弱而腹式呼吸增强;而腹膜炎、大量腹腔积液、妊娠晚期、腹腔内巨大肿瘤时,可引起腹式呼吸减弱而胸式呼吸增强。

**2. 呼吸困难** 正常人无呼吸困难,如发生呼吸困难,应注意判断其类型,呼吸困难根据病变部位不同,可分为吸气性呼吸困难、呼气性呼吸困难和混合性呼吸困难。①吸气性呼吸困难:上呼吸道部分阻塞时,气流不能顺利进入肺内,吸气时呼吸肌用力收缩,肺内负压明显增高,引起胸骨上窝、锁骨上窝、肋间隙向内凹陷(称为"三凹征"),表现为吸气费力、吸气时间延长,常见于气管异物、气管肿瘤或其他原因所致的气管阻塞等。②呼气性呼吸困难:下呼吸道阻塞时,气流呼出不畅,呼气时用力,从而引起肋间隙膨隆,表现为呼气费力,呼气时间延长,常见于支气管哮喘和慢性阻塞性肺疾病。③混合性呼吸困难:严重而广泛的肺部病变或胸部病变,导致呼吸面积减少,影响肺换气功能,吸气和呼气时均感到费力,呼吸浅快,见于重症肺炎、重症肺结核、广泛性肺纤维化、大面积肺梗死、大量胸腔积液、气胸、大面积肺不张等。

### (二) 呼吸频率

正常成人静息状态下呼吸频率为12～20次/分,呼吸与脉搏之比约为1∶4,新生儿呼吸频率约为44次/分,并随年龄的增长而逐渐减少。一些生理或病理状态可引起呼吸频率发生变化。呼吸频率和深度的改变如图4-7-1所示。常见的呼吸频率改变有如下两种。

(1) 呼吸过速:呼吸频率超过20次/分,见于剧烈运动、发热、贫血、甲状腺功能亢进、疼痛及心力衰竭等。一般体温每升高1 ℃,呼吸大约每分钟增加4次。

(2) 呼吸过缓:呼吸频率低于12次/分,见于颅内压增高和镇静剂或麻醉剂应用过量等。

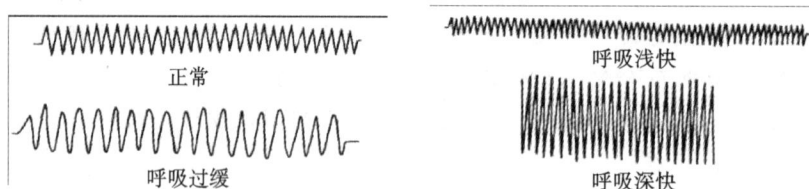

正常

呼吸过缓

呼吸浅快

呼吸深快

**图4-7-1 呼吸频率和深度改变**

### (三) 呼吸节律

正常成人静息状态下呼吸节律均匀而整齐,某些病理状态下可出现呼吸节律的改变,呼吸节律的改变如图4-7-2所示。

(1) 潮式呼吸:又称为陈-施(Cheyne-Stokes)呼吸,是一种周期性的不规则呼吸,主要由呼吸中枢的兴奋性降低,调节呼吸的反馈系统失常引起,常提示病情危重,预后不良。表现为呼吸由浅慢逐渐变为深快,再由深快逐渐转变为浅慢,接着出现一段时间(5～30 s)的呼吸暂停,如此周而复始。多见

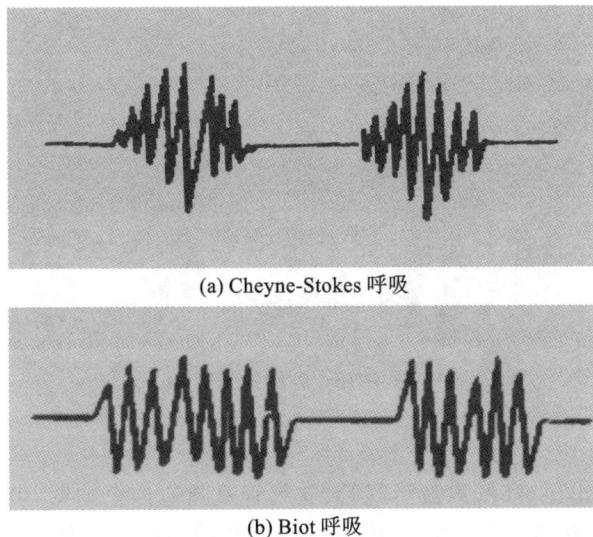

(a) Cheyne-Stokes 呼吸

(b) Biot 呼吸

图 4-7-2 呼吸节律的改变

于脑膜炎、脑炎、颅内压增高等中枢神经系统疾病,以及糖尿病酮症酸中毒、巴比妥中毒等。另外,某些老年人因脑动脉硬化、中枢神经供血不足,可在深睡时出现潮式呼吸。

(2)间停呼吸:又称为比奥(Biot)呼吸,是一种较潮式呼吸更为严重的呼吸节律的变化,预后多不良,常发生于临终前。表现为规律呼吸几次后,突然停止一段时间,之后又开始呼吸,这样周而复始。其发生原因及临床意义同潮式呼吸。

(3)叹息样呼吸:表现为在一段规律正常的呼吸中插入一次深大呼吸,常伴有叹息声,多为功能性改变,见于抑郁症、神经衰弱和精神紧张等。

(4)双吸气呼吸:又称为抽泣样呼吸,是一种连续两次吸气,类似于抽泣的呼吸,见于颅内高压和脑疝前期。

(5)抑制性呼吸:指吸气相突然中断,呼吸运动短暂突然地受到抑制的一种呼吸,呼吸较正常浅快,患者常表情痛苦,见于胸部剧烈疼痛者,如急性胸膜炎、肋骨骨折、胸部严重外伤或胸膜恶性肿瘤患者。

**(四)呼吸深度**

(1)呼吸浅快:见于肥胖、呼吸肌麻痹、严重鼓肠、腹腔积液等,以及肺炎、胸膜炎、胸腔积液、气胸等肺部疾病。

(2)呼吸深快:见于剧烈运动、情绪激动、过度紧张、代谢性酸中毒等。

(3)深长呼吸:又称为库斯莫尔(Kussmaul)呼吸,表现为呼吸深而慢,节律规整,见于严重代谢性酸中毒,如糖尿病酮症酸中毒、尿毒症酸中毒等。

## 二、触诊

胸部触诊的主要内容包括胸廓扩张度、语音震颤和胸膜摩擦感。

**(一)胸廓扩张度**

吸气时胸廓扩张,呼气时胸廓回缩,胸廓扩张度是指呼吸时胸廓动度。常选择呼吸时动度较大的胸廓前下部进行评估。评估前胸廓扩张度时,护士两手轻置于患者胸廓下面的前侧部对称部位,左右拇指分别沿两侧肋缘指向剑突,手掌和其余四指伸展置于前侧胸壁,嘱患者做深呼吸运动,观察和比较两手的动度是否一致(图 4-7-3)。评估后胸廓扩张度时,护士将两手平置于患者背部约第 10 肋骨水平,拇指与正中线平行,并将两侧皮肤向中线轻推,嘱患者做深呼吸运动,观察和比较两手的幅度是否一致。正常两侧胸廓活动度相等。一侧胸廓扩张度降低见于该侧气胸、胸腔大量积液、胸膜增厚和肺不张等,双侧扩张度降低见于肺气肿、双侧胸膜炎、双侧胸膜增厚等。

胸廓扩张度
评估方法
视频

Note

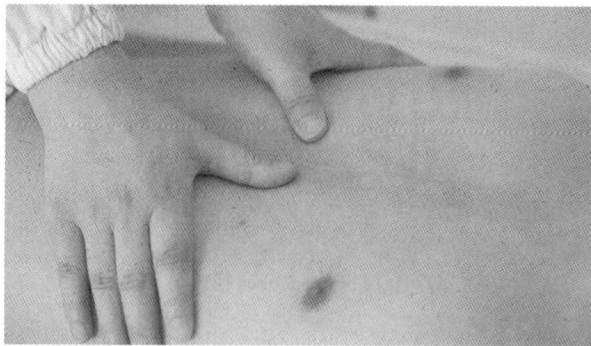

图 4-7-3　胸廓扩张度

### （二）语音震颤

语音震颤是指患者发出语音时,声波沿气管、支气管及肺泡传至胸壁,引起共鸣而产生的振动,可由护士的手触及,又称触觉语颤,评估方法:护士将双手掌面或手掌尺侧缘平放于患者两侧胸壁的对称部位,嘱患者用同等强度重复发"yi"的长音,按自上至下、从内到外、先前胸后背部的顺序,比较两侧相应部位语音震颤的异同,注意有无单侧、双侧增强或减弱。

语音震颤的强弱受患者的声音强度、音调高低、胸壁厚薄、气道及支气管是否通畅,以及支气管与胸壁的距离等影响,并与患者的年龄、性别、体形和部位等有关。语音震颤在肩胛间区及左右胸骨旁第 1 与第 2 肋间隙部位最强,在肺底最弱。正常成人较儿童强,男性较女性强,消瘦者较肥胖者强,前胸上部较下部强,右胸上部较左胸上部强。某些病理改变可引起语音震颤增强或减弱,可根据语音震颤的强度变化,判断胸内病变的性质。

（1）语音震颤减弱或消失:主要由阻碍声波传至胸壁的因素引起,包括以下情况。①支气管阻塞,如阻塞性肺不张;②肺泡含气量增多,如慢性阻塞性肺疾病;③气胸或大量胸腔积液;④严重胸膜增厚粘连;⑤胸壁皮下水肿;⑥胸壁皮下气肿。

（2）触觉语颤增强:主要由增加声波传至胸壁的因素引起,包括以下情况。①肺组织实变,如大叶性肺炎实变期、大片肺梗死等;②肺内大空洞,靠近胸壁的肺组织内有大空腔,如肺脓肿、空洞型肺结核等。

### （三）胸膜摩擦感

正常人胸膜腔内有少许的润滑液,呼吸时不产生摩擦感。胸膜有炎症时,因纤维蛋白沉积于脏层胸膜和壁层胸膜,使其表面变得粗糙,呼吸时两层胸膜相互摩擦,护士可用手感觉到,有如皮革相互摩擦的感觉,称为胸膜摩擦感。因胸廓的下前侧壁在呼吸时胸廓移动度最大,有胸膜摩擦感时易触及,故评估时常在此处进行。胸膜摩擦感在患者吸气和呼气时均可触及,但屏气时会消失,深呼吸时更明显。

## 三、叩诊

肺部疾病常导致肺组织的含气量发生改变,影响叩诊音,所以叩诊对判断肺部病变的存在及性质具有重要意义。

### （一）叩诊方法

叩诊方法有直接叩诊法和间接叩诊法两种,其中以间接叩诊法最为常用,具体方法参见第四章第一节。胸部叩诊时,患者取坐位或仰卧位,平静均匀地呼吸。叩诊前胸壁时,患者胸部稍向前挺,叩诊由锁骨上窝开始,然后沿锁骨中线、腋前线自第 1 肋间隙从上至下逐一对肋间隙进行叩诊。叩诊侧胸壁时,患者双臂抱头,自腋窝开始沿腋中线、腋后线叩诊,向下检查至肋缘。叩诊背部时,患者上身略前倾,头稍低,双手抱头或交叉抱肘,叩诊自肺尖开始,沿肩胛线逐一肋间隙向下叩诊。叩诊前胸壁及肩胛角以下时,板指平贴在肋间隙并与肋骨平行;叩诊肩胛间区时,板指与脊柱平行。

语音震颤评估视频

**（二）叩诊注意事项**

进行肺部叩诊时环境要安静温暖,叩击的力度要适度均匀。叩诊时应遵循自上而下的顺序,先叩前胸,再叩侧胸及背部,进行上下、左右、内外对比,注意叩诊音的变化。

**（三）影响叩诊音的因素**

（1）胸壁组织增厚:如肌肉层较厚、肥胖、乳房较大和胸壁水肿等,均可使叩诊音变浊。

（2）胸廓骨骼支架的改变:如胸廓变硬、肋软骨钙化,叩诊的振动向周围播散的范围增大,导致定界叩诊较难获得正确的结果。

（3）肺泡含气量、肺泡的张力及弹性的改变:均可影响叩诊音强弱,如深吸气时肺泡张力增加,可导致叩诊音调升高。

（4）胸腔积液:可影响叩诊的振动及声音的传播。

**（四）胸部叩诊音的分类**

胸部叩诊音包括清音、浊音、实音、鼓音和过清音,各种叩诊音在部位、强度、音调、时限和性质方面具有各自的特点及临床意义,参见第四章第一节表 4-4-1。

**（五）正常胸部叩诊音**

正常胸部叩诊音有四种:清音、鼓音、浊音、实音。正常肺部叩诊音为清音,其音响强弱和音调高低受肺泡含气量、胸壁组织厚薄以及邻近器官的影响而不同。前胸上部较下部稍浊;右肺上叶较左肺上叶稍浊;背部较前胸部稍浊;背上部较背下部稍浊;左腋前线下方因靠近胃泡,叩诊音为鼓音;右腋下部因受肝脏影响叩诊音稍浊。

**（六）异常胸部叩诊音**

当肺、胸膜、膈或胸壁存在病理改变时,正常肺部的清音区可出现鼓音、浊音、实音或过清音,称为异常叩诊音。异常叩诊音的类型取决于病变的性质、范围及距体表的距离。一般病变范围较大且距体表较近时才可出现异常的叩诊音。

（1）过清音:慢性阻塞性肺疾病,由于肺张力减弱而肺泡含气量增多。

（2）鼓音:空洞型肺结核、液化了的肺脓肿及气胸等。

（3）浊音或实音:①肺泡含气量大面积减少,如肺炎、肺梗死、肺水肿、肺硬化、肺不张等;②肺内不含气的占位病变(如肺肿瘤等),未液化的肺脓肿;③胸膜病变,如胸膜增厚、胸腔积液。

**（七）肺界的叩诊**

（1）肺上界:即肺尖的上界,其内侧为颈肌,外侧为肩胛带。叩诊方法:从斜方肌前缘的中点开始逐渐叩向外侧,叩诊音由清音变为浊音时做个标记,此处为肺上界的外侧终点,然后再从斜方肌前缘的中点向内叩,叩诊音由清音变为浊音时再做个标记,此处为肺上界的内侧终点。两个标记(即清音界)之间的宽度为肺尖的宽度,也称为克勒尼希峡(Kronig isthmus)。正常肺尖的宽度为 4～6 cm,右侧较左侧稍窄。肺上界变宽或叩诊呈过清音,见于慢性阻塞性肺疾病;肺上界变窄或叩诊呈浊音,见于肺尖含气量减少,如肺尖部的肺结核等。

（2）肺前界:正常肺前界相当于心脏绝对浊音界,即左肺前界在胸骨旁线第 4～6 肋间隙的位置,右肺前界在胸骨线的位置。两肺前界间的浊音区扩大,见于心脏扩大、心肌肥厚、心包积液等患者;两肺前界间的浊音区缩小,见于肺气肿患者。

（3）肺下界:正常人平静呼吸时,肺下界在锁骨中线位于第 6 肋间隙上,在腋中线位于第 8 肋间隙上,在肩胛线位于第 10 肋间隙上,两肺下界大致相同。肺下界可因体形、发育等不同而稍有差异,矮胖者的肺下界可上移 1 个肋间隙,瘦长者的肺下界可下移 1 个肋间隙。病理情况下,肺不张、肺间质纤维化、膈麻痹、肝脾肿大、腹腔积液、腹腔巨大肿瘤及鼓肠等可使肺下界上升;阻塞性肺气肿、腹腔内脏下垂等可使肺下界下降。

（4）肺下界移动范围:指呼吸时膈肌的最大移动范围。评估方法:先嘱患者平静呼吸,在其肩胛线

肺界叩诊
方法视频

Note

89

上叩出肺下界的位置,做一标记,然后嘱其深吸气后屏气,又自上而下叩出肺下界,做好标记,再嘱患者深呼气后屏气,再自上而下叩出肺下界,做好标记。最高标记与最低标记之间的距离即肺下界移动范围,正常为6~8 cm。双侧锁骨中线和腋前线的肺下界的移动度可由同法测出。肺下界移动度减弱见于:①肺组织弹性减弱或消失,如慢性阻塞性肺疾病;②肺组织萎缩,如肺纤维化和肺不张;③肺组织炎症和水肿;④局部胸膜粘连。当胸腔大量积液、广泛胸膜增厚粘连时,肺下界及其移动范围不能叩出,膈神经麻痹患者肺下界移动度消失。不同部位肺下界移动度亦稍有差异,一般腋中线及腋后线上的移动度最大。

## 四、听诊

听诊是胸部评估最重要的方法。肺部听诊时,患者可取坐位或卧位,微张口做均匀呼吸,必要时做深呼吸或咳嗽数次后立即听诊,这样更易发现呼吸音,干、湿啰音或胸膜摩擦音的变化。肺部听诊一般从肺尖开始,按照自上而下、从前胸部到侧胸部再到背部的顺序进行,注意上下、左右对称部位的差异。听诊前胸部时应沿锁骨中线和腋前线进行,听诊侧胸部时应沿腋中线和腋后线进行,听诊后背时应沿肩胛线进行。

### (一) 正常呼吸音

正常呼吸音包括支气管呼吸音、支气管肺泡呼吸音和肺泡呼吸音3种类型。

**1. 支气管呼吸音** 指吸入的空气经过声门、气管、主支气管时形成湍流所产生的声音,似抬舌后经口呼气发出的"ha"的声音。听诊部位:正常人可在喉部、胸骨上窝、背部第6、7颈椎及第1、2胸椎附近听到。听诊特点:呼气相较吸气相长,且呼气音较吸气音音响强、音调高。

**2. 支气管肺泡呼吸音** 一种混合性的呼吸音,兼有支气管呼吸音与肺泡呼吸音的特点。听诊部位:正常人可于胸骨两侧第1、2肋间隙、肩胛间区第3、4胸椎水平及肺尖前后部听到。听诊特点:支气管肺泡吸气音的性质与肺泡呼吸音相似,但音调较高且较响亮;支气管肺泡呼气音的性质与支气管呼吸音相似,但强度较弱、音调较低。吸气相与呼气相大致相等。

**3. 肺泡呼吸音** 空气在细支气管和肺泡内进出移动产生肺泡呼吸音,吸气时气流进入肺泡,冲击肺泡壁,使其由松弛变为紧张,呼气时肺泡又由紧张变为松弛,肺泡的这种弹性变化和气流的振动产生的声音即为肺泡呼吸音。听诊部位:正常人在支气管呼吸音、支气管肺泡呼吸音分布部位以外的大部分肺野内均可闻及肺泡呼吸音。听诊特点:肺泡呼吸音似上齿咬下唇吸气时发出的柔和吹风样的"fu-fu"音。其音调相对较低。吸气相较呼气相长,且吸气音较呼气音音响强、音调高。

肺泡呼吸音的强弱与患者的年龄、性别、呼吸深浅、肺组织弹性及胸壁厚薄等有关。儿童肺泡呼吸音较老年人强;正常男性肺泡呼吸音较女性强;在胸壁肌肉较薄、肺泡组织较多的部位,如乳房下部及肩胛下部,肺泡呼吸音最强,其次为腋窝下部,而在肺尖和肺下缘处,肺泡呼吸音最弱;另外,体形瘦长者肺泡呼吸音较体形矮胖者强。3种正常呼吸音的特征见表4-7-1。

表4-7-1 3种正常呼吸音的特征

| | 支气管呼吸音 | 支气管肺泡呼吸音 | 肺泡呼吸音 |
|---|---|---|---|
| 产生机制 | 呼吸时空气经过声门、气管、主支气管时形成湍流而产生的音响 | 兼有支气管呼吸音和肺泡呼吸音的产生机制 | 空气在进出细支气管和肺泡内时由于肺泡弹性变化和气流振动而产生的音响 |
| 听诊特点 | 似抬舌后经口腔呼气发出的"ha"的声音,音响强、音调高。呼气相较吸气相长,呼气音较吸气音音响强、音调高。吸气末与呼气开始之间有极短暂的间隙 | 兼有支气管呼吸音和肺泡呼吸音特点的混合性呼吸音,其吸气音的性质与肺泡呼吸音相似,但音调较高且较响亮;其呼气音的性质与支气管呼吸音相似,但强度稍弱、音调稍低。吸气相与呼气相大致相等,吸呼气之间有极短暂间隙 | 似上牙咬下唇吸气时发出的柔和吹风样的"fu-fu"音。音调相对较低。吸气音较呼气音音响强、音调高。呼气末气流量太小,不能闻及声响 |

肺部听诊
方法视频

Note

续表

| | 支气管呼吸音 | 支气管肺泡呼吸音 | 肺泡呼吸音 |
|---|---|---|---|
| 听诊部位 | 正常人于喉部、胸骨上窝、背部第6、7颈椎及第1、2胸椎附近可听到 | 正常人于胸骨两侧第1、2肋间隙、肩胛间区第3、4胸椎水平及肺尖前后部可听到 | 除支气管呼吸音、支气管肺泡呼吸音听诊部位之外的大部分肺野可听到 |

### (二)异常呼吸音

**1. 异常肺泡呼吸音**

(1)肺泡呼吸音增强:进入肺泡的空气量增加或进入肺内的空气流速加快,可使肺泡呼吸音增强。双侧肺泡呼吸音增强常见于机体需氧量增加和血液酸度增加等。①机体需氧量增加:如运动、发热、代谢功能亢进、贫血等引起呼吸深长和增快。②血液酸度增加:如酸中毒刺激呼吸中枢,使呼吸深长。一侧肺病变引起肺泡呼吸音减弱时,健侧肺可发生代偿性肺泡呼吸音增强。

(2)肺泡呼吸音减弱或消失:进入肺泡的空气量减少、进入肺内的空气流速减慢或呼吸音传导障碍等,可引起肺泡呼吸音减弱或消失,可发生于局部、单侧或双侧肺部,主要见于以下几种情况。①呼吸肌疾病:如重症肌无力、膈肌瘫痪或膈肌痉挛等。②胸廓活动受限:如胸痛、肋骨骨折或肋软骨骨化等。③支气管阻塞:如支气管狭窄、慢性阻塞性肺疾病等。④压迫性肺膨胀不全:如胸腔积液、气胸、胸膜肥厚等。⑤腹部疾病:如大量腹腔积液、肠胀气、腹腔内巨大肿瘤等。

(3)呼气音延长:下呼吸道部分阻塞或肺组织弹性降低可引起呼气音延长,多见于支气管哮喘、慢性阻塞性肺气肿等。

(4)断续性呼吸音:支气管狭窄或肺内局部有炎症,导致空气不能均匀、连续地进入肺泡,也称为齿轮呼吸音。多见于局部支气管炎、肺炎、肺结核等。

(5)呼吸音粗糙:支气管黏膜轻度水肿或炎症,导致支气管壁狭窄或不光滑,气流通过不畅。其特点为声音粗糙、音调较高、音响不均匀。见于早期的支气管炎或肺炎。

**2. 异常支气管呼吸音** 在正常肺泡呼吸音部位闻及支气管呼吸音,称为异常支气管呼吸音,又称管状呼吸音。常见于肺组织实变、肺内大空腔、压迫性肺不张。①肺组织实变:支气管呼吸音易通过较致密的肺实变组织传导所致,如大叶性肺炎实变期等。②肺内大空腔:当肺内较大空腔与支气管相通,且周围肺组织有实变时,声音易传导,如肺脓肿或肺结核空洞。③压迫性肺不张:组织受压变得致密,有利于支气管呼吸音的传导所致,如胸腔积液区上方有时可听到支气管呼吸音,但强度较弱。

**3. 异常支气管肺泡呼吸音** 在正常肺泡呼吸音所在的区域听到的支气管肺泡呼吸音即为异常支气管肺泡呼吸音。主要见于肺结核、支气管肺炎、大叶性肺炎的早期或胸腔积液区上方肺膨胀不全的区域,为肺实变区域与正常肺组织掺杂或者肺实变区域被正常肺组织覆盖所致。

### (三)啰音

正常情况下并不存在啰音,啰音是呼吸音以外的附加音。根据性质的不同可将啰音分为干啰音和湿啰音两种类型。

**1. 干啰音** 由多种原因(如管壁黏膜充血肿胀和分泌物增加、支气管平滑肌痉挛、管腔内有异物或肿瘤、管壁外淋巴结肿大等)引起气道狭窄或部分阻塞,当气流通过气道时形成湍流所产生的声音。

(1)分类:根据音调的高低将干啰音分为低调干啰音和高调干啰音两种类型。①低调干啰音:声音低而粗,如同熟睡中的鼾声,又称为鼾音,多发生于气管或主支气管。②高调干啰音:音调高,常伴有呼气延长,类似于哨笛、飞箭或鸟叫的声音,又称为哨笛音或哮鸣音,多发生于较小的支气管或细支气管。

(2)听诊特点:①干啰音是呼吸音以外的带有乐性的附加音;②干啰音音调较高、持续时间较长;③吸气与呼气均可听到,但呼气时较多且明显;④干啰音的部位、性质、强度和数量易改变,短时间内

干啰音音频

Note

数量可明显增减。

（3）临床意义。①局限分布的干啰音：常见于支气管内膜结核、支气管异物、支气管肿瘤、支气管局部瘢痕、支气管局部黏稠分泌物附着等。②广泛分布的干啰音：多见于支气管哮喘、慢性喘息性支气管炎、心源性哮喘、慢性阻塞性肺疾病等。

**2. 湿啰音**  呼吸道内若有稀薄的分泌物（如痰液、渗出液、血液、黏液、脓液等），当吸气时气流通过呼吸道内分泌物，形成水泡并立即破裂产生的声音，又称水泡音。

（1）分类：根据呼吸道腔径大小和腔内渗出物的多寡可将湿啰音分为大、中、小水泡音和捻发音。①大、水泡音，也称为粗湿啰音，发生于气管、主支气管或肺空洞部位，常出现于吸气早期。多见于支气管扩张、空洞性肺结核、肺脓肿及肺水肿等患者，也可见于昏迷或濒死者。②中水泡音，也称为中湿啰音，发生于中等大小的支气管，多出现于吸气中期。多见于支气管炎或支气管肺炎等患者。③小水泡音，也称为细湿啰音。发生于小支气管，多出现于吸气后期。多见于支气管肺炎、细支气管炎、肺淤血或肺梗死的患者。④捻发音，是一种极细而又均匀一致的湿啰音，似用手指在耳旁搓捻一束头发所发出的声音，多出现在吸气末。持续存在的捻发音见于肺淤血、肺炎早期和肺泡炎等。正常老年人或长期卧床者也可见捻发音，于深呼吸或咳嗽数次后消失，一般无临床意义。

（2）听诊特点：①湿啰音是一种呼吸音以外，断续而短暂的附加音；②一次常连续多个出现；③可出现于吸气时或呼气早期，以吸气时多见，且吸气终末较明显；④部位较恒定，性质不易变化；⑤大、中、小水泡音可同时存在；⑥咳嗽后可减轻或消失。

（3）临床意义：①肺部局限性湿啰音，常见于支气管扩张、肺炎或肺结核等。②两肺底部湿啰音，常见于支气管肺炎及左心衰竭所致的肺淤血等。③两肺布满湿啰音，见于急性肺水肿或严重支气管肺炎。

### （四）语音共振

当患者以平常声调重复发"yi"的长音时，用听诊器在胸壁上可听到柔和而模糊的声音，称为语音共振，又称为听觉语音。语音共振的发生机制和临床意义与语音震颤相似。正常情况下，听到的语音共振微弱、柔和且含糊难辨（听诊时应上、下、左、右对比），通常在气管和主支气管附近听到的语音最强，在肺底最弱；病理情况下，可出现语音共振增强、减弱或消失的现象，其临床意义与语音震颤相同。另外，语音共振还可表现为性质的改变，常见类型有支气管语音、胸语音、羊鸣音、耳语音。

### （五）胸膜摩擦音

正常胸膜脏、壁两层表面光滑，胸膜腔内有微量液体润滑，呼吸时不会产生音响。当胸膜表面因发生炎症、纤维素渗出而变得表面粗糙，呼吸时两层胸膜相互摩擦发出的声音，称为胸膜摩擦音。犹如用一手掩耳，再用另一手的手指在其手背上摩擦时听到的声音。其特点包括：①胸膜摩擦音断续、粗糙、响亮，似皮革摩擦音。②呼、吸两相均可听到，以吸气末或呼气初最为明显，屏气即消失。③在听诊器上施加压力或深呼吸时，胸膜摩擦音更明显。④最容易听到的部位是前下侧胸壁。⑤胸腔积液较多时，摩擦音可消失，在积液吸收过程中摩擦音可再出现。⑥胸膜摩擦音持续时间长短不一，可随体位的变动而消失或复现。

临床意义：胸膜摩擦音常见于纤维素性胸膜炎、肺梗死、胸膜肿瘤及尿毒症等患者。

### 小 结

本节内容包括胸壁、胸廓、胸膜和肺部的评估，重点介绍了肺部及胸膜评估的内容、方法、注意事项，以及阳性体征所代表的临床意义。重点是肺部评估的内容及方法，难点是肺部评估阳性体征的判断及阳性体征所代表的临床意义。评估胸壁和胸廓主要采用视诊和触诊的方法，评估肺部和胸膜则按照视诊、触诊、叩诊、听诊的顺序进行。正确地进行肺和胸膜的评估对临床疾病的诊断、治疗、护理

（左侧栏）
湿啰音音频

肺与胸膜
评估视频

Note

具有重要的指导意义。

> 能力检测

1. 正常胸部叩诊音有哪几种？
2. 肺部听诊的内容有哪些？
3. 肺部的正常呼吸音有哪几种？
4. 干、湿啰音的听诊特点有哪些？

# 第八节 心脏和血管评估

### 学习目标

1. 掌握心脏评估的基本方法、内容以及常见异常体征。
2. 熟悉心脏正常表现和常见异常体征的临床意义。
3. 了解心脏及血管常见异常体征的发生机制。

### 案例引导

案例 4-8　患者，男，42 岁，活动后心慌、气短 3 年，2 天前因感冒后呼吸困难加重，夜间不能平卧，既往有风湿性心脏瓣膜病史 10 余年。身体评估：T 37.0 ℃，P 92 次/分，R 26 次/分，BP 110/80 mmHg，颈动脉怒张，心率 112 次/分，心律绝对不齐，心尖部可闻及舒张期隆隆样杂音，双下肢轻度凹陷性水肿。

请思考：

1. 心瓣膜听诊区的部位和听诊顺序是什么？
2. 心脏听诊的内容有哪些？

心脏和血管评估对心血管疾病的诊断具有重要作用，是身体评估的重要部分。评估结果为进一步选择相关检查提供了依据。有些重要的体征如心脏杂音、奔马律、交替脉等，只能依靠身体评估进行判断，通过常规仪器检查不能发现。

## 一、心脏评估

心脏评估时环境应安静、温暖，光线应充足，光源最好来自患者的左侧。患者可根据情况取仰卧位、坐位或半坐位，充分暴露胸部。护士多位于其右侧，按照视诊、触诊、叩诊、听诊的顺序依次进行评估。

### （一）视诊

患者取仰卧位，护士站在其右侧，视线与患者胸廓同高，从切线位观察心前区有无异常搏动与隆起。

**1. 心前区外形**　心前区是指心脏在前胸壁的投影区。正常人心前区外形与右侧相应部位基本对称，心前区无隆起或凹陷。异常情况：①儿童期因胸壁骨骼发育尚软，若出现心脏增大性疾病，如先天

Note

性心脏病(如法洛四联症、肺动脉瓣狭窄等)、风湿性心脏病伴右心室增大,可见心前区隆起。②成年期若发生心脏增大,可引起程度较轻的心前区隆起。③大量心包积液时,心前区可饱满。④马方综合征和部分二尖瓣脱垂患者可出现心前区凹陷。

**2. 心尖搏动** 心尖搏动是指心脏收缩时,心尖向前撞击心前区胸壁对应部位,致使局部肋间组织向外搏动。一般情况下心尖搏动较明显,但肥胖者、女性乳房下垂者心尖搏动不明显。正常成人心尖搏动位置在第 5 肋间、左锁骨中线内 0.5～1.0 cm 处,搏动范围直径为 2.0～2.5 cm。观察心尖搏动需要注意其搏动的位置、强度和范围及其性质的变化,常见的异常心尖搏动有以下几种。

(1) 心尖搏动位置的改变:生理情况下,心尖搏动的位置可因年龄、体形、体位的不同而有所差异。如儿童、妊娠妇女、体形肥胖者,其心尖搏动可向上、向外移位至第 4 肋间、左锁骨中线外;体形瘦长者,其心尖搏动可向内、向下移位至第 6 肋间。卧位时,心尖搏动略向上移位;侧卧位时,心尖搏动则移向侧卧的一侧。病理性因素有如下几种。①心脏疾病:左心室增大时,可引起心尖搏动向左下移位;右心室增大时,可引起心尖搏动向左移位;左、右心室均增大时,心尖搏动向左下移位。②胸部疾病:一侧气胸或胸腔积液时,心尖搏动移向健侧;一侧胸膜粘连、增厚或肺不张时,心尖搏动移向患侧。③腹部疾病:出现大量腹腔积液或腹腔巨大肿瘤时,心尖搏动可向上移位。

(2) 心尖搏动强度和范围的变化:生理情况下,①胸壁较薄(如体形消瘦者)、儿童或肋间增宽时,可出现心尖搏动较强、搏动范围较大的情况。②胸壁增厚(如体形肥胖或乳房下垂者)或肋间变窄时,可出现心尖搏动较弱,搏动范围减小的情况。③剧烈运动、情绪激动也可使心尖搏动增强。

病理情况下,①心尖搏动增强、搏动范围增大,见于可引起左心室肥厚的疾病或其他如甲状腺功能亢进、严重贫血等疾病,尤以左心室肥厚时表现更为明显。②心尖搏动减弱,见于心肌炎、扩张型心肌病、急性心肌梗死等心肌病变,以及心包积液、左侧胸腔大量积液、缩窄性心包炎、肺气肿等。

(3) 负性心尖搏动:正常心脏收缩时,心尖向外搏动,若心脏收缩时,心尖部胸壁搏动内陷,则称为负性心尖搏动。见于粘连性心包炎和重度右心室肥大。

**3. 心前区异常搏动** 除异常心尖搏动外,在心前区其他部位有时会见到其他异常搏动。常见心前区异常搏动包括:①胸骨左缘第 2 肋间异常搏动,多见于肺动脉高压、肺动脉扩张等,少数正常青年人(主要是瘦长体形者)在进行体力活动或情绪激动时也可出现。②胸骨右缘第 2 肋间或胸骨上窝异常搏动,见于主动脉扩张、主动脉弓动脉瘤、主动脉瓣关闭不全等。③胸骨左缘第 3、4 肋间的异常搏动,多见于房间隔缺损导致的右心室肥大。④剑突下搏动,可见于各种原因引起的右心室肥大及腹主动脉瘤者。

**(二) 触诊**

心脏触诊一方面可验证视诊结果,另一方面还可发现其他异常体征,如震颤或心包摩擦感等。通常先将右手全手掌置于心前区开始检查,然后逐渐缩小到用手掌尺侧或示指、中指及环指指腹并拢同时触诊(图 4-8-1)。检查心尖搏动多用示指、中指及环指指腹,检查震颤或心包摩擦感多用手掌或手掌尺侧。触诊时注意手要温暖,压力要适当。触诊的内容如下。

**1. 心尖搏动及心前区搏动** 若要确定心尖搏动的位置、强弱和范围,触诊较视诊更准确。左心室肥大时,心尖搏动增强,当心脏收缩时,触诊的手指尖端可被强有力的心尖搏动抬起,称为抬举样心尖搏动,为左心室肥厚的可靠体征。另外,将听诊与触诊心尖搏动相结合,可以确定第一心音、第二心音。

**2. 震颤** 指用手触诊时手掌尺侧感觉到的一种细微振动感,其与在猫喉部摸到的呼吸震颤类似,又称为猫喘,为器质性心血管病的特征性体征,多见于心脏瓣膜狭窄及某些先天性心血管疾病。

**3. 心包摩擦感** 是一种与胸膜摩擦感相似的心前区摩擦振动感。急性心包炎时,纤维蛋白的渗出使心包膜粗糙,当心脏收缩时,心包脏层和壁层之间相互摩擦产生的振动传到胸壁,触诊可感知,称为心包摩擦感。在心前区或胸骨左缘第 3、4 肋间处较易触及,坐位前倾或呼气末明显,见于急性心包炎。心包渗液较多时,心包摩擦感消失。

心脏视诊
视频

心脏触诊
视频

Note

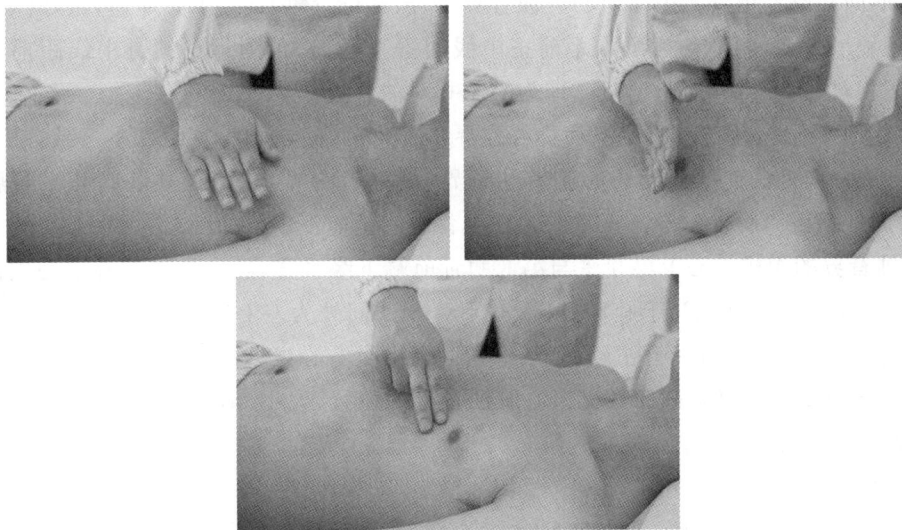

图 4-8-1　心脏触诊手法

### (三) 叩诊

心脏叩诊主要用于确定心界大小及其形状,从而确定心脏在胸腔内的位置、大小和形状。心脏浊音界有两个,即绝对浊音界和相对浊音界。心脏是不含气的器官,其不被肺遮盖的部分,叩诊呈绝对浊音(实音);心脏左右缘被肺遮盖的部分,叩诊呈相对浊音。叩诊心脏浊音界是指叩诊心脏的相对浊音界,其能够反映心脏的实际大小(图 4-8-2)。

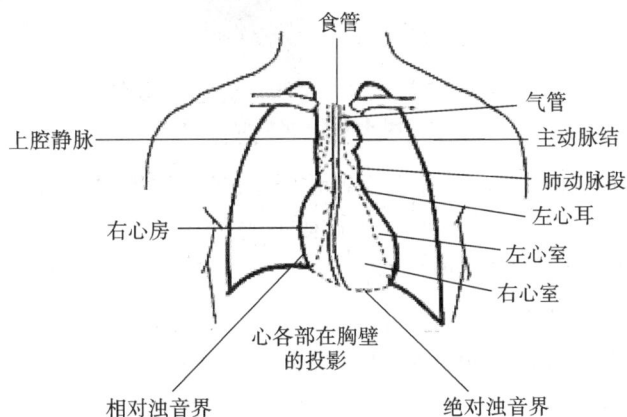

图 4-8-2　心脏浊音界

### 1. 叩诊方法(常用间接叩诊法)

(1) 体位:患者可根据病情取平卧位或坐位,一般取平卧位。

(2) 板指位置:平卧位时,护士左手板指(中指)与患者肋间平行;坐位时,护士左手板指与患者肋间垂直。

(3) 力度:叩诊时用力要适度、均匀。一般应根据患者的体形来调整力度,叩诊左侧心脏浊音界时用轻叩法较准确,而叩诊右侧心脏浊音界时应力度较重。

(4) 顺序:应先叩心左界,后叩心右界;由下而上,由外而内。

(5) 具体方法:叩诊心脏左浊音界时,从心尖搏动点外 2～3 cm 处开始,由外向内叩诊,当叩诊音由清音变为相对浊音时,用笔做一标记,然后逐肋上移叩诊,并在各肋间依此法进行叩诊,做好标记,直至第 2 肋间。叩诊心脏右浊音界时,先在右侧沿锁骨中线上叩出肝上界,后从肝上界的上一肋间

心脏叩诊
视频

Note

(通常为第 4 肋间)开始,由外向内叩出心脏浊音界,做出标记,然后逐肋上移叩诊,做好标记,直至第 2 肋间。用两把硬尺配合,测量各标记点距前正中线的垂直距离,再测量左锁骨中线距前正中线的距离。将各肋间相对浊音界的标记点相连,即为心脏相对浊音界。

**2. 正常心界** 正常心脏左浊音界(简称心左界)在第 2 肋间与胸骨左缘几乎一致,从第 2 肋间起向左下逐渐形成一向外凸起的弧形。心脏右浊音界(简称心右界)在第 2、3 肋间几乎与胸骨右缘平齐,在第 4 肋间处稍偏离胸骨右缘。正常成人左锁骨中线至前正中线的距离为 8～10 cm。

**3. 心脏浊音界的组成** 心上界几乎与第 3 肋骨前端下缘平齐,心下界由左心室心尖部及右心室组成。心脏左界第 2 间处相当于肺动脉段,其下第 3 肋间处为左心耳,第 4、5 间为左心室,心脏右界第 2 肋间相当于上腔静脉和升主动脉,第 3 肋间以下是右心房。

**4. 心脏浊音界的改变及其临床意义** 心脏浊音界的位置、大小、形态,可受心脏本身病变和(或)心脏外因素的影响而发生改变。

(1)心脏本身的病变。

①左心室增大:表现为心浊音界向左下扩大,心腰部(主动脉与左心室交接处向内凹陷的部分)加深,心浊音界呈靴形(图 4-8-3)。常见于主动脉瓣关闭不全或高血压性心脏病。

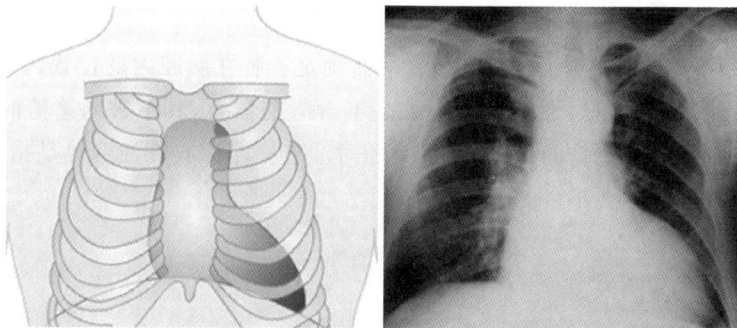

图 4-8-3 靴形心

②右心室增大:轻度增大时,心脏相对浊音界无变化;显著增大时,心脏相对浊音界向左、右两侧扩大,且向左增大更为明显。常见于肺源性心脏病或单纯二尖瓣狭窄等。

③左、右心室增大:称普大型心,表现为心脏浊音界向两侧扩大,且左界向左下扩大。常见于扩张型心肌病、全心衰竭或重症心肌炎等。

④左心房增大:表现为胸骨左缘第 3 肋间心脏浊音界增大,心腰部饱满。当伴有肺动脉段增大时,表现为胸骨左缘第 2、3 肋间心脏浊音界均扩大,且心腰部更饱满甚至膨出,心脏浊音界如梨形(图 4-8-4),常见于二尖瓣狭窄(又称二尖瓣型心脏)。

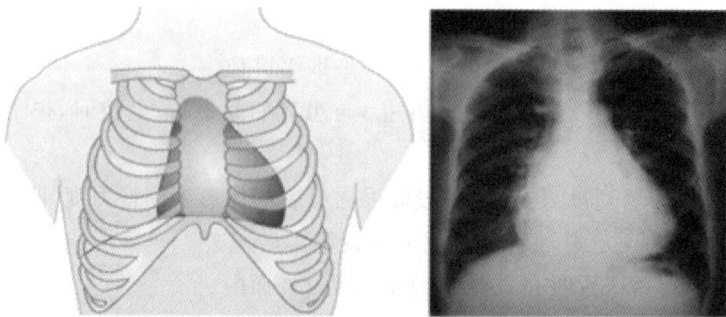

图 4-8-4 梨形心

⑤心包积液:心包积液达到一定量时,心脏浊音界向两侧扩大,且随体位改变而变化。仰卧位时心底部浊音区明显增宽,坐位时心脏浊音区呈三角形(烧瓶样)。心脏浊音界可随体位而改变,这是心包积液的特征性体征。

(2)心脏外因素。肺气肿时,心脏浊音界缩小或叩不出;气胸或大量的胸腔积液可使心界移向健侧,心脏浊音界在患侧叩不出;胸膜粘连、增厚或肺不张时,心脏浊音界移向患侧;腹腔巨大肿瘤或大量腹腔积液时,心脏浊音界向左、向上扩大。

### (四)听诊

心脏听诊是心脏评估过程中最重要且较难掌握的方法。听诊内容包括心率、心律、心音、心脏杂音、额外心音和心包摩擦音等。

**1. 心脏听诊要求** 环境应安静温暖,患者应充分暴露胸部,不能隔着衣服进行心脏听诊。必要时可采取改变血液流速的方法。

**2. 心脏听诊方法** 听诊时患者常取卧位或坐位,必要时取左侧卧位或坐位前倾,以便更好地辨别心音或杂音。一般听诊器的体件有两种:钟型和膜型。通常情况下,钟型体件适用于听取音调较低的声音,且应轻置于胸前皮肤;膜型体件适用于听取音调较高的声音,且听诊时体件应贴紧胸前皮肤并稍加压。

**3. 心脏瓣膜听诊区** 心脏搏动时,各瓣膜开放与关闭产生的声音可沿血流方向传至胸壁的不同部位,于体表听诊时最清楚的部位即为该瓣膜听诊区(简称瓣膜区)。心瓣膜听诊区与其解剖部位(在胸壁投影的位置)不完全一致,通常有四个瓣膜五个听诊区(图4-8-5)。

(1)二尖瓣区:又称心尖区,在心尖搏动最强点。

(2)肺动脉瓣区:在胸骨左缘第2肋间。

(3)主动脉瓣区:在胸骨右缘第2肋间。

(4)主动脉瓣第二听诊区:在胸骨左缘第3肋间,主动脉瓣关闭不全时舒张期杂音在此听诊较清楚,此区又称Erb区。

(5)三尖瓣区:在胸骨体下端左缘(即胸骨左缘第4、5肋间)。

**4. 听诊顺序** 听诊时应按照一定的顺序进行,通常从二尖瓣区开始,按逆时针方向,依次听诊肺动脉瓣区、主动脉瓣区、主动脉瓣第二听诊区和三尖瓣区。

**5. 心脏听诊内容**

(1)心率:每分钟心搏的次数。以听诊器在心尖部听诊第一心音计数。正常人心率与年龄有关,通常成人心率范围为$60 \sim 100$次/分,儿童多偏快,老年人多偏慢。成人心率超过100次/分,婴幼儿心率超过

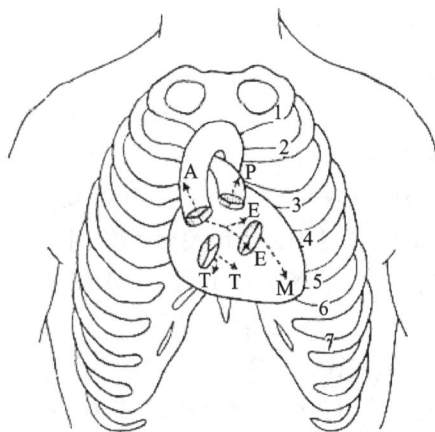

心脏瓣膜解剖部位及瓣膜听诊区

M:二尖瓣区 A:主动脉瓣区 E:主动脉瓣第二听诊区(Erb区) P:肺动脉瓣区 T:三尖瓣区

图4-8-5 瓣膜听诊区

150次/分,称为心动过速;心率小于60次/分,称为心动过缓。生理性、病理性或药物性等因素均可引起心率的改变。

(2)心律:指心脏跳动的节律。正常成人心律匀齐。部分青年和儿童可出现窦性心律不齐,常与呼吸有关,表现为吸气时心率增快,呼气时心率减慢,一般无临床意义。期前收缩和心房颤动是可通过心脏听诊发现的最常见的心律失常。

期前收缩又称为早搏,是指在规则心跳基础上突然提前出现的一次心跳。听诊特点:①在规则的心跳中有提前出现的心跳,其后有一较长间歇;②提前出现的心跳第一心音增强,第二心音减弱;③在长间歇后出现的第一个心跳,其第一心音减弱,第二心音增强。期前收缩可成联律出现,多有病理意

义。如每次正常心搏后出现一次期前收缩称为二联律,每两次正常心搏后出现一次期前收缩称为三联律。

心房颤动简称房颤,是由心房内异位节律点发出异位冲动产生的多个折返引起。听诊特点:①心律绝对不规则;②第一心音强弱不等;③脉搏短绌,即脉率小于心率。心房颤动常见于二尖瓣狭窄、冠心病、高血压或甲状腺功能亢进等。少数病因不明。

房颤音频

(3)心音:心音有 4 个,按其在心动周期出现的先后顺序,依次命名为第一心音($S_1$)、第二心音($S_2$)、第三心音($S_3$)和第四心音($S_4$)。通常情况下,正常成人心脏听诊只能听到第一心音和第二心音,在部分青少年中可听到第三心音。第四心音多属病理性,一般不易听到。

①正常心音的产生机制:第一心音主要由二尖瓣和三尖瓣关闭引起的振动产生,出现于心室开始收缩时,标志着心室收缩期的开始。第二心音主要由主动脉瓣和肺动脉瓣关闭引起的振动产生,出现于第一心音之后,标志着心室舒张期的开始。第二心音($S_2$)由主动脉成分($A_2$)和肺动脉成分($P_2$)组成,$A_2$ 在主动脉瓣区最清楚,$P_2$ 在肺动脉瓣区最清楚。通常情况下,中年人 $A_2 = P_2$;青少年 $A_2 < P_2$;老年人 $A_2 > P_2$。第三心音主要由舒张早期血液快速流入心室使心室壁、腱索、乳头肌振动而产生。

正常心音音频

②正常心音的听诊特点:区分第一心音与第二心音有较重要的临床意义,可以据此正常判定收缩期和舒张期,从而确定异常心音或杂音出现的时期。第一心音听诊特点:a.音调较低钝,强度较响;b.历时较长(持续约 0.1 s);c.与心尖搏动同时出现;d.在心尖部听诊声音最响且清晰。第二心音听诊特点:a.音调较高而脆,强度较 $S_1$ 弱;b.历时较短(约 0.08 s);c.在心尖搏动之后出现;d.在心底部听诊声音最响且清晰。

③心音强度的改变及其临床意义:影响心音强度的主要因素有心肌收缩力、瓣膜的情况(位置、完整性、活动度)及心室充盈度等,此外,心音强度还受胸壁的厚度、肺含气量及是否有心包积液等心脏外因素的影响。

第一心音改变:a.$S_1$ 增强,常见于二尖瓣狭窄、高热、贫血、甲状腺功能亢进等。二尖瓣狭窄时,左心室充盈减少,收缩期时二尖瓣位置较低,收缩时间较短,关闭时瓣膜活动幅度较大、速度较快,产生较大振动,导致 $S_1$ 增强;高热、贫血及甲状腺功能亢进时,心室收缩力增强、心动过速导致 $S_1$ 增强。b.$S_1$ 减弱,常见于二尖瓣关闭不全、主动脉瓣关闭不全、P-R 间期延长、心肌炎、心肌病、心肌梗死及左心衰竭等。二尖瓣关闭不全、主动脉瓣关闭不全或 P-R 间期延长时,由于左心室舒张期充盈过度,二尖瓣位置较高,关闭时活动幅度减小,因而产生的振动较小,$S_1$ 减弱。而心肌收缩力减弱时,可导致瓣膜关闭的力量减小,也使 $S_1$ 减弱。c.$S_1$ 强弱不等,见于心房颤动、频发室性期前收缩和完全性房室传导阻滞等。当两次心搏相近,心室收缩刚好出现在心房收缩的后面时,二尖瓣位置较低,心室收缩快速,使二尖瓣关闭迅速有力,$S_1$ 增强;当两次心搏相距较远时,则 $S_1$ 减弱。

第二心音改变:a.主动脉瓣区第二心音($A_2$)增强,因体循环阻力增大或血流增多时主动脉内压增高而产生,主要见于高血压、动脉粥样硬化等。b.主动脉瓣区第二心音($A_2$)减弱,因主动脉内压降低而产生,主要见于主动脉瓣狭窄、主动脉瓣关闭不全等。c.肺动脉瓣区第二心音($P_2$)增强,因肺循环阻力增大或血流量增多时,肺动脉内压增高而产生,主要见于肺心病、二尖瓣狭窄、左向右分流的先天性疾病(如房间隔缺损、室间隔缺损、动脉导管未闭等)、左心衰竭等。d.肺动脉瓣区第二心音($P_2$)减弱,因肺动脉内压降低而产生,主要见于肺动脉瓣狭窄、肺动脉瓣关闭不全等。

第一、第二心音同时改变:$S_1$、$S_2$ 同时增强,见于心脏活动增强时,如情绪激动、剧烈运动、过度劳动、严重贫血等。$S_1$、$S_2$ 同时减弱,见于心肌严重受损(心肌炎、心肌病、心肌梗死等)、慢性阻塞性肺疾病、左侧大量胸腔积液或休克等循环衰竭时。

④心音性质改变:以钟摆律最常见。心肌严重受损时,第一心音失去了原有低钝性质且明显减弱,与第二心音相似,且多有心率增快,使收缩期与舒张期时限几乎相等,听诊有类似钟摆的滴答声,故称其为钟摆律或胎心率。多见于广泛的急性心肌梗死、重症心肌炎、心肌病等,常提示病情严重,是心肌严重受损的重要体征。

⑤心音分裂:正常情况下,心室收缩时二尖瓣和三尖瓣的关闭不绝对同步,三尖瓣晚于二尖瓣0.02~0.03 s;心室舒张时主动脉瓣和三尖瓣的关闭也不完全同步,通常肺动脉瓣晚于主动脉瓣0.02~0.03 s,因这种时间差不能被人耳所分辨,所以听诊时为一个声音。若组成心音的两个主要成分的时间间隔延长,听诊时听到一个心音分裂为两个心音的现象即心音分裂。a.第一心音($S_1$)分裂:生理情况下见于健康青少年、儿童;病理情况下见于心室电活动或机械活动延迟,如肺动脉高压、完全性右束支传导阻滞。b.第二心音($S_2$)分裂:以肺动脉瓣区较明显,可分为生理性分裂、通常分裂、固定分裂和反常分裂,其中通常分裂最常见。

(4)额外心音:指在原有正常第一心音、第二心音之外听到的附加心音。额外心音可分为舒张期额外心音和收缩期额外心音两种,其中以舒张期额外心音较为多见。大部分额外心音出现在第二心音之后,与原有的第一心音和第二心音构成三音律,如奔马律、开瓣音、心包叩击音。奔马律指心率增快时,额外心音与原有的第一心音、第二心音组成的节律类似马奔跑时的蹄声,可分为舒张早期奔马律、舒张晚期奔马律及重叠奔马律。舒张早期奔马律常见于心力衰竭、急性心肌梗死、重症心肌炎与扩张性心肌病等,提示有严重器质性心脏病。

(5)心脏杂音:指除心音和额外心音之外的异常声音,其特点是性质特异,持续时间较长,可与心音相连续或完全分开,也可完全掩盖心音。

①杂音产生的机制:正常情况下,血液在血管中呈层流状态向前流动,血流速度加快、血流通过结构异常的通道(瓣膜口狭窄、血管腔突然扩大、心腔内有漂浮物等)、血流途径异常或流向改变(异常通道的存在、瓣膜关闭不全)等因素,可致血流由层流变为湍流或旋涡,撞击心壁、大血管壁、瓣膜、腱索等使其产生振动,从而在相应部位出现杂音。

②杂音听诊的要点:听诊杂音时应注意其最响部位、出现的时期、杂音的性质、杂音的强度、杂音的传导方向,杂音与呼吸、体位、运动的关系等,以判断杂音类型及其临床意义。

最响部位:每一种瓣膜病都有其杂音最响部位。一般来说,杂音在某瓣膜听诊区最响,病变就位于该区的相应瓣膜。如杂音在心尖部最响,提示病变在二尖瓣;杂音在肺动脉瓣区最响,提示病变在肺动脉瓣。

杂音的传导方向:许多杂音具有传导性,杂音沿血流方向或借助周围组织进行传导,其传导方向有一定的规律性,可根据杂音的最响部位和传导方向来判断杂音的来源及病理性质。

出现的时期:杂音根据出现的时期可分为收缩期杂音、舒张期杂音、连续性杂音和双期杂音。收缩期杂音指发生在第一心音和第二心音之间的杂音;舒张期杂音指发生在第二心音与下一个心动周期的第一心音之间的杂音;连续性杂音指在收缩期和舒张期连续出现的杂音;双期杂音指在收缩期和舒张期均出现但不连续的杂音。不同时期的杂音反映不同的病变。一般认为,舒张期杂音和连续性杂音为器质性杂音,收缩期杂音可能为功能性杂音,也可能为器质性杂音,需进一步鉴别。

杂音的性质:病因不同,杂音的性质也不同。常根据其音色和音调用吹风样、隆隆样、喷射样、叹气样、机器样、鸟鸣样、乐音样等来描述杂音。如二尖瓣区收缩期出现的粗糙吹风样杂音,见于二尖瓣关闭不全;二尖瓣区舒张期出现的隆隆样杂音见于二尖瓣狭窄;主动脉瓣区收缩期出现的喷射样杂音见于主动脉瓣狭窄;主动脉瓣区舒张期出现的叹息样杂音见于主动脉瓣关闭不全;机器样杂音见于动脉导管未闭;海鸥样杂音见于乳头肌功能不全或腱索断裂;乐音样杂音见于感染性心内膜炎、梅毒性主动脉瓣关闭不全。心脏杂音以吹风样杂音和隆隆样杂音较为多见。根据音调的高低又可将杂音分为柔和、粗糙两种。一般功能性杂音是柔和的,器质性杂音是粗糙的。

杂音的强度:指杂音的响度。通常情况下杂音的强度取决于血流速度、通道狭窄的程度、压力阶差及心肌收缩力。一般来说,血流速度越快、通道越狭窄、推动血流的压力阶差越大,杂音越强。如心力衰竭时,心肌收缩力减弱,血流淤滞,杂音减弱;心功能改善后,收缩力增强、血流加速,杂音随之增强。收缩期杂音强度通常采用Levine6分级法进行分级。记录杂音强度时,以6作为分母,以杂音的级别作为分子,如响度为4级,记为4/6级杂音。一般认为,2/6级及以下的收缩期杂音多为功能性杂

奔马律音频

二尖瓣狭窄杂音音频

二尖瓣关闭不全杂音音频

主动脉瓣狭窄杂音音频

主动脉关闭不全杂音音频

99

音,3/6级及以上的收缩期杂音多为器质性杂音。需要注意的是,杂音的强度与病变的严重程度不一定成正比,判断病变的性质仍应结合杂音的性质、传导距离等来判定。舒张期杂音的分级也可参照收缩期杂音分级标准,但也存在只分为轻、中、重度三级或不分级的情况。

杂音与体位、呼吸和运动的关系。a.体位:体位改变可使某些杂音增强或减弱。如左侧卧位可使二尖瓣狭窄的杂音增强;前倾坐位可使主动脉瓣关闭不全的杂音增强;仰卧位可使肺动脉瓣关闭不全的杂音增强;从卧位或下蹲位迅速站立可使梗阻性肥厚型心肌病的杂音增强。b.呼吸:呼吸可改变心脏的位置及左、右心室的排血量从而影响杂音的强度。深吸气可使右心相关杂音的强度增强,如三尖瓣狭窄或关闭不全及肺动脉瓣狭窄或关闭不全;深呼气可使与左心相关杂音的强度增加,如二尖瓣狭窄或关闭不全及主动脉瓣狭窄或关闭不全。另外,做 Valsalva 动作,即深吸气后紧闭声门,用力做呼气动作,可使梗阻性肥厚型心肌病的杂音增强。c.运动:运动会引起心率加快、血流加速、心排血量增加,从而使器质性疾病的杂音增强。

③杂音的临床意义:听诊杂音对判断及区别心血管疾病具有非常重要的价值,但有杂音不一定有心血管疾病,有心血管疾病也不一定有杂音。临床上,可根据杂音的临床意义将杂音分为生理性杂音(无害性杂音)和病理性杂音。也可根据产生杂音的部位有无器质性病变,将杂音分为器质性杂音和功能性杂音。其中功能性杂音包括生理性杂音、全身性疾病引起血流动力学改变而产生的杂音和相对性杂音(有心脏病病理意义的相对性狭窄或关闭不全引起的杂音)。连续性杂音常见于动脉导管未闭。

(6)心包摩擦音:心包膜发生炎症或其他原因导致纤维蛋白沉积,进而使心包膜粗糙,当心脏搏动时,脏层和壁层心包互相摩擦产生的声音。其特点为音质粗糙、较为表浅、呈搔抓样,与纸张摩擦的声音类似。心包摩擦音与心搏一致,与呼吸无关。在胸骨左缘第3、4肋间听诊时,其声音最响亮且易听到,前倾坐位及呼吸末时,该声音会更加明显。见于各种原因导致的心包炎、急性心肌梗死、尿毒症等。当心包渗液较多时,心包摩擦音可消失。心包摩擦音与胸膜摩擦音的主要区别是屏气后胸膜摩擦音消失,而心包摩擦音仍存在。

## 二、血管评估

血管评估是心血管评估的重要部分,主要包括脉搏、血压、血管杂音和周围血管征的评估。血压与血管杂音的评估见有关章节,下面重点介绍脉搏和周围血管征。

### (一)脉搏

脉搏评估主要是触诊浅表动脉,常用的浅表动脉有桡动脉、颈动脉、颞浅动脉、肱动脉、腘动脉、足背动脉等,最常选用的是桡动脉。护士用并拢的示指、中指和环指的指腹进行触诊,注意左右对比。脉搏触诊内容包括脉搏的频率、节律、强弱、紧张度和动脉壁状态、脉波等。

**1. 脉率** 一般情况下,脉率与心率基本一致,脉率影响因素与心率影响因素类似。在安静、清醒的状态下,正常成人脉率为 60～100 次/分。当出现心房颤动、频发室性期前收缩等心律失常时,部分心脏收缩的心排血量明显降低,使周围动脉搏动过弱或不产生搏动而不能被触及,从而出现脉率低于心率的现象,称为脉搏短绌。发生脉搏短绌时,评估脉搏应同时计数脉率和心率。

**2. 脉律** 即脉搏的节律,可反映心脏搏动的节律。正常人脉律规则整齐,当发生心律失常而出现心律不齐时,脉搏的节律也不规整。常见的有窦性心律不齐、期前收缩、Ⅱ度房室传导阻滞、心房颤动等。

**3. 脉搏的强弱** 脉搏的强弱与心搏出量、周围血管阻力和脉压的大小有关。脉搏增强见于高热、严重贫血、甲状腺功能亢进以及主动脉瓣关闭不全等患者。脉搏减弱见于心力衰竭、休克、主动脉瓣狭窄等患者。

**4. 脉搏的紧张度和动脉壁状态** 脉搏的紧张度与动脉硬化的程度有关。评估时将手指指腹置于桡动脉上,通过综合所施压力的大小和感受到的血管弹性来进行判断。正常人脉搏柔软、有弹性,用示指、中指、环指指腹置于桡动脉上压迫近心端阻断其血流后,远端动脉搏动不能触及。如能触及,则提示动脉硬化。若动脉发硬、弹性消失，呈条索状，则提示早期动脉硬化。若动脉迂曲甚至有结节，则提示明显动脉硬化。

**5. 脉波** 即脉搏波形，可通过无创性脉搏示波仪描记或触诊的方式，来了解脉搏情况及脉波，这对于心血管疾病的诊断有一定的帮助。

（1）水冲脉：指脉搏骤起骤落，急促有力，犹如潮水涨落。水冲脉的产生与脉压增大有关。主要见于主动脉瓣关闭不全、甲状腺功能亢进、严重贫血、动脉导管未闭、动静脉瘘等。

（2）交替脉：指强弱交替而节律规则的脉搏。其产生与左心室心肌收缩力强弱交替有关，为左心衰竭的重要体征之一。常见于急性心肌梗死、主动脉瓣关闭不全、高血压性心脏病等导致的心力衰竭。

（3）奇脉：指吸气时脉搏消失或明显减弱。其产生与吸气时左心室搏血量减少有关，常见于大量心包积液、缩窄性心包炎等。

（4）重搏脉：脉波降支上又出现一个上升的脉波。其产生与周围血管阻力降低有关。见于梗阻性肥厚型心肌病和主动脉瓣关闭不全。

（5）迟脉：脉波升支上升缓慢，波幅低，波峰平宽，降支也缓慢，其发生与左心室每搏输出量减少、脉压减小及外周血管阻力增加有关。见于主动脉瓣狭窄，左心衰竭。

（6）脉搏消失：即无脉，主要见于严重休克、动脉闭塞性疾病（如多发性大动脉炎、肢体动脉栓塞等）等。

**（二）周围血管征**

周围血管征包括水冲脉、枪击音、Duroziez 双重杂音、毛细血管搏动征，其产生是脉压增大所致，在临床上主要见于严重贫血、甲状腺功能亢进、主动脉瓣关闭不全或动脉导管未闭等。

**1. 水冲脉** 护士握紧患者手腕掌面桡动脉处，将其前臂高举过头，如明显感受到其桡动脉犹如水冲的急促有力的脉搏冲击即为水冲脉。

**2. 枪击音** 指在外周较大动脉表面，轻放听诊器膜型体件时听到的一种短促的如同开枪的声音。听诊部位常选择股动脉，部分患者在肱动脉、足背动脉处也可闻及。

**3. Duroziez 双重杂音** 将听诊器钟型体件置于股动脉上，稍加压力，在收缩期与舒张期皆可闻及的吹风样杂音，呈连续性。

**4. 毛细血管搏动征** 护士用手指轻压患者指甲末端，或以清洁的玻片轻压其口唇黏膜，使局部变白，而在心脏收缩时又变红，这种局部边缘发生的有规律的红、白交替改变的现象，称为毛细血管搏动征。

▶ **小 结**

心脏评估是身体评估中较为重要的也是较难掌握的内容。本节主要介绍了心脏及血管评估的内容、方法、注意事项及阳性体征所代表的临床意义。重点内容是心脏及血管评估的内容和方法，难点是心脏的听诊和叩诊，以及其阳性体征的判断和临床意义。

▶ **能力检测**

1. 简述心脏瓣膜听诊区的位置和听诊顺序。
2. 心脏听诊的内容包括哪些？
3. 如何鉴别第一心音与第二心音？
4. 周围血管征有哪些？其临床意义是什么？

心脏评估视频

（何云海）

PPT 课件
4-9

思政领航 6

# 第九节 腹部评估

## 学习目标

1. 熟悉腹部常用的体表标志和分区。
2. 掌握腹部评估的方法和腹部评估的内容。
3. 熟悉腹部正常表现。
4. 能识别腹部常见的阳性体征并能理解阳性体征的临床意义。
5. 了解腹部异常体征的发生机制。

## 案例引导

案例 4-9　患者,男,35 岁,既往有胃溃疡病史,昨日与同事聚餐饮酒后,突发上腹部剧烈疼痛,伴有恶心、呕吐,呕吐物为微咖啡色胃内容物。查体:腹部压痛,肌紧张,肝浊音界缩小。X 线检查可见膈下游离气体,初步诊断:胃溃疡急性穿孔。

请思考:

1. 该患者目前存在哪些腹部阳性体征?
2. 该如何对该患者进行腹部检查?

腹部上起横膈,下至骨盆入口,前面及侧面为腹壁,后面为脊柱及腰肌,由腹壁、腹腔和腹腔内脏器组成。腹腔内的脏器涉及消化、泌尿、生殖、内分泌、血液以及血管等多个系统,脏器多且交错重叠,故评估时要仔细辨认。腹部评估仍采用视诊、触诊、叩诊、听诊四种评估方法,其中以触诊最为重要。因叩诊和触诊时对腹部施加的压力会刺激肠蠕动而影响听诊结果,所以腹部评估按视诊、听诊、触诊、叩诊的顺序进行。

### 一、腹部的体表标志与分区

为了能正确对腹部进行评估并准确描述和记录病变的部位,首先须熟悉腹部脏器的部位及其体表投影,还需要借助某些体表标志对腹部进行适当分区。

#### (一) 体表标志

腹部常用体表标志见图 4-9-1。

(1) 剑突:胸骨下端的软骨,常作为肝脏测量的标志。

(2) 腹上角:两侧肋弓的交角,用于判断体形及肝脏测量定位。

(3) 肋弓下缘:由第 8～10 肋软骨构成,其下缘为体表腹部上界,常用于腹部分区及肝脏、脾脏的测量。

(4) 脐:腹部的中心,与第 3～4 腰椎相齐平,为腹部分区、腰椎穿刺及阑尾压痛点的定位标志。

(5) 腹中线:前正中线至耻骨联合的延续,为腹部四区分法的垂直线。

(6) 腹直肌外缘:相当于锁骨中线的延续,右侧腹直肌外缘与肋弓下缘交界处为胆囊点。

(7) 髂前上棘:髂嵴前方的突出点,为腹部九区分法及阑尾压痛点的定位标志。

Note

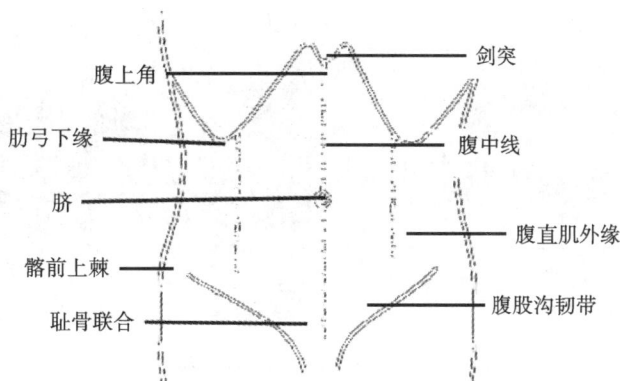

图 4-9-1 腹部常用体表标志示意图

（8）耻骨联合：腹中线最下部的骨性标志。

（9）腹股沟韧带：两侧腹股沟韧带与耻骨联合上缘共同构成腹部体表下界，是寻找股动脉、股静脉的标志，也是腹股沟疝的通过部位。

（10）脊肋角：背部侧第 12 肋与脊柱的交角，是肾区叩痛的评估部位。

**（二）腹部分区**

常用的腹部分区法有四区分法和九区分法。

**1. 四区分法**　通过脐做一水平线和一垂直线，将腹部分为四个区，即右上腹、右下腹、左上腹和左下腹（图 4-9-2）。四区分法简单易行，不足之处是难以准确定位。各区所包含主要脏器如下。

（1）右上腹：肝、胆囊、幽门、十二指肠、小肠、胰头、右肾上腺、右肾、结肠肝曲、部分横结肠、腹主动脉、大网膜。

（2）右下腹：盲肠、阑尾、部分升结肠、小肠、右输尿管、充盈的膀胱、女性右侧卵巢及输卵管、增大的子宫、男性右侧精索。

（3）左上腹：肝左叶、脾、胃、小肠、胰体、胰尾、左肾上腺、左肾、结肠脾曲、部分横结肠、腹主动脉、大网膜。

（4）左下腹：乙状结肠、部分降结肠、小肠、左输尿管、充盈的膀胱、淋巴结、女性左侧卵巢及输卵管、增大的子宫、男性左侧精索。

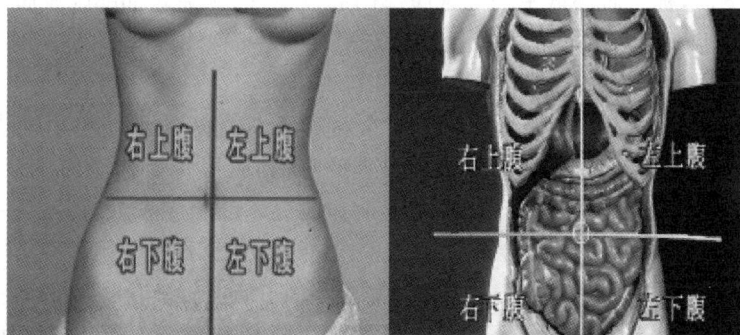

图 4-9-2 腹部体表分区示意图（四区分法）

**2. 九区分法**　由两条水平线和两条垂直线做一"井"字将腹部分为九个区。两侧肋弓下缘最低点的连线为上水平线，两侧髂前上棘连线为下水平线。通过左、右髂前上棘至腹中线连线的中点做两条垂直线。四线相交将腹部分为九个区域（图 4-9-3）。九区分法较细，定位较准确，但各区较小，一个脏器常分布在多个分区，加之体形不同，脏器位置会略有差异，评估时应予注意。各区所包含的主要脏器如下。

腹部体表标志与分区视频

Note

103

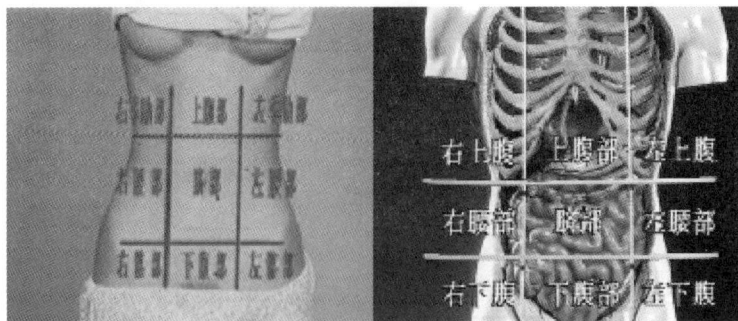

图 4-9-3 腹部体表分区示意图(九区分法)

(1) 右上腹部(右季肋部):肝右叶、胆囊、结肠肝曲、右肾上腺、右肾。

(2) 右侧腹部(右腰部):升结肠、空肠、右肾。

(3) 右下腹部(右髂部):盲肠、阑尾、回肠下端、女性右侧卵巢及输卵管、男性右侧精索。

(4) 上腹部:胃、肝左叶、十二指肠、胰头、胰体、横结肠、腹主动脉、大网膜。

(5) 中腹部(脐部):十二指肠、空肠、回肠、下垂的胃或横结肠、肠系膜及淋巴结、输尿管、腹主动脉、大网膜。

(6) 下腹部:回肠、乙状结肠、输尿管、充盈的膀胱、女性增大的子宫。

(7) 左上腹部(左季肋部):脾、胃、结肠脾曲、胰尾、左肾上腺、左肾。

(8) 左侧腹部(左腰部):降结肠、空肠、回肠、左肾。

(9) 左下腹部(左髂部):乙状结肠、淋巴结、女性左侧卵巢和输卵管、男性左侧精索。

## 二、视诊

腹部视诊时,患者应取低枕仰卧位,两手自然置于身体两侧,充分暴露腹部,护士站在患者右侧,自上而下按一定顺序全面视诊,光线应充足柔和,以自然光线为佳。对于细小隆起或蠕动波的评估,护士应从侧面呈切线方向进行观察。腹部视诊的主要内容有腹部外形、呼吸运动情况、腹壁静脉情况以及胃肠型和蠕动波等。

### (一)腹部外形

正常人腹部平坦,外形对称。肥胖者及儿童的腹部外形可高于肋缘至耻骨联合的平面,称为腹部饱满。消瘦者腹部下凹,称为腹部低平。异常腹部凸起及下凹,称为腹部膨隆及腹部凹陷。

**1. 腹部膨隆** 仰卧时前腹壁明显高于肋缘至耻骨联合平面,外观呈凸起状,称为腹部膨隆。因生理原因或病理原因不同可表现为全腹膨隆或局部膨隆。

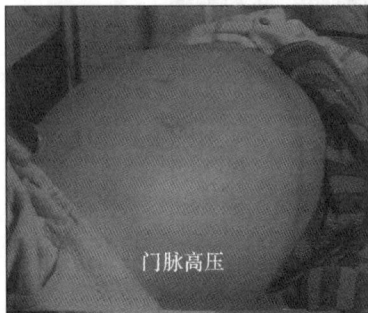

图 4-9-4 肝硬化腹腔积液——蛙腹

(1) 全腹膨隆。①腹腔巨大包块:如足月妊娠、畸胎瘤、巨大卵巢囊肿等,其腹形特点为全腹膨隆呈球形,变换体位时形状无明显改变。②腹腔积液:即腹腔内有大量积液。仰卧位时液体因重力作用下沉于腹腔两侧,致腹部外形宽而扁,称为蛙腹(图 4-9-4)。坐位或站位时下腹部明显膨出。常见于肝硬化门脉高压症,亦可见于心力衰竭、缩窄性心包炎、肾病综合征、结核性腹膜炎、腹膜转移癌等。腹膜有炎症或肿瘤浸润时,在全腹膨隆情况下,由于腹肌紧张,可使脐部突出,腹部呈尖凸状,称为尖腹。③腹内积气:胃肠道大量积气内,见于肠梗阻或肠麻痹。积气在腹腔内,称为气腹,见于胃肠穿孔或治疗性人工气腹。腹形特点为全腹膨隆呈球形,变换体位时其形状无明显改变。

全腹膨隆时,常需测量腹围以观察其程度和变化。测量时先让患者排尿后平卧,再用软尺在脐水

腹部外形
视诊视频

Note

平绕腹一周,测得的周长即为腹围(脐周腹围),通常以厘米(cm)为单位,同时记录。为了观察腹腔内容物(如腹腔积液)的变化,应定期进行腹围测量。

(2)局部膨隆:炎性包块、脏器肿大、腹内肿瘤、腹壁上的肿物和疝等均可致腹部局部膨隆。上腹中部膨隆常见于肝左叶肿大、胃扩张、胃癌、胰腺囊肿或肿瘤;左上腹膨隆常见于脾大;右上腹膨隆常见于肝大或胆囊肿大;下腹部膨隆多见于妊娠、子宫肌瘤等所致的子宫增大、卵巢肿瘤、尿潴留等;左下腹部膨隆见于乙状结肠肿瘤或干结粪块;右下腹部膨隆见于阑尾周围脓肿、回盲部结核或肿瘤等。

**2. 腹部凹陷** 仰卧时前腹壁明显低于肋缘至耻骨联合平面,称为腹部凹陷。根据凹陷的范围可分为全腹凹陷和局部凹陷。

(1)全腹凹陷:常见于脱水和消瘦者。严重者前腹壁几乎贴近脊柱,肋弓、髂嵴和耻骨联合显露,全腹呈舟状,称为舟状腹,见于恶病质,如结核病、恶性肿瘤等慢性消耗性疾病(图4-9-5)。

(2)局部凹陷:不多见,多由腹部手术后瘢痕收缩引起,立位或增加腹压时凹陷更加明显。

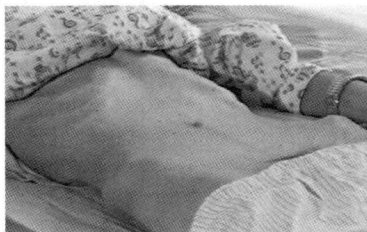

图 4-9-5 舟状腹

**(二)呼吸运动情况**

正常人呼吸时可见腹壁节律性起伏运动,吸气时上抬,呼气时下陷,称为腹式呼吸。儿童和成年男性以腹式呼吸为主,成年女性则以胸式呼吸为主,其腹壁起伏不明显。

(1)腹式呼吸减弱或消失:腹式呼吸减弱见于急性腹痛、腹膜炎症、腹腔积液、腹腔内巨大肿块或妊娠等。腹式呼吸消失见于消化性溃疡穿孔所致的急性腹膜炎或膈肌麻痹等。

(2)腹式呼吸增强:较少见,见于癔症性呼吸或胸腔疾病(如大量积液)使胸式呼吸受限所致。

**(三)腹壁静脉曲张情况**

正常人腹壁静脉一般不显露。较瘦者或皮肤较薄且松弛的老年人,有时隐约可见,但多呈较直的条纹,不迂曲,仍属正常。若腹壁静脉明显可见或迂曲变粗,称为腹壁静脉曲张,常见于门静脉高压或上腔静脉、下腔静脉回流受阻而有侧支循环形成时。腹壁静脉曲张时,应评估血流方向,以鉴别静脉曲张的来源。方法是选择一段没有分支的腹壁静脉,护士将右手示指和中指并拢后压在该段静脉上,然后一手指紧压并向外移动,挤出静脉中的血液,至一定距离时松开该手指,另一手指仍紧压不动,观察挤空的静脉是否快速充盈。如迅速充盈,则血流方向是从放松手指端流向紧压的手指端。用同样的方法松开另一手指进行重复验证,观察血流的方向,若静脉没有迅速充盈,则可判断出血流方向(图4-9-6)。

正常情况下脐水平线以上的腹壁静脉血流自下而上经胸壁静脉和腋静脉流入上腔静脉;脐水平线以下的腹壁静脉血流自上而下经大隐静脉流入下腔静脉。下腔静脉阻塞时,腹壁两侧、臀部及股部外侧静脉曲张,血流方向转而自下而上(图4-9-7);上腔静脉阻塞时,上腹壁或胸壁的浅静脉曲张,血流方向转而自上而下(图4-9-8);门静脉高压时,腹部静脉曲张,血流方向以脐为中心流向四周(图4-9-9)。

**(四)胃肠型和蠕动波**

正常人腹部一般看不到胃或肠的轮廓及蠕动波形,腹壁菲薄或松弛的老年人和极度消瘦者可能见到。胃肠道梗阻时,梗阻部位以上的胃或肠段因扩张而饱满隆起,显出各自的轮廓,称为胃型(图4-9-10)或肠型(图4-9-11)。并可见该部位胃肠蠕动增强,称为蠕动波。观察蠕动波时,应选择适当角度,也可用手轻轻拍击腹壁诱发蠕动波出现后查看。幽门梗阻时,可见到较大的自左肋缘下向右缓慢推进的胃蠕动波。小肠梗阻时,脐部可见横行排列的呈多层梯形的肠型及蠕动波,听诊时可闻及高调肠鸣音。结肠梗阻时,腹壁的周边可见宽大的肠型及蠕动波。蠕动波消失,多见于肠麻痹。

腹壁静脉曲张视诊视频

Note

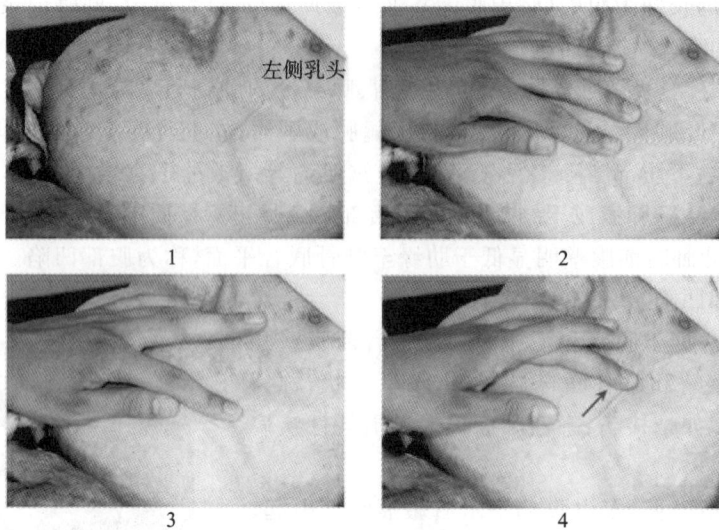

图 4-9-6 判断血流方向手法

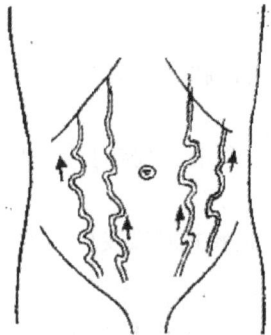

图 4-9-7 下腔静脉阻塞时腹壁静脉血流分布和方向

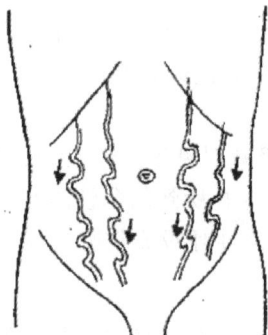

图 4-9-8 上腔静脉阻塞时腹壁静脉血流分布和方向

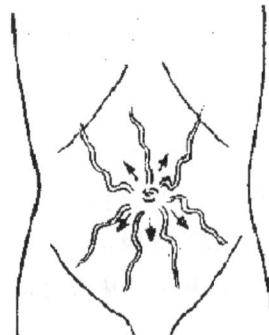

图 4-9-9 门静脉高压时腹壁静脉血流分布和方向

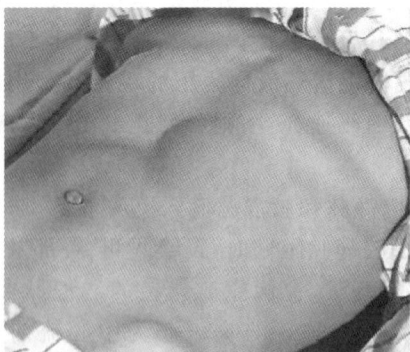

图 4-9-10 胃型

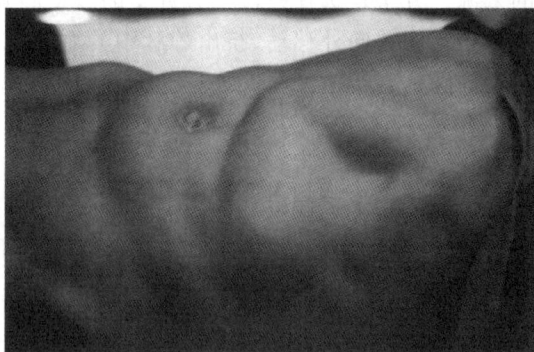

图 4-9-11 肠型

## 三、听诊

腹部听诊时应全面听诊腹部各区,重点评估上腹部和脐部。腹部听诊内容主要有肠鸣音、振水音和血管杂音。

### (一)肠鸣音

肠蠕动时,肠管内气体和液体随之流动,产生一种断续的咕噜声或气过水声,称为肠鸣音。评估

左侧乳头

1    2    3    4

肠鸣音
听诊视频

Note

时通常以右下腹部作为肠鸣音听诊点,正常情况下,肠鸣音4~5次/分,其频率、声响和音调可因进食或休息有较大变异,餐后频繁而明显,休息时稀疏而微弱。

(1)肠鸣音活跃:肠鸣音超过10次/分,但音调不是特别高亢,为肠鸣音活跃,见于急性肠炎、胃肠道大出血或服用泻药后。

(2)肠鸣音亢进:肠鸣音次数多且响亮、高亢,甚至呈叮当声或金属音,为肠鸣音亢进,见于机械性肠梗阻。

(3)肠鸣音减弱:肠鸣音次数明显少于正常,甚至数分钟才能听到1次,为肠鸣音减弱,见于老年性便秘、电解质紊乱(低血钾)及胃肠动力低下等。

(4)肠鸣音消失:如持续听诊3~5 min仍未听到肠鸣音,经腹部叩击刺激仍无肠鸣音者,为肠鸣音消失,见于急性腹膜炎、腹部大手术后或各种原因所致的麻痹性肠梗阻。

**(二)振水音**

当患者胃内有多量液体及气体存留时可出现振水音。评估时,患者取仰卧位,护士一耳凑近患者上腹部或将听诊器体件置于上腹部,然后用冲击触诊法迅速冲击患者胃部,如听到胃内液体与气体相撞击的"咣啷"声,即为振水音。正常人餐后或饮入较多液体时,可出现振水音。当空腹或餐后6~8 h以上,仍能听到振水音,提示胃内有较多液体潴留,见于幽门梗阻和胃扩张等。

**(三)血管杂音**

正常人腹部无血管杂音,发生病变时可听见血管杂音。腹部血管杂音分为动脉性杂音和静脉性杂音。听诊时用听诊器体件听诊腹部各区。

(1)动脉性杂音:与低调的心脏杂音相似。中腹部收缩期吹风样杂音见于腹主动脉瘤或腹主动脉狭窄。前者可于该部触到搏动的肿块,后者则搏动减弱,下肢血压低于上肢,严重者触不到足背动脉搏动。左、右上腹部收缩期吹风样杂音提示肾动脉狭窄,可见于年轻的高血压患者。

(2)静脉性杂音:为连续性嗡鸣声,无收缩期与舒张期之分。腹壁静脉明显曲张者,在脐周或上腹部闻及静脉性杂音,提示门静脉高压伴侧支循环,见于肝硬化。

## 四、叩诊

腹部叩诊主要用于评估某些脏器的大小和叩痛,胃肠道充气情况,腹腔内有无积气、积液和肿块等。腹部叩诊方法有直接叩诊法和间接叩诊法,其中间接叩诊法为临床常用方法。

**(一)腹部叩诊音**

正常情况下,腹部叩诊大部分区域均为鼓音,只有肝脏、脾脏、充盈的膀胱和子宫所占据的部位及两侧腹部近腰肌处为浊音或实音。叩诊时护士从左下腹开始,以逆时针方向至右下腹部,再至脐部,以此获得腹部叩诊音的总体印象。如鼓音范围明显增大或不应有鼓音的部位出现鼓音(如肝浊音界内),见于胃肠高度胀气、气腹或人工气腹及胃肠道穿孔。如鼓音范围缩小,见于肝、脾或其他实质性脏器极度肿大、腹腔内大量腹腔积液或肿瘤,病变部位出现浊音或实音。

**(二)肝脏及胆囊叩诊**

肝脏的叩诊主要用于确定肝脏的位置、肝浊音界及有无叩击痛。胆囊的叩诊主要用于评估胆囊区有无叩击痛。

**1. 肝上界和肝下界** 叩诊肝上界时,患者取仰卧位,平静呼吸,护士采用间接叩诊法沿右锁骨中线从肺清音区往下叩诊至出现浊音,即为肝上界,相当于被肺覆盖的肝脏顶部,又称为肝相对浊音界。再向下叩1~2肋间,则浊音变为实音,此处的肝脏不再被肺所遮盖,称为肝绝对浊音界,又称为肺下界。叩诊肝下界时,从腹部鼓音区沿右锁骨中线向上叩至浊音处即为肝下界。由于肝下界与胃和结

肝脏和胆囊叩诊视频

肠等重叠,很难叩准,故常用触诊确定。一般叩得的肝下界比触得的肝下界高1～2 cm,若肝缘明显增厚,则两项结果较为接近。体形匀称者正常肝上界位于右锁骨中线上第5肋间,下界位于右季肋下缘,上下界之间的距离为肝上下径,为9～11 cm。体形瘦长者肝上下界均可低1个肋间,体形矮胖者则可高1个肋间。

肝浊音界扩大见于肝癌、肝脓肿、肝炎、肝淤血和多囊肝等。肝浊音界缩小见于急性重型肝炎、肝硬化和胃肠胀气等。肝浊音界消失代之以鼓音者,提示肝表面覆有气体,见于急性胃肠穿孔。肝浊音界上移见于右肺纤维化、右下肺不张及气腹鼓肠等。肝浊音界下移见于肺气肿、右侧张力性气胸等。

**2. 肝区叩击痛** 护士左手掌平放于患者的肝区,右手握拳,以轻至中等力量叩击左手手背。正常人肝区无叩击痛。肝区叩击痛阳性见于肝炎、肝脓肿、肝癌等。

**3. 胆囊叩诊** 胆囊位于深部,且被肝脏遮盖,临床上不能用叩诊评估其大小,只能评估胆囊区有无叩击痛,方法同肝区叩击痛,胆囊叩击痛主要见于胆囊炎。

**(三) 脾脏叩诊**

脾浊音区的叩诊采用轻叩法,在左腋中线上进行。正常时在左腋中线第9～11肋之间叩到脾浊音,其长度为4～7 cm,前方不超过腋前线。脾浊音区扩大见于各种原因所致的脾大。脾浊音区缩小见于左侧气胸、胃扩张、肠胀气等。

**(四) 膀胱叩诊**

膀胱叩诊主要用于判断膀胱充盈的程度。叩诊于耻骨联合上方进行,从上往下叩,叩诊音由鼓音变成浊音。膀胱空虚时,因小肠位于耻骨上方遮盖了膀胱,故叩诊呈鼓音。当膀胱充盈时,耻骨上方叩诊呈圆形浊音区。排尿或导尿后复叩,浊音区转为鼓音,以此可与妊娠子宫、卵巢囊肿或子宫肌瘤的浊音相鉴别。

> **知识窗**
>
> 大量腹腔积液与巨大的卵巢囊肿鉴别:①卵巢囊肿所致浊音,于仰卧时常在腹中部,鼓音区则在腹部两侧,这是肠管被卵巢囊肿压挤至两侧腹部所致(图4-9-12);②卵巢囊肿的浊音不移动;③尺压试验也可鉴别,患者仰卧时,护士将一硬尺横置于腹壁上,然后用两手将尺下压,如为卵巢囊肿,则腹主动脉的搏动可经囊肿壁传到硬尺,使硬尺发生节律性跳动;如为腹腔积液,则搏动不被传导,硬尺无此种跳动。

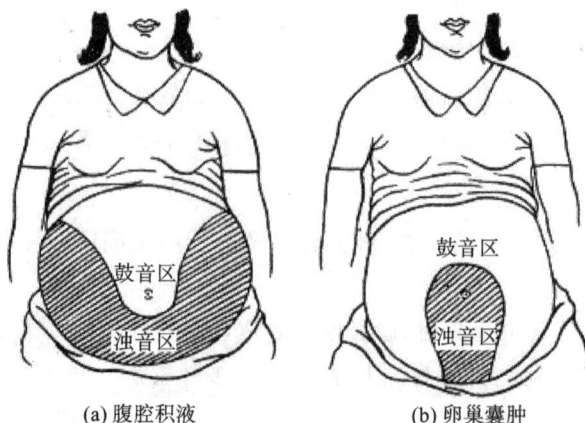

(a) 腹腔积液     (b) 卵巢囊肿

**图 4-9-12 腹腔积液与卵巢囊肿叩诊音的鉴别示意图**

## （五）移动性浊音

移动性浊音主要用于腹腔积液的评估。当腹腔内有较多的腹腔积液时，因重力关系，腹腔积液积聚于腹腔的低处，在此处叩诊呈浊音。评估时先让患者取仰卧位，腹中部由于含气的肠管浮在液面上，叩诊呈鼓音，两侧腹部因腹腔积液积聚叩诊呈浊音。护士自患者腹中部脐水平开始向患者左侧叩诊，鼓音变浊音时，板指（叩诊手指）固定不动，嘱患者改为右侧卧位，再次叩诊，如呈鼓音，表明浊音移动。同样方法向右侧叩诊，鼓音变浊音后嘱患者改为左侧卧，以核实浊音是否移动。这种因体位不同而出现浊音移动的体征，即为移动性浊音阳性。正常人呈移动性浊音阴性，若为移动性浊音阳性，则提示腹腔内游离腹腔积液达 1000 mL 以上。

## （六）肋脊角叩击痛

患者取坐位或侧卧位，护士以左手掌平放于患者肋脊角处（肾区），右手握拳用轻到中等力量叩击左手背。正常人肋脊角处无叩击痛，若肋脊角叩击痛阳性，见于肾炎、肾盂肾炎、肾结石、肾结核及肾周围炎等。

肾区叩击痛
视频

## 五、触诊

触诊是腹部评估的主要方法。触诊时，患者应先排空膀胱，取低枕仰卧位，充分暴露腹部，两手自然置于身体两侧，两腿屈起并稍分开，以使腹肌尽量松弛，并做平静的腹式呼吸。护士站于患者右侧，面向患者，前臂须与腹部表面在同一水平。评估时护士注意手要温暖，指甲要剪短，先以全手掌放于腹壁上部，使患者适应片刻，并感受腹肌紧张度。然后以轻柔动作从左下腹开始逆时针方向至右下腹进行触诊，再至脐部，先做浅触诊，后做深触诊，依次评估全腹各象限，边触诊边观察患者的反应与表情。若患者已诉有病痛部位，则应由健侧逐渐移向患侧。对精神紧张或感觉痛苦者应予以安慰和解释，亦可边触诊边与患者交谈，转移其注意力而减少腹肌紧张，以保证顺利完成评估。

### （一）腹壁紧张度

正常人腹壁有一定张力，但触之柔软，较易压陷，称为腹壁柔软。某些病理情况可使全腹或局部腹肌紧张度增加或减弱。

腹壁紧张度
触诊视频

**1. 腹壁紧张度增加**

（1）全腹紧张度增加：腹腔内容物增加（如肠胀气、气腹、大量腹腔积液）时，触诊腹部张力可增加，但无肌痉挛，也无压痛。急性胃肠道穿孔或脏器破裂所致的急性弥漫性腹膜炎时，因腹膜受刺激而引起腹肌痉挛，腹壁明显紧张，触诊硬如木板，称为板状腹；结核性腹膜炎或恶性腹膜炎时，腹膜所受刺激缓和，且有腹膜增厚和肠管、肠系膜的粘连，触诊时腹壁柔韧而具有抵抗力，不易压陷，称为揉面感或柔韧感。

（2）局部腹壁紧张度增加：常见于腹腔内脏器炎症累及腹膜时，右上腹肌紧张常见于急性胆囊炎，右下腹肌紧张常见于急性阑尾炎，上腹或左上腹肌紧张常见于急性胰腺炎。

**2. 腹壁紧张度减弱** 按压腹壁时腹壁松弛无力，失去弹性腹，为腹壁紧张度减弱，多是腹肌张力减低或消失所致。全腹紧张度减弱见于慢性消耗性疾病、大量放腹腔积液后、严重脱水患者、经产妇或年老体弱者。脊髓损伤所致腹肌瘫痪和重症肌无力可使腹壁张力消失。

### （二）压痛与反跳痛

（1）压痛：正常腹部触压时不引起疼痛，深压时仅有一种压迫感。由浅入深触压腹部时若出现疼痛，称为腹部压痛。腹部炎症、肿瘤及脏器淤血、破裂、扭转等病变均可出现腹部压痛。压痛部位常为病变所在部位，腹部常见疾病的压痛点位置见图 4-9-13。某些位置较固定的压痛点常反映特定的疾

Note

病。常见的压痛点：①阑尾压痛点，位于脐与右髂前上棘连线中、外 1/3 交界处，又称麦氏(McBurney)点，此处压痛见于阑尾病变(图 4-9-14)。②胆囊压痛点，位于右腹直肌外缘与肋缘交界处，此处压痛见于胆囊病变。

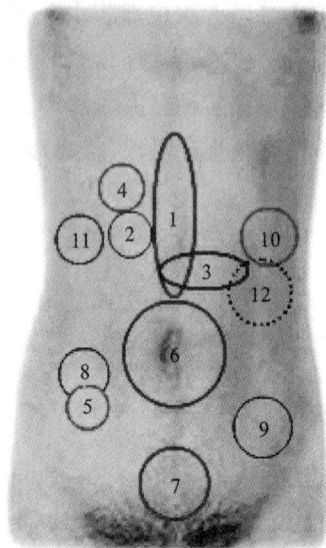

图 4-9-13　腹部常见疾病压痛点

1—胃炎或溃疡；2—十二指肠溃疡；3—胰腺炎或肿瘤；4—胆囊炎或肿瘤；

5—阑尾炎；6—小肠炎；7—膀胱或子宫病变；8—回盲部炎症、结核；

9—乙状结肠炎症或肿瘤；10—脾或结肠脾曲病变；

11—肝或结肠肝曲病变；12—胰腺炎的腰部压痛点

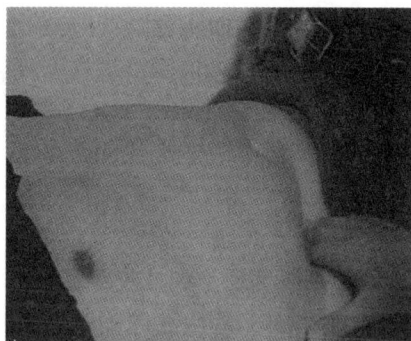

图 4-9-14　阑尾压痛点的评估

（2）反跳痛：护士触诊腹部出现压痛后，用并拢的 2～3 个手指在触诊压痛处稍停片刻，使压痛感觉趋于稳定，然后将手迅速抬起，若患者感到腹痛骤然加剧，并伴有痛苦表情或呻吟，称为反跳痛。反跳痛提示腹内脏器炎症累及邻近腹膜壁层。若疼痛还发生在远离反跳痛的部位，提示局部或弥漫性腹膜炎。

压痛、反跳痛与腹肌紧张并存，称为腹膜刺激征，又称腹膜炎三联征，是急性腹膜炎的可靠体征。

**（三）肝脏触诊**

**1. 触诊方法**　肝脏触诊时，患者处于仰卧位，两膝关节屈曲，保持腹壁放松，嘱患者做较深腹式呼吸以使肝脏随膈肌运动而上下移动。肝脏触诊的方法包括单手触诊法、双手触诊法和钩指触诊法。

（1）单手触诊法：护士将右手四指并拢，掌指关节伸直，与肋缘大致平行地放在患者脐水平处，随患者的呼气和吸气，手指向肋缘方向做缓慢下压和抬起的动作，如此反复进行，手指逐渐向肋缘移动，直到触到肝下缘或肋缘为止。需在右锁骨中线及前正中线上进行触诊，并分别测量肝下缘至肋缘或剑突根部的距离，以厘米(cm)表示(图 4-9-15)。大量腹腔积液患者应采用浮沉触诊法(冲击触诊法)。

（2）双手触诊法：护士右手位置同单手触诊法，左手向上托住患者右腰部，拇指张开置于肋部，使肝下缘紧贴前腹壁下移，并限制右下胸扩张，以增加膈下移的幅度，这样吸气时下移的肝脏就更易碰到右手指，从而提高触诊的效果(图 4-9-16)。

（3）钩指触诊法：适用于儿童和腹壁薄软者，触诊时，护士位于患者右肩旁，面向其足部，将右手掌搭在其右前胸下部，右手第 2～5 指并拢弯曲成钩状，嘱患者做深腹式呼吸，护士随患者深吸气而更进一步屈曲指关节，直至触到下移的肝下缘。亦可用双手弯曲成钩状进行触诊。

压痛与反跳痛视频

肝脏触诊视频

Note

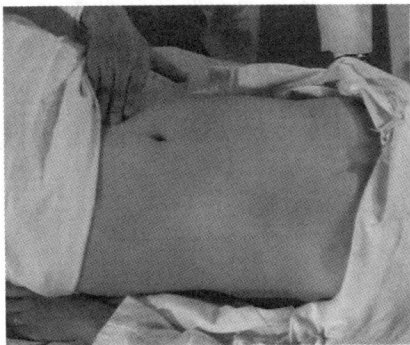
图 4-9-15 肝脏触诊——单手触诊法

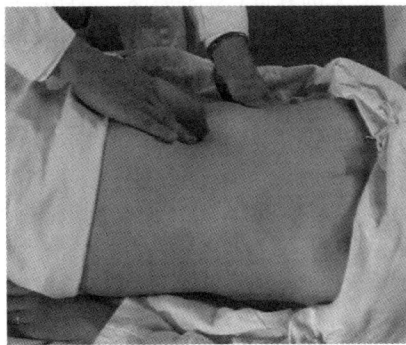
图 4-9-16 肝脏触诊——双手触诊法

**2. 触诊内容** 触及肝脏时,应注意其大小、质地、边缘及表面光滑度、有无压痛及搏动等。

(1)大小:正常人的肝脏一般不易触到,如能触及,则肋缘下不超过 1 cm、剑突下不超过 3 cm,如超过上述标准,可能是肝大或肝下移。弥漫性肝大见于肝炎、肝淤血、脂肪肝、早期肝硬化、白血病、血吸虫病等,局限性肝大见于肝脓肿、肝肿瘤及肝囊肿等。肝下移见于内脏下垂、肺气肿、右侧胸腔大量积液导致膈肌下降。

(2)质地:一般将肝脏质地分为质软、质韧和质硬三级。正常肝脏质地柔软,如触口唇;慢性肝炎及肝淤血质韧,如触鼻尖;肝硬化、肝癌质硬,如触前额。大而表浅的肝脓肿或囊肿可触到波动感。

(3)边缘及表面状态:正常肝脏边缘整齐且厚薄一致、表面光滑。肝脏表面呈不均匀的结节状,边缘锐薄不整齐,见于肝硬化;肝脏表面光滑,边缘钝圆,见于肝淤血、脂肪肝;肝脏表面高低不平,呈大结节状,边缘厚薄不一,见于肝癌。

(4)压痛:正常肝脏无压痛。如果肝包膜有炎性反应或因肝大受到牵拉,则有压痛。轻度弥漫性压痛见于肝炎、肝淤血等,局限性剧烈压痛见于较表浅的肝脓肿。

(5)搏动:正常肝脏触不到搏动。如果触到肝脏搏动,应注意区分是单向性搏动还是扩张性搏动。单向性搏动是肝脏传导了其下面的腹主动脉的搏动所致,为传导性搏动;扩张性搏动见于三尖瓣关闭不全患者,由于右心室的收缩搏动通过右心房、下腔静脉而传导至肝脏,使其呈扩张性,是肝脏本身的搏动。鉴别方法是两手掌置于肝脏左右叶表面,有被推向上的感觉为单向性搏动,有被推向两侧的感觉为扩张性搏动。

**(四)脾脏触诊**

**1. 触诊方法**

(1)单手触诊法:护士将右手放在脐部,并与左肋弓垂直,配合患者的呼吸进行触诊,从脐部或左侧腹部逐渐触至脾缘或左肋缘。此法适用于脾脏明显肿大且位置较表浅时的触诊。

(2)双手触诊法:护士左手绕过患者腹前方,手掌置于其左侧后胸壁第9~11肋处,将脾脏从后向前托起,并限制胸廓运动,右手掌平放于脐部或左侧腹部,与左肋弓大致垂直,配合呼吸,同触诊肝脏一样迎触脾尖,直至触到脾缘或左肋缘为止(图 4-9-17)。当脾脏轻度肿大且仰卧位不易触到时,可嘱患者取右侧卧位,双下肢屈曲,此时用双手触诊则容易触到。此法适用于脾脏轻度肿大且位置较深时的触诊。

**2. 触诊内容** 触及脾脏后,应注意其大小、质地、表面情况、有无压痛等。

(1)脾大的测量方法:正常情况下,脾脏位于左季肋部,不能触及。除内脏下垂、胸腔积液或积气所致脾下垂可在左肋缘下触及脾脏边缘外,其他情况触及脾脏即提示脾大。临床上多采用三线测量法来评估脾大的程度(图 4-9-18)。①第 I 线测量(甲乙线):左锁骨中线与左肋缘交点至脾下缘的距离。②第 II 线测量(甲丙线):左锁骨中线与左肋缘交点至脾脏最远点的距离(应大于甲乙线)。③第 III 线测量(丁戊线):脾右缘至前正中线的最大距离。若脾脏高度肿大,向右超过前正中线,以"+"表示;若未超过前正中线,则以"-"表示。轻度脾大时,只做第 I 线测量。明显脾大时,需做第 II 线测量和第 III 线测量。

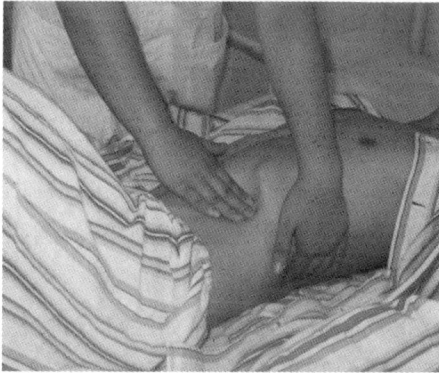

图 4-9-17　脾脏触诊——双手触诊法

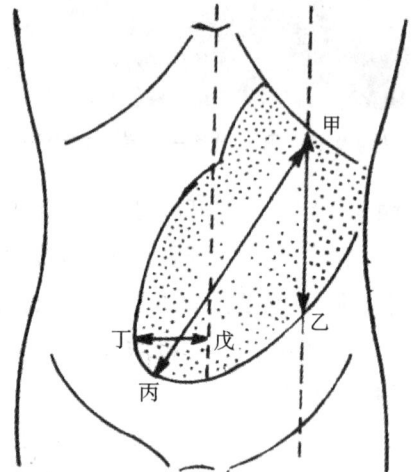

图 4-9-18　脾脏肿大三线测量法

(2) 脾大的分度及临床意义:临床上常根据脾下缘至肋下缘的距离,将脾大分为轻、中、高三度。深吸气时,脾缘在肋下不超过 2 cm,为轻度肿大,见于急慢性肝炎、伤寒、粟粒型结核、急性疟疾、感染性心内膜炎及败血症等,质地多较柔软;超过肋下 2 cm 至脐水平线以上者,为中度肿大,见于肝硬化、疟疾后遗症、慢性淋巴细胞白血病、慢性溶血性黄疸、淋巴瘤、系统性红斑狼疮等,质地一般较硬;超过脐水平线或前正中线,为高度肿大,即巨脾,表面光滑见于慢性粒细胞白血病、黑热病、慢性疟疾和骨髓纤维化等,表面不平滑且有结节见于淋巴瘤和恶性组织细胞病。

**(五) 肾脏触诊**

肾脏触诊一般用双手触诊法,可取平卧位或立位。平卧位触诊右肾时,嘱患者双腿屈曲并做较深腹式呼吸。护士位于患者右侧,以左手掌托起其右腰部,右手掌平放在右上腹部,手指方向与右肋缘平行,进行深部触诊右肾,当患者深吸气时双手夹触肾脏(图 4-9-19)。如触到光滑钝圆的脏器,可能为肾下极,如能在双手间握住更大部分,则略能感知其蚕豆状外形,握住时患者常有酸痛或类似恶心的不适感。触诊左肾时,护士左手越过患者腹前方托住左腰部,右手掌平放于患者左上腹部,方法同右肾触诊(图 4-9-20)。当出现肾下垂或游走肾时,立位较易触到。

正常人肾脏一般不易触及,有时可触到右肾下极。身材瘦长者,肾下垂、游走肾或肾脏代偿性增大时,肾脏较易触到。若深吸气时能触到 1/2 以上的肾脏,即为肾下垂。如肾下垂明显且能在腹腔内移动时,称为游走肾。肾脏肿大见于肾盂积水或积脓、肾肿瘤、多囊肾等。当肾盂积水或积脓时,肾脏的质地柔软且富有弹性,有时有波动感。多囊肾时,一侧或两侧肾脏为不规则形增大,有囊性感。肾肿瘤触诊质地坚硬、表面不平。

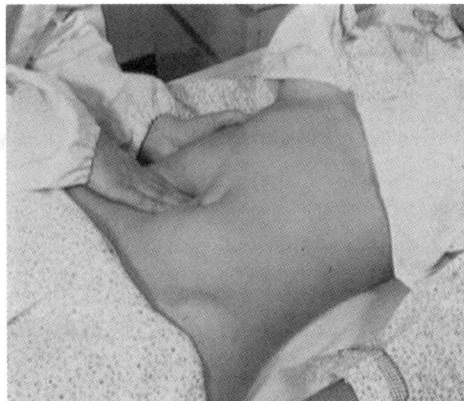

图 4-9-19 肾脏触诊（右肾）

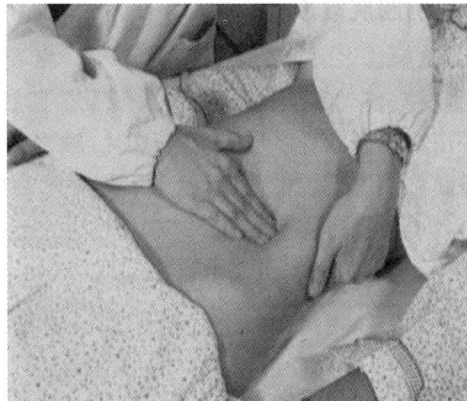

图 4-9-20 肾脏触诊（左肾）

## 知识窗

当肾脏和尿路有炎症或其他疾病时，可在相应部位出现压痛点（图 4-9-21）。腹部压痛点有季肋点（第 10 肋前端）、上输尿管点（脐水平线上腹直肌外缘）、中输尿管点（两髂前上棘的连线与腹直肌外缘的相交点）、肋脊点（背部第 12 肋骨与脊柱的交角的顶点）和肋腰点（背部第 12 肋骨与腰大肌外缘的交角的顶点）。输尿管结石、结核可在上、中输尿管点出现压痛；肾盂肾炎、肾脓肿和肾结核常在肋脊点和肋腰点出现压痛；季肋点压痛亦提示肾脏病变。

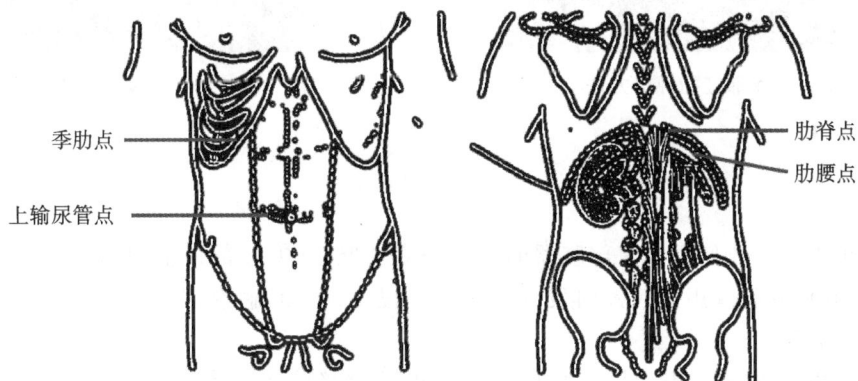

图 4-9-21 肾脏疾病压痛点示意图

### （六）胆囊触诊

胆囊触诊可用单手滑行触诊法或钩指触诊法进行。正常情况下，胆囊隐藏于肝脏下面的胆囊窝内，不能被触及。肿大的胆囊一般呈梨形或卵圆形，张力较高，随呼吸上下移动。胆囊肿大时超过肝缘及肋缘，可在右肋缘下、腹直肌外缘处触到。胆囊肿大呈囊性感并有明显压痛，常见于急性胆囊炎；呈囊性感而无压痛，见于壶腹周围癌；胆囊触诊有实性感且伴轻度压痛，见于胆囊结石或胆囊癌。某些胆囊炎，胆囊尚未肿大或虽已肿大而未达肋缘以下，不能触及胆囊，但此时可探及胆囊触痛。评估时，护士将左手手掌平放在患者的右肋缘部位，以拇指指腹勾压于胆囊点（右肋缘与腹直肌外缘交界处），然后嘱患者缓慢深吸气。在吸气过程中，肿大的胆囊下移时碰到用力按压的拇指，即可引起疼痛或因剧烈疼痛而屏住呼吸，称为墨菲（Murphy）征阳性（图 4-9-22）。

113

### （七）膀胱触诊

膀胱触诊多采用单手滑动触诊法。患者仰卧,双下肢屈曲,护士以右手自脐向耻骨联合方向触诊。膀胱空虚时隐于盆腔内,不易触及。膀胱充盈胀大时,呈扁圆形或圆形,触之囊性感,不能用手推动,按压时有尿意。膀胱极度充盈时,触之质硬,但光滑。膀胱胀大多是尿液潴留所致,见于尿路梗阻、脊髓病、昏迷、腰椎或骶椎麻醉后、手术后局部疼痛。

### （八）液波震颤

当腹腔内有 3000 mL 以上的游离液体时,患者平卧,护士以一手掌面贴于患者一侧腹壁,另一手四指并拢屈曲,用指端叩击对侧腹壁,此时贴于腹壁的手掌有被液体波动冲击的感觉,即液波震颤,又称为波动感。为防止腹壁本身的振动传至对侧,可让另一人将手掌尺侧缘压于脐部腹中线上,可阻止腹壁本身的震动传导(图 4-9-23)。

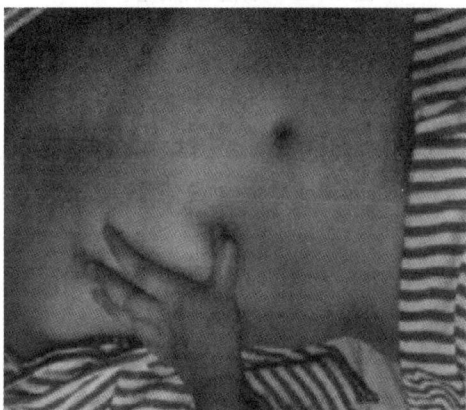

胆囊触诊
视频

腹部评估
视频

图 4-9-22　墨菲征的评估方法

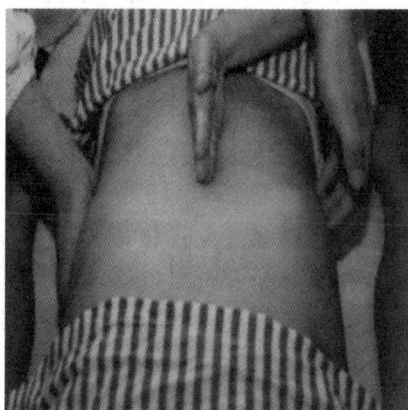

图 4-9-23　液波震颤的评估方法

### 小 结

腹部评估可以帮助我们了解腹部脏器的一些病变情况,掌握腹部评估中的一些正常情况和异常情况,可以帮助我们在护理患者时及时发现问题。按视诊、听诊、触诊、叩诊的顺序进行,其中触诊是腹部评估的主要方法。

腹部视诊的主要内容有腹部外形、呼吸运动情况、腹壁静脉曲张情况以及胃肠型和蠕动波等。蛙腹见于大量腹腔积液,舟状腹见于慢性消耗性疾病。上腔静脉阻塞时,上腹壁或胸壁的曲张静脉血流方向自上而下;下腔静脉阻塞时,腹壁两侧、臀部及股部外侧曲张静脉血流方向自下而上;门静脉高压时,腹部曲张静脉血流方向以脐为中心流向四周。

腹部听诊的内容包括肠鸣音、振水音和血管杂音。正常肠鸣音次数为 4～5 次/分,肠鸣音亢进提示机械性肠梗阻,肠鸣音消失提示肠麻痹。空腹或餐后 6～8 h 听到振水音,提示幽门梗阻或胃扩张等。

腹部叩诊的内容包括腹部叩诊音、肝脏及胆囊叩诊、脾脏叩诊、膀胱叩诊、移动性浊音以及肋脊角叩击痛等。正常肝浊音上下界距离为 9～11 cm,肝浊音界消失是急性胃肠穿孔的重要体征之一。移动性浊音阳性提示腹腔内游离腹腔积液超过 1000 mL。

腹部触诊的内容有腹壁紧张度,压痛与反跳痛,肝脏、脾脏、肾脏、胆囊、膀胱触诊以及液波震颤。板状腹见于急性弥漫性腹膜炎,揉面感见于结核性腹膜炎及癌性腹膜炎。墨菲征阳性见于急性胆囊炎。压痛、反跳痛、腹肌紧张合称为腹膜刺激征,是急性腹膜炎的可靠体征。

Note

能力检测

1. 试述听诊到异常肠鸣音的临床意义。
2. 急性弥漫性腹膜炎患者腹部体征有哪些？
3. 大量腹腔积液患者身体评估可有哪些阳性体征？
4. 解释墨菲征、移动性浊音、腹膜刺激征。

（杨珍杰）

# 第十节 肛门、直肠和生殖器评估

PPT 课件
4-10

## 学习目标

1. 掌握肛门、直肠评估的体位，视诊与触诊的方法、内容。
2. 熟悉肛门、直肠常见的异常体征。
3. 了解生殖器的评估方法。

## 案例引导

案例 4-10　患者，男，32 岁，三天前无明显诱因便后肛门出血，呈鲜血，喷射状，并有肿物脱出，可用手还纳。无腹痛腹胀，无发热咳嗽，患者平素大便干燥，有便秘史。

请思考：
1. 该患者目前存在的主要护理问题是什么？
2. 应该为该患者采取哪些护理措施？

肛门、直肠与生殖器的评估是全身评估不可缺少的一部分，因此做好整体护理评估、做出恰当的护理诊断、采取及时有效的护理措施十分重要。评估前，应向患者说明评估的目的、步骤、重要性及可能引起的不适，以取得其配合。

## 一、肛门、直肠评估

### （一）评估体位

评估肛门、直肠时可根据病情和需要，让患者采取不同的体位。常用的体位包括以下几种。

**1. 肘膝位**　又称胸膝位。患者两肘关节屈曲置于检查台上，头部及前胸部垫枕，双膝关节稍分开，屈曲成直角跪于检查台上，臀部抬高（图 4-10-1）。此体位适用于评估男性患者的直肠前部、前列腺及进行乙状结肠镜检。

**2. 左侧卧位**　左侧卧位适合女性患者，但男性患者也可以采取这种姿势。患者左侧卧位，右腿向腹部屈曲，左腿伸直，臀部靠近检查台右边。护士位于患者背后进行评估（图 4-10-2）。此为直肠指检和结肠镜检查最常用的姿势。

**3. 截石位**　患者仰卧于检查台上，臀部垫高，两腿屈曲、抬高并外展（图 4-10-3）。此体位适用于

Note

115

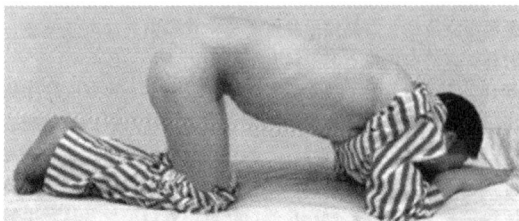

图 4-10-1　肘膝位

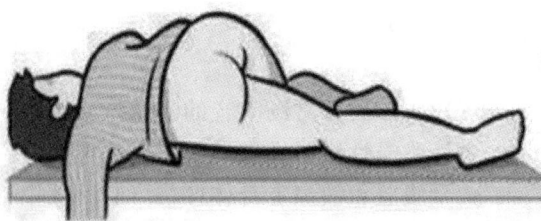

图 4-10-2　左侧卧位

重症体弱者或膀胱直肠窝的评估,亦可进行直肠双合诊,即右手示指在直肠内,左手在下腹部,双手配合,以评估盆腔脏器病变情况。

**4. 蹲位**　患者下蹲并用力做排便动作(图 4-10-4)。蹲位适用于评估直肠脱垂、内痔及直肠息肉等。

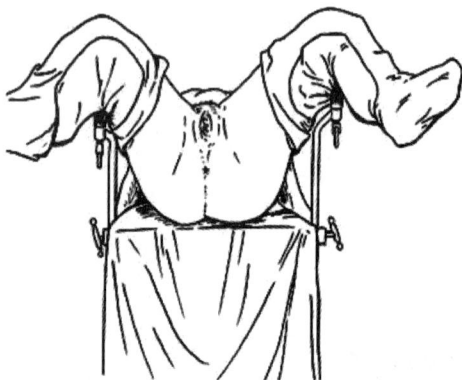

图 4-10-3　截石位

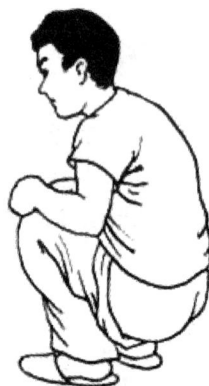

图 4-10-4　蹲位

**（二）评估方法**

肛门、直肠评估方法以视诊、触诊为主,并辅以内镜检查。评估结果及病变部位按顺时针方向记录并注明评估时采用的体位。肘膝位时肛门后正中点为 12 点钟位,前正中点为 6 点钟位,而仰卧位的时钟位则与此相反。

**1. 视诊**　护士用手分开患者臀部,观察肛门及其周围皮肤的颜色及皱褶。正常肛门颜色较深,皱褶呈放射状,无脓血、黏液、肛裂、外痔、瘘管口、直肠脱出或脓肿等。视诊肛门、直肠常见的异常有以下几种。

（1）肛门闭锁与狭窄:多见于新生儿先天性畸形。狭窄也可是感染、外伤或手术瘢痕所致,常可在肛周发现瘢痕。

（2）肛裂:肛管下段(齿状线以下)深达皮肤全层的纵行及梭形裂口或感染性溃疡。患者自觉疼痛,排便时尤其明显,排出的粪便周围常附有少许鲜血。视诊时肛门常可见裂口,触诊时有明显触压痛。

（3）痔:直肠下端黏膜下或肛管边缘皮下的内痔静脉丛或外痔静脉丛扩大和曲张所致的静脉团。多见于成人,患者常有大便带血、痔块脱出、疼痛或瘙痒感等症状。可分为内痔、外痔和混合痔。①内痔:位于齿状线以上,表面被直肠黏膜所覆盖,在肛门内口可查到柔软的紫红色包块,排便时可突出肛门口外。②外痔:位于齿状线以下,表面被肛管皮肤所覆盖,在肛门外口可见紫红色的柔软包块。③混合痔:齿状线上、下均可发现,其上部被直肠黏膜覆盖,下部被肛管皮肤所覆盖,具有外痔与内痔的特点。

Note

（4）肛门瘢痕与红肿：肛门周围瘢痕，多见于外伤或手术后；肛门周围有红肿及压痛，常为肛门周围炎症或脓肿。

（5）肛门直肠瘘：简称肛瘘，是直肠、肛管与肛门周围皮肤相通的瘘管，多是肛管或直肠周围脓肿与结核所致，不易愈合。评估时可见肛门周围皮肤有瘘管开口，有时可见脓性分泌物流出，在直肠或肛管内可见瘘管的内口或伴有硬结。

（6）直肠脱垂：又称脱肛，指肛管、直肠甚至乙状结肠下端的肠壁，部分或全层向外翻而脱出于肛门外。患者取蹲位，观察肛门外有无突出物。如无突出物或突出不明显，让患者屏气做排便动作，可在肛门外看到紫红色的球状突出物，此即直肠部分脱垂（黏膜脱垂），停止排便时突出物常可回复至肛门内；如突出物为椭圆形块状物，表面有环形皱襞，即为直肠完全脱垂（直肠壁全层脱垂），停止排便时不易回复。

**2. 触诊** 对肛门或直肠的触诊通常称为肛诊或直肠指诊。患者可取左侧卧位、截石位或肘膝位。护士右手示指戴指套或手套，并涂以适量润滑剂（如肥皂液、凡士林、液体石腊），先将探查的示指置于肛门外口轻轻按摩，待患者适应且肛门括约肌放松后，再徐徐插入肛门、直肠内。不可以直接插入肛门，以免发生疼痛和肛门括约肌收紧。先评估肛门及括约肌的紧张度，再评估肛管及直肠的内壁（图4-10-5）。注意黏膜是否光滑，有无肿块、搏动感及压痛。男性患者还可触诊前列腺与精囊，女性患者可评估子宫颈、子宫和输卵管等，必要时配合使用双合诊。正常人直肠指诊可感轻度不适，但无痛感。直肠指诊常见的异常：①直肠剧烈触痛，多见于肛裂及感染；②触痛并伴有波动感，见于肛门、直肠周围脓肿；③直肠内触及柔软、光滑而有弹性的包块，常为直肠息肉；④触及坚硬、凹凸不平的包块，应考虑直肠癌；⑤指诊后指套表面带有黏液、脓液或血液，应取其涂片镜检或做细菌学检查。如直肠病变病因不明，应进一步做内镜检查，以助鉴别。

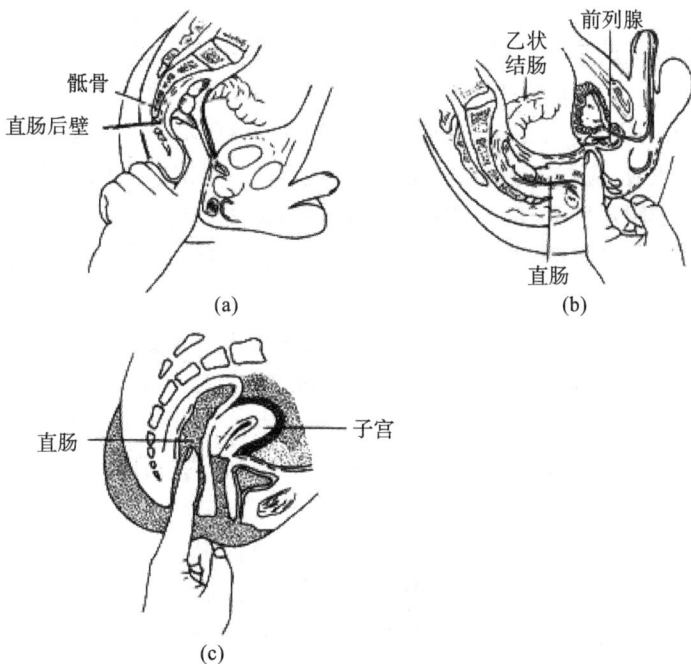

图 4-10-5 直肠指诊

**3. 内镜检查** 常用直肠镜与乙状结肠镜检查。正常直肠与乙状结肠黏膜光滑，呈粉红色。若有黏膜充血、溃疡、出血、渗出液增多等，多为炎症所致。对所观察到的病变应注意其部位、大小及特点等。

## 二、男性生殖器评估

评估男性生殖器时应充分暴露外阴部，一般取直立位，双下肢稍外展，先评估外生殖器，包括阴

117

茎、阴囊,后评估内生殖器,包括前列腺和精囊。评估方法有视诊及触诊。

### (一)阴茎

(1)阴茎大小:正常成人阴茎长7~10 cm。成人阴茎过小见于垂体功能或性腺功能不全;儿童期阴茎过大见于促性腺激素过早分泌或睾丸间质细胞瘤。

(2)包皮:成人包皮不应掩盖尿道口,翻起后应露出阴茎头。不能翻起露出尿道外口或阴茎头者,称为包茎,多见于先天性包皮口狭窄或炎症、外伤后粘连。如果包皮过长、超过阴茎头,但翻起后能露出阴茎头,称为包皮过长。

(3)阴茎头与阴茎颈:正常人阴茎头应红润、光滑,无红肿、结节及分泌物。如有硬结并伴有暗红色溃疡、易出血,或融合为菜花状,应考虑阴茎癌的可能。如出现淡红色小丘疹并融合成蕈样,呈乳突状突起,应考虑为尖锐湿疣。阴茎颈部发现单个椭圆形质硬溃疡称为下疳,愈后留有瘢痕,见于梅毒。

(4)尿道口:评估尿道口时用示指与拇指,轻轻挤压龟头使尿道张开。正常尿道口黏膜红润、清洁、无分泌物黏附。如尿道口发红、有脓性分泌物或溃疡,伴触痛,多见于尿道炎。

### (二)阴囊

阴囊是腹壁的延续部分,由中间的隔膜分为两个囊。每一囊内有相应的睾丸、附睾及精索的阴囊段。评估时,患者取立位或坐位,两腿稍分开,护士两手拇指置于阴囊前面,其余手指放在阴囊后面,双手拇指同时来回滑动触诊,进行对比。

**1. 阴囊皮肤及外形** 正常阴囊皮肤呈深暗色,多皱褶。视诊时注意观察阴囊皮肤有无皮疹、脱屑溃烂等损害,观察阴囊外形有无肿胀肿块。阴囊皮肤增厚呈苔藓样,并有小片鳞屑,或皮肤呈暗红色、糜烂,有大量浆液渗出,可形成软痂,伴有顽固性奇痒,此为阴囊湿疹的特征。阴囊皮肤常因水肿而紧绷,可见于全身性水肿(如肾病综合征),也可见于局部因素所致(如局部炎症或过敏反应、静脉血或淋巴液回流受阻等)。阴囊皮肤水肿粗糙、增厚如象皮样,称为阴囊象皮病,多是血丝虫病引起的淋巴管炎或淋巴管阻塞所致。一侧或双侧阴囊肿大,触之有囊样感,有时可推回腹腔,当患者用力咳嗽使腹腔内压增高时可再降入阴囊,为阴囊疝,系肠管或肠系膜经腹股沟管下降至阴囊内所致。阴囊肿大触之有水囊样感,为鞘膜积液,应与阴囊疝、睾丸肿瘤相鉴别,透光试验有助于鉴别。方法是用不透明的纸片卷成圆筒,一端置于阴囊肿大部位,用电筒照射一侧阴囊,从纸筒另一端观察阴囊透光情况。也可把房间灯关调暗,用电筒照射阴囊来观察。鞘膜积液时,阴囊呈橙红色均质的半透明状,而阴囊疝和睾丸肿瘤则不透光。

**2. 睾丸** 正常情况下,睾丸左、右各一,呈椭圆形,表面光滑柔韧。评估时应注意其大小、形状、硬度及有无触压痛等,并对比两侧。睾丸急性肿痛且压痛明显,多为外伤、急性睾丸炎、流行性腮腺炎、淋病等所致。一侧睾丸肿大、质硬并有结节,应怀疑睾丸肿瘤。阴囊触诊未触及睾丸,可见于隐睾症,为胎儿发育时期睾丸未降入阴囊内所致,此时应触诊腹股沟管内或阴茎根部、会阴部等处,或B超检查腹腔。

**3. 附睾** 位于睾丸的后外侧,上端膨大,下端细小。急性附睾炎时肿痛明显,常伴急性睾丸炎,因此睾丸也肿大,触诊不易分清附睾和睾丸。慢性附睾炎时可触及附睾肿大,有结节,稍有压痛。如触及附睾呈结节状硬块,并伴输精管增粗且呈串珠状,多为附睾结核。

**4. 精索** 正常精索柔软、无压痛,如果有挤压痛且局部皮肤红肿,多为急性精索炎。触及靠近附睾的精索硬结多,由丝虫病引起。精索有蚯蚓团样感是精索静脉曲张的特征。

### (三)前列腺和精囊

前列腺位于膀胱下方,耻骨联合后约2 cm处,形似前后稍扁的栗子,上端宽大,下端细小,后面较平坦,正中有纵行浅沟,可将其主体分为左、右两叶。评估时,患者取肘膝位,护士示指戴指套,涂适量润滑剂,徐徐伸入肛门内,向腹侧触摸。正常前列腺质韧而有弹性,左、右两叶之间可触及正中沟。前列腺肿大且表面光滑、质韧、无压痛及粘连,见于老年人的良性前列腺肥大;前列腺肿大且有明显压痛,多见于急性前列腺炎;前列腺肿大质硬并可触及坚硬结节,多见于前列腺癌。

精囊为菱锥形囊状非成对的附属性腺,位于前列腺外上方。正常精囊柔软、光滑,肛门指检不易触及。精囊病变常继发于前列腺病变。如前列腺炎或积脓累及精囊时,精囊可触及条索状肿胀并有压痛;前列腺结核累及精囊时,精囊表面呈结节状;前列腺癌侵犯精囊时,精囊肿大质硬,并可触及坚硬结节。

### 三、女性生殖器评估

女性生殖器包括内生殖器和外生殖器,评估方法有视诊、触诊和阴道扩张器检查,一般女性患者不常规进行生殖器评估,如有适应证或疑有妇科疾病时,应进行此项评估,具体方法和内容详见《妇产科护理学》。

#### 小 结

肛门、直肠和生殖器评估的方法包括视诊和触诊,常用的评估体位有肘膝位、左侧卧位、蹲位、截石位。肘膝位最常用,适用于直肠前部、前列腺的评估及乙状结肠镜检等;左侧卧位适用于重症患者、年老体弱者或女性患者的评估;截石位适用于膀胱直肠窝的评估以及盆腔脏器评估的双合诊;蹲位适用于评估直肠脱垂、内痔及直肠息肉等。

肛门与直肠的视诊需注意观察肛门周围有无脓血、黏液、肛裂、外痔、瘘管口、直肠脱出或脓肿等。内痔位于齿状线以上,表面被直肠黏膜所覆盖,在肛门内口可查到柔软的紫红色包块,排便时可突出肛门口外。外痔位于齿状线以下,表面被肛管皮肤所覆盖,在肛门外口可见紫红色的柔软包块。混合痔在齿状线上、下均可发现,具有外痔与内痔的特点。肛门与直肠的触诊要先评估肛门及括约肌的紧张度,再评估肛管及直肠内壁,注意黏膜是否光滑,有无肿块、搏动感及压痛,注意常见异常改变。

阴茎头部如出现淡红色小丘疹并融合成蕈样,呈乳突状突起,应考虑为尖锐湿疣。阴茎颈部发现单个椭圆形质硬溃疡称为下疳,愈后留有瘢痕,见于梅毒。前列腺肿大而表面光滑、质韧、无压痛及粘连,多见于老年人的良性前列腺肥大。

#### 能力检测

1. 按时钟方向记录肛门、直肠评估结果时,如肘膝位评估时病变部位在肛门后正中12点钟,前正中点为6点钟,仰卧位时病变部位应该为几点钟位置?
2. 比较内痔、外痔与混合痔的异同点。

(孙 霞)

## 第十一节　脊柱、四肢与关节评估

#### 案例引导

案例4-11　患者,女,54岁。5年前两手指关节开始肿胀疼痛,晨起时感觉疼痛的指关节僵硬2~3 h,逐渐两腕关节也开始肿胀疼痛。近1年病情逐渐加重,指关节、腕关节均变形。实验室检查:血红蛋白98 g/L,红细胞沉降率加快,类风湿因子阳性(滴度>1∶20)。初步诊断:类风湿性关节炎。

PPT课件 4-11

请思考：

1. 该患者在脊柱、四肢评估方面是否会存在相应的异常体征？
2. 脊柱、四肢与关节评估过程中应注意哪些事项？
3. 该患者目前主要存在哪些护理问题？

## 一、脊柱

脊柱是支撑体重、维持躯体各种位姿势的重要支柱。脊柱由 7 个颈椎、12 个胸椎、5 个腰椎、5 个骶椎和 4 个尾椎组成。脊柱病变主要表现为疼痛、姿势或形态异常及活动受限。评估脊柱时以视诊为主，结合触诊和叩诊。评估内容包括脊柱的弯曲度、活动度及有无畸形、压痛、叩击痛等。

### （一）脊柱弯曲度

**1. 生理性弯曲**　正常人直立时，从侧面观察脊柱，脊柱有四个生理弯曲，即颈腰段向前凸、胸骶段向后凸。从正面观察，无侧弯。评估方法：①前后凸评估，患者取立位或坐位，侧面观察评估脊柱有无前后凸畸形；②侧弯评估，患者取立位或坐位，上肢自然下垂，护士用手指沿脊柱棘突以适当压力从上向下划压，划压后皮肤即出现一条红色充血线，借此可观察脊柱有无侧弯。

**2. 脊柱病理性变形**

（1）脊柱后凸：脊柱过度后弯，又称为驼背。多发生于胸段脊柱。儿童脊柱后凸，多由佝偻病引起；青少年脊柱后凸，多为胸椎结核，病变常在胸椎下段及腰段，由于椎体被破坏，棘突明显向后凸出，形成特征性的成角畸形；成人胸段呈弧形后凸，脊柱强直固定，仰卧位时亦不能伸直，见于强直性脊柱炎；老年人脊柱后凸，多发生于胸段上半部，原因是骨质退行性变导致胸椎椎体压缩。此外，外伤所致脊椎压缩性骨折，也是发生脊柱后凸的原因。

（2）脊柱前凸：脊柱过度向前弯曲。多发生在腰椎部位，患者腹部明显向前凸出，臀部明显向后凸出，多由晚期妊娠、大量腹腔积液、腹腔巨大肿瘤、第 5 腰椎向前滑脱、髋关节结核及先天性髋关节后脱位等引起。

（3）脊柱侧弯：脊柱离开正中线向左或向右偏曲。脊柱侧弯分为姿势性侧弯和器质性侧弯两种。姿势性侧弯见于儿童发育期坐位姿势不良、腰椎间盘突出症及脊髓灰质炎后遗症等，改变体位可使侧弯得以纠正。器质性侧弯见于佝偻病、脊椎损伤、慢性胸膜粘连增厚及肩部畸形等，改变体位不能使侧弯得到纠正。

（4）颈椎变形：颈侧偏见于先天性斜颈，患者头向一侧偏斜，患侧胸锁乳突肌隆起。

### （二）脊柱活动度

**1. 正常活动度**　脊柱有一定的活动度，但各部的活动度明显不同。颈椎段和腰椎段的活动度最大，胸椎段活动度较小，而骶椎和尾椎几乎不活动。评估时，护士让患者做前屈、后伸、侧弯、旋转等动作，以观察脊柱的活动度。已有脊柱外伤（如可疑骨折或关节脱位）时，应避免脊柱活动，以防止损伤脊髓。正常人在直立、骨盆固定的条件下，颈段、胸段、腰段脊柱及全脊椎活动度参考值如表 4-11-1。

表 4-11-1　颈段、胸段、腰段脊柱及全脊椎活动度参考值

| 项目 | 前屈 | 后伸 | 左右侧弯 | 旋转度（一侧） |
| --- | --- | --- | --- | --- |
| 颈段 | 35°～45° | 35°～45° | 45° | 60°～80° |
| 胸段 | 30° | 20° | 20° | 35° |
| 腰段 | 75°～90° | 30° | 20°～35° | 30° |
| 全脊柱 | 128° | 125° | 73.5° | 115° |

注：由于年龄、活动训练以及脊柱结构差异等因素，脊柱活动度存在较大的个体差异。

脊柱弯曲度
评估视频

脊柱活动度
评估视频

Note

**2. 活动受限** 检查脊柱颈段活动度时,护士固定患者的肩部,嘱患者做前屈、后伸、左右侧弯及旋转度,颈及软组织有病变时,活动度常不能达到以上范围,否则有疼痛感,严重时出现僵直。脊柱各段活动度受限,常见于相应脊柱节段肌肉及韧带劳损、脊椎增生性关节炎、椎间盘突出、结核或肿瘤所致脊椎骨质破坏、脊椎外伤所致骨折或关节脱位。

### (三)脊柱压痛与叩击痛

(1)脊柱压痛:患者取坐位,身体稍向前倾,护士用右手拇指从枕骨粗隆处开始,自上而下逐个按压脊椎棘突及椎旁肌肉,观察有无压痛。正常人每个棘突及椎旁肌肉均无压痛,如果有压痛,提示压痛部位可能有病变,并以第 7 颈椎棘突骨性标志计数病变椎体的位置。

(2)脊柱叩击痛:常用的脊柱叩击方法有直接叩击法和间接叩击法。直接叩击法:用叩诊锤或手指直接叩击各脊椎棘突。间接叩击法:患者取坐位,护士将左手掌面置于患者头顶部,右手半握拳用小鱼际肌部位叩击左手背,观察有无疼痛。正常人脊柱无叩击痛。脊柱叩击痛阳性,见于脊柱结核、脊柱骨折、脊柱肿瘤及椎间盘突出等,且叩击痛最明显处多为病变部位。

脊柱压痛
与叩击痛
评估视频

## 二、四肢与关节

四肢与关节的评估以视诊与触诊为主。评估时应注意四肢与关节的形态、活动度及运动情况等。正常人四肢与关节左右对称,形态正常,无肿胀及压痛,活动不受限,直立时双肩对称,双脚并拢时双膝和双踝可靠拢,足可做内外翻35°,复原时,足掌和足跟可着地。

### (一)形态异常

**1. 指关节异常** 双侧近端指关节出现梭形肿胀见于类风湿性关节炎(图 4-11-1),并伴红肿和疼痛,晚期出现明显强直,活动受限,手腕、手指向尺侧偏斜等;远端指关节梭形肿胀多见于骨性关节炎;单个指关节出现梭形肿胀,可能为指骨结核或内生软骨瘤;手指侧副韧带损伤可使指间关节侧方肿胀。掌指关节过伸,指间关节屈曲,骨间肌和大小鱼际萎缩,手呈鸟爪样,见于尺神经损伤、进行性肌萎缩、脊髓空洞症或麻风病。

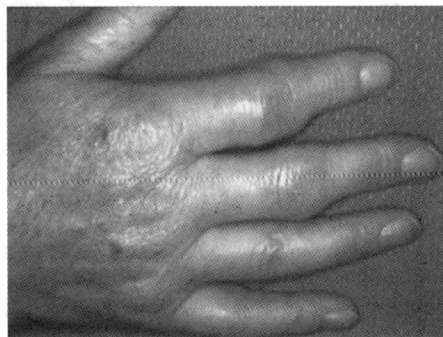

图 4-11-1 梭形关节

**2. 腕关节异常** 腕关节背侧或旁侧局部隆起见于腱鞘囊肿,腕背侧肿胀见于腕肌腱腱鞘炎或软组织损伤。前臂旋前时尺骨小头向腕背侧突出,旋后时自动复位见于下尺桡关节半脱位。

**3. 膝关节异常** 膝关节出现红、肿、热、痛及功能障碍,为急性关节炎症,多见于风湿性关节炎发作期。关节腔有液体积聚时,称为关节腔积液。少量积液时,膝部屈曲90°即可发现髌骨两侧的凹陷消失;大量积液时,触诊有浮沉感并出现浮髌现象。评估方法:患者仰卧位,患肢伸直放松,护士左手拇指和其他手指分别固定在膝关节上方两侧并加压,右手拇指和其他手指分别固定在膝关节下方两侧并加压,然后用右手示指将髌骨连续向后方按压数次,如按压时有髌骨与关节面的碰触感,松开时有髌骨浮起感,即为浮髌试验阳性。

**4. 匙状甲** 又称反甲,表现为指甲中央凹陷,边缘翘起,指甲变薄,表面粗糙有条纹(图 4-11-2)。多见于缺铁性贫血和高原疾病,偶见于风湿热及甲癣。

**5. 杵状指(趾)** 手指或足趾末端增生、肥厚,指甲从根部到末端拱形隆起,使指(趾)端背面皮肤和指(趾)甲所构成的基底角大于180°,称为杵状指(趾)(图 4-11-3)。其发生机制可能与慢性缺氧、代谢障碍及中毒性损害有关,缺氧时末端肢体毛细血管增生扩张,因血流丰富软组织增生,末端膨大。常见于支气管扩张症、肺脓肿、慢性脓胸、发绀型先天性心脏病、支气管肺癌、亚急性感染性心内膜炎等。

**6. 膝内翻、膝外翻** 正常人双脚直立时,两踝和双膝均能靠拢。如双脚内踝部靠拢时,两膝向外

Note

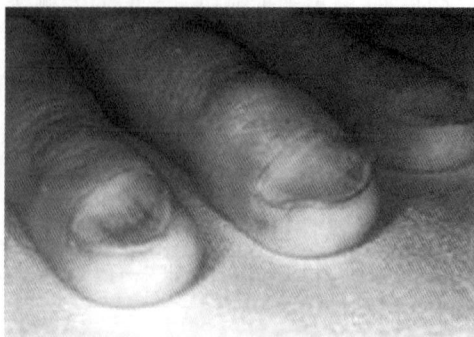
图 4-11-2　匙状甲

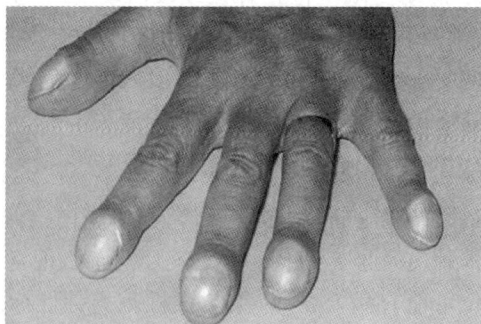
图 4-11-3　杵状指

分离,双下肢呈"O"状,称为膝内翻,又称为 O 形腿畸形。当两膝靠拢时,两内踝向外分离,双下肢呈"X"状,称为膝外翻,又称为 X 形腿畸形(图 4-11-4)。膝内翻、膝外翻畸形均见于佝偻病。

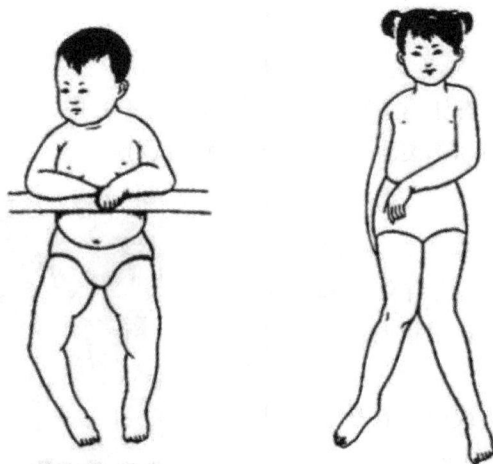
图 4-11-4　膝内翻(左)、膝外翻(右)

**7. 足内翻、足外翻**　跟骨内旋,前足内收,足纵弓高度增加,站立时足不能踏平,外侧着地,称为足内翻,见于脊髓灰质炎后遗症。跟骨外旋,前足外展,足纵弓塌陷,舟骨突出,呈扁平状,跟腱延长线落在跟骨内侧,称为足外翻,见于胫前胫后肌麻痹。

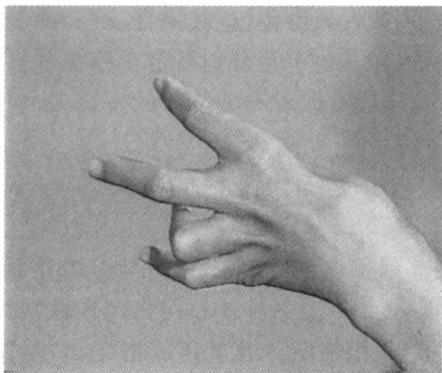
图 4-11-5　肌肉萎缩——尺神经损伤

**8. 肌肉萎缩**　患者肌肉体积缩小,肌肉松弛、软弱无力,可为一侧肢体、双侧肢体或局限性萎缩(图4-11-5),见于周围神经病、脊髓灰质炎及脑血管疾病后遗症等。

**9. 下肢静脉曲张**　多发生在小腿,可见下肢静脉如蚯蚓状弯曲、怒张,久站加重,卧位抬高下肢则减轻。常见于从事站立性工作者或血栓性静脉炎患者。

**10. 水肿**　四肢水肿以下肢水肿更为常见。双下肢凹陷性水肿常见于右心功能不全、各类型的肾炎和肾病、肝硬化失代偿期及营养不良等全身性水肿的患者。单侧肢体凹陷性水肿见于局部静脉或淋巴回流障碍,如血栓静脉炎、静脉外伤受压。双下肢非凹陷性水肿见于甲状腺功能减退及丝虫病。

## （二）运动功能障碍

四肢的运动功能是在神经的调节下，由肌肉、肌腱带动关节的活动来完成的，其中任何一个环节受损，均可造成运动功能障碍。评估时，嘱患者做主动运动或被动运动。

**1. 神经、肌肉组织的损害** 可出现不同程度的随意运动障碍。通过对患者四肢的伸屈、内收、外展、旋转及抵抗能力进行评估来判断。

**2. 关节的损害** 关节病变可使关节的主动和被动运动发生障碍。关节运动受限常见于相应部位的炎症、骨折、脱位、肌腱或软组织损伤等。

### 小 结

脊柱评估的内容包括脊柱弯曲度（生理性弯曲、脊柱病理性变形）、脊柱活动度、脊柱压痛及叩击痛评估方法及临床意义。正常脊柱有 4 个生理性弯曲，病理性变形包括前凸、后凸、侧弯及颈椎变形。姿势性侧弯，早期脊柱曲度尚未固定，改变体位可使侧弯得以纠正，器质性侧弯改变体位不能使侧弯得到纠正。

四肢与关节评估的内容包括形态异常及运动功能障碍。匙状甲见于缺铁性贫血和高原疾病。手指或足趾末端增生、肥厚，指甲从根部到末端拱形隆起，使指（趾）端背面皮肤和指（趾）甲所构成的基底角大于 $180°$，称为杵状指（趾），与慢性缺氧、代谢障碍及中毒性损害有关，常见于支气管扩张症、肺脓肿、慢性脓胸、发绀型先天性心脏病、支气管肺癌等。双侧手近端指关节出现梭形肿胀见于类风湿性关节炎。浮髌试验阳性提示膝关节内有中等量以上的积液，膝内翻、膝外翻畸形见于佝偻病，足内翻见于脊髓灰质炎后遗症，足外翻见于胫前胫后肌麻痹。

### 能力检测

1. 匙状甲的临床意义是什么？
2. 脊柱前凸、后凸、侧弯的原因是什么？
3. 脊柱检查的内容有哪些？

（田 樱）

# 第十二节 神经系统评估

脊柱评估
视频

四肢与关节
形态评估
视频

### 学习目标

1. 掌握各种神经反射的评估方法。
2. 熟悉各种神经反射的临床意义。
3. 了解各种神经功能，各种浅、深反射的中枢部位。

PPT 课件
4-12

### 案例引导

案例 4-12 患者，男，72 岁，突发左侧肢体乏力，伴视物双影，有吐词不清，有头晕不适。

Note

请思考：
1. 该患者目前需评估神经系统哪些体征？
2. 应该为该患者采取哪些护理措施？

神经系统评估包括脑神经、感觉神经、运动神经、神经反射等的评估。在进行神经系统评估时，要先确定患者意识是否清晰，本节中的许多评估均要在患者意识清晰状态下完成。完成神经系统评估常需准备检查工具，如叩诊锤、棉签、大头针、音叉、双规仪、试管、电筒、眼底镜，以及嗅觉、味觉、失语测试用具等。

## 一、脑神经

脑神经共 12 对，可分为感觉神经、运动神经、混合神经。评估脑神经对颅脑病变的定位诊断极为重要。评估时应按序进行，以免遗漏，同时注意双侧对比。

### （一）嗅神经

嗅神经是第一对脑神经，为感觉神经，传导嗅觉冲动，损伤后可使嗅觉丧失。可通过问诊来检查，评估前先确定鼻孔是否通畅，有无鼻黏膜病变，然后嘱患者闭目，先压住一侧鼻孔，将熟悉、无刺激性气味的物品（如松节油、香烟、牙膏、香皂等）置于另一鼻孔下，让患者辨别嗅到的气味，然后对另一侧鼻孔进行测试，注意双侧对比。嗅觉正常时可明确分辨出测试物品的气味。如一侧嗅觉减退或丧失，则为同侧的嗅球、嗅束、嗅丝受损，见于创伤等。鼻黏膜炎症或萎缩亦可出现嗅觉障碍。

### （二）视神经

视神经是第二对脑神经，由特殊躯体感觉纤维组成，传导视觉冲动，损伤后出现全盲。评估内容包括视力、视野和眼底检查（详见本章第四节）。

### （三）动眼神经、滑车神经、展神经

动眼神经、滑车神经、展神经分别是第三对、第四对、第六对脑神经，共同支配眼球运动。动眼神经主管眼球向上、向下、向内等方向的运动，滑车神经主管眼球向下、向外的运动，展神经主管眼球向外方向的转动，此三对神经合称眼球运动神经，可同时评估。此外动眼神经还支配大部分眼外肌、瞳孔括约肌和睫状肌，调节晶状体及收缩瞳孔。评估时需注意眼裂外观、眼球运动、瞳孔及对光反射、调节反射等（方法详见本章第四节）。眼球运动向内、向上及向下活动受限，以及上睑下垂、调节反射消失，均提示有动眼神经麻痹。眼球向下及向外运动减弱提示滑车神经受损。眼球向外转动障碍提示展神经受损。瞳孔反射异常可由动眼神经或视神经受损引起。眼球运动神经的麻痹可导致麻痹性斜视或复视。

### （四）三叉神经

三叉神经是第五对脑神经，是混合性神经。感觉神经纤维分布于面部皮肤、眼、鼻、口腔黏膜；运动神经纤维支配咀嚼肌、颞肌和翼状内外肌。损伤后可出现脸部麻木，咀嚼肌肌力减弱。

**1. 面部感觉** 嘱患者闭眼，以针刺评估痛觉、棉絮评估触觉和盛有冷或热水的试管评估温度觉。检查面部三叉神经分布区域（前额、鼻部两侧及下颌）内皮肤的痛觉、触觉及温度觉，两侧及内外对比，评估患者的感觉是否减退、消失或过敏，同时确定感觉障碍区域。

**2. 运动功能** 护士将双手置于患者两侧下颌角上面嚼肌隆起处，检查患者颞肌、咀嚼肌，嘱患者做咀嚼动作，对比双侧肌力强弱；再嘱患者做张口运动或露齿，以上下门齿中缝为标准，观察张口时下颌有无偏斜。当一侧三叉神经运动纤维受损时，患侧咀嚼肌肌力减弱或出现萎缩，张口时由于翼状肌瘫痪，下颌偏向患侧。

Note

**（五）面神经**

面神经是第七对脑神经，为混合神经，支配面部表情肌、舌前 2/3 味觉功能，腭、外耳感觉，泪腺、下颌下腺、舌下腺分泌。损伤后可出现舌前 2/3 味觉丧失，口干，泪腺丧失分泌功能，面肌瘫痪。

**1. 运动功能** 评估面部的表情肌时，首先观察双侧额纹、眼裂、鼻唇沟和口角是否对称。然后嘱患者做皱额、闭眼、露齿、微笑、鼓腮或吹哨动作，观察有无瘫痪及是否对称。面神经受损可分为周围性和中枢性损害。周围性（核或核下性）面神经受损时，眼裂上下的面部表情肌全部瘫痪，表现为患侧额纹减少、眼裂增大、鼻唇沟变浅，不能皱额、闭眼，微笑或露齿时口角歪向健侧，鼓腮及吹口哨时患侧漏气。中枢性（核上的皮质脑干束或皮质运动区）面神经受损时，由于上半部面肌受双侧皮质运动区的支配，面部表情肌只出现病灶对侧下半部的瘫痪，对皱额、闭眼动作无明显影响，脑血管疾病常表现为中枢性面瘫。

**2. 味觉** 嘱患者伸舌，将少量不同味感的物质（食糖、食盐、醋或奎宁溶液）以棉签涂于一侧舌面测试味觉，患者不能讲话、缩舌和吞咽，用手指指出事先写在纸上的甜、咸、酸或苦四个字之一。先试可疑侧，再试另一侧。每种味觉试验完成后，用水漱口，再测试下一种味觉。面神经受损者舌前 2/3 味觉丧失。

**（六）位听神经**

位听神经是第八对脑神经，包括前庭及耳蜗两种感觉神经，支配平衡感觉和听觉，损伤后可出现耳聋、耳鸣、头晕、眼球震颤。

**1. 前庭功能** 询问患者有无眩晕、平衡失调，评估有无自发性眼球震颤等前庭神经功能障碍的症状。

**2. 听力** 测定耳蜗神经的功能（详见本章第四节）。

**（七）舌咽神经、迷走神经**

舌咽神经和迷走神经分别是第九对和第十对脑神经，都是混合神经，两者在解剖与功能上关系密切，常同时受损。舌咽神经支配咽肌和喉肌，腮腺的分泌，味觉，咽、耳的感觉，上抬腭，该神经损伤后，舌后 1/3 味觉丧失、咽麻痹、口部分发干。迷走神经有颈部、胸部、腹部分支，支配味觉，咽、喉、耳的感觉，吞咽，发声，该神经受损后出现吞咽困难、声音嘶哑、上腭麻痹。

**1. 运动** 评估时注意患者有无发音嘶哑、带鼻音或完全失声，是否呛咳及有无吞咽困难。观察患者张口发"啊"音时悬雍垂是否居中，两侧软腭上抬是否一致。当一侧神经受损时，该侧软腭上抬减弱，悬雍垂偏向健侧；双侧神经麻痹时，虽悬雍垂居中，但双侧软腭上抬受限，甚至完全不能上抬。

**2. 咽反射** 用压舌板轻触左侧或右侧咽后壁，正常者出现咽部肌肉收缩和舌后缩。

**3. 感觉** 可用棉签轻触两侧软腭和咽后壁，观察感觉。另外，舌后 1/3 的味觉减退为舌咽神经损害，评估方法同面神经。

**（八）副神经**

副神经是第十一对脑神经，是特殊内脏运动神经，主要支配胸锁乳突肌和斜方肌，支配发声，头、颈、肩的运动，损伤后头、颈、肩肌肉无力。评估时注意肌肉有无萎缩。嘱患者做耸肩及转头运动时，护士给予一定的阻力，再比较两侧肌力。副神经受损时，向对侧转头及同侧耸肩无力或不能，同侧胸锁乳突肌及斜方肌萎缩。

**（九）舌下神经**

舌下神经是第十二对脑神经，为躯体运动神经，支配舌肌，该神经损伤后舌无力，萎缩。评估时嘱患者伸舌，注意观察有无伸舌偏斜、舌肌萎缩及肌束颤动。单侧舌下神经麻痹时，伸舌时舌头偏向患侧，双侧舌下神经麻痹者不能伸舌。

Note

## 二、感觉功能

感觉分为特殊感觉(视、听、味、嗅)和躯体感觉,后者又分为浅感觉(痛觉、触觉、温度觉)、深感觉(运动觉、震颤觉、位置觉)和复合觉(皮肤定位觉、两点辨别觉和实体觉等)。感觉评估要求患者清醒、合作,并力求客观。先让患者了解评估的方法和要求,然后让患者闭目,嘱患者受到感觉刺激后立即回答。评估顺序为沿与神经垂直的方向,自内向外或自上向下,先评估患侧,再评估健侧,并注意左右侧和远近端部位的差别。

### (一) 浅感觉

**1. 痛觉** 用大头针尖端均匀地轻刺患者皮肤,询问患者是否疼痛并观察其表情,注意两侧对称比较。同时用"正常""过敏""减退"或"消失"来记录痛感障碍类型。痛觉障碍见于脊髓丘脑侧束病损。

**2. 触觉** 用棉签轻触患者的皮肤或黏膜,询问有无感觉。触觉障碍见于脊髓丘脑前束和后索病损。

**3. 温度觉** 用盛有热水(40~50 ℃)或冷水(5~10 ℃)的试管交替接触患者的皮肤,让患者分辨冷热感。温度觉障碍见于脊髓丘脑侧束病损。

### (二) 深感觉

**1. 运动觉** 轻握患者的足趾或手指向上或向下移动,让患者说出运动方向。运动觉障碍见于脊髓后索病损。

**2. 震颤觉** 用震动着的音叉柄置于患者内踝、外踝、手指、桡骨、尺骨茎突、胫骨、膝盖等骨突出处,询问有无震动的感觉,注意左右对比。震颤觉障碍见于脊髓后索病损。

**3. 位置觉** 将患者的肢体摆成某一姿势,让患者描述该姿势或用对侧肢体模仿,位置觉障碍见于脊髓后索病损。

### (三) 复合感觉

复合感觉是大脑综合分析的结果,也称皮质感觉。当疑有皮质病变且浅感觉和深感觉均正常时,予以复合感觉评估,先评估患侧,再评估健侧。其中以实体觉评估为主。

**1. 实体觉** 让患者用单手触摸熟悉的物体,如钢笔、钥匙、硬币等,并说出物体的名称。实体觉功能障碍见于皮质病损。

**2. 皮肤定位觉** 以手指或棉签轻触患者皮肤,让患者指出被触的部位。定位觉障碍见于皮质病损。

**3. 两点辨别觉** 以钝脚分规轻轻刺激皮肤上的两点,询问患者是否能辨别两点,再逐渐缩小两点间距,直到患者感觉为一点时,测量两点实际间距。正常情况下,舌的辨别间距是 1 mm,手指是 2 mm,手掌是 8~12 mm,脚趾是 3~8 mm,后背是 40~60 mm。评估时应注意个体差异,必须两侧对照。当触觉正常而两点辨别觉障碍时,考虑为额叶病损。

**4. 体表图形觉** 在患者的皮肤上画图形,如方形、圆形、三角形等,或写简单的字,如一、二、十等,询问患者能否识别,注意两侧对比。体表图形觉障碍见于丘脑水平以上病损。

### (四) 评估感觉功能的临床意义

**1. 感觉障碍可有减退、消失和过敏之分** 若同一区域内某些感觉减退,而其他感觉保留(如触觉),称为分离性感觉障碍。感觉障碍的主观症状可有疼痛、发麻、蚁行感、烧灼感等,也可为自发性,也可在激惹后引起,如压痛、牵引痛等。感觉障碍是感觉通路的刺激性病变所致。

**2. 感觉障碍分布因病损部位的不同而不同** 可分为周围型(神经末梢型)、脊髓节段型(根型)、传导束型和皮质型。

## 三、运动功能

运动神经系统由上运动神经元、下运动神经元、锥体外系统、小脑系统组成。运动指骨骼肌的运动,可分为随意运动和不随意运动。随意运动主要由锥体束(上运动神经元和下运动神经元)完成,不随意运动由锥体外系和小脑支配。运动功能评估的内容包括肌力、肌张力、不自主运动和共济运动。

### (一)肌力

护士先观察自主活动时肢体动度,再用做对抗动作的方式测试上肢、下肢伸肌和屈肌的肌力,注意两侧对比,同时要排除因疼痛、关节强直或肌张力过高所致的活动受限。

肌力的减退或丧失,称为瘫痪。肌力按0~5级的六级分法记录(表4-12-1),"0级"为完全瘫痪,1~4级为不全性瘫痪或轻瘫。

表 4-12-1 肌力分级

| 级别 | 临床特点 | 评估要点 |
|---|---|---|
| 0级 | 完全瘫痪 | 看不到肌肉收缩 |
| 1级 | 肌肉仅有轻微收缩,不能带动关节活动 | 可见肌肉轻微收缩,但无肢体活动 |
| 2级 | 可以带动关节活动,但不能对抗地心引力 | 肢体能在床上水平移动,但不能抬离床面 |
| 3级 | 能对抗地心引力,但不能对抗阻力 | 肢体能抬离床面,但不能对抗阻力 |
| 4级 | 能对抗阻力,但较正常差 | 能做抗阻力动作,但较正常人差 |
| 5级 | 正常肌力 | 肌力正常,活动自如 |

瘫痪就其性质而言,可分为上运动神经元瘫痪(中枢性瘫痪)和下运动神经元瘫痪(周围性瘫痪)。上运动神经元瘫痪见于中央前回或皮质脊髓束损害,下运动神经元瘫痪见于脑神经运动核、脊髓前角细胞以及其所发出的神经纤维病变。上运动神经元瘫痪与下运动神经元瘫痪的鉴别见表4-12-2。

表 4-12-2 上运动神经元瘫痪与下运动神经元瘫痪的鉴别

| 表现 | 上运动神经元瘫痪(中枢性瘫痪) | 下运动神经元瘫痪(周围性瘫痪) |
|---|---|---|
| 瘫痪分布 | 以整个肢体为主(单瘫、偏瘫、截瘫、交叉瘫) | 以肌群为主 |
| 肌张力 | 增高 | 降低 |
| 腱反射 | 亢进 | 减弱或消失 |
| 病理反射 | 阳性 | 阴性 |
| 肌萎缩 | 无或轻度废用性萎缩 | 明显 |
| 肌束震颤 | 无 | 有 |

瘫痪按部位和形式,可分为:①单瘫,单一肢体瘫痪,常见于脊髓灰质炎;②偏瘫,为一侧肢体瘫痪,常伴有同侧颅神经损害,多见于颅内病变或脑卒中;③交叉性偏瘫,为一侧肢体瘫痪及对侧颅神经损害,多见于脑干病变;④截瘫,为双侧下肢瘫痪,为脊髓横贯性损伤所致,见于脊髓外伤、炎症等。

### (二)肌张力

肌张力是指静息状态下的肌肉紧张度和被动运动时遇到的阻力。在患者肌肉松弛时,护士的双手握住患者肢体,用不同的速度和幅度,反复做被动的伸屈和旋转运动,感到的轻度阻力就是这一肢体有关肌肉的张力。以同样方法进行各个肢体及关节的被动运动,并两侧对比。其次用手触摸肌肉,从其硬度中亦可测知其肌张力。

**1. 肌张力降低** 肌肉松软,伸屈其肢体时阻力低,关节活动度扩大,见于"牵张反射弧"中断时(如下运动神经元瘫痪以及脊髓后根、后索病变)、上运动神经元瘫痪的休克期、小脑病变、某些锥体外系病变(如舞蹈症)等。

肌力评估
视频

肌张力评估
视频

Note

**2. 肌张力增高**　肌肉坚实,伸屈其肢体时阻力增加,关节活动度缩小,表现为:①痉挛性肌张力增高,上肢屈肌张力增高,呈"折刀状",下肢伸肌张力增高,是牵张反射被释放而增强所致,见于锥体束病变;②强直性肌张力增高,伸肌、屈肌张力均增高,呈"铅管样"或"齿轮状",见于锥体外系病变,如帕金森病等。

### (三) 不自主运动

不自主运动是指在患者意识清楚的情况下,随意肌不自主收缩而产生的无目的的异常运动。评估时注意观察其形式、部位、速度、幅度、频率、节律等,并注意观察不自主运动与自主运动、休息、睡眠和情绪改变的关系,注意两侧对比。

**1. 震颤**　两组拮抗肌交替收缩引起的节律性摆动样不自主动作,可分为生理性震颤和病理性震颤。病理性震颤按其与随意运动的关系,可分为静止性震颤和运动性震颤。①静止性震颤:肢体静止状态下出现的震颤在运动时减轻,睡眠时消失,常伴肌张力增高,手及手指的典型表现呈"搓药丸"样,常见于帕金森病。②运动性(意向性)震颤:当肢体运动且指向一定目标时出现,震颤在肢体快到达目标时开始出现或变得更明显,休息时消失,多见于小脑病变。

**2. 舞蹈样动作**　为无规律、无目的、不对称、快速的不自主运动,表现为肢体伸展、挤眉、眨眼、伸舌、摆头,多见于儿童风湿性脑病。

**3. 手足徐动**　为手指或足趾缓慢持续的伸展扭曲动作,见于脑性瘫痪、肝豆状核变性等。

### (四) 共济运动

人体任何一个动作的完成都需要一组肌群协调一致的运动,称为共济运动。这种协调需要小脑、前庭神经系统、感觉系统、视神经和锥体外系的共同参与。上述任一部位出现病损,协调动作就会出现障碍,称为共济失调。评估时应做睁眼、闭眼各一次。肌力减退或肌张力异常时,此项评估的意义不大。

**1. 评估方法**

(1) 指鼻试验:嘱患者用示指指尖来回触碰自己的鼻尖及护士手指,先慢后快,先睁眼、后闭眼,重复进行。正常人动作协调准确,若指鼻不准,为共济失调。

(2) 跟-膝-胫试验:嘱患者仰卧,抬起一侧下肢,然后将足跟放在对侧膝盖上,再沿胫骨前缘向下移动,先睁眼、后闭眼,重复进行。动作不准、不稳均为共济失调。

(3) 快速轮替动作:嘱患者伸直手掌并以前臂做快速旋前、旋后动作,或用一手手掌、手背连续交替拍打对侧手掌。动作缓慢、不协调为共济失调。

(4) 龙贝格征(Romberg Sign):患者并足站立,两臂前伸,先睁眼、后闭眼,观察有无晃动和站立不稳。身体摇晃或倾斜则为阳性。此法常用于评估患者有无平衡障碍。

**2. 临床意义**

(1) 小脑性共济失调:睁、闭眼均有共济失调表现,肌张力降低。小脑半球病变以肢体共济失调为主,小脑蚓部病变以躯干共济失调(即平衡障碍)为主。

(2) 感觉性共济失调:深感觉缺失所致,故睁眼视力代偿后,共济失调不明显。多累及下肢,出现肌张力降低,腱反射消失,震颤觉和关节位置觉丧失,行走时有踩棉花感,导致行走时举足过高,踏地过重,呈现跨阈步态。黑暗中症状更加明显。见于脊髓后索及严重的周围神经病变。

### 四、神经反射

反射是最基本的神经活动,它是机体对刺激的非自主性反应。反射是指皮肤、黏膜、肌腱和内脏的感受器接受刺激后,刺激沿传入神经传至脊髓和脑,再经过传出神经到达相应的组织或器官并出现相应的反射活动。反射是通过反射弧完成的。反射弧包括感受器、传入神经、神经中枢、传出神经及效应器五部分。反射弧任何部位发生病变或损害时,均可导致反射异常,表现为反射亢进、减弱或消失。神经反射包括生理反射、病理反射和脑膜刺激征。

共济运动
评估视频

Note

**（一）生理反射**

正常人都具有的反射称为生理反射，分为浅反射和深反射两种。

**1. 浅反射** 刺激皮肤或黏膜引起的反射称为浅反射。

（1）角膜反射：嘱患者注视内上方，护士用细棉絮轻触角膜外缘（图4-12-1），正常反应为该侧眼睑迅速闭合，称为直接角膜反射；若刺激一侧角膜，对侧眼睑也迅速闭合，则称为间接角膜反射。反射弧为三叉神经眼支至桥脑，再由面神经支配眼轮匝肌，引起眼睑闭合。直接角膜反射和间接角膜反射均消失，见于患侧的三叉神经病变（传入障碍）；直接角膜反射消失，间接角膜反射存在，见于患侧的面神经病变（传出障碍）；深度昏迷患者角膜反射消失。

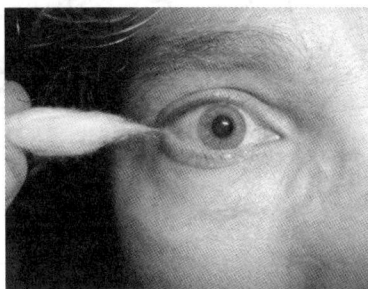
图 4-12-1 角膜反射

（2）腹壁反射：患者仰卧，双下肢稍屈曲使腹壁放松，然后用钝头竹签迅速由外向内轻划上、中、下腹部皮肤（图4-12-2）。正常时受刺激部位可见腹壁收缩。该反射的神经中枢上腹壁为胸髓7～8节，中腹壁为胸髓9～10节，下腹壁为胸髓11～12节。上、中、下部腹壁反射消失见于相应胸髓节段病损。双侧上、中、下部腹壁反射均消失见于昏迷或急腹症患者；一侧上、中、下部腹壁反射均消失见于锥体束病损。肥胖者、老年人及经产妇由于腹壁松弛也会出现腹壁反射减弱或消失。

（3）提睾反射：用钝头竹签由下向上轻划大腿内侧上方皮肤，可引起同侧提睾肌收缩，使睾丸上提（图4-12-3）。该反射的神经中枢为腰髓1～2节。双侧提睾反射消失见于腰髓1～2节病损。一侧提睾反射减弱或消失见于锥体束受损。此外，腹股沟疝、阴囊水肿、睾丸炎等也可使提睾反射减弱或消失。

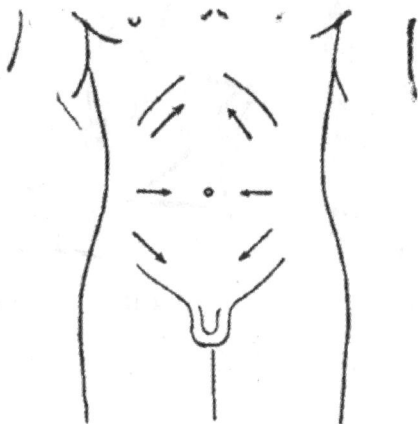
图 4-12-2 腹壁反射

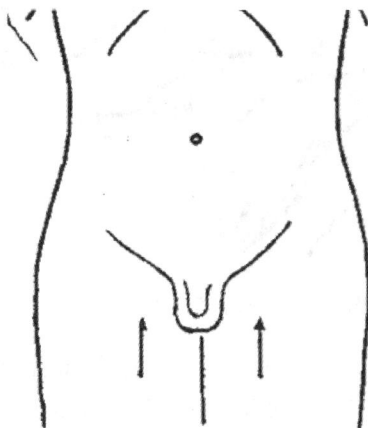
图 4-12-3 提睾反射

（4）跖反射：用钝头竹签在患者足底由足跟外侧划至第五跖趾关节处再转向足踇趾侧，正常情况下足趾会向跖面屈曲。跖反射消失为骶髓1～2节病损。

**2. 深反射** 刺激骨膜、肌腱引起的反射称为深反射，又称腱反射。评估时患者要合作，肢体肌肉应放松。护士叩击力量要均等，并对比两侧。

（1）肱二头肌反射：患者前臂半屈曲内旋位，护士用左手拇指置于其肱二头肌腱上，右手持叩诊锤叩击左拇指（图4-12-4）。正常反应为肱二头肌收缩致前臂屈曲，该反射的神经中枢为颈髓5～6节。

（2）肱三头肌反射：患者外展上臂，肘关节半屈曲，护士左手托住其上臂，右手持叩诊锤直接叩击鹰嘴上方的肱三头肌肌腱（图4-12-5）。正常反应为肱三头肌收缩致前臂伸展，该反射的神经中枢位于颈髓7～8节。

腹壁反射
视频

跖反射
视频

肱二头肌
反射视频

肱三头肌
反射视频

Note

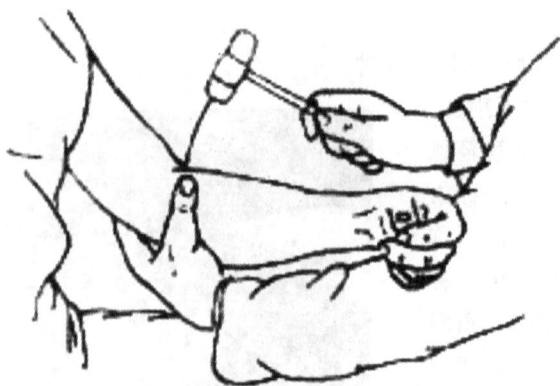

图 4-12-4　肱二头肌反射

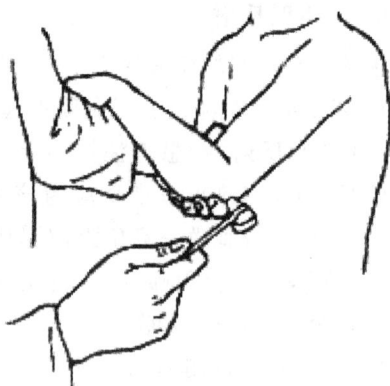

图 4-12-5　肱三头肌反射

（3）桡骨膜反射：患者前臂置于半屈半旋前位，护士以左手托住其腕部，并使腕关节自然下垂，右手持叩诊锤叩击桡骨茎突（图 4-12-6）。正常反应为肱桡肌收缩致前臂旋前、屈肘，该反射的神经中枢位于颈髓 5～6 节。

（4）膝反射：患者坐位时小腿完全松弛下垂，卧位时护士以左手托起其膝关节使之屈曲，然后用右手持叩诊锤叩击髌骨下方股四头肌肌腱（图 4-12-7）。正常反应为小腿伸展，该反射的神经中枢在腰髓 2～4 节。

（5）跟腱反射：又称踝反射，患者仰卧，髋、膝关节稍屈曲，下肢取外旋外展位，护士用左手托患者足掌，使足背屈，右手持叩诊锤叩击跟腱（图 4-12-8）。正常反应为腓肠肌收缩，足向跖面屈曲，该反射的神经中枢在骶髓 1～2 节。

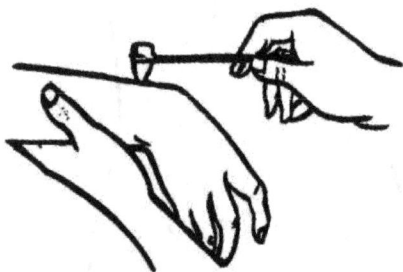

图 4-12-6　桡骨膜反射

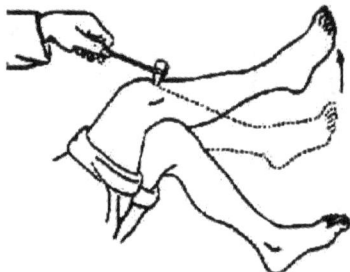

图 4-12-7　膝反射

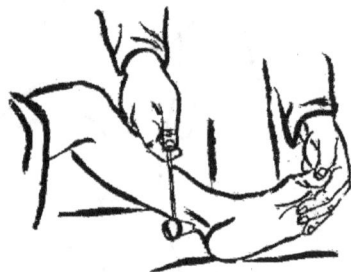

图 4-12-8　跟腱反射

（6）阵挛：在深反射亢进时，患者的肌肉处于持续紧张状态，则该组肌肉就会发生节律性收缩，称为阵挛。常见的有踝阵挛和髌阵挛。

①踝阵挛：患者仰卧，膝、髋关节稍屈，护士一手托住患者腘窝部并固定下肢，另一手持患者足底前端，急速用力使其踝关节背屈，且维持一定推力。阳性表现为腓肠肌与比目鱼肌发生连续性节律性收缩，踝关节发生节律性反复跖屈运动，即腱反射极度亢进。

②髌阵挛：患者仰卧，下肢伸直，护士用一手拇指和示指夹住髌骨上缘，用力向远端快速连续推动数次后维持一定推力。阳性表现为股四头肌发生节律性收缩，使髌骨反复上下移动。

深反射亢进主要见于锥体束损害，如脑血管疾病。深反射减弱或消失见于脊髓反射弧任何部位的损伤，如神经根炎、脊髓前角灰质炎、下运动神经元瘫痪、重症肌无力、深昏迷以及脑或脊髓急性损伤休克期等。

**（二）病理反射**

病理反射是指锥体束病损时，失去了脑干和脊髓对其的抑制作用而出现的异常反射。1 岁半以内的婴幼儿由于锥体束发育不完善，也可出现此反射，为正常现象。

膝反射
视频

跟腱反射
视频

Note

130

**1．主要评估方法和阳性表现**

（1）巴宾斯基（Babinski）征：患者仰卧，下肢伸直，护士左手持患者踝部，右手用钝竹签划足底外侧，由足跟划至第五跖趾关节处再转向足蹬趾侧。阳性表现为蹬趾背伸，其余四趾呈扇形展开。

（2）奥本海姆（Oppenheim）征：患者仰卧，下肢可伸直或屈曲分立，护士用拇指、示指沿胫骨前缘自上而下用力推压。阳性表现同巴宾斯基征。

（3）戈登（Gordon）征：护士将拇指和其余四指分别置于腓肠肌两侧，以一定力量捏压腓肠肌。阳性表现同巴宾斯基征。

（4）查多克（Chaddock）征：护士持钝竹签在外踝下方沿足背外缘，由后向前划。阳性表现同巴宾斯基征。

（5）霍夫曼（Hoffmann）征：护士左手托持患者腕关节上方，用右手中指和示指夹持患者中指中节远端，并稍向上提，使其腕部轻度过伸，然后用拇指迅速弹刮中指指甲前端。阳性表现为其余四指轻微掌屈。

**2．临床意义**

（1）巴宾斯基征、奥本海姆征、戈登征、查多克征阳性均见于锥体束病变，其中以巴宾斯基征最为典型。

（2）霍夫曼征阳性见于上肢锥体束病变，多见于颈髓病变。

**（三）脑膜刺激征**

脑膜病变时，脊髓膜受到刺激并影响到脊神经根，牵拉刺激时导致相应的肌群发生反射性痉挛的现象，称为脑膜刺激征。

**1．评估方法和阳性表现**

（1）颈项强直：患者去枕仰卧，双下肢伸直，护士用左手托住患者枕后，右手置于胸前，适当用力托头屈颈，使下颏向胸骨柄方向抵触。阳性表现为有抵抗感或不能前屈，并有痛苦表情。

（2）凯尔尼格（Kernig）征：患者仰卧，双下肢伸直，护士用双手将患者一侧下肢髋、膝关节屈曲成直角，然后抬高其小腿（图4-12-9）。正常人膝关节可伸达135°以上，阳性表现为在135°以内出现伸膝受阻且伴疼痛与屈肌痉挛。

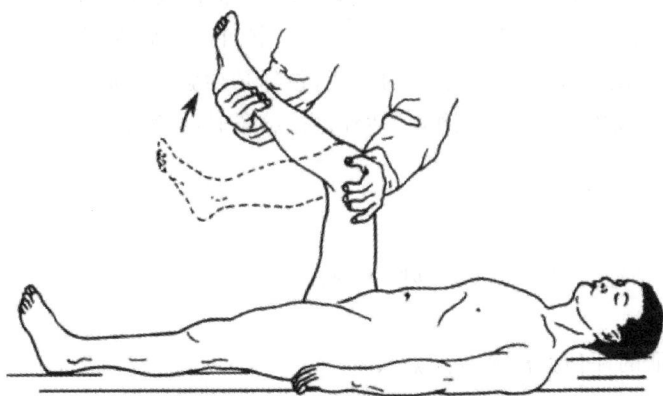

**图4-12-9 凯尔尼格征**

（3）布鲁津斯基（Brudzinski）征：患者仰卧，双下肢伸直，护士用左手托住患者枕后，右手置于胸前，然后使其头部前屈，观察下肢反应（图4-12-10）。阳性表现为双侧膝、髋关节屈曲。

**2．临床意义** 颈项强直及凯尔尼格征、布鲁津斯基征阳性见于脑膜炎、蛛网膜下腔出血、颅内高压、脑膜转移瘤等。

巴宾斯基征
视频

奥本海姆征
视频

戈登征
视频

查多克征
视频

霍夫曼征
视频

颈项强直
视频

凯尔尼格征
视频

布鲁津斯基
征视频

Note

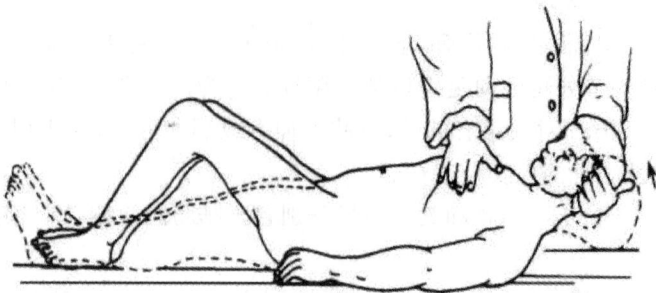

图 4-12-10　布鲁津斯基征

**小　结**

神经系统评估包括脑神经、感觉神经、运动神经、神经反射的评估。

感觉神经评估的主要内容有浅感觉(痛觉、触觉、温度觉)、深感觉(运动觉、震颤觉和位置觉)和复合觉(实体觉、皮肤定位觉、两点辨别觉和体表图形觉)的评估。痛觉障碍、温度觉障碍见于脊髓丘脑侧束损害。触觉障碍见于脊髓丘脑前束和后索病损。

运动功能评估的内容包括肌力、肌张力、不自主运动和共济失调。肌力评估分为 6 级。单瘫常见于脊髓灰质炎;偏瘫多见于颅内病变或脑卒中;交叉性偏瘫多见于脑干病变;截瘫见于脊髓横贯性损伤。静止性震颤常见于帕金森病,运动性震颤多见于小脑病变。

神经反射包括生理反射、病理反射和脑膜刺激征。生理反射分为浅反射和深反射两种。浅反射是刺激皮肤或黏膜引起的反射,包括角膜反射、腹壁反射、提睾反射和跖反射。直接角膜反射和间接角膜反射均消失,见于患侧的三叉神经病变(传入障碍);直接角膜反射消失,间接角膜反射存在,见于患侧的面神经病变(传出障碍)。深度昏迷患者角膜反射消失。深反射是刺激骨膜、肌腱引起的反射,包括肱二头肌反射、肱三头肌反射、桡骨膜反射、膝反射、跟腱反射和阵挛。深反射亢进主要见于锥体束损害,深反射减弱或消失见于脊髓反射弧任何部位的损伤。病理反射是指锥体束病损时,失去了脑干和脊髓对其的抑制作用而出现的异常反射。病理反射包括巴宾斯基征、奥本海姆征、戈登征、查多克征和霍夫曼征。巴宾斯基征阳性表现为踇趾背伸,其余四趾呈扇形展开。霍夫曼征阳性表现为其余四指轻微掌屈。脑膜刺激征是脑膜受激惹的体征,包括颈项强直、凯尔尼格征、布鲁津斯基征,脑膜刺激征阳性见于脑膜炎、颅内压增高、蛛网膜下腔出血、脑膜转移瘤等。

**能力检测**

1. 锥体束病损时,神经反射评估会有哪些表现?
2. 试述肌力的分级。
3. 试述脑膜刺激征的评估方法及临床意义。

(孙　霞)

神经系统
评估视频

Note

# 第五章

# 心理与社会评估

随着现代生物-心理-社会医学模式的提出和不断完善,人们越来越重视心理与社会因素在人类疾病发生、发展、治疗、护理、康复及预防的各环节中的作用。同时健康的概念中也强调健康不仅指没有躯体疾病,也包括心理和社会适应完好。因此,心理与社会评估是健康评估的重要组成部分。

## 第一节 心理评估

PPT 课件
5-1

### 学习目标

1. 掌握心理评估的主要内容及常用评估方法。
2. 熟悉心理评估的相关概念。
3. 了解心理评估常用量表及使用方法。

### 案例引导

案例 5-1 李先生,48 岁。自从听说公司将要裁员后,李先生感到工作压力非常大,出现明显焦虑情绪,夜间失眠且不时头痛。同时,因孩子即将面临高考,家里气氛也比较紧张,李先生还出现食欲较差和精神不振的情况。近几天,李先生感到身体状况明显恶化,肠胃出现显著不适,夜晚完全无法入睡,害怕自己得了大病,遂到医院就诊。

请思考:

1. 该患者主要有哪些健康问题?

2. 为了进一步明确患者当前存在的问题,应从哪些方面进行评估?

人的心理现象复杂,其表现形式多样,可分为心理过程和个性心理两部分。其中心理过程又称心理活动,包括认知、情感、意志以及压力与应对等。人们基于自身身心社会状况的认识又构成人的自我概念,不同个体对所注意到的事物秉持着各种各样的态度,从而让人们感受到各种情绪与情感。然而,对同一事物,人的心理活动可不相同,这是个体自我个性的显示,它在调节心理过程的同时又彰显个体特色。因而,对个体的心理评估应该涵盖上述心理活动与心理特征,即人的自我概念、认知水平、情绪情感状态、个性以及压力与应对。

### 一、心理评估的目的

(1)评估个体的心理活动,尤其是疾病进展过程中的心理状态,及时发现个体现存或潜在的健康问题。

Note

（2）评估个体的心理特征,使护士对患者的心理特征有一定了解,为心理护理和选择护患沟通方式提供依据。

（3）评估个体的角色功能,判断其是否存在角色功能紊乱或角色适应不良等问题。

（4）评估个体的压力源、压力反应及其应对方式,以制订有针对性的护理计划。

## 二、心理评估的方法

**1. 访谈法**  亦称"会谈法""交谈法"等,此方法主要是指护士与患者通过面对面的谈话方式而进行的评估,为心理评估最常用的一种方法。依据会谈中控制程度的不同,访谈法可分为结构式访谈、非结构式访谈和半结构式访谈。非结构式访谈在较为轻松自然的场景下进行,患者较少受约束,护士从而可以收获较为真实的资料,但话题比较松散且用时较长,会谈的效率可能会被影响。结构式访谈需预先设计好访谈主题,并对访谈内容加以限定,有计划、有步骤地进行访谈,访谈效率较高但内容易受限。半结构式访谈介于非结构式访谈和结构式访谈之间,具有灵活性、标准化和可比性等特点。

**2. 观察法**  通过有目的的直接观察和记录个体的行为活动,以了解事实并发现问题的方法称为观察法。观察法一般分为以下两种。

（1）自然观察法:在自然状态下,不对患者施加人为干预而进行直接观察的方法,要求护士具备深刻的洞察力,并能对观察到的内容进行筛选和分析。其优势在于材料来源贴合生活且方法简便,患者不易产生紧张心理,但该方法需要投入较多时间和精力。护士在日常工作中对患者行为与心理反应的观察就是一种自然观察。

（2）控制观察法:在一定的实验环境下观察个体对某种特定刺激的反应,又称实验观察法。通过预先设定观察情境和条件进行观察,实验结果通常具有一定的规律性与必然性,同时具备较强的可比性与科学性。其缺点是实验过程中各种控制因素容易影响患者的状态,干扰结果的真实性。护理心理评估更适合采用自然观察法。

**3. 心理测量方法**  指根据心理学的原理和技术,借助心理测量工具,通过数量化手段观察或评定个体心理现象或行为的过程。心理测量方法是心理评估常用的标准化手段之一,所得到的结果比较客观、科学。根据测量工具的不同,心理测量方法一般分为心理测验法和评定量表法。

（1）心理测验法:参照心理学理论,使用一定的操作程序,在标准情形下用统一的测量手段,对反映心理品质的行为样本进行定量化分析和描述的一种方法。心理测验法一般基于数量化、标准化的原则,可一定程度上规避主观因素的影响,使结果更客观。医学领域里智力、人格等测评一般采用该类方法。

（2）评定量表法:用一套预先标准化的量表对患者的某种心理品质进行评测的方法。根据评估方式的不同,评定量表法可分为他评量表和自评量表。他评量表由护士通过观察或交谈对患者的行为进行客观评定,对护士的专业性和专科知识要求较高。自评量表由患者依据量表的题目和内容自行作答,可较真实地反映患者内心的主观体验。评定量表法具有简便、易操作和使用方便的特点,应用较为广泛,编制时不要求严格的理论指导,使用者无须经过特殊培训即可使用。应用时需根据测量目的及患者的具体情况审慎选择。

**4. 医学检测法**  医学检测法包含体格检查和实验室检查等,如生命体征测量、心率计数、血浆肾上腺皮质激素水平检测等。目的均是为心理评估提供可参考的客观资料,进而保证资料的真实性和准确性。

心理评估在健康评估中具有重要意义,评估时应以患者当前的心理状态为侧重点,可与身体评估同步进行,以保证评估的及时性、全面性和准确性,同时应注意结合主客观资料进行综合判定,避免护士的主观态度或想法影响评估结果,以保证评估的科学性和合理性。

## 三、心理评估内容

### （一）认知评估

认知体现个体的思维能力,是人们认识和判断客观事物的心理过程,并通过行为和语言表现出

Note

来。它是基于先前的经验,对相关线索进行分析,从而形成对信息的理解、分类、归纳、演绎和计算。认知评估应包括对个体感知觉、注意、记忆、思维能力、语言能力及定向力的评估。

**1. 认知相关概念**

(1)感知觉:感觉是人脑对当前直接作用于感觉器官的客观事物个别属性的反映,是最简单的心理现象。知觉是人脑对当前直接作用于感觉器官的客观事物整体属性的反映。感觉以知觉为基础,知觉是感觉的深入。感觉反映事物的个别属性,知觉体现事物的整体状态。

(2)注意:注意是心理活动对某种对象的指向和集中,具有选择、保持以及对活动的调节和监督功能。注意可分为有意注意、无意注意和有意后注意。有意注意是预先设有目的且需要意志努力的注意,为注意的一种高级形式;无意注意是预先没有目的、也不需要意志努力的注意,如安静的房间里突然传出巨大的响声所引起的注意;有意后注意是指事先有预定目的,但不需要意志努力的注意,它是在有意注意的基础上发展起来的,具有高度的稳定性,如熟练地开车、护士熟练地铺床等。

(3)记忆:记忆指人脑对过去经验的反映,涉及对外界输入信息的编码、储存和提取。记忆的基本过程包括识记、保持、再认和再现(回忆)。根据信息在大脑中保存时间的不同,记忆可分为长时记忆、短时记忆和瞬时记忆。

(4)思维:思维是人脑对客观现实的一般特性和规律的间接、概括的反映是认识事物本质特征及其内在规律的理性过程。思维活动是人类认知活动的最高形式,产生于感知觉的基础上,并借助语言和文字来表达。当思维的连续性丧失时,思维障碍就会发生。思维主要通过概念、判断和推理三方面体现。

①概念:人脑反映客观事物本质特征的思维形式,是在抽象、概括的基础上形成的。

②判断力:人通过比较和评价客观事物及其相互关系并能做出结论的能力。判断时,应充分考虑其他因素(个体的情绪、智力、受教育程度、社会经济状况等)的干扰。

③推理:由已知的判断推出新判断的思维过程,包括归纳、演绎两种形式。

(5)语言能力:语言是个人认知水平的重要标志,也是判断个体认知水平的重要依据。思维的抽象与概括大多通过语言得以表达,所以思维与语言不可分割,共同反映人的认知水平。护患交流中,语言能力水平可以作为护士选择与患者沟通方式的依据。

(6)定向力:定向力是指个体对时间、地点、人物及自身状态的判断和认识能力,包括时间定向、地点定向、空间定向、人物定向等。

(7)智能评估:智能也称智力,是人们认识客观事物并运用知识解决实际问题的能力。智能是认知过程各种能力的综合,与感知、记忆、思维、注意、语言等密切相关。

**2. 认知评估方法**

(1)感知觉评估:感知觉评估可通过以下问题初步判断患者是否出现感知觉异常:"您最近视力有改变吗?""您最近晚间视物有困难吗?""您最近听力有变化吗?""您最近有做过听力测试吗?""您最近嗅觉有改变吗?"等,同时结合现代化医学工具对患者进行检测,多维度综合评估患者的感知觉情况。

(2)注意评估:有意注意评估可以通过让患者完成某项任务来进行,同时观察其执行任务时的专注程度,对于儿童和老年人,应着重观察其能否有意识地将注意集中于某一具体的事物;无意注意评估可通过观察患者对周围环境变化有无反应来进行,如对所住病室人员的出入、光线的明暗变化等有无反应。

(3)记忆评估:对记忆的评估一般采用回忆法、再认法和量表测评。其中回忆法为评估记忆最常用的方法,用于测量短时记忆和长时记忆。评估短时记忆可让患者重复一句话或一组由5~7个数字组成的数字串,如邮政编码或手机号码。评估长时记忆可让患者回忆当天摄入了哪些食物或者讲述小时候发生的一些事件等。再认法通过让患者完成试卷中是非题或选择题来测量其已学过的知识,为评估记忆最常用的方法。回忆法和再认法大多只考察了记忆的部分种类或部分特征,而量表测评可以通过成套记忆测验更全面系统地评估患者的记忆力,目前国内常用的记忆测验工具有韦氏记忆量表(Wechsler memory scale,WMS)和中国临床记忆量表(clinical memory scale,CMS)。

（4）思维能力评估：从思维概念、判断和推理三方面进行评估。

①概念：评估患者概念化能力可在许多护理场景中进行，如在多次健康宣教后，让患者表述其所患疾病特征、所需的护理知识等，从中评估其对这些知识进行概念化的能力。

②判断力：评估时可展示具体实物，让患者说出其属性，也可评估患者对将来打算的现实性与可行性。

③推理：评估推理能力时，护士应依据患者的年龄特征和认知特点提出相应的问题。

（5）语言能力评估：语言能力评估可从提问、观察、书写、复述、命名和自发性语言等方面进行，问题可由简到难，从具体到抽象，如让患者重复一些简单词句、诵读词句或整段文字、描述病史等，通过综合表现评估其语言能力。

（6）定向力评估：定向力评估可通过询问以下问题进行："今天是星期几？""今天是几号？"等，用于评估患者的时间定向力；"您现在所在位置是哪里？"等，用于评估患者地点定向力；"床头铃在哪个方向？"等，用于评估患者的空间定向力；"您叫什么名字？"等，用于评估患者的人物定向力。

（7）智能评估：智能评估通过有目的的简单提问和操作，了解患者的常识、理解能力、分析判断能力、记忆力和计算力等，从而初步判断其智能是否受损及损害程度。此外，还可使用简易精神状态检查量表（mini-mental state examination，MMSE）、长谷川痴呆量表（Hasegawa dementia scale，HDS）、蒙特利尔认知评估量表（Montreal cognitive assessment，MoCA）等工具对患者的智能进行评估。MMSE是目前公认的认知功能初步筛查工具，主要用于评估定向力、注意力、计算力、记忆力、语言和视空间能力等。但由于其敏感性较低，MMSE主要用于痴呆的筛查。目前，国内对于轻度认知功能损害者，多采用蒙特利尔认知评估量表进行筛查。

**（二）情绪和情感评估**

**1. 情绪与情感的概念**　情绪与情感是个体对客观事物的感受，即人对客观事物是否满足自身需要的内心体验及其相应的行为反应。情绪是人与动物共有的心理现象，具有较强的情境性、激动性和暂时性；情感是人类特有的高级心理现象，具有较强的稳定性、深刻性和持久性。情绪与情感既有区别又相互联系。从某种意义上说，情绪是情感的外在表现，情感是情绪的内在本质。通常需求获得满足时会产生积极的情绪和情感；反之则出现消极的情绪和情感。

**2. 情绪与情感的分类**

（1）基本情绪：基本情绪为最原始的情绪，一般可分为快乐、悲哀、愤怒和恐惧四种。

（2）情绪状态：情绪状态是指在一定生活事件的影响下，某阶段内各种情绪体验的一般特征表现。情绪状态主要分为心境、激情和应激三种。

①心境：一种微弱而持久具有渲染性的情绪状态。心境对人的工作、学习及日常活动有重要影响。积极乐观的心境可以提高人的活动效率、激发对生活的信心和希望，对身心健康有益；消极悲观的心境会降低人的活动效率、使人丧失对生活的信心和希望，对身心健康不利。

②激情：一种强烈而短促的情绪状态。这种情绪状态通常是由意义重大的事件引发，相较于心境而言，强度更大，但持续时间一般较短。例如，比赛胜利后的狂喜、家庭惨遭变故后的极度悲痛等。激情也有积极与消极之分，积极的激情能给人以动力、促进人的发展；消极的激情则反之，容易使人做出一些不理智的冲动行为，影响人的健康发展。

③应激：个体对某种出乎意料的紧急情况所做出的适应性反应。在应激状态下，机体会产生一系列非特异性的生理反应。应激和上述两种情绪状态一样也是既有积极作用，又有消极作用。一般应激状态可帮助机体能够防御和消除危险，促使人精力旺盛、思维清晰、动作机敏，从而化险为夷。但过于强烈的应激会使全身过度兴奋，从而导致知觉范围缩小、言语混乱和行为动作紊乱。

（3）高级的社会性情感：社会性情感是指人在社会中形成的与人交往并改善自身行为的感情。高级的社会性情感包括道德感、理智感和美感。道德感是指个体在评价自己或他人的思想、动机和言行是否符合社会相应道德行为准则时产生的主观体验；理智感是指在认识和评价事物过程中所产生的情感体验，如人们对知识的热爱和追求、解数学题中的快感；美感是指根据一定的审美标准评价事物时所产生的情感体验。美感和道德感具有一定的社会历史性,不同历史时期、不同文化背景下人们的认识可能会存在差异。

(4)常见异常情绪:

①焦虑:一种源于内心的紧张、压力感。生理方面表现为心悸、出汗、食欲下降、手抖、睡眠障碍等;心理方面表现为注意力不集中、易激惹、认知范围缩小等。不同程度的焦虑对身体的影响不一样,轻度焦虑有助于提高机体的警觉水平以应对应激;中度和重度焦虑则会导致行为异常,出现心理和生理障碍。

②抑郁:又称情感低落,是当个体失去某种其所重视或追求的东西时所产生的情绪体验。心理方面表现为心境低落、思维迟缓、兴趣减退和注意力不集中等症状,生理方面可出现易疲劳、食欲减退、体重下降、失眠等症状。抑郁一般由重大变故或长期病痛等原因引起,严重时可能产生自杀念头,因而需深入了解患者有无厌世等消极情绪,并采取相应的防范措施。

③恐惧:个体处于不利或面临危险处境时出现的情感反应,可有紧张、害怕等症状,伴有心悸、出汗、四肢发抖,甚至出现大小便失禁等自主神经功能紊乱的情况。

其中焦虑和抑郁在患者中最为常见,也是最需要护理干预的情绪状态。

**3. 情绪和情感的评估方法** 对情绪情感的评估可综合运用多种方法,包括会谈法、观察法和评定量表法等。

(1)会谈法:评估情绪情感最常用的方法,通过和患者交谈,针对已知信息收集有关情绪情感的主观资料。重点询问症状的持续时间及对其日常生活的影响,了解患者的内心感受。可通过询问以下问题进行,例如,"您能形容一下平常的状态吗?""这种状态持续多久了?"等,并与患者的家人朋友进一步沟通以核实相应情况。

(2)观察法:观察患者的面部表情、身体动作和言语表情。如紧张时皮肤苍白,焦虑和恐惧时多汗,情绪愤怒时可出现颜面潮红、胸廓起伏、身体颤抖、语气激昂等表现,甚至出现攻击性行为。

(3)评定量表法:评估情绪情感较为客观的方法。常用的评定量表有 Avillo 情绪情感形容词量表(表 5-1-1)、Zung 焦虑自评量表(表 5-1-2)和 Zung 抑郁自评量表(表 5-1-3)。

**表 5-1-1 Avillo 情绪情感形容词量表**

| | 1 | 2 | 3 | 4 | 5 | 6 | 7 | |
|---|---|---|---|---|---|---|---|---|
| 变化的 | | | | | | | | 稳定的 |
| 举棋不定的 | | | | | | | | 自信的 |
| 沮丧的 | | | | | | | | 高兴的 |
| 孤立的 | | | | | | | | 合群的 |
| 混乱的 | | | | | | | | 有条理的 |
| 漠不关心的 | | | | | | | | 关切的 |
| 冷漠的 | | | | | | | | 热情的 |
| 被动的 | | | | | | | | 主动的 |
| 淡漠的 | | | | | | | | 有兴趣的 |
| 孤僻的 | | | | | | | | 友好的 |
| 不适的 | | | | | | | | 舒适的 |
| 神经质的 | | | | | | | | 冷静的 |

使用指南:该表有 12 对意思相反的形容词,让患者从每一组形容词中选出符合目前情绪与情感的词,并给予相应的得分,总分在 84 分以上,提示情绪情感积极,否则,提示情绪情感消极。该表特别适用于不能用语言表达自己情绪情感或对自己情绪情感定位不明者。

表 5-1-2　Zung 焦虑自评量表

| 项目 | 偶尔 | 有时 | 经常 | 持续 |
|---|---|---|---|---|
| 1. 您最近是否比平常更容易感到紧张或着急? | 1 | 2 | 3 | 4 |
| 2. 您是否会无缘无故地感到害怕? | 1 | 2 | 3 | 4 |
| 3. 您是否感到心烦意乱或觉得惊慌? | 1 | 2 | 3 | 4 |
| 4. 您是否有一种即将失控或发疯的感觉? | 1 | 2 | 3 | 4 |
| 5. 您是否感到不如意,或觉得有其他糟糕的事将发生在你的身上? | 1 | 2 | 3 | 4 |
| 6. 您是否感到自己会不由自主地发抖? | 1 | 2 | 3 | 4 |
| 7. 您是否感到头痛、胃疼? | 1 | 2 | 3 | 4 |
| 8. 您是否感到疲乏无力? | 1 | 2 | 3 | 4 |
| 9. 您是否发现自己无法静坐? | 1 | 2 | 3 | 4 |
| 10. 您是否感到心跳得很厉害? | 1 | 2 | 3 | 4 |
| 11. 您是否感到头晕? | 1 | 2 | 3 | 4 |
| 12. 您是否有过晕厥经历,或感觉自己快要晕倒? | 1 | 2 | 3 | 4 |
| 13. 您是否感到气不够用? | 1 | 2 | 3 | 4 |
| 14. 您是否感到四肢或唇周发麻? | 1 | 2 | 3 | 4 |
| 15. 您是否感到心里难受、想吐? | 1 | 2 | 3 | 4 |
| 16. 您是否常常有小便? | 1 | 2 | 3 | 4 |
| 17. 您手心是否容易发汗? | 1 | 2 | 3 | 4 |
| 18. 您是否感到脸红发烫? | 1 | 2 | 3 | 4 |
| 19. 您是否感到无法入睡? | 1 | 2 | 3 | 4 |
| 20. 您是否常做噩梦? | 1 | 2 | 3 | 4 |

使用指南:请患者仔细阅读每一条,理解后根据最近一周的实际情况进行相应选择。如果患者文化程度太低无法理解问题内容,则由护士逐条念给患者听,然后由患者自己做出评估。每一条目均按1、2、3、4四级评分。评估完后将20项评分相加,得总分,然后将总分乘1.25,取其整数部分,得到标准总分。正常标准总分值在50分以下。50~59分提示轻度焦虑;60~69分提示中度焦虑;70~79分提示重度焦虑。

表 5-1-3　Zung 抑郁自评量表

| 评估内容 | 偶尔 | 有时 | 经常 | 持续 |
|---|---|---|---|---|
| 1. 您是否感到闷闷不乐或情绪低沉吗? | 1 | 2 | 3 | 4 |
| 2. 您要哭或想哭吗? | 1 | 2 | 3 | 4 |
| 3. 您早晨醒来时是否感到心情良好? | 4 | 3 | 2 | 1 |
| 4. 您是否感到入睡困难? | 1 | 2 | 3 | 4 |
| 5. 您最近饭量是否减少? | 1 | 2 | 3 | 4 |
| 6. 您是否感到体重下降? | 1 | 2 | 3 | 4 |
| 7. 您是否对异性感兴趣? | 4 | 3 | 2 | 1 |
| 8. 您的排便习惯是否发生改变?是否常为便秘苦恼? | 1 | 2 | 3 | 4 |
| 9. 您是否感觉到心跳得厉害? | 1 | 2 | 3 | 4 |
| 10. 您是否容易感到疲劳? | 1 | 2 | 3 | 4 |
| 11. 您是否总感觉无法平静? | 1 | 2 | 3 | 4 |

| 评 估 内 容 | 偶尔 | 有时 | 经常 | 持续 |
|---|---|---|---|---|
| 12. 您是否感到你做事的动作越来越慢了？ | 1 | 2 | 3 | 4 |
| 13. 您是否感到思维混乱无法思考？ | 1 | 2 | 3 | 4 |
| 14. 您是否感到内心空荡荡的？ | 1 | 2 | 3 | 4 |
| 15. 您是否对未来充满希望？ | 4 | 3 | 2 | 1 |
| 16. 您是否感到难以做出决定？ | 1 | 2 | 3 | 4 |
| 17. 您是否容易发脾气？ | 1 | 2 | 3 | 4 |
| 18. 您是否对以往感兴趣的事依旧感兴趣？ | 4 | 3 | 2 | 1 |
| 19. 您是否感到自己是无用之辈？ | 1 | 2 | 3 | 4 |
| 20. 您是否有轻生的念头？ | 1 | 2 | 3 | 4 |

使用指南:同焦虑自评量表,每个条目评分方法按1、2、3、4(正性陈述)或4、3、2、1(负性陈述)四级评分。正常标准总分值在50分以下。50~59分提示轻度抑郁;60~69分提示中度抑郁,70~79分提示重度抑郁。

### (三)压力与压力应对评估

**1. 压力与压力应对相关概念**

(1)压力:又称应激或紧张,是指个体在面对内外环境因素刺激时所产生的一种身心紧张状态。从结果来看,压力并非都是有害的。适度的压力有助于提高机体的适应能力,是生命生存和发展所需的,但如果长期处于高压状态下,可因适应不良而影响身心健康,诱发心脑血管疾病或肠胃疾病等。

(2)压力源:一切使机体产生压力反应的因素,一般按属性可分为生理性因素(如疾病、外伤等)、心理性因素(如心理冲突、心理挫折等)、环境性因素(如寒冷、噪声等)和社会文化性因素(如家庭功能失调、文化差异等)。

(3)压力反应:个体在各种压力源的刺激下可出现各种心理和生理方面的变化,这些变化常称为压力的身心反应。生理反应可有睡眠型态紊乱、厌食或暴食、疲乏、头痛、气短、心率增加、心律失常、收缩压升高、应激性溃疡等;心理反应可有焦虑、恐惧、抑郁、过度依赖等情绪表现,注意力分散、思维迟钝、记忆力下降等认知表现及回避、退化、攻击等行为表现。

(4)压力应对:个体针对生活事件及其引发的自身不平衡状态所采取的认知与行为措施。不同的压力应对方式对应激反应的产生和发展起促进或抑制的作用,从而影响个体的身心健康。依据压力应对的指向性可分为情感式应对和问题式应对,前者侧重于调节和控制应激时的情绪反应,进而减少烦恼并保持在一种适当的内部状态,如暴饮暴食、用药等,后者多指通过有计划地采取行动,寻求解决问题的办法,找寻压力状态下的积极特征,用于处理导致压力的情境本身。

**2. 压力与压力应对的评估方法**

(1)会谈法:对压力进行评估的主要方法之一,可从压力源、压力感知和压力应对方式等角度询问患者以收集相应资料,如"当下让您感到压力或焦虑的事情有哪些?""最近您的生活有哪些变化?""这些变化对您有哪些影响?""您的身体和心理上有什么表现?""面对这些情况您是怎么处理的呢?"等问题,根据回答情况进行综合评估。

(2)观察法:观察患者有无失眠、胃痛、呼吸加快、心率加快等生理方面的反应,有无注意力下降、记忆减退、决策能力下降等认知功能方面的改变,有无自杀或暴力倾向等行为倾向。

(3)评定量表法:用权重显示不同因素的影响力大小,既可评估压力源,又可体现压力源的性质和影响力。利用定量和定性相结合的方式衡量压力对人体健康作用的常用量表,有住院患者压力评定量表(表5-1-4)和Jalowice应对方式量表(表5-1-5)。

Note

表 5-1-4　住院患者压力评定量表

| 事　　件 | 权　　重 |
|---|---|
| 1. 和陌生人同住一室 | 13.9 |
| 2. 不得不改变饮食习惯 | 15.4 |
| 3. 不得不睡在陌生人床上 | 15.9 |
| 4. 不得不穿患者衣服 | 16.0 |
| 5. 四周有陌生机器 | 16.8 |
| 6. 夜里被护士叫醒 | 16.9 |
| 7. 生活上不得不依赖他人帮助 | 17.0 |
| 8. 不能在需要时读报、看电视、听收音机 | 17.7 |
| 9. 同室病友探访者太多 | 18.1 |
| 10. 四周气味难闻 | 19.1 |
| 11. 不得不整天睡在床上 | 19.4 |
| 12. 同室病友病情严重 | 21.2 |
| 13. 排尿排便需他人帮助 | 21.5 |
| 14. 同室患者不友好 | 21.6 |
| 15. 没有亲友探视 | 21.7 |
| 16. 病房色彩太鲜艳、太刺眼 | 21.7 |
| 17. 想到外貌会改变 | 22.7 |
| 18. 节日或家庭纪念日 | 22.3 |
| 19. 想到手术或其他治疗可能带来的痛苦 | 22.4 |
| 20. 担心配偶疏远 | 22.7 |
| 21. 只能吃不对胃口的食物 | 23.2 |
| 22. 不能与家人、朋友联系 | 23.2 |
| 23. 对医生、护士不熟悉 | 23.4 |
| 24. 因事故住院 | 23.6 |
| 25. 不知接受治疗护理的时间 | 24.2 |
| 26. 担心给医护人员增添麻烦 | 24.5 |
| 27. 想到住院后收入会减少 | 25.9 |
| 28. 对药物不能忍受 | 26.0 |
| 29. 听不懂医护人员的话 | 26.4 |
| 30. 想到将长期用药 | 26.4 |
| 31. 家人没来探视 | 26.5 |
| 32. 不得不手术 | 26.9 |
| 33. 因住院而不得不离家 | 27.1 |
| 34. 毫无预测而突然住院 | 27.2 |
| 35. 按呼叫器无人应答 | 27.3 |
| 36. 不能支付医疗费用 | 27.4 |
| 37. 有问题得不到解答 | 27.6 |

Note

续表

| 事 件 | 权 重 |
|---|---|
| 38. 思念家人 | 28.4 |
| 39. 靠鼻饲进食 | 29.2 |
| 40. 用止痛药无效 | 31.2 |
| 41. 不清楚治疗目的和效果 | 31.9 |
| 42. 疼痛时未用止痛药 | 32.4 |
| 43. 对疾病缺乏认识 | 34.0 |
| 44. 不清楚自己的诊断 | 34.1 |
| 45. 想到可能再也不能说话 | 34.3 |
| 46. 想到可能失去听力 | 34.5 |
| 47. 想到患了严重疾病 | 34.6 |
| 48. 想到会失去肾脏或其他器官 | 39.2 |
| 49. 想到可能得了癌症 | 39.2 |
| 50. 想到可能失去视力 | 40.6 |

使用指南:得分越高,说明患者承受的压力越大。

**表 5-1-5 Jalowice 应对方式量表**

| 应对方式 | 从不 | 偶尔 | 有时 | 经常 | 总是 |
|---|---|---|---|---|---|
| 1. 担心 | | | | | |
| 2. 哭泣 | | | | | |
| 3. 干体力活 | | | | | |
| 4. 相信事情会变好 | | | | | |
| 5. 一笑了之 | | | | | |
| 6. 寻求其他解决问题的办法 | | | | | |
| 7. 从事情中学会更多东西 | | | | | |
| 8. 祈祷 | | | | | |
| 9. 努力控制局面 | | | | | |
| 10. 紧张、有些神经质 | | | | | |
| 11. 客观、全面地看待问题 | | | | | |
| 12. 寻找解决问题的最佳办法 | | | | | |
| 13. 向家人、朋友寻求安慰或帮助 | | | | | |
| 14. 独处 | | | | | |
| 15. 回想以往解决问题的办法并分析是否仍有用 | | | | | |
| 16. 吃食物,如瓜子、口香糖 | | | | | |
| 17. 努力从事情中发现新的含义 | | | | | |
| 18. 将问题暂时放在一边 | | | | | |
| 19. 将问题化解 | | | | | |
| 20. 幻想 | | | | | |
| 21. 设立解决问题的具体目标 | | | | | |

Note

| 应对方式 | 从不 | 偶尔 | 有时 | 经常 | 总是 |
|---|---|---|---|---|---|
| 22. 做最坏的打算 | | | | | |
| 23. 接受事实 | | | | | |
| 24. 疯狂、大喊大叫 | | | | | |
| 25. 与相同处境的人商讨解决问题的办法 | | | | | |
| 26. 睡一觉,相信第二天事情就会变好 | | | | | |
| 27. 不担心,凡事终会有好结果 | | | | | |
| 28. 主动寻求改变处境的方式 | | | | | |
| 29. 回避 | | | | | |
| 30. 能做什么就做什么,即使并无效果 | | | | | |
| 31. 让其他人来处理这件事 | | | | | |
| 32. 将注意力转移至他人或他处 | | | | | |
| 33. 饮酒 | | | | | |
| 34. 认为事情已经无望而听之任之 | | | | | |
| 35. 认为自己命该如此而顺从 | | | | | |
| 36. 埋怨他人使你陷入此困境 | | | | | |
| 37. 静思 | | | | | |
| 38. 服用药物 | | | | | |
| 39. 绝望、放弃 | | | | | |
| 40. 吸烟 | | | | | |

使用指南:用于评估普通人群面对挫折或压力时采取的应对方式。

### (四)自我概念评估

**1. 自我概念内容**

(1)概念:人们通过对自己的内在与外在特征,以及他人对自己的反应进行感知与体验后,形成的对自我的认识与评价,是个体在与其心理社会环境相互作用过程中形成的动态的、评价性的"自我肖像"。

(2)分类:依据目前国内外较为认可的 Rosenberg 分类法,自我概念可分为以下 3 类。

①真实自我:自我概念的核心,是人们对其内在与外在特征,以及社会状况的真切感知与评价,包括社会认同、自我认同和体像。

②期望自我:又称理想自我,是自身对"我希望成为一个什么样的人"的感知,包含期望得到的外表和生理方面的特征,以及希望具备的个性特征、心理素质、人际交往能力和社会属性。期望自我是人们获取成就、达到个人目标的内在动力。

③表现自我:个体对真实自我的展示与表达,为自我概念中最富于变化的部分。鉴于不同的个体、不同的社会团体对他人自我形象的认可标准不完全一致,所以个体在不同场合,如初次见面和求职面试时,表达自我的方法和程度也不尽相同。因而,表现自我部分的评估比较困难,其评估结果取决于表达自我与真实自我的相关程度。

(3)组成:一般包括人的身体自我(即体像)、社会自我、精神自我和自尊。

①身体自我:也称为体像,是人们对自己身体外形以及身体功能的认识与评价,包含客观体像和主观体像两种。前者为人们从照片或镜子里所看到的自我直接形象,后者则为人们通过分析和判断

Note

别人对自己的反应而感知到的自我形象。体像是自我概念中最不稳定的部分,容易受疾病、手术或外伤的影响。

②社会自我:个体对自己的社会人口特征的判断与认识,如年龄、性别、职业、社会团体成员资格,以及社会名誉和地位等。

③精神自我:个体对自己的智力、能力、性情、道德水平等的认知与判断。

④自尊:人们尊重自己、维护自己的尊严和人格,不容他人任意歧视或侮辱的一种心理意识和情感体验。自尊产生于个体对自我概念所包含内容的正确认识和评价。任何对自我的消极认识与评价都会对个体的自尊产生负面影响。同时,自尊还与期望自我密切相关,是个体有意无意地将自我评价与理想自我进行对比而形成的。当自我评价与自我期望同步时,自尊得以提高;反之,则会下降。

**2. 自我概念的评估方法**

(1) 会谈法:一般包括体像评估、社会自我评估、精神自我评估和自尊评估。

①体像评估:与患者交谈,收集其对自身的感知和评价。可通过询问以下问题进行,如"您对您的外表满意吗?""您对自己身体的哪些部位满意?""您对自己身体的哪些部位不满意?""您认为您的外表还需要做出哪些改变?""您目前面临的身体外表方面的威胁有哪些?"对体像有改变的患者,可进一步询问"这些改变对您有哪些影响?""您认为这些变化是否会影响他人对您的看法呢?"等问题,通过上述问题答案综合判断个体对体像的认知及体像改变对个体的影响。

②社会自我评估:在交谈中询问患者的职业、家庭情况及个人成就等方面,以了解其对自己当下的社会身份是否满意,如"您对您的工作现状满意吗?""您当前的自我成就感高吗?"等问题。

③精神自我评估:通过询问"您对自己满意吗?""您的家人、朋友、同事、领导怎么评价您?"等问题对其精神自我进行评估。

④自尊评估:结合自我概念中上述部分会谈的内容,评估患者的自尊水平。

(2) 观察法:可以从个体的外表、非语言行为及与他人互动过程等方面评估个体与自我概念相关的客观内容。具体可以关注患者的仪容是否整洁大方,衣着是否得体,身体哪些部位有改变,是否与护士有目光交流,面部表情如何,是否与其主诉一致,是否有抗拒见人、拒绝照镜子、排斥与他人交往、不喜欢看身体形象有改变的部位等行为表现。

(3) 投射法:适用场景为儿童以及无法正确理解或回答问题的患者,其方法是让患者画自画像并让其对画作进行解释,进而了解他(她)对其体像改变的内心体验。

(4) 评定量表法:常用于评估个体自我概念的量表有 Rosenberg 自尊量表(self-esteem scale,SES)(表 5-1-6)、Tennessee 自我概念量表(self-concept scale,SCS)以及 Piers-Harris 儿童自我意识量表(children's self-concept scale,CSS)。每个量表都有其适用范围,使用时应仔细筛选。

表 5-1-6　Rosenberg 自尊量表

| 选项 | 非常同意 | 同意 | 不同意 | 很不同意 |
| --- | --- | --- | --- | --- |
| 1. 总体来说,我对自己满意 | SA | A | D * | SD * |
| 2. 有时,我觉得自己一点都不好 | SA * | A * | D | SD |
| 3. 我觉得我有不少优点 | SA | A | D * | SD * |
| 4. 我和绝大多数人一样能干 | SA | A | D * | SD * |
| 5. 我觉得我没有什么值得骄傲的 | SA * | A * | D | SD |
| 6. 有时,我真觉得自己没用 | SA * | A * | D | SD |
| 7. 我觉得我是个有价值的人 | SA | A | D * | SD * |
| 8. 我能多一点自尊就好了 | SA * | A * | D * | SD |
| 9. 无论如何我都觉得自己是个失败者 | SA * | A * | D | SD |

续表

| 选项 | 非常同意 | 同意 | 不同意 | 很不同意 |
|---|---|---|---|---|
| 10. 我总以积极的态度看待自己 | SA | A | D * | SD * |

注:该量表含有 10 个用于评估自尊的项目,回答方式为非常同意(SA)、同意(A)、不同意(D)、很不同意(SD),凡选择标有 * 号的答案,均表示自尊低下。

## 四、心理评估相关护理诊断

### (一)认知相关护理诊断

**1. 急性意识障碍/慢性意识障碍** 与疾病所致的脑部综合功能障碍有关。

**2. 有急性意识障碍的危险** 与疾病所致的脑部综合功能障碍有关。

**3. 记忆功能障碍** 与脑血管疾病、慢性酒精中毒等所致的脑器质性病变有关。

**4. 语言沟通障碍** 与思维障碍、意识障碍、语言发育障碍等有关。

**5. 愿意加强沟通** 与导致沟通障碍的疾病逐渐好转有关。

**6. 知识缺乏** 缺乏疾病预防与康复的相关知识。

**7. 思维过程受损** 与不同原因所致的神经精神障碍有关。

### (二)情绪和情感相关护理诊断

**1. 情绪控制不稳** 与疾病所致的精神困扰有关。

**2. 焦虑** 与担心疾病预后、环境不适等有关。

**3. 恐惧** 与疾病因素、环境因素等有关。

**4. 长期悲伤** 与疾病因素有关。

**5. 睡眠型态紊乱** 与疾病所致的情绪异常、环境变化等有关。

**6. 疲乏** 与兴趣缺乏、精力不足有关。

**7. 有自残/自杀行为的危险** 与抑郁情绪有关。

**8. 有他人指向性/自我指向性暴力的危险** 与疾病所致的自控能力下降有关。

### (三)压力与压力应对相关护理诊断

**1. 应对无效** 与应对方式不良、支持系统不足等有关。

**2. 无能为力/有无能为力的危险** 与应对方式不良、支持系统不足有关。

**3. 创伤后综合征/有创伤后综合征的危险** 与创伤、应对方式不良、支持系统不足等有关。

**4. 否认无效** 与应对方式不良、认知障碍等有关。

**5. 焦虑** 与疾病因素、环境不适等有关。

**6. 恐惧** 与疾病因素、应对无效等有关。

**7. 适应不良性哀伤/有适应不良性哀伤的危险** 与疾病因素、应对方式不良、支持系统不足等有关。

### (四)自我概念相关护理诊断

**1. 体像受损** 与身体外形及功能变化有关。

**2. 个体认同障碍** 与人格障碍有关。

**3. 长期低自尊** 与自我认同降低、事业失败、家庭矛盾等有关。

**4. 情境性低自尊** 与疾病导致的机体功能下降或躯体外形改变等有关。

**5. 有情境性低自尊的危险** 与疾病导致的机体功能下降或躯体外形改变等有关。

Note

## 小 结

心理评估是健康评估中极为重要的一环,主要指应用多种方法去获得详尽信息,进而对个体某一心理现象做全面、系统和深入的客观描述的过程。通过对患者进行心理评估,可以发现患者现存或潜在的心理或精神健康问题,以便制订有针对性的护理计划。心理评估中主要应用到会谈法、观察法、心理测量学方法及医学检测法。对个体的心理评估应涵盖认知、情绪情感、压力与压力应对及自我概念的内容。

## 能力检测

1. 心理评估最常用的基本方法是(　　)。

A.观察法　　　　B.会谈法　　　　C.调查法　　　　D.心理测验法　　　E.作品分析法

2. 以下哪项不是心理评估的注意事项?(　　)

A.保护患者隐私　　　　　　B.护士态度中立　　　　　　C.评估环境安静舒适

D.以诊断为目的　　　　　　E.遵循伦理原则

3. 在心理评估中,确定评估目的在于(　　)。

A.选择合适的方法　　　　　B.明确评估重点　　　　　　C.决定是否转诊

D.以上都是　　　　　　　　E.以上都不是

4. 以下哪种心理评估方法可以获得较丰富的信息?(　　)

A.观察法　　　　　　　　　B.心理测验法　　　　　　　C.调查法

D.会谈法　　　　　　　　　E.作品分析法

5. 以下哪项不是影响心理评估的患者因素?(　　)

A.认知水平　　　　　　　　B.合作程度　　　　　　　　C.期望过高

D.护士经验　　　　　　　　E.当时的情绪状态

6. 进行心理评估时,关于资料收集不正确的是(　　)。

A.全面而系统　　　　　　　B.主观判断　　　　　　　　C.客观真实

D.注意保密　　　　　　　　E.灵活运用各种方法

7. 以下哪种心理评估方法主要用于儿童?(　　)

A.观察法　　　　　　　　　B.交谈法　　　　　　　　　C.作品分析法

D.量表评定法　　　　　　　E.投射法

(镇雪婷)

# 第二节　社 会 评 估

PPT 课件 5-2

## 学习目标

1. 掌握社会评估的主要内容及常用评估方法。

2. 熟悉社会评估的相关概念。

3. 了解社会评估常用量表及其使用方法。

Note

🏥 **案例引导**

案例 5-2  张小姐,40 岁,是一名企业员工,素日身体健康状况良好。有一天她在骑车上班途中不慎与人发生碰撞,导致骨折,路人拨打 120 紧急将其送往医院,经医生检查,张小姐需要立即手术。手术很顺利,但仍需住院观察几天。住院期间,她听说自己小孩在学校与同学发生争吵,非常着急,于是提前办理出院手续。

请思考:

1. 该患者主要有哪些健康问题?

2. 为了进一步明确患者当前存在的问题,应从哪些方面进行评估?

个体生活在社会之中,除了自然属性外,还具有社会属性。因此,要全面认识和了解个体的健康水平,除了评估其生理、心理功能外,还应对其社会状况进行评估,这样才能从整体上获得较完整、系统且准确的健康资料,从而为患者提供更好的护理。

## 一、社会评估的目的和方法

### (一)社会评估的目的

(1)评估个体的角色功能,了解有无角色功能紊乱、角色适应不良等情况,以便及时帮助患者调整状态。

(2)评估个体的文化背景,以便提供适合患者文化需求的护理。

(3)评估个体的家庭状况,归纳影响其健康的家庭因素,及时制订有针对性的家庭护理计划。

(4)评估个体所处的环境,明确环境中现存或潜在的危险因素,以便制定环境干预措施。

### (二)社会评估的方法

心理评估中的交谈法、观察法、量表评定法等方法均可用于角色评估和文化评估。进行家庭和环境评估时还可采用实地观察和抽样调查的方法。

## 二、社会评估的内容

### (一)角色与角色适应评估

**1. 角色的定义**  角色一词,原是戏剧中的专业术语,指戏剧演员在舞台上所扮演的特定人物,后被引入心理学领域。心理学认为,每个人都在社会中扮演着不同的角色,一个人是自己所扮演的各种角色的总和,即个体在特定的社会关系中的身份,以及由此而规定的行为规范和行为模式的集合体。社会角色是与个体的社会地位、身份相一致的一整套权利、义务和行为模式。一定的角色兼具权利与义务,如患者有获得治疗护理的权利,也有配合医疗护理进行合作的义务。每种角色都是在和与之相联系的角色互动的过程中表现出来的,如教师与学生、护士与患者等。

**2. 角色的形成**  角色的形成分为角色认知与角色表现两个阶段。前者是个体认识自己与他人的身份、地位以及各种社会角色的区别与联系的过程。角色认知的基础是模仿,先对角色产生大致印象,然后深入了解角色的各个组成部分,认识角色的权利与义务。角色表现是个体为达到自己所认识的角色要求而付诸行动的过程,同时也是角色成熟的过程。

**3. 角色的分类**

(1)第一角色:也称基本角色,决定个体的主体行为,即由每个人的年龄、性别所赋予的角色,如儿童、妇女、老年人等。

(2)第二角色:又称一般角色,是个体为完成不同生长发育阶段的特定任务,由所处社会情形和职业所确定的角色,如父亲、母亲、医生等。

(3)第三角色:也称独立角色,是个体为完成某些暂时性发展任务而临时承担的角色。大部分时候是可选择的,但有时无法选择,如护理学会会员、患者。角色的分类也不是一定的,可在不同场景下相互转化。如患者角色,由于疾病是阶段性的,可视为第三角色;但当疾病变成慢性病时,患者角色则随之成为第二角色。

**4. 角色适应不良** 当个体的角色表现与角色期望不协调,或无法达到角色期望的要求时,便会出现角色适应不良。它是由来自社会的外在压力引起的主观情绪体验,会产生生理和心理两方面的不良反应。生理反应包括头痛、头晕、乏力、睡眠障碍、心率及心律异常等;心理反应包括紧张、焦虑、抑郁或绝望等负面情绪。角色适应不良主要包括以下四类。

(1)角色冲突:角色期望和角色表现之间差距太大,使个体难以协调而发生的心理冲突和行为矛盾。引起角色冲突的原因有两种:一是个体需同时承担多种角色,在时间或精力上相互冲突,如家中亲人突然生病需要照顾,而自己还需要工作,不可能同时兼顾;二是对同一角色的角色期望标准不一致,如到新的文化环境中,原先自己文化中认可的角色行为在新的社会环境中不被认可,又难以迅速转变时,便会发生角色冲突。

(2)角色模糊:个体对于角色期望标准不清楚,不知道担任的这个角色应该如何行动而造成的不适应反应。如新患者入院后,护士未能及时与其进行有效沟通,使得患者在住院期间对自身角色定位不清,患者不知道应该如何配合治疗而产生焦虑。

(3)角色匹配不当:个体的自我概念、自我价值观或自我能力与其角色期望不匹配。

(4)角色负荷过重和角色负荷不足:前者是指个体角色行为难以满足过高的角色期望;后者指对个体的角色期望过低,不能完全体现其能力。角色负荷过重与角色负荷不足是相对的,与个体的知识、技能、经历、观念以及动机是否与角色需求相贴合有关。

**5. 患者角色** 当个体患病后,便会进入患者角色,而原来的社会角色则部分或全部被患者角色所替代,并以患者的行为来约束自己。

(1)患者角色特点:患病后,患者会部分脱离或全部脱离日常生活中的其他角色,减少或免除日常承担的社会责任与义务;患者对自身病情没有直接责任,处于被照顾状态;患者享有接受治疗与护理、知情同意、获取健康保健信息、要求个人信息保密的权利;患者应尽到积极配合治疗与护理、促进自身健康恢复的义务。

(2)患者角色适应不良:患者角色具有不可选择性,从而使得个体在进入或脱离患者角色过程中,常会出现以下角色适应不良。

①患者角色冲突:患者在角色适应中,不愿意或者不能放弃原有角色,从而与患者角色产生心理冲突和行为矛盾。此种情况一般多见于承担较多社会及家庭责任,同时事业心和责任心较强的个体。

②患者角色缺如患者患病后没能进入患者角色,拒绝承认自己有病或对患者角色感到厌倦,否认和不接纳患者角色,进而不愿配合,影响到治疗及护理。一般见于缺乏医疗知识、经济状况较差,或因社会文化的原因认为无须治疗而未进入患者角色的个体。

③患者角色强化:当个体健康状况已逐渐好转,需要从患者角色向日常角色转化时,仍沉溺于患者角色,对自己能力产生怀疑与失望,对原有角色表现出恐惧与退缩。主要表现为对自身疾病过度关心、拒绝承认病情好转或治愈、不愿出院等。

④患者角色消退:当进入患者角色后,由于环境变化对其提出新的角色要求,从而使患者从患者角色中退出。如家人突发急病等情况均可能导致患者角色消退。

(3)影响患者角色适应的因素:患者的角色适应受年龄、性别、家庭背景、经济状况、环境、人际关系、病室气氛等因素影响。年轻人对患者角色相对不太重视,而老年人由于体力衰退容易发生角色强化;女性患者相较于男性患者更容易出现各种角色适应不良反应;家庭支持系统较强的患者能较快适应患者角色;经济状况较为紧张的患者容易出现角色消退或缺如。良好的环境、和谐的护患关系以及愉快的病室氛围有助于患者适应角色。

**6. 角色和角色适应的评估方法**

(1) 会谈法：可通过询问患者"您从事什么工作？担任什么职务？""目前您在家庭、单位和社会中承担哪些角色与任务？"等问题，了解其所承担的角色数量；询问"您是否了解自己的角色权利及相应义务？""您觉得您所承担的角色数量和任务是否合理？"等问题，评估其角色感知；通过询问患者对自身角色的满意情况，以及其角色实际情况与自身角色期望是否相符等，了解其对角色满意程度；通过询问患者是否出现一定的心理表现（如焦虑、抑郁）或生理表现（如头痛、心悸）等，评估患者是否出现角色紧张。

(2) 观察法：主要观察有无角色适应不良的身心行为反应，如失眠、疲乏、焦虑等。

**（二）文化评估**

**1. 文化的定义**　文化是一个复杂的整体，是一个社会及其成员所特有的物质财富和精神财富的总和。其特点在于它是人类后天习得的，并为人类所共有，是一定历史、地域、经济、社会和政治的反映。广义的文化是指人类所创造的社会物质财富和精神财富的总和，包含人类生产活动的一切产物，如新的发明、产品等，也包括人类智慧的精神产品，如语言和文字等。狭义的文化则指精神文化，包括宗教信仰、风俗习惯、道德情操、学术规范、科学技术及文学艺术等。

**2. 文化的特征**　文化作为人类社会的一个重要组成部分，具有以下特征。

(1) 民族性：文化有鲜明的民族性。文化总是根植于民族之中，与民族的发展相伴相生。一定形态的文化存在于一定的民族范围内，是各民族在长期历史发展过程中创造和发展起来的，如中国的筷子、欧洲的刀叉等。

(2) 继承性和累积性：文化是一份社会遗产，因世代相传而被继承。任何社会的文化，都同这个社会一样长久，由长期积累而成，并且还在不断地积累延续，是一个无止境的过程。

(3) 获得性：文化并非与生俱来，而是在后天的生活环境及社会化过程中逐渐形成的。如孝敬父母、友爱兄弟、尊敬师长、尊老爱幼等文化价值观，都是后天学来的，都是社会化的产物。

(4) 共享性：文化为社会群体中的全体成员共同享有，虽然文化不能决定群体中全部个体的所有行为，但文化对个体行为的影响仍然不可避免。个体的特殊习惯和行为模式及不被社会大众所认可的，则不能成为这个社会的文化。

(5) 整合性：文化体现在社会生活的各个方面，包括交流形式、亲属关系、教育、饮食、宗教、艺术、政治、经济和健康等，它们相互关联、密不可分，作为一个整体而发挥作用。

(6) 双重性：文化既含有理想成分，又含有现实成分。文化的理想成分是被社会大众认可的、在某一特定情况下个体应遵守的行为规范，但现实中却存在着一些不规范的行为，与大众的认可相悖。如男女平等是许多国家和民族的法规与法律，但男女不平等现象仍时有发生。

**3. 文化要素**　文化包含知识、信仰、艺术、道德、法律、风俗、社会关系、社会组织、价值观等多种基本要素，其中与健康密切相关的主要为价值观、信念与信仰、习俗，它们也是文化的核心要素。

(1) 价值观：人们在长期社会化过程中，通过后天学习逐渐形成并共有的，用于判定事物的好和坏、对和错、满足或违反人的愿望以及可行和不可行的观点、看法与准则。它也是信念、态度、行为的基础，促成人的思想、观点及立场的形成，进而指导人的行动。价值观与健康保健密切相关，会影响人们对健康的认识、疾病与治疗的态度和治疗手段的选择，同时也影响着人们对医疗保密措施的选择及解决健康问题轻重缓急的决策。

(2) 信念与信仰：信念指个体认为可以确信的看法，是个体在自身经历中积累起来的认识原则，是与个性和价值观相联系的一种稳定的生活理想。而信仰指人们对于某类事物、思想或主义的极度尊崇和信服，并将其认定为自己的精神寄托与行为准则。信仰的形成是一个长期的过程，人们以接受的外界信息为基础,进而顺着认知、情感、意志、信念和行为的轨道持续发展并最终融合而成。

个体对健康和疾病所秉持的信念可能会直接影响其健康行为和就医行为,人们从主观上判断自己是否患病,以及由此所采取的行动,基本上是受文化所影响的。信仰与人的精神健康密切相关。其中,宗教信仰作为信仰的主要形式之一,可对个体的健康观、疾病观、生死观等产生重要的影响。

(3)习俗:又称风俗,指同一民族的人们在生产、居住、饮食、沟通、婚姻与家庭、医药、丧葬、节日、庆典和礼仪等物质文化生活上的共同喜好与禁忌。习俗是各民族政治、经济和文化的体现,并在一定程度上反映各民族的生活方式、历史传统和心理感情,是民族特点的一个重要方面。在文化的各要素中,习俗最易被观察到。习俗虽然很多,但与健康有关的习俗主要包括饮食、沟通方式、医药等。

**4. 文化休克**  文化休克指人们进入陌生文化环境中所产生的迷惑与失落的经历。文化休克常发生于个体从熟悉的环境进入新环境时,由于沟通障碍、日常活动的改变以及风俗习惯、态度和信仰的差异,而导致生理与心理适应不良。文化休克分为三期:对患者来说,医院为陌生环境,初入院时,患者对医院环境及医护人员不熟悉,对要进行的检查和治疗也很陌生,便会感到迷茫,此阶段为陌生期;接着,患者意识到自己需要住院一段时间,对疾病和治疗转为担忧,因思念家人出现焦虑、失眠、恐惧等表现,因必须调整自己各种习惯而产生受挫感,此阶段患者文化休克表现最突出,即为觉醒期;经过一段时间的调整,患者开始从生理、心理和社会方面适应医院环境,从而进入适应期。

**5. 文化评估方法**

(1)会谈法:

①价值观评估:价值观存在于潜意识中,难以直接观察和用语言描述,因而价值观的评估比较困难。护士可通过询问患者"您属于哪一个民族? 请谈谈您所在民族的主流价值观。""一般情况下,什么对您最重要?""碰到难题时您是如何处理的?""您一般从哪里寻求力量和帮助?"等问题评估患者的价值观。

②信念与信仰评估:对于健康信念的评估一般采用 Kleinman 等人提出的健康信念评估模式,包括以下 10 个问题。

a. 对您来说健康是什么? 不健康又是什么?

b. 您通常在什么情况下才认为自己患病并选择就医?

c. 您认为导致自己出现健康问题的原因是什么?

d. 您是如何以及何时发现自己有该健康问题的?

e. 该健康问题对您的身心造成了哪些影响?

f. 严重程度如何? 发作时持续多长时间?

g. 您认为自己应该接受何种治疗?

h. 您希望通过治疗达到哪些效果?

i. 对这种病,您最害怕什么?

j. 您的病给您带来的主要问题有哪些?

通过以上 10 个问题,可以了解患者的健康信念。可通过询问"您有宗教信仰吗? 如果有,可以告诉我是什么宗教?""您一般会参加哪些宗教活动?""住院会影响您参加宗教活动吗? 您的宗教信仰在住院期间有没有什么需要注意的呢? 需要我们帮您做些什么呢?"等问题评估患者的宗教信仰。

③习俗评估:可通过询问患者了解其饮食习惯和相应禁忌、沟通交流方式,以及针对所患疾病常采用的民间疗法等。如饮食的文化烙印最为明显且不易改变,护士可通过从食物种类、食物烹调方式、进食时间与餐次、对饮食与健康关系的认识等方面进行提问,以评估患者的饮食习俗;沟通评估包括语言沟通与非语言沟通,护士可在交谈中评估患者的语言沟通文化;可通过询问患者对所患疾病常采用的民间疗法的看法,以便在不违背医疗原则的前提下,选择患者易于接受的传统医药进行护理。

④文化休克评估:通过与患者交谈,询问其住院期间感受与想法,评估患者是否出现文化休克的

表现,帮助患者尽快适应住院环境,以减轻文化休克带来的不良影响。

(2)观察法。通过观察患者与他人交流时的面部表情、眼神、动作和坐姿等,对其非语言沟通文化进行评估;观察其进食时的偏好特点,以了解其饮食习俗,观察其外形和服饰特点判断是否包含和宗教信仰有关的信息。另外,也要密切观察患者住院期间的表现,以评估其是否出现文化休克现象。

### (三)家庭评估

**1. 家庭的概念** 家庭是基于一定的婚姻关系、血缘关系或收养关系组合起来的社会生活基本单位,为一种特殊的心理认可群体。家庭的定义有狭义和广义之分,狭义的家庭指一夫一妻制家庭,成员包括父母、子女和其他共同生活的亲属,广义的家庭则泛指人类进化不同阶段上的各种家庭形式。随着当下家庭的发展变化,也有人对家庭进行了操作性定义,即指共同居住、共同生活和财产共享的初级社会群体。

**2. 家庭结构** 包括家庭人口结构、家庭权利结构、家庭角色结构、家庭沟通过程和价值观。

(1)家庭人口结构:家庭类型,指家庭的人口构成,每个家庭都有相应的人口特征。按家庭的人口规模和人口特征,家庭人口结构可分为六种类型,如表 5-2-1 所示。

表 5-2-1 家庭人口结构类型

| 类型 | 人口特征 |
| --- | --- |
| 核心家庭 | 夫妻及其婚生或领养的子女 |
| 主干家庭 | 核心家庭成员加上夫妻任何一方直系亲属(如祖父母、外祖父母、叔姑姨舅等) |
| 单亲家庭 | 夫妻任何一方及其婚生或领养的子女 |
| 重组家庭 | 再婚夫妻与前夫和(或)前妻的子女及其婚生或领养的子女 |
| 无子女家庭 | 仅夫妻俩 |
| 同居家庭 | 无婚姻关系而长期居住在一起的伴侣及其婚生或领养的子女 |

(2)家庭权利结构:一个家庭中夫妻之间、父母和子女之间在影响力、控制权和支配权各方面的相互关系。家庭权利结构一般可分为传统权威型(由传统习俗继承而来的权威,如传统家庭关系里父亲通常为家庭权力核心)、工具权威型(由经济实力、养家能力决定的权威)、分享权威型(家庭成员能互相协商沟通,根据各自的能力和兴趣分享权利)和感情权威型(由感情生活中起决定作用的一方做决定)。

(3)家庭角色结构:家庭对每个占有特定位置的家庭成员所期待的行为以及规定的家庭权利、责任与义务,如在单亲家庭中,由单独抚养的一方承担父亲和母亲双重角色;父母有抚养未成年子女的义务,也有要求成年子女赡养老年人的权利。良好的家庭角色结构应符合如下特点:每个家庭成员都能找到适合自己的角色定位,同时家庭成员的角色期望一致,符合社会规范的要求,角色期待能满足家庭成员的身心发展需要,且家庭角色有一定的弹性,家庭成员能适应角色的变化。

(4)家庭沟通过程:家庭成员之间信息传递的过程,能反映家庭成员间的相互作用与关系,良好的家庭沟通也是家庭和睦与家庭功能正常的保证。家庭内部沟通良好的表现:家庭成员对家庭沟通充满自信,能开展广泛的情感交流;沟通过程中互相尊重彼此的感受与信念;家庭成员间可以坦诚地讨论个人与社会问题,且不宜沟通的领域极少。

(5)价值观:家庭成员判断是非的标准以及对特定事物的价值所持的信念与态度。家庭价值观难以被直接观察到,但却对家庭成员的行为方式有着深远影响,并在一定程度上影响家庭的权利结构、角色结构和沟通方式。

**3. 家庭的分期** 家庭的分期指家庭从产生、发展到解体的全过程。按照 Duvall 模式(表 5-2-2),家庭生活周期可分为 8 个阶段,每个阶段都有其特定的任务,需要家庭成员合作完成,否则会影响家庭的健康发展。

表 5-2-2 Duvall 家庭生活周期

| 阶段 | 定义 | 主要任务 |
|---|---|---|
| 新婚 | 男女结合 | 沟通与适应,协调性生活及计划生育 |
| 有婴幼儿 | 最大孩子 0~30 个月 | 适应父母角色,应对经济及照顾婴幼儿的压力 |
| 有学龄前儿童 | 最大孩子 30 个月~6 岁 | 孩子上幼儿园,培养其社会化技能 |
| 有学龄儿童 | 最大孩子 6~13 岁 | 儿童身心发展,上学及教育问题 |
| 有青少年 | 最大孩子 13~20 岁 | 与青少年沟通,进行责任与义务教育、性教育等 |
| 孩子离家创业 | 最大孩子离家至最小孩子离家 | 适应孩子离家 |
| 父母独处(空巢期) | 父母独处至退休 | 适应仅夫妻俩的生活,巩固婚姻关系 |
| 退休(老年期) | 退休至死亡 | 正确对待和适应退休、衰老、丧偶、孤独、疾病和死亡等 |

**4. 家庭功能** 满足家庭内部各成员衣、食、住、行、育、乐等基本生活需求;营造家庭互相关心关爱的气氛,使家庭成员能够切实感受到家的温暖,内心充满幸福感;培养家庭成员的社会责任感,实现社会对家庭的期望;维护家庭成员的安全与健康,家庭成员之间能彼此照顾。

**5. 家庭资源** 家庭资源指为了维持家庭基本功能、应对家庭压力事件和危机状态所必需的物质、精神与信息等方面的支持。一般分为内部资源和外部资源,前者指经济支持、精神与情感的支持、信息支持和结构支持,后者指社会资源、文化资源、医疗资源和宗教资源。

**6. 家庭危机** 当家庭承受的压力超过家庭所拥有的资源时,就会出现家庭功能失衡的状态。家庭内的主要压力来源:家庭经济情况低下或减少;家庭成员关系的改变与终结,如离婚、分居、丧偶;家庭成员角色的改变,如初为人夫、人父,收养子女,退休;家庭成员的行为违背家庭期望或损害家庭荣誉,如酗酒、犯罪、赌博;家庭成员生病、残障、失能等。

**7. 家庭的评估方法**

(1) 会谈法:重点应用于对个体的家庭类型、生活周期与家庭结构的评估。每一个家庭都有相应的人口特征,可通过询问家庭人口数及组成来判断家庭所属类型。可通过询问"您结婚多久了?""您有孩子吗? 孩子多大了?"等问题评估家庭所处的生活周期。评估家庭结构时,重点了解家庭的主要决策者是谁,每个家庭角色的权利与义务完成情况、家庭成员间沟通状态如何以及与健康有关的价值观,评估时可通过询问"家里事情一般由谁掌握决定权?""家里遇到难题时通常由谁提出意见与解决办法?""您的家庭和睦吗?"等问题进行判断。

(2) 观察法:主要观察家庭居住条件、家庭成员仪表、饮食特点、家庭氛围、家庭成员间的亲密程度、是否彼此关心照顾,尤其家庭中对老年人、小孩、患病家属的照料情况。

(3) 量表评定法:在家庭功能评估中应用广泛,如 Procidano 和 Heller 的家庭支持量表是较为常用的工具(表 5-2-3)。

表 5-2-3 Procidano 和 Heller 的家庭支持量表

| | 是 | 否 |
|---|---|---|
| 1. 我的家人给予我所需的精神支持。 | | |
| 2. 遇到棘手的事情时,我的家人帮我出主意。 | | |
| 3. 我的家人愿意倾听我的想法。 | | |
| 4. 我的家人给予我情感支持。 | | |
| 5. 我与我的家人能开诚布公地交谈。 | | |
| 6. 我能与我的家人分享我的爱好和兴趣。 | | |

Note

续表

| | 是 | 否 |
|---|---|---|
| 7. 我的家人能时时察觉到我的需求。 | | |
| 8. 我的家人善于帮助我解决问题。 | | |
| 9. 我与我的家人感情深厚。 | | |

使用指南:是=1分,否=0分。总分越高,表明家庭支持度越高。

### (四) 环境评估

**1. 环境的定义**　广义的环境是指人类赖以生存和发展的社会条件与物质条件的总和。狭义的环境是指环绕特定区域的空间,如病室、居室等。根据性质不同,环境又可分为自然环境和社会环境。自然环境又称物理环境,是存在于人类周围的各种因素的总称,包括物理、化学和生物因素,如气候、空气、微生物等,在一定范围内各种物理环境因素会对人体健康有益。若超出相应范围,则会影响人类的健康和安全,引起各种疾病;社会环境指人类生存及活动范围内的社会物质与精神条件的总和,包括制度、法律、经济、文化、教育、人口、民族、职业、生活方式、社会关系、社会支持等诸多方面,其中社会政治制度、经济、文化、教育、生活方式、社会关系和社会支持与人类健康直接相关,紧密相连。

**2. 环境与健康关系**

(1) 物理环境与健康:物理环境包括空间、声音、温度、湿度、采光、通风、气味、整洁、室内装饰、布局,以及各种与安全有关的因素如大气污染、水污染和各种机械性、化学性、放射性、过敏性、医源性损伤等,以上因素必须合理控制在一定范围内,各因素在适宜状态下对健康有益,否则不仅对健康无益,甚至导致疾病的发生。如合适的温度令人感到舒适与安宁,并可减少身体能量的消耗;空气过于干燥则令人感觉口干舌燥,易出现咽痛、鼻出血等现象;湿度过高又可抑制出汗,使人感到潮湿憋闷;适当的声音刺激可让人感觉轻松自在,但音量过大时却让人感到烦躁不安、心率加快、血压升高,甚至出现头晕、耳鸣、心悸等症状。

(2) 社会环境与健康:社会环境与人的健康联系紧密,积极的社会环境将促进人的健康;消极的社会环境不仅直接对人造成伤害,还可通过中介因素对健康产生影响,以下主要介绍经济条件、教育水平、生活方式、社会关系与社会支持和健康之间的关系。

①经济条件:社会环境因素中对健康影响最大的因素,一定的经济基础能满足人们的衣食住行需求,也是人们享受健康服务的物质基础。当经济条件较差时,人们需要为吃饱穿暖而奔波努力,患病时也难以得到及时治疗。

②教育水平:较高的教育水平有助于人们正确认识疾病,更好地获取健康相关资讯,改善不良的生活方式以及提高对卫生资源的利用效率。

③生活方式:在经济、文化、政治等因素相互作用下所形成的个体在衣、食、住、行、娱乐等方面的社会行为。当个体的文化背景、职业、社会阶层、兴趣爱好或地理位置等存在差异时,生活方式可能不同。不良的饮食习惯、缺乏运动、吸烟、酗酒、吸毒、赌博等均为对健康有害的生活方式,对人体健康不利。

④社会关系与社会支持:社会关系是社会环境中非常重要的一部分。个体的社会关系网包括与之直接或间接相关的所有人或人群,如家人、邻居、朋友、同学、同事等。对住院患者来说,还包括病友、医护人员。个体的社会关系网络越健全,家庭社会支持程度越高,越容易获得信息、情感及物质等多方面的帮助。社会学家将来自社会关系网获得的支持统称为社会支持,为社会环境对健康的一大重要功能。

**3. 环境的评估方法**

(1) 会谈法:通过询问患者,了解其是否存在影响健康的物理环境因素或社会环境因素。

①物理环境:包括家庭环境、社区环境、工作环境和病室环境的评估。注意询问各场所是否存在

影响健康的危险因素,如社区附近是否存在污染源、有无配套健身娱乐措施、卫生保健资源是否完善;家庭住所居住条件如何,是否宽敞明亮、是否通风透气、电器设备是否放置得当;工作场所是否存在强噪音、高温等危害因素,是否符合安全作业条例;病室环境是否干净整洁、有无异味,用氧是否安全可靠,电源是否妥善安置。

②社会环境:重点询问社会环境是否安定和谐、医疗保健及保障制度是否健全合理、生活方式是否健康、有无稳定的社会关系、社会支持能否满足需要等。

(2)实地考察法:实地考察社会大环境是否存在工业排放的废气、废渣、废水等危害健康的因素。同时通过实地考察的方式了解个体所处工作环境、家庭环境或医院环境是否存在健康危险因素,以进一步完善相关信息。

### 三、社会评估相关护理诊断

#### (一)角色相关护理诊断

**1. 照顾者角色紧张** 与缺乏相关角色知识或对角色的自我感知发生改变有关。

**2. 有照顾者角色紧张的危险** 与缺乏相关角色知识或对角色的自我感知发生改变有关。

**3. 角色无效** 与缺乏相关角色的知识或对角色的自我感知发生改变有关。

**4. 父母角色冲突** 与慢性病致使父母与子女分离有关。

#### (二)家庭相关护理诊断

**1. 语言沟通障碍** 与家庭成员间亲近感减弱或缺乏沟通交流有关。

**2. 长期悲伤** 与不能满足家庭成员的情感需要有关。

**3. 有孤独的危险** 与情感失落、社交孤立及身体隔离有关。

**4. 父母角色冲突** 与父母因病不能照顾子女、子女因病与父母分离等有关。

**5. 照顾者角色紧张** 与照顾任务复杂,照顾者缺乏知识或经验等有关。

**6. 家庭应对失能** 与家庭情况改变或家庭危机有关。

#### (三)文化相关护理诊断

**1. 精神困扰** 与疾病致其信仰的价值体系面临挑战有关。

**2. 愿意加强精神健康** 与个体具备自我意识、自觉性、内在的动力及超越感,并希望自己的精神状态更加健康向上有关。

**3. 社交障碍** 与社交环境改变有关。

**4. 语言沟通障碍** 与医院环境中医护人员使用医学术语过多有关。

**5. 焦虑** 与环境不适及知识缺乏有关。

**6. 恐惧** 与环境改变及知识缺乏有关。

**7. 住址改变应激综合征** 与医院文化环境和背景文化有差异有关。

#### (四)环境相关护理诊断

**1. 社区健康缺陷** 与社区缺乏保健设施、管理不到位等有关。

**2. 焦虑** 与面临重大应激事件而社会支持资源不足等有关。

**3. 有感染的危险** 与贫困导致营养不足、居住环境卫生状况差等有关。

**4. 有中毒的危险** 与环境有害气体污染有关。

**5. 有污染的危险** 与环境空气质量差、居住环境卫生状况差有关。

**6. 有受伤的危险** 与疾病因素、环境中缺乏安全设施等有关。

**7. 有成人跌倒的危险** 与环境中缺乏安全设施等有关。

## → 小　结

　　社会主要由环境、人口、文化和语言四大要素组成。社会是人类存在和发展的必然条件,人与社会紧密相连。社会评估内容主要包括社会角色、文化、所属家庭及所属环境评估。评估中应用到的方法主要有会谈法、观察法和量表评定法,其中环境评估,尤其是物理环境的评估,还应进行实地考察或抽样检查,以了解环境中是否存在威胁人体健康的不利因素。

## → 能力检测

1. 社会评估的主要内容不包括(　　)。

A. 角色与角色适应　　　　B. 文化　　　　　　　　　C. 家庭

D. 环境　　　　　　　　E. 身高体重

2. 以下哪项不是文化的核心要素?(　　)

A. 价值观　　　B. 信念　　　C. 习俗　　　D. 宗教　　　E. 体态

3. 个体对在社会中承担的角色不适应时,可能产生的结果是(　　)。

A. 焦虑　　　B. 抑郁　　　C. 躯体疾病　　D. 以上都是　　E. 以上都不是

4. 家庭的主要功能不包括(　　)。

A. 情感支持　　B. 经济支持　　C. 教育功能　　D. 社交功能　　E. 决定个人职业

5. 社会环境评估不包括(　　)。

A. 经济状况　　B. 教育水平　　C. 卫生服务　　D. 个人爱好　　E. 法律制度

6. 关于文化休克,下列说法错误的是(　　)。

A. 是一种常见的文化适应现象　　　　　B. 通常会经历蜜月期、沮丧期等阶段

C. 所有人都会经历　　　　　　　　　D. 可以通过调整心态等方式缓解

E. 可能对身心健康产生影响

(镇雪婷)

# 第六章

# 临床常用的实验室检查

学习目标

1. 掌握常用实验室检查标本的采集及处理方法。
2. 熟悉血液检查、尿液检查、粪便检查,以及肝功能、肾功能和血生化检查的参考值及其临床意义。
3. 了解常用实验室检查的目的。

实验室检查(laboratory examination)是运用现代科学技术中的物理学、化学、生物学、微生物学、细胞学、免疫学和遗传学等实验手段,对人体的血液、体液、分泌物、排泄物以及组织细胞等标本进行检验,其结果可直接或间接地反映机体功能状态或病理变化。实验室检查不仅为医生诊断疾病、判断预后及制订治疗方案提供依据,还为护士观察和判断患者病情变化、做出护理诊断及制订护理措施提供客观资料。

## 第一节　血液检查

PPT 课件
6-1

### 案例引导

案例 6-1　张女士,32 岁,患贫血 3 年,近期出现头昏眼花、疲乏无力及全身皮肤散在出血点。血常规检查结果显示:红细胞计数 $3×10^{12}/L$,血红蛋白 70 g/L,白细胞 $2.5×10^9/L$,中性粒细胞占比 43%,淋巴细胞占比 51%。

请思考:

1. 如何向患者解释这份血液检查报告?
2. 血液检查前应该如何对患者进行健康宣教?

### 一、血液标本的采集和处理

#### (一)血液标本的种类

(1)全血标本:经抗凝处理后的全部血液样本,用于血细胞成分的检查。

(2)血清标本:全血不加抗凝剂而自然凝固后分离出来的不含纤维蛋白原的液体,用于大部分临床生化检查及免疫学检查。

(3)血浆标本:全血加抗凝剂后经离心分离出来的液体,用于部分临床生化检查、凝血因子测定及游离血红蛋白测定。

Note

**（二）采血部位与方法**

**1. 毛细血管采血** 毛细血管采血又称末梢采血。

（1）用途：用于床边项目和急诊项目。

（2）采血部位：成人的指端（以左手环指为宜）、婴幼儿的拇指或足跟，以及大面积烧伤患者的皮肤完整处。

（3）注意事项：①除特殊情况外，不要在耳垂采血，且勿在炎症、水肿、发绀、冻疮等处采血；②所刺伤口深度要适当，一般以 2.0～2.5 mm 为宜，且勿用力挤压；③进行多项检查时，采集标本的顺序为血小板计数、红细胞计数、血红蛋白测定、白细胞计数及分类计数、血涂片。

**2. 静脉采血**

（1）用途：在需血量多时采用。

（2）采血部位：肘前静脉、腕部静脉或手背静脉等，婴幼儿为颈外静脉。

（3）注意事项：①止血带压迫时间最长不超过 1 min，以免压迫时间过长，使局部静脉扩张，产生淤血，导致血液中某些成分的含量发生变化。②避免人为溶血，如注射器及针头必须干燥，止血带不要束得太紧，针刺时防止局部组织损伤过多，勿用手挤压局部组织使血液流出。③用传统采血试管采血时，抽血时应避免产生大量泡沫，抽好血后先拔去针头，然后将血液沿试管管壁缓慢注入试管内，勿用力挤压或冲击。需抗凝时，应将血液与抗凝剂轻轻充分混匀，切忌用力振荡试管。④严禁从静脉输液管中采集血标本，尽量避免从正在输液的手臂采血，而是从对侧手臂采血。不能从对侧手臂采血时，应从输液穿刺部位远端采血，防止血液被稀释以及输注成分对标本的干扰。⑤采血时如遇到患者发生晕厥，应立即拔出针头，让其平卧，一般休息片刻即可恢复。必要时可让其嗅芳香氨酊，或掐其人中、合谷等穴位。⑥进行多项检查时，采集标本的顺序为血培养管、无抗凝剂或添加剂管、凝血标本管、有抗凝剂或添加剂管。

**3. 动脉采血**

（1）用途：用于血气分析。

（2）采血部位：股动脉、肱动脉及桡动脉，其中以股动脉最为常用。

（3）注意事项：①防止血液标本与空气接触，确保血液处于隔绝空气的状态；②由于需对全血进行血气分析，采血时必须进行抗凝处理，一般采用肝素作为抗凝剂；③采集完成后应立即送检，并最好在 30 min 内完成检测。

**（三）采血容器**

传统的采血容器有血清管、各种抗凝管及其他特殊类型的试管。目前多采用标准真空采血管，其优点是能在封闭状态下采血，且安全方便，利于保存。真空采血管包括真空试管和穿刺针两部分，其中试管帽的颜色、内含的添加剂在国际上有统一的规定，具体规定见表 6-1-1。

表 6-1-1 真空采血管试管帽的颜色、添加剂及用途

| 颜色 | 试管名称 | 添加剂 | 用途 |
| --- | --- | --- | --- |
| 红色 | 普通血清管 | 无 | 常规临床生化和血清学测定 |
| 橘红色 | 快速血清管 | 促凝剂 | 常规临床生化和血清学测定 |
| 金黄色 | 分离胶促凝管 | 促凝剂和分离胶 | 常规临床生化和血清学测定 |
| 浅绿色 | 血浆分离管 | 肝素锂和分离胶 | 急诊临床生化测定 |
| 绿色 | 肝素抗凝管 | 肝素钠和分离胶 | 急诊生化测定（除钾、钠外） |
| 蓝色 | 枸橼酸钠血凝管 | 枸橼酸钠 | 出血和血栓检查 |
| 黑色 | 枸橼酸钠血沉管 | 枸橼酸钠 | 红细胞沉降率测定 |
| 灰色 | 血糖试验管 | 草酸钾和氟化钠 | 血糖测定 |

Note

| 颜色 | 试管名称 | 添加剂 | 用途 |
|------|---------|--------|------|
| 紫色 | EDTA 抗凝管 | EDTA 盐 | 全血细胞计数和血细胞形态学检查 |

注:根据临床特殊需要,还有大量其他种类的真空采集管可供选择,如微量采血管、分离粒子管等。

#### (四)采血时间

一般情况下以上午 7—9 时较为适宜。由于体位和运动等因素可影响检查的结果,因此,静脉血液标本最好于患者早晨起床后 1 h 内采集,门诊患者最好静坐休息 30 min 后再采集。根据测定项目的不同,采血时间可有如下几种。

(1)急诊和随时采血:不受任何时间限制,或因特殊情况无法限制采血时间,多用于体内代谢较稳定或者受体内干扰较少的检查。采血时须在检查单上标明"急诊"及采血时间。

(2)空腹采血:在空腹 8 h 后或晨起早餐前空腹采血,用于大部分临床血液生化检查。其优点是可以避免饮食和白天生理活动对检查结果的影响,同时因每次在固定时间采血,故便于临床对照。缺点是过度空腹可使血液中某些成分分解、释放,从而影响检查结果的准确性。

(3)定时采血:在规定的时间段内采血,用于口服葡萄糖耐量试验、激素测定、药物血浓度监测等。监测药物血浓度时,应注意采血时药物浓度的峰值和低谷;检测三酰甘油或维生素 D 时,应注意季节性变化带来的影响。

#### (五)血液标本的处理

(1)及时送检和检测:因血液离体后仍可产生一些变化,如血细胞的代谢活动仍在进行,可导致血糖降低、乳酸含量增加、血液 pH 值增加等,从而干扰检查结果的准确性。此外,处理不当引起的标本溶血也可影响检查结果的准确性。所以,血液标本采集后应尽快送检并完成检测。

(2)抗凝剂:抗凝是指用物理或化学方法除去或抑制血液中的某些凝血因子的活性,以阻止血液凝固的过程。具有抗凝作用的物质称为抗凝剂。采集全血或血浆标本时,需使用抗凝剂,并充分混匀血液,防止血液凝固。如用肝素抗凝,抽血前须先用肝素湿润注射器。真空采血管已预先进行了抗凝处理。常用的抗凝剂见表 6-1-2。

表 6-1-2　常用的抗凝剂

| 抗凝剂名称 | 作用机制 | 用途 | 每毫升血的用量/mg |
|-----------|---------|------|------------------|
| 枸橼酸钠 | 与钙离子结合 | 凝血因子和血沉检查等 | 5 |
| 肝素 | 抑制凝血酶原激活成凝血酶,阻止纤维蛋白原转化为纤维蛋白 | 部分生化检查和免疫学检查 | 0.1~0.2 |
| 乙二胺四乙酸盐（EDTA 盐） | 与钙离子结合 | 血液细胞学检查 | 1~2 |
| 草酸盐（草酸钾、草酸钠） | 与钙离子结合形成不溶解的草酸钙 | 尿素氮等代谢产物及其他肾功能项目检查 | 2 |

(3)微生物检验的血标本:采血时间应控制在使用抗生素前。采集后应立即注入血培养皿中即刻送检,以防血液被污染。

### 二、血液常规检查

传统的血液常规检查只包括红细胞(red blood cell,RBC)计数、血红蛋白(hemoglobin,Hb)测定、白细胞(white blood cell,WBC)计数及其分类计数(differential count,DC)。近年来,随着血液学分析仪的广泛使用,血液常规检查的项目更多,可进行全套血细胞检查,包括红细胞计数、血红蛋白测定、红细胞平均值测定、红细胞形态学检查、白细胞计数及其分类计数、血小板计数、血小板平均值测定和血小板形态学检查。

### (一)红细胞计数和血红蛋白测定

**1. 标本采集方法**

(1)手工法:取非抗凝毛细血管血1滴。

(2)血液分析仪法:取EDTA抗凝静脉血1mL。

**2. 标本采集注意事项**

(1)非空腹采血。

(2)以上午采血为宜。

**3. 参考值** 红细胞计数和血红蛋白测定参考值见表6-1-3。

表 6-1-3 红细胞计数和血红蛋白测定参考值

| 项目 | 成年男性 | 成年女性 | 新生儿 |
|---|---|---|---|
| 红细胞计数/($10^{12}$/L) | 4.0~5.5 | 3.5~5.0 | 6.0~7.0 |
| 血红蛋白/(g/L) | 120~160 | 110~150 | 170~200 |

**4. 临床意义**

(1)红细胞与血红蛋白增多:

①绝对性增多:见于下列情况。a.继发性增多:见于生理性增多和病理性增多。生理性增多:见于胎儿、新生儿、体力劳动和精神兴奋者、长期献血者、气候寒冷及高原居民等。b.病理性增多:见于一氧化碳中毒、发绀型先天性心脏病、肾脏疾病、某些肿瘤以及严重的慢性心肺疾病(如阻塞性肺气肿、肺源性心脏病)等。c.原发性增多:见于真性红细胞增多症。

②相对性增多:血液浓缩或血浆容量减少,使单位容积血液中红细胞和血红蛋白相对增加。见于严重呕吐、腹泻、多汗、慢性肾衰竭、大面积烧伤、尿崩症、糖尿病酮症酸中毒及甲状腺危象等。原发疾病纠正后,即可恢复正常。

(2)红细胞与血红蛋白减少:红细胞与血红蛋白(Hb)减少指单位容积血液中红细胞数量及血红蛋白含量低于正常值,通常称为贫血。临床上常用Hb作为衡量贫血程度的指标。根据Hb降低的程度,贫血可分为四度:轻度贫血(男性Hb<120 g/L,女性Hb<110 g/L)、中度贫血(Hb<90 g/L)、重度贫血(Hb<60 g/L)和极重度贫血(Hb<30 g/L)。当RBC<$1.5\times10^{12}$/L,且Hb<45 g/L时,应考虑输血。

生理性减少:见于婴幼儿、15岁前儿童、妊娠中晚期妇女及老年人等。

病理性减少:见于各种贫血,如缺铁性贫血、再生障碍性贫血、溶血性贫血和失血性贫血等。主要原因包括造血原料不足和利用障碍,红细胞丢失、破坏过多或红细胞生成障碍等。

药物干扰:抗生素、阿司匹林、抗肿瘤药、磺胺药、利福平等。

### (二)红细胞平均值参数测定

平均红细胞容积(mean corpuscular volume,MCV)是指血液中平均每个红细胞的体积,以飞升(fL)为单位。平均红细胞血红蛋白量(mean corpuscular hemoglobin,MCH)是指血液中平均每个红细胞内所含血红蛋白的量,以皮克(pg)为单位。平均红细胞血红蛋白浓度(mean corpuscular hemoglobin concentration,MCHC)是指血液中平均每升红细胞所含血红蛋白的量,以克/升(g/L)为单位。

**1. 标本采集方法**

(1)手工法:取非抗凝毛细血管血1滴。由已测得的RBC、Hb和HCT计算得出。

(2)血液分析仪法:取EDTA抗凝静脉血1mL。MCV由仪器直接测出,MCH和MCHC由仪器计算得出。

**2．标本采集注意事项**

（1）非空腹采血。

（2）采血时应特别注意防止标本溶血。

**3．参考值** MCV 80～100 fL；MCH 27～34 pg；MCHC 320～360 g/L(32%～36%)。

**4．临床意义** 红细胞平均值参数测定主要用于贫血的细胞形态学分类，具体见表 6-1-4。

表 6-1-4 贫血的细胞形态学分类

| 贫血类型 | MCV | MCH | MCHC | 常见疾病 |
|---|---|---|---|---|
| 大细胞性贫血 | 增高 | 增高 | 正常 | 巨幼细胞贫血 |
| 正细胞性贫血 | 正常 | 正常 | 正常 | 再生障碍性贫血、急性失血性贫血、溶血性贫血、骨髓病性贫血 |
| 小细胞低色素性贫血 | 减低 | 减低 | 减低 | 缺铁性贫血、慢性失血性贫血、铁粒幼细胞贫血、珠蛋白生成障碍性贫血 |
| 单纯小细胞性贫血 | 减低 | 减低 | 正常 | 慢性感染、炎症、肝病、尿毒症、恶性肿瘤等所致的贫血 |

### （三）红细胞形态学检查

**1．标本采集方法**

（1）手工法：取非抗凝毛细血管血 1 滴。

（2）血液分析仪法：取 EDTA 抗凝静脉血 1 mL。

**2．标本采集注意事项**

（1）非空腹采血。

（2）特别要注意避免标本凝血、溶血。

**3．参考值** 正常红细胞呈双凹圆盘形，大小较一致，直径为 6～9 μm，平均直径为 7.5 μm，边缘部厚度大约为 2 μm，中央区厚度大约为 1 μm，染色后四周呈浅橘红色，中央呈淡染区，又称中央苍白区，其大小相当于细胞直径的 1/5～1/3。

**4．临床意义** 病理情况下，外周血中常见的红细胞形态异常有以下几种。

（1）大小和染色反应异常。①小红细胞：常见于缺铁性贫血及珠蛋白生成障碍性贫血或心脏疾病。②低色素性大红细胞：见于急性溶血性贫血、急性失血性贫血及巨幼细胞贫血。红细胞直径＞15 μm 者为巨红细胞，最常见于巨幼细胞贫血。③红细胞大小不均：见于增生性贫血（如缺铁性贫血、溶血性贫血、失血性贫血等），当其达到中度以上时，巨幼细胞贫血尤为明显。④嗜多色性红细胞：见于各种增生性贫血，尤其是急性溶血性贫血。

（2）形态异常。形态异常的红细胞特点及常见疾病见表 6-1-5。

表 6-1-5 形态异常的红细胞特点及常见疾病

| 细胞名称 | 细胞特点 | 常见疾病 |
|---|---|---|
| 球形细胞 | 直径小于 6 μm，厚度大于 2.9 μm，体积小，圆球形，着色深，中央淡染区消失 | 遗传性球形细胞增多症、自身免疫性溶血性贫血等 |
| 椭圆形细胞 | 横径与长径之比小于 0.78，卵圆形或两端钝圆的长柱状 | 遗传性椭圆形细胞增多症、巨幼细胞贫血等 |
| 靶形细胞 | 状似射击的靶标 | 珠蛋白生成障碍性贫血、异常血红蛋白病等 |
| 口形细胞 | 中央淡染区宛如微张口的嘴形或鱼口状 | 遗传性口形细胞增多症 |
| 镰状细胞 | 形如镰刀状 | 镰状细胞贫血 |
| 泪滴形细胞 | 呈泪滴状或手镜状 | 骨髓纤维化、溶血性贫血等 |

Note

| 细胞名称 | 细胞特点 | 常见疾病 |
| --- | --- | --- |
| 裂细胞 | 呈梨形、哑铃形、泪滴形、盔形、新月形 | 弥散性血管内凝血、血栓性血小板减少性紫癜、恶性高血压等 |
| 缗钱状红细胞 | 呈串状叠连似缗钱状 | 多发性骨髓瘤及原发性巨球蛋白血症等 |

（3）结构异常。结构异常的红细胞分类及其临床意义见表 6-1-6。

表 6-1-6　结构异常的红细胞分类及其临床意义

| 分类 | 临床意义 |
| --- | --- |
| 嗜碱性点彩 | 多见于铅中毒，也可见于骨髓增生性贫血 |
| 染色质小体 | 多见于增生性贫血、红白血病、脾切除后 |
| 卡波环 | 见于溶血性贫血、巨幼细胞贫血、铅中毒及白血病等 |
| 有核红细胞 | 除新生儿外，正常人外周血涂片中无有核红细胞，如出现均属病理现象。主要见于各种溶血性贫血、输血反应、红白血病、髓外造血以及骨髓转移癌、严重缺氧、先天性心脏病、充血性心脏病等 |

**（四）白细胞计数及其分类计数**

白细胞计数是测定单位容积外周循环血液中各种白细胞的总数，而白细胞分类计数是测定各种白细胞即中性粒细胞、嗜酸性粒细胞、嗜碱性粒细胞、淋巴细胞、单核细胞的相对百分数或绝对值。

**1. 标本采集方法**

（1）手工法：取非抗凝毛细血管血 1 滴。

（2）血液分析仪法：取 EDTA 抗凝静脉血 1 mL。

**2. 标本采集注意事项**

（1）非空腹采血。

（2）采血前应注意患者是否剧烈运动、饮酒、情绪激动等。

**3. 参考值**

（1）白细胞计数：成人 $(4\sim10)\times10^9/L$；新生儿 $(15\sim20)\times10^9/L$；6 个月～2 岁儿童 $(11\sim12)\times10^9/L$。

（2）白细胞分类计数：白细胞分类计数参考值见表 6-1-7。

表 6-1-7　白细胞分类计数参考值

| 细胞名称 | 百分数/（%） | 绝对值/（$\times10^9/L$） |
| --- | --- | --- |
| 中性杆状核粒细胞（Nst） | 1～5 | 0.04～0.05 |
| 中性分叶核粒细胞（Nsg） | 50～70 | 2～7 |
| 嗜酸性粒细胞（E） | 0.5～5 | 0.05～0.5 |
| 嗜碱性粒细胞（B） | 0～1 | 0～0.1 |
| 淋巴细胞（L） | 20～40 | 0.8～4 |
| 单核细胞（M） | 3～8 | 0.12～0.8 |

**4. 临床意义**　白细胞增多指白细胞计数大于 $10\times10^9/L$，白细胞减少指白细胞计数小于 $4\times10^9/L$。因白细胞总数的增多或减少主要受中性粒细胞数量的影响，故其临床意义基本同于白细胞分类计数。

（1）中性粒细胞（neutrophil，N）。

①中性粒细胞增多：生理性增多见于饱餐和淋雨后、剧烈运动和情绪激动时、高温或严寒、新生

Note

儿、妊娠后期、分娩等。病理性增多包括如下几种情况。a.急性感染：引起中性粒细胞增多最常见的原因，尤其是急性化脓性感染，其增多程度与病原体种类、感染部位和严重性有关。b.严重的组织损伤：见于严重外伤、大面积烧伤、手术创伤、急性心肌梗死，以及严重的血管内溶血后12～36 h等。c.急性中毒：包括代谢性中毒（尿毒症、糖尿病酮症酸中毒、妊娠中毒症）、化学物质中毒（急性铅、汞中毒及安眠药中毒等）、生物毒素中毒（昆虫毒、蛇毒、毒蕈毒等）等。d.急性失血：急性大出血时，白细胞总数常在1～2 h迅速增高，而内出血情况下的白细胞总数增高常比外出血的更加显著。故白细胞增多可作为早期诊断内出血的参考指标。e.白血病及非造血系统恶性肿瘤（肝癌、胃癌等）。

②中性粒细胞减少：中性粒细胞的绝对值小于$1.5×10^9$/L时，称为粒细胞减少症，中性粒细胞绝对值小于$0.5×10^9$/L时，称为粒细胞缺乏症。常见于：a.感染性疾病：病毒性感染，如流感、病毒性肝炎、麻疹、风疹、水痘及巨细胞病毒感染等；细菌性感染，如伤寒、副伤寒杆菌感染。b.血液系统疾病：见于再生障碍性贫血、非白血性白血病、巨幼细胞贫血、恶性组织细胞病及骨髓转移癌等。c.慢性理化损伤：引起白细胞减少的常见原因。物理因素如放射性核素、放射线；化学物质如苯、铅、汞等；化学药物如氯霉素、磺胺类药、抗肿瘤药、抗甲状腺药等。d.其他：见于自身免疫性疾病、脾功能亢进、淋巴瘤等。

③中性粒细胞的核象变化：中性粒细胞的核象是指粒细胞的分叶状况，它反映粒细胞的成熟程度，与某些疾病的病情和预后密切相关。正常时外周血中中性粒细胞的分叶以3叶居多，也可见到少量杆状核粒细胞，杆状核与分叶核的正常比值为1：13。病理情况下，中性粒细胞核象可发生变化，出现核左移或核右移现象。a.核左移：周围血中出现的杆状核粒细胞及幼稚阶段的粒细胞等不分叶核粒细胞的百分比超过5%时称为核左移，常见于急性化脓菌感染、急性中毒、急性溶血反应及急性失血等。中性粒细胞增多伴轻度核左移，见于感染早期；伴重度核左移，见于感染加重；病情极为严重时可见重度核左移，但中性粒细胞不增多或减少。b.核右移：周围血中5叶以上粒细胞的百分比超过3%时称为核右移。主要见于巨幼细胞贫血、应用阿糖胞苷等抗代谢化学药物后等。在感染的恢复期出现的一过性核右移现象，属于正常现象；但在疾病进展期时出现核右移现象，则提示预后不良。

（2）嗜酸性粒细胞（eosinophil，E）。

①嗜酸性粒细胞增多：a.寄生虫病：临床上引起嗜酸性粒细胞增多最常见的病因，见于血吸虫病、蛔虫病、钩虫病等。b.变态反应性疾病：见于支气管哮喘、荨麻疹、药物过敏及食物过敏等。c.皮肤病：见于湿疹、剥脱性皮炎及银屑病等。d.血液病：见于慢性粒细胞白血病、恶性淋巴瘤及多发性骨髓瘤等。e.某些恶性肿瘤：见于肺癌等上皮性肿瘤。f.某些传染病：见于某些急性传染病的恢复期及猩红热的急性期。

②嗜酸性粒细胞减少：临床意义较小，见于伤寒和副伤寒的初期、大手术及严重烧伤等应激状态、长期应用肾上腺皮质激素后。

（3）嗜碱性粒细胞（basophil，B）。

①嗜碱性粒细胞增多：a.过敏性疾病：见于过敏性结肠炎，食物、药物、吸入物超敏反应，以及类风湿关节炎等。b.血液病：见于慢性粒细胞白血病、骨髓纤维化等。c.恶性肿瘤：以转移癌时多见。d.其他：见于水痘、流感、结核等传染病，以及糖尿病等。

②嗜碱性粒细胞减少：无临床意义且较罕见。

（4）淋巴细胞（lymphocyte，L）。

①淋巴细胞增多：生理性增多见于出生后4～6天的婴儿至4～6岁的儿童。病理性增多包括以下几种情况。a.感染性疾病：以病毒性感染多见，如麻疹、风疹、水痘、流行性腮腺炎、病毒性肝炎、流行性出血热等；此外，还见于结核分枝杆菌、百日咳杆菌、弓形虫及梅毒螺旋体感染等。b.血液病：见于急性和慢性淋巴细胞白血病、淋巴瘤等。c.急性传染病的恢复期。d.移植发生排异反应时。

②淋巴细胞减少：见于应用肾上腺皮质激素、烷化剂等的治疗，接触放射线后被损伤，先天性或获得性免疫缺陷综合征等。

(5) 单核细胞(monocyte,M)。

①单核细胞增多:生理性增多见于婴幼儿及儿童。病理性增多包括以下两种情况。a.某些感染:见于感染性心内膜炎、疟疾、结核病活动期及急性感染的恢复期等。b.血液病:见于单核细胞白血病、粒细胞缺乏症恢复期、淋巴瘤及恶性组织细胞疾病等。

②单核细胞减少:一般情况下无显著临床意义。

**(五) 血小板测定**

**1. 血小板计数**　血小板计数(blood platelet count,BPC)是指测定单位容积的外周循环血液中血小板的数量。

(1) 标本采集方法。①手工法:取非抗凝毛细血管血 1 滴。②血液分析仪法:取 EDTA 抗凝静脉血 1 mL。

(2) 标本采集注意事项。①非空腹采血。②避免反复穿刺,以免将组织液或气泡混入标本中引起血小板聚集。③嘱患者避免服用阿司匹林及其他抗血小板药物。

(3) 参考值。血小板计数参考值为$(100\sim300)\times10^9$/L。

(4) 临床意义。

①血小板增多:血小板计数超过$400\times10^9$/L 称为血小板增多。常见于:a.反应性增多:见于急性感染、急性溶血、急性大出血及某些癌症患者等。b.原发性增多:见于骨髓增生性疾病,如原发性血小板增多症、真性红细胞增多症、慢性粒细胞白血病及骨髓纤维化早期等。c.脾切除术后。

②血小板减少:血小板计数不足$100\times10^9$/L 称为血小板减少。常见于:a.血小板生成障碍:见于再生障碍性贫血、放射性损伤、急性白血病、巨幼细胞贫血等。b.血小板破坏或消耗增多:见于原发性血小板减少性紫癜、弥散性血管内凝血、系统性红斑狼疮、恶性淋巴瘤、上呼吸道感染等。c.血小板分布异常:见于肝硬化、输入大量库存血或血浆等。

**2. 血小板平均容积测定**　血小板平均容积(mean platelet volume,MPV)是指外周血中单个血小板的平均容积,以飞升(fL)为单位。

(1) 标本采集方法。①手工法:取非抗凝毛细血管血 1 滴。②血液分析仪法:取 EDTA 抗凝静脉血 1 mL。

(2) 参考值。血小板平均容积参考值为 7~11 fL。

(3) 临床意义。①MPV 增加:见于血小板破坏增加而骨髓代偿功能良好者,或造血功能抑制被解除后,MPV 增加是造血功能恢复的首要表现。②MPV 减小:见于骨髓造血功能不良的患者、半数白血病患者、MPV 随血小板数持续减小的患者,是骨髓造血功能衰竭的指标之一。

**3. 血小板分布宽度测定**　血小板分布宽度(platelet distribution width,PDW)是指外周血中血小板容积大小变异的程度,能反映血小板容积大小的离散度,以所测单个血小板容积大小的变易系数(CV%)表示。

(1) 标本采集方法。①手工法:取非抗凝毛细血管血 1 滴。②血液分析仪法:取 EDTA 抗凝静脉血 1 mL。

(2) 参考值。血小板分布宽度参考值为 15%~17%。

(3) 临床意义。①PDW 增大:见于急性髓系白血病、巨幼细胞贫血、脾切除术后、慢性粒细胞白血病、血栓性疾病等,代表血小板大小悬殊。②PDW 减小:代表血小板有较高的均一性。

**4. 外周血小板形态检查**

(1) 标本采集方法。①手工法:取非抗凝毛细血管血 1 滴。②血液分析仪法:取 EDTA 抗凝静脉血 1 mL。

(2) 参考值。正常血小板胞体为圆形、椭圆形或不规则形,直径为 2~3 μm,胞质为淡红色或淡蓝色,中央含有细小的嗜天青颗粒。正常人的血小板为成熟型,在外周血涂片上常聚集成团或簇。

(3) 临床意义。①大小的变化:巨大血小板见于原发性血小板减少性紫癜、粒细胞白血病及某些反应性骨髓增生旺盛的疾病等。②形态的变化:正常幼稚型增多,见于急性失血后;病理性幼稚型增多,见于特发性及反应性血小板疾病,大量蓝色巨大的血小板可见于骨髓巨核细胞增生旺盛。③血小板分布情况:再生障碍性贫血时,可见血小板明显减少;原发性血小板增多症时,可见血小板聚集成团,"团"大到充满整个油镜视野;血小板无力症时,血小板则不出现聚集成团的现象。

## 三、血液其他检查

### (一) 血栓与止血检查

**1. 毛细血管抵抗力试验** 毛细血管抵抗力试验(capillary resistance test,CRT)是通过给手臂局部加压使静脉血流受阻,毛细血管负荷加重,检查一定范围内皮肤出现出血点的数目,以此来反映血管壁的通透性及脆性。因此该试验又称毛细血管脆性试验或束臂试验。

(1) 标本采集方法。用血压计袖带束于上臂,在肘下 4 cm 处用有色笔画一直径为 5 cm 的圆圈,袖带内充气加压,使血压计的压力指数保持在收缩压与舒张压之间(约 100 mmHg),维持 8 min 后解除压力,观察圆圈内皮肤 5 min 后,计算出新鲜出血点的数目。

(2) 参考值。5 cm 直径圆圈内新出血点的数目:成年男性少于 5 个,成年女性及儿童少于 10 个。

(3) 临床意义。新出血点的数目超过正常范围上限值为阳性。①毛细血管壁异常:见于遗传性出血性毛细血管扩张症、单纯性紫癜及过敏性紫癜等。②血小板异常:见于原发性和继发性血小板减少症、血小板增多症、原发性或获得性血小板功能不全等。③血管性血友病。④其他:见于高血压、糖尿病、维生素 C 缺乏症、严重肝疾病、严重肾疾病、服用抗血小板药物等。

**2. 出血时间** 出血时间(bleeding time,BT)是指将皮肤毛细血管刺破后,血液自然流出到自然停止所需的时间。出血时间反映血小板的功能、数量及血管壁的通透性和脆性等。

(1) 标本采集方法。目前国内最常用的检测方法是出血时间测定器法(TBT)。此法使用标准的测定器在前臂做适度的皮肤切口,每隔 30 s,用干净滤纸吸取流出血液,直至出血自然停止。此法以水平切口(刀刃长轴与前臂垂直的切口)敏感度高。

(2) 标本采集注意事项。①嘱患者测定前一周内避免服用阿司匹林等抗血小板药物。②采血部位需保暖,使血液自然流出。③滤纸吸取流出血液时,避免与伤口接触。④测定时避开血管、瘢痕、水肿等。

(3) 参考值。出血时间参考值为(6.9±2.1) min,超过 9 min 为异常。

(4) 临床意义。

①BT 延长见于:a.血小板明显减少,见于血小板减少性紫癜(原发性或继发性);b.血小板功能异常,见于血小板无力症、巨血小板综合征等;c.血管异常,见于遗传性出血性毛细血管扩张症;d.凝血因子严重缺乏,见于弥散性血管内凝血等;e.药物影响,见于服用抗血小板药、溶栓药及抗凝药等。

②BT 缩短:基本无临床意义。

**3. 血块收缩试验** 血块收缩试验(clot retraction test,CRT)是指测定血液凝固后血块收缩所需要的时间和血块收缩率的试验,用以评估血小板的数量和功能。血块收缩率(%)=[血清体积(mL)/全血体积(mL)×(1-血细胞比容)]×100%。

(1) 标本采集方法。①非抗凝全血法:取静脉血 1 mL。②抗凝全血法:取枸橼酸钠抗凝静脉血 3 mL。

(2) 标本采集注意事项。①非空腹采血。②患者避免服用影响试验的药物,如阿司匹林等。③注意防止标本溶血,温度须保持在 37 ℃,并于 1 h 内送检。

(3) 参考值。①血块收缩时间:2 h 开始收缩,18～24 h 完全收缩。②血块收缩率:(65.8±11.0)%。

(4) 临床意义。①血块收缩过度:见于先天性或继发性凝血因子 XIII 缺乏症、重度贫血等。②血块收缩不良（血块收缩率小于 40%）：见于特发性血小板减少性紫癜、血小板无力症、红细胞增多症及血小板增多症等。

**4. 凝血时间测定**　凝血时间（clotting time，CT）是指血液离体后到发生凝固所需的时间，是反映内源性凝血系统各凝血因子总的凝血状况的筛选试验。

（1）标本采集方法。①试管法：抽取静脉血 3 mL，分别注入 3 个试管中，每管 1 mL，置于 37 ℃ 水浴中。自血液流入针头开始计时，记录后即刻送检。此法目前基本上被活化部分凝血活酶时间测定法取代。②硅管法：除采用涂有硅油的试管外，其余同试管法，但比试管法敏感。

（2）标本采集注意事项。①非空腹采血。②对于间歇性使用肝素的患者，应在下次使用肝素前 30 min～1 h 采血。③水浴温度要恒定，过高或过低均会影响凝血时间。

（3）参考值。①试管法：4～12 min。②硅管法：15～32 min。

（4）临床意义。①CT 延长：见于血友病、严重肝损伤、弥散性血管内凝血、纤维蛋白原减少症、应用肝素或其他抗凝药物等。②CT 缩短：见于各种高凝状态，但其临床敏感性较低。

**5. 活化部分凝血活酶时间测定**　活化部分凝血活酶时间（activated partial thromboplastin time，APTT）是指在受检血浆中加入 APTT 试剂（接触因子激活剂和部分磷脂）和 $Ca^{2+}$ 后的凝固时间，是反映内源性凝血系统较为敏感的和最常用的筛选试验。

（1）标本采集方法。①手工法：取枸橼酸钠抗凝静脉血 2 mL。②血液凝固仪法测定：取枸橼酸钠抗凝静脉血 2 mL。

（2）标本采集注意事项。①非空腹采血。②对于间歇性使用肝素的患者，应在下次使用肝素前 30 min～1 h 采血。③水浴温度要恒定，过高或过低均会影响凝血时间。

（3）参考值。①手工法：32～43 s，较正常对照值延长 10 s 以上为异常。②血液凝固仪法：参照试剂盒上的说明。

（4）临床意义。APTT 的临床意义基本上同 CT，但比试管法 CT 更敏感。此外，APTT 是监测普通肝素等治疗的首选指标，也是诊断狼疮抗凝物质的常用试验。

**6. 血浆凝血酶原时间测定**　血浆凝血酶原时间（plasma prothrombin time，PPT），又称为凝血酶原时间（prothrombin time，PT），指在测定的血浆中加入组织因子和 $Ca^{2+}$ 后测得的血浆凝固时间，是反映外源性凝血系统较为敏感且最为常用的筛选指标。

（1）标本采集方法。①手工法：取枸橼酸钠抗凝静脉血 2 mL。②血液凝固仪法测定：取枸橼酸钠抗凝静脉血 2 mL。

（2）标本采集注意事项。①非空腹采血。②口服抗凝剂的患者，应在口服日剂量前采血。

（3）参考值。①PT 正常值为 11～13 s，较正常对照值延长 3 s 以上为异常。②凝血酶原时间比值（prothrombin time ratio，PTR）：受检者血浆凝血酶原时间与正常人血浆凝血酶原时间的比值，参考值为 1.0±0.05。③国际标准化比值（international normalized ratio，INR）：INR ＝ PTR$^{ISI}$，一般为 1.0±0.1。ISI 为国际灵敏度指数，ISI 越大，组织凝血活酶的灵敏度越低。因此做 PT 测定时必须用标有 ISI 值的组织凝血活酶。

（4）临床意义。

①PT 延长：见于下列情况。a. 凝血因子缺乏：见于严重肝病、维生素 K 缺乏、弥散性血管内凝血及纤溶亢进等；b. 血循环中抗凝剂增多：见于使用华法林、双香豆素等抗凝剂者。

②PT 缩短：见于弥散性血管内凝血早期、心肌梗死、脑血栓形成、深静脉血栓形成、长期口服避孕药等血液高凝状态。

INR 是口服抗凝药物治疗的首选监测指标，国人的 INR 一般维持在 2.0～3.0 为宜。

**7. 凝血酶时间测定**　凝血酶时间（thrombin time，TT）是指受检者血浆中加入"标准化"凝血酶溶液，测定开始出现纤维蛋白丝所需的时间。用于检查纤维蛋白原转变为纤维蛋白的这一过程是否异常。

（1）标本采集方法。①手工法：取枸橼酸钠抗凝静脉血 2 mL。②血液凝固仪法测定：取枸橼酸钠抗凝静脉血 2 mL。

（2）参考值。TT 的参考值为 16～18 s，超过参考值 3 s 以上为异常。

（3）标本采集注意事项。采血时不可使用肝素。

（4）临床意义。

①TT 延长：a. 无（低）纤维蛋白原血症、异常纤维蛋白原血症、严重肝病等；b. 血中纤维蛋白降解产物（FDP）增高，见于弥散性血管内凝血；c. 血中存在肝素或类肝素样抗凝剂，见于系统性红斑狼疮、肝素治疗中、肝病等。

②TT 缩短：无临床意义。

**（二）贫血性疾病的检查**

**1. 网织红细胞计数** 网织红细胞（reticulocyte，RET）是指晚幼红细胞向成熟红细胞过渡过程中尚未完全成熟的红细胞。RET 计数是指测定单位容积外周血液中 RET 的含量，可直接反映骨髓红细胞系的增生情况，并间接反映骨髓的造血功能。

（1）标本采集方法。①手工法：取毛细血管血 1 滴。②网织红细胞计数仪法或血液分析仪法：取 EDTA 抗凝全血或毛细血管血。

（2）标本采集注意事项。非空腹采血。

（3）参考值。①百分数：成人为 0.5％～1.5％，平均为 1％；新生儿为 3％～7％。②绝对值：$(24～84)×10^9/L$。

（4）临床意义。

①RET 增多：代表骨髓红细胞系增生旺盛，见于溶血性贫血、急性失血性贫血、缺铁性贫血和巨幼细胞贫血。此外，RET 增多可作为缺铁性贫血和巨幼细胞贫血治疗时早期判断疗效的指标。

②RET 减少：代表骨髓红细胞系增生低下，见于再生障碍性贫血。严重的病例 RET 常小于 0.5％，甚至为 0（病情好转时 RET 增多）。

③作为骨髓移植效果监测：骨髓移植术后第 21 天，若 $RET>15×10^9/L$，表示无移植并发症；若 $RET<15×10^9/L$，伴中性粒细胞和血小板增高，代表移植可能失败。

**2. 血细胞比容测定** 血细胞比容（hematocrit，HCT）是指抗凝血经离心沉淀后测得的每升血液中血细胞所占容积的比值。

（1）标本采集方法。①微量毛细血管法：取毛细血管血或抗凝血 0.5 mL。②血液分析仪法：取 EDTA 抗凝全血。③温氏法：取双草酸盐抗凝血 2 mL，试管要带盖。

（2）标本采集注意事项。①非空腹采血。②应避免大量输液后立即采集血标本。

（3）参考值。①微量法：男性 0.467±0.039。女性 0.421±0.054。②温氏法：男性 0.40～0.50；平均 0.45。女性 0.37～0.48；平均 0.40。

（4）临床意义。

①HCT 增高：a. 见于各种原因所致的血液浓缩和真性红细胞增多症；b. 临床上用于判断脱水患者是否需要补液以及补液量的计算。

②HCT 降低：见于各种类型的贫血。因各类型贫血的红细胞体积大小不一，HCT 的减少与 RBC 减少不一定成正比。故将 RBC、Hb 和 HCT 三者结合起来计算红细胞各项平均值，才具有一定的临床参考价值。

**（三）红细胞沉降率测定**

红细胞沉降率（erythrocyte sedimentation rate，ESR）简称血沉，是指红细胞在一定条件下，于离体抗凝全血中自然沉降的速率。

**1. 标本采集方法**

(1) 魏氏法:取静脉血 1.6 mL,以 3.8% 枸橼酸钠 0.4 mL 抗凝。

(2) 自动血沉仪法:取 EDTA 抗凝血。

**2. 标本采集注意事项**

(1) 非空腹采血。

(2) 采集的静脉血标本的剂量必须非常准确,且采血量与抗凝剂比例为 4∶1。

**3. 参考值**

(1) 魏氏法:成年男性 0~15 mm/h,成年女性 0~20 mm/h。

(2) 自动血沉仪法:成年男性 0~15 mm/h,成年女性 0~20 mm/h。

**4. 临床意义**

(1) 血沉增快:生理性增快见于剧烈运动、12 岁以下儿童或 60 岁以上老年人、妇女月经期或妊娠 3 个月以上等。病理性增快分以下几种情况:①炎症性疾病:感染是导致血沉加快最常见的原因,见于急性细菌性炎症、风湿热、结核病、结缔组织病活动期等。疾病好转时血沉减慢。②组织损伤及坏死:见于较大的组织损伤、手术创伤以及缺血性组织坏死(如心肌梗死)等。急性心肌梗死时血沉增快,心绞痛时血沉正常。因此,血沉测定可作为心绞痛与心肌梗死鉴别的参考指标。③恶性肿瘤:血沉多明显增快,治疗有效后可逐渐恢复正常,复发或转移时又增快。④其他:见于慢性肾炎、肝硬化、高胆固醇血症、亚急性感染性心内膜炎及贫血等。

(2) 血沉减慢:临床意义较小。

# 第二节　尿液检查

## 案例引导

案例 6-2　患者,女,29 岁,尿频、尿急、尿痛 2 天。查右侧肾区明显叩击痛,尿液呈脓性,镜检红细胞 5 个/HP,白细胞和脓细胞满视野。

请思考:

1. 护士应该怎样协助患者留取尿标本?

2. 该患者可能的诊断是什么?

尿液检查不仅有助于泌尿系统疾病的筛选诊断、疗效观察及预后分析,还可用于药物监测及协助其他系统疾病的诊断。

### 一、尿液标本的采集

#### (一) 尿液标本种类

(1) 清晨尿:晨起后第一次尿,此时尿液在膀胱内存留 8 h 以上,又称空腹尿。用于测定尿蛋白、细胞和管型等。

(2) 随机尿:随时留取的尿液。主要多用于门诊、急诊患者的临时检查。虽然标本采集方便,不受时间限制,但是标本易受饮食、药物、运动、温度等因素的影响,有时结果欠准确。

(3) 餐后尿:餐后 2 h 收集的尿标本,用于测定病理性糖尿、蛋白尿等。

(4) 12 h 尿或 24 h 尿:留取 12 h 或 24 h 内排出的全部尿液。用于检查尿 17-羟皮质类固醇、尿

17-酮皮质类固醇、尿蛋白、尿糖及尿电解质等。

（5）清洁中段尿：常规清洗外阴及消毒尿道口后留取的中段尿，用于尿细菌培养和药物敏感试验。

**（二）留尿的容器**

尿液的一般检查可使用一次性专用的塑料容器，必要时加盖。尿标本用于细菌培养时须使用有塞的无菌大试管。

**（三）留尿的方法**

（1）尿标本的一般检查：①标本量：新鲜尿液 10～100 mL。②避免污染：避免粪便、男性的精液及前列腺液、女性的阴道分泌物和经血等污染标本。

（2）尿标本的细菌培养：留尿前应停用抗生素 5 天，按无菌原则常规冲洗消毒外阴后再留取中段尿液，必要时可用导尿法留取尿液标本，并及时送检。

（3）婴幼儿尿液检查：先给婴幼儿做常规外阴冲洗，然后将标本容器紧贴于尿道口外或直接套在阴茎上适当固定后留取。

（4）尿液中所含物质的定量检验（多用 12 h 尿或 24 h 尿检查）：检查当天的中、晚餐应限制液体摄入量在 200 mL 以下，晚餐后避免饮水，次晨 8 时排尿并弃去，收集此后 12 h 或 24 h 内的所有尿液。

**（四）送检时间**

一般留取尿标本后应立即送检，留尿至开始检测的时间最好不超过 30 min，若有延迟，夏季最长不超过 1 h，冬季最长不超过 2 h。

**（五）标本保存方法**

（1）如遇特殊情况不能及时送检时，应将标本置于 2～8 ℃冰箱中保存，其中以 4 ℃为最佳温度，最长可保存 6～8 h，并注意避免标本结冰。

（2）留取 12 h 或 24 h 尿液标本时，应按要求添加防腐剂，其种类、作用及用量见表 6-2-1。

表 6-2-1 尿液标本防腐剂种类、作用及用量

| 种类 | 作用 | 用量 |
| --- | --- | --- |
| 甲苯 | 形成薄膜以防尿液与空气接触，防止细菌污染，延缓尿液中化学成分的分解。用于尿蛋白、尿糖定量检查 | 5 mL/L 尿 |
| 甲醛 | 固定尿液中有形成分，防止细菌生长，用于管型、细胞等检查，不用于尿糖检查 | 40%甲醛 5 mL/L 尿 |
| 浓盐酸 | 防止尿中激素被氧化，用于尿 17-羟或 17-酮皮质类固醇、肾上腺素及去甲肾上腺素、儿茶酚胺等定量检查 | 5～10 mL/24 h 尿 |
| 冰醋酸 | 用于尿中醛固酮、5-羟色胺检查 | 10～25 mL/24 h 尿 |
| | 麝香草酚用于尿电解质、结核杆菌检查 | 1 g/L 尿 |

## 二、尿液常规检查

### （一）一般性状检查

**1. 尿量**

（1）标本采集方法：取 24 h 尿液，加入防腐剂。

（2）参考值：1000～2000 mL/24 h（成人）。

（3）临床意义：成人 24 h 尿量少于 400 mL，或每小时尿量持续少于 17 mL，称为少尿（oliguria）；24 h 尿量少于 100 mL，称为无尿（anuria）；24 h 尿量多于 2500 mL，称为多尿（polyuria）。具体临床意义见表 6-2-2。

Note

表 6-2-2　尿量异常的临床意义

| 尿量情况 | 类型 | 临床意义 |
|---|---|---|
| 尿量减少（少尿和无尿） | 肾前性少尿 | 见于休克、创伤、严重脱水、心力衰竭、肾病综合征等引起有效循环血容量减少的病变 |
| | 肾性少尿 | 见于急性肾小球肾炎、急性肾衰竭少尿期、慢性肾衰竭等肾实质性病变 |
| | 肾后性少尿 | 见于尿路狭窄、结石、肿瘤等所致的尿路梗阻 |
| 尿量增多（多尿） | 暂时性多尿 | 见于饮水过多、应用利尿剂、输液过多及服用某些药物等 |
| | 病理性多尿 | 见于尿崩症、糖尿病、慢性肾小球肾炎、慢性肾盂肾炎、慢性肾衰竭早期及急性肾衰竭多尿期等 |

**2. 颜色**

(1) 标本采集方法:取新鲜晨尿或随机尿。

(2) 参考值:清澈透明,淡黄色至深黄色。

(3) 临床意义:

①血尿:尿液内含一定量的红细胞时,称为血尿。每升尿液中含血量超过 1 mL 即可出现淡红色,呈洗肉水样,称为肉眼血尿。如尿液外观变化不明显,镜检时红细胞平均多于 3 个/高倍视野,称为镜下血尿。多见于泌尿系统炎症、结核、肿瘤、结石、外伤及出血性疾病。

②血红蛋白尿和肌红蛋白尿:呈浓茶色或酱油色。血红蛋白尿见于溶血性贫血、蚕豆病、阵发性睡眠性血红蛋白尿、血型不合的输血反应等严重的血管内溶血性疾病。肌红蛋白尿主要见于挤压综合征、缺血性肌坏死等。

③胆红素尿:尿液内含有大量结合胆红素,振荡后泡沫呈黄色,胆红素定性试验为阳性,见于阻塞性黄疸及肝细胞性黄疸。尿液浓缩以及服用痢特灵、大黄、核黄素等药物后,尿色也可呈黄色,但胆红素定性试验为阴性。

④脓尿和菌尿:尿液内含有大量的脓细胞或细菌等炎性渗出物时,排出的新鲜尿液呈混浊(脓尿)或云雾状(菌尿),见于肾盂肾炎、膀胱炎、前列腺炎、尿道炎等泌尿系统感染。

⑤乳糜尿:呈乳白色,见于丝虫病。

⑥脂肪尿:尿液中含有脂肪小滴,见于挤压伤、骨折、肾病综合征等。

⑦无色尿:见于尿崩症、糖尿病、大量饮水或输液过多等。

**3. 气味**

(1) 标本采集方法:取新鲜晨尿或随机尿。

(2) 参考值:正常尿液的气味来自于尿液内含有的挥发酸和酯,久置后可出现氨臭味。

(3) 临床意义:尿液有氨臭味常见慢性膀胱炎及慢性尿潴留等;烂苹果样气味见于糖尿病酮症酸中毒;蒜臭味见于有机磷农药中毒;鼠臭味见于苯丙酮酸尿症;其他特殊气味可能见于摄入蒜、葱、韭菜及应用某些药物时。

**4. 酸碱反应**

(1) 标本采集方法:取新鲜晨尿。一般采用 pH 试纸进行初步测定,精确测定时用 pH 计。

(2) 参考值:正常尿液呈弱酸性,pH 值应为 6.0～6.5,但可波动在 4.5～8.0。

(3) 临床意义:①生理性改变:肉食为主者尿液偏酸,素食为主者尿液偏碱。②尿 pH 值降低:见于酸中毒、高热、痛风、糖尿病或服用维生素 C、氯化铵等药物后。③尿 pH 值增高:见于碱中毒、肾小管性酸中毒、呕吐、膀胱炎、应用利尿剂、服用碱性药物后。④药物干预:尿 pH 值可作为用药的指标,如使用氯化铵、碳酸氢钠等可以分别酸化、碱化尿液,促使碱性、酸性药物从尿中排出。

**5. 尿比重**　尿比重(specific gravity,SG)是指在 4 ℃时,同体积尿液与纯水的重量比。

(1)标本采集方法:取晨尿 100 mL。

(2)参考值:正常成人为 1.015~1.025,晨尿最高,一般大于 1.020,婴幼儿尿比重偏低。

(3)临床意义:①尿比重降低:见于大量饮水、慢性肾小球肾炎、尿崩症及慢性肾衰竭等。②尿比重增高:见于急性肾小球肾炎、高热、心力衰竭、脱水及肾病综合征等,此时,尿量少而比重高;尿量多而比重高见于糖尿病。

## (二)化学检查

### 1. 尿蛋白检查

(1)标本采集方法。①定性试验:取晨尿 100 mL。②定量试验:取 24 h 尿液,加入甲苯 5 mL,避免其他蛋白质混入。

(2)参考值:定性试验为阴性;定量试验为 0~80 mg/24 h 尿。

(3)临床意义:尿蛋白定性试验呈阳性,或定量试验蛋白质超过 150 mg/24 h 尿,称为蛋白尿。临床上用阴性(一)和阳性(+)表示定性结果,并用+~++++表示尿蛋白阳性的程度和大致的含量变化。如:定性为±~+时,定量为 0.2~1.0 g/24 h 尿;定性为+~++时,定量为 1~2 g/24 h 尿;定性为+++~++++时,定量常大于 3 g/24 h 尿。

①生理性蛋白尿:见于剧烈运动、发热、寒冷、精神紧张、妊娠及高蛋白饮食等。此时泌尿系统无器质性病变,定量检测不超过 0.5 g/24 h 尿,诱因解除后消失。

②病理性蛋白尿:

a.肾小球性蛋白尿:最常见的一种蛋白尿,是由于肾小球滤过膜因炎症、免疫、代谢等因素损伤后使血浆蛋白特别是清蛋白滤出量加大,肾小管不能将滤出的蛋白质完全重吸收而出现的蛋白尿,又称清蛋白尿。见于肾小球肾炎、肾病综合征等原发性肾小球疾病,以及糖尿病、高血压等所致的继发性肾小球疾病。

b.肾小管性蛋白尿:主要由肾小管因炎症或中毒受损,不能重吸收自肾小球滤过的小分子蛋白质所致。见于肾盂肾炎、急性肾小管坏死、急慢性间质性肾炎、重金属中毒,以及使用解热镇痛药和氨基糖苷类抗生素等药物后。

c.混合性蛋白尿:肾脏病变同时累及肾小球和肾小管而产生的蛋白尿。见于慢性肾炎、肾小管间质疾病、糖尿病性肾病、肾病综合征及系统性红斑狼疮等。

d.溢出性蛋白尿:肾小球滤过及肾小管重吸收均正常,但由于血中异常蛋白质增多,如免疫球蛋白轻链、游离血红蛋白、肌红蛋白增高等。这些小分子蛋白质可经肾小球滤出,由于增多的量超过肾小管重吸收能力,因此在尿中出现而产生蛋白尿,称为溢出性蛋白尿。见于多发性骨髓瘤、巨球蛋白血症及急性溶血性疾病等。

### 2. 尿糖检查

(1)标本采集方法:可根据需要留取空腹尿或餐后尿。

①试纸法:用特定的葡萄糖氧化物试纸浸入尿液,将试纸出现的颜色改变与标准比色板比较,确定尿糖定性及阳性程度。该方法简单方便,是目前临床上最常用的方法。

②班氏试剂法:此法目前已基本淘汰。

(2)参考值:定性试验为阴性;定量试验为 0.56~5.0 mmol/24 h 尿。

(3)临床意义:尿糖定性试验阳性,称糖尿,一般指葡萄糖尿。

①血糖增高性糖尿:又称为继发性高血糖性糖尿,多见于糖尿病、甲状腺功能亢进、肢端肥大症、嗜铬细胞瘤、库欣综合征等,其中以糖尿病最常见,尿糖可作为糖尿病的诊断和疗效观察的指标。

②血糖正常性糖尿:又称为肾性糖尿,是因肾小管对葡萄糖重吸收功能减退或肾糖阈值降低所致的糖尿。见于家族性糖尿、慢性肾炎、肾病综合征等。

Note

③暂时性糖尿:生理性糖尿见于大量摄入糖或静脉注射大量葡萄糖。应激性糖尿见于情绪激动、颅脑外伤、急性心肌梗死及脑血管意外等,为肾上腺素、胰高血糖素分泌过多或延脑血糖中枢受到刺激所致。

④非葡萄糖性糖尿:当非葡萄糖如乳糖、半乳糖、果糖、甘露糖及一些戊糖等代谢紊乱或摄入过多时,可出现相应的糖尿。如哺乳期女性的乳糖尿、严重肝硬化时的果糖尿或半乳糖尿、大量摄入水果后的果糖尿或戊糖尿等。

⑤假性糖尿:尿液中的维生素C、尿酸、葡萄糖醛酸等物质,以及随尿液排出的异烟肼、水杨酸、链霉素、阿司匹林等药物,可使尿糖检测结果呈现假阳性。

**(三)显微镜检查**

传统上可用显微镜对尿液中的沉渣进行镜检,现在可用尿液分析仪及尿沉渣自动分析仪,对尿中有形成分进行自动检测,可对泌尿系统疾病的诊断、鉴别诊断及预后诊断提供参考。

**1.细胞**

(1)标本采集方法:取新鲜尿液10 mL。

(2)参考值:

①红细胞:玻片法平均为0～3个/高倍视野,定量检查为0～5个/μL。

②白细胞和脓细胞:玻片法平均为0～5个/高倍视野,定量检查为0～10个/μL。

③上皮细胞:有少量扁平上皮细胞和移行上皮细胞。

(3)临床意义。

①红细胞:红细胞数超过3个/高倍视野,尿外观正常者称为镜下血尿。见于急性肾小球肾炎、慢性肾炎、肾结核、泌尿系统肿瘤、肾结石、外伤及肾移植排异反应等。

②白细胞和脓细胞:尿中白细胞超过5个/HP,称为镜下脓尿。见于泌尿系统感染如肾盂肾炎、肾结核、膀胱炎或尿道炎等。另外,也可见于女性生殖系统有炎症时。

③上皮细胞:肾小管上皮细胞的出现,提示肾实质已有损害,见于急性或慢性肾小球肾炎及肾移植后排异反应期。移行上皮细胞可在输尿管、膀胱、尿道有炎症时出现,但若大量出现,应怀疑有移行上皮细胞癌的可能。

**2.管型** 管型是指尿中的蛋白质、细胞或碎片在肾小管、集合管中凝固而成的圆柱状蛋白聚体。

(1)标本采集方法:取新鲜尿液10 mL。

(2)参考值:无或偶见少量透明管型。

(3)临床意义:

①透明管型:增多见于肾病综合征、慢性肾炎、心力衰竭及恶性高血压等。在剧烈运动和重体力劳动后、使用利尿剂后、麻醉及发热时可见一过性增多。

②颗粒管型:可分为粗颗粒管型和细颗粒管型,前者见于慢性肾炎、肾盂肾炎及药物中毒等原因引起的肾小管损伤;后者见于慢性肾炎、急性肾小球肾炎后期等。

③细胞管型:管型中细胞含量超过管型体积的1/3时称为细胞管型,可分为肾上皮细胞管型、红细胞管型、白细胞管型和混合管型,其中,混合管型见于各种肾小球疾病,其余管型的临床意义同尿液中相应细胞增多的意义。

④蜡样管型:提示局部肾单位有长期梗阻性少尿,说明肾小管变性坏死,预后较差。见于慢性肾小球肾炎的晚期、慢性肾衰竭及肾淀粉样变性等。

⑤脂肪管型:见于肾病综合征、慢性肾小球肾炎急性发作、中毒性肾病等。

⑥肾衰竭管型:在急性肾衰竭患者多尿的早期大量出现,肾功能改善后可逐渐减少或消失。在慢性肾衰竭时出现此管型,则提示预后不良。

**3.结晶尿** 结晶尿(crystalluria)为尿在离心沉淀后,在显微镜下观察到的含有形态各异的盐类结晶的尿。

(1) 标本采集方法:取新鲜尿液 10 mL。

(2) 参考值:尿酸盐、磷酸盐类、草酸钙等为生理性结晶。

(3) 临床意义:结晶尿的形成与各种物质溶解度及尿液 pH 值、温度及胶体浓度有关。

①生理性结晶:若少量出现,一般无临床意义,若经常出现于新鲜尿液中并伴有较多红细胞,应怀疑可能患有结石。

②病理性结晶:临床意义见表 6-2-3。

表 6-2-3 病理性结晶的临床意义

| 名称 | 临床意义 |
| --- | --- |
| 胆红素结晶 | 见于阻塞性黄疸、肝细胞性黄疸等 |
| 胱氨酸结晶 | 见于遗传性胱氨酸尿症 |
| 亮氨酸和酪氨酸结晶 | 见于急性肝坏死、白血病,以及急性有机磷农药中毒、急性氯仿中毒等 |
| 胆固醇结晶 | 见于肾淀粉样变性、尿路感染及乳糜尿等 |
| 磺胺及其他药物结晶 | 见于大量服用磺胺类药物、解热镇痛药及使用造影剂等,当尿中出现磺胺结晶时,容易诱发泌尿系统结石及肾损伤,因此用药时应嘱患者多饮水并采取碱化尿液的措施,若尿中出现磺胺结晶应立即停药 |

### 三、尿液其他检查

#### (一) 尿酮体检查

酮体(ketone bodies)是人体脂肪代谢的中间产物,包括 β-羟丁酸、乙酰乙酸和丙酮。正常情况下酮体由肝脏产生,经血液送至组织并在其中氧化分解产生能量。当各种原因导致体内脂肪代谢加速时,肝脏对脂肪酸氧化不全,酮体形成增加,从而引起血酮过多并通过尿液排出形成酮尿。

(1) 标本采集方法:取随机尿 10 mL。

(2) 标本采集注意事项:留好尿标本后应及时送检,防止久置后细菌分解酮体,导致结果变为假阴性。

(3) 参考值:阴性,指尿中酮体含量为 0.34～0.85 mmol/24 h(20～50 mg/24 h),其中丙酮 < 3 mg/24 h,乙酰乙酸 < 9 mg/24 h,β-羟丁酸 < 38 mg/24 h。

(4) 临床意义:酮尿多见于糖尿病酮症酸中毒、严重妊娠反应、高热、严重呕吐、腹泻、酒精性肝炎、肝硬化,以及长期禁食或过分节食等。

#### (二) 尿沉渣计数

目前,12 h 尿沉渣计数(传统的 Addis 计数)因影响结果准确性的因素很多,临床上已很少应用。现多采用 1 h 细胞排泄率测定法,通过测定所含各类细胞的数量,计算出每小时该类细胞的排出数。此法适用于门诊和住院患者。

(1) 标本采集方法:患者先排尿弃去,准确收集常态下 3 h 的尿液。

(2) 标本采集注意事项:"常态"指患者不限制饮食,但是避免大量饮水。

(3) 参考值:

①红细胞:男性 < 3 万个/h,女性 < 4 万个/h。

②白细胞:男性 < 7 万个/h,女性 < 14 万个/h。

③管型:< 3400 个/h。

(4) 临床意义:肾盂肾炎时白细胞排泄率明显增加,急性肾小球肾炎时红细胞排泄率明显增加。

Note

# 第三节 粪 便 检 查

PPT 课件
6-3

## 案例引导

案例 6-3　患者，男，47 岁，教师，胃溃疡病史 10 余年，3 天前饮酒后出现恶心、呕吐并伴有腹痛。今晨起呕吐 1 次，为咖啡色胃内容物，大便 3 次，为黑色柏油样便，伴头晕、心悸。

请思考：

1. 护士应如何留取患者粪便？

2. 黑色柏油样便有什么临床意义？

粪便检查对了解消化系统有无炎症、出血、寄生虫感染或恶性肿瘤，以及间接地判断胃肠、胰腺和肝胆的功能状况具有重要意义。

### 一、粪便标本的采集

(1) 留便方法：采用自然排便法留取粪便标本，必要时可用肛门指诊或采便管帮助采集标本。

(2) 标本容器：用清洁、干燥、不透水的容器，如一次性使用的涂蜡纸盒留取标本。细菌培养时，采用加盖的无菌容器。

(3) 取样部位：选取含有脓、血、黏液的粪便，并注意从粪便的不同部位选取标本，混合后送检，以提高标本检出率。

(4) 标本量：一般留取指头大小（3～5 g）的粪便量。

(5) 不合格标本：混有尿液、消化剂、污水的粪便，以及灌肠或服用肠油类泻剂的粪便，不适合作为检查标本。

(6) 粪便寄生虫检查：①检查 3 天前应停用抗生素，留取的粪便在 30 g 以上。②如果第一次未查到寄生虫和虫卵时，应采取三送三检，以免漏检。③血吸虫毛蚴及其他虫卵孵化计数：应留取 24 h 内的全部粪便，混匀后及时送检。④阿米巴滋养体检查：应从粪便脓血及稀便处取标本，制作涂片后立即送检，寒冷季节载玻片应保温（25 ℃）。⑤蛲虫虫卵检查：应使用透明薄膜拭子在清晨排便前自肛门周围的皱襞处拭取标本。

(7) 粪便隐血试验：患者在检查前 3 天开始应禁服铁剂、维生素 C、铋剂等药物，禁食肝脏、动物血、瘦肉及大量绿叶蔬菜等食物，有牙龈出血者嘱其勿咽下，以避免检查结果出现假阳性。

(8) 送检时间：一般标本采集后应在 1 h 内检验完毕。

### 二、粪便常规检查

#### （一）一般性状检查

粪便一般性状检查包括量、颜色与性状、气味、寄生虫等。

**1. 参考值**

(1) 量：正常人每天排便 1 次，粪便量为 100～300 g。

(2) 颜色与性状：正常成人的粪便为黄褐色成形软便，婴儿粪便呈黄色或金黄色糊状便。

(3) 气味：臭味，一般来说，素食者味较轻，肉食者味较重。

(4) 寄生虫：无。

**2．临床意义**

（1）量。

生理性改变：摄入精粮及以肉食为主者，粪便量减少；进食粗粮及多食蔬菜者，粪便量增加。

病理性改变：当胃、肠、胰腺有炎症或功能紊乱时，粪便量增加。

（2）颜色与性状。

黏液便：因正常粪便中的少量黏液与粪便均匀混合，所以不易察觉。若有肉眼可见黏液，见于各类肠炎、阿米巴痢疾及细菌性痢疾等。

脓便及脓血便：常见于细菌性痢疾、阿米巴痢疾、溃疡性结肠炎、直肠癌或结肠癌等，其中阿米巴痢疾以血为主，血中带脓，呈暗红色稀果酱样；细菌性痢疾以黏液及脓为主，脓中带血。

黑便及柏油样便：粪便呈暗褐色或黑色，富有光泽，如柏油样。当上消化道出血量超过 60 mL 时即可出现黑便，此时粪便隐血试验呈阳性；服用铁剂、铋剂、某些中药、活性炭等也可排出黑色便，但粪便无光泽，此时粪便隐血试验呈阴性。

鲜血便：提示下消化道出血，常见于直肠息肉、直肠癌、肛裂及痔疮等。

糊状或水样便：见于各种感染性、非感染性腹泻。小儿肠炎时，粪便呈绿色稀糊状；艾滋病伴发肠道隐孢子虫感染时，粪便呈大量稀水样；假膜性结肠炎时，粪便呈大量黄绿色稀汁样（3000 mL 或更多）并含有膜状物；出血坏死性肠炎时，粪便呈红豆汤样；副溶血性弧菌食物中毒时，粪便呈洗肉水样。

白陶土样便：见于各种原因引起的胆道阻塞及钡餐造影后。

米泔样便：粪便呈白色淘米水样，见于重症霍乱、副霍乱。

细条状便：提示直肠及肛门狭窄，多见于直肠癌和肛裂。

乳凝块：见于婴儿消化不良、腹泻。

球形或羊粪样便：见于老年人、经产妇及其他排便无力者。

胨状便：粪便呈黏胨状、膜状或纽带状物，见于肠易激综合征（IBS）患者在腹部绞痛时，过敏性肠炎患者及某些慢性细菌性痢疾患者。

（3）气味。

恶臭味：见于慢性肠炎、胰腺疾病、结肠癌或直肠癌溃烂。

血腥臭味：见于阿米巴痢疾。

酸臭味：见于脂肪及糖类消化吸收不良。

（4）寄生虫。蛔虫、蛲虫及绦虫等虫体较大，肉眼即可分辨。须将粪便冲洗过筛以后才能见到钩虫虫体。服驱虫剂后应检查粪便中是否存在虫体，以判断驱虫效果。

**（二）显微镜检查**

**1．参考值** 红细胞、上皮细胞、巨噬细胞和肿瘤细胞为无，白细胞为无或偶见；淀粉颗粒和脂肪颗粒为偶见，肌肉纤维、植物纤维、植物细胞为少见；细菌为正常菌群；寄生虫卵和原虫为无。

**2．临床意义**

（1）细胞。

红细胞：见于肠道下段炎症或出血时，如痢疾、溃疡性结肠炎、结肠直肠癌等。其中，阿米巴痢疾时，红细胞多于白细胞，红细胞大多成堆出现并有残碎现象；细菌性痢疾时，红细胞少于白细胞，红细胞散在分布，形态正常。

白细胞：小肠炎症时，白细胞数一般少于 15 个/高倍视野；白细胞大量增加见于感染性结肠炎，如细菌性痢疾等。嗜酸性粒细胞增高见于过敏性肠炎、肠道寄生虫病。

上皮细胞：见于假膜性肠炎、溃疡性结肠炎等。

巨噬细胞：见于细菌性痢疾、溃疡性结肠炎等。

肿瘤细胞:见于直肠癌、结肠癌等。

(2) 食物残渣。

淀粉颗粒:见于慢性胰腺炎、胰腺功能不全等。

脂肪小滴:见于腹泻、慢性胰腺炎、胰头癌及消化不良综合征等。

其他:植物细胞增多可见于腹泻、肠蠕动功能亢进。

(3) 其他。细菌检查对肠道感染性疾病的诊断和鉴别有重要参考意义。致病性寄生虫及虫卵可见于阿米巴痢疾、肠道溃疡等。

### 三、粪便隐血试验

隐血是指消化道少量出血,粪便外观无颜色变化,肉眼及显微镜均不能证实的出血。粪便隐血试验(fecal occult blood test,FOBT)是指用化学方法或免疫方法来证实隐血的试验。

(1) 标本采集方法:见本节粪便标本的采集。

(2) 参考值:阴性。

(3) 临床意义:假阳性可见于摄入铁剂、动物肝脏、动物血、肉类及大量蔬菜者等。阳性:①可提示消化道出血、溃疡、恶性肿瘤(如胃癌)、急性胃黏膜病变、肠结核、溃疡性结肠炎等。②可鉴别某些消化道出血性疾病的性质:消化道恶性肿瘤,如胃癌,其阳性率可达95%~96%,呈持续阳性;而消化性溃疡的阳性率为40%~70%,呈间歇阳性。因此,连续监测可早期发现消化道恶性肿瘤。

# 第四节　肝功能检查

PPT 课件
6-4

## 案例引导

案例6-4　患者,男,26岁,近来感觉疲乏无力,食欲不振,右上腹部不适,巩膜黄染。查血清转氨酶 ALT 480 U/L,AST 290 U/L。

请思考:患者最有可能的诊断是什么?还需要进行哪些检查?

### 一、蛋白质代谢功能检查

#### (一)血清总蛋白和清蛋白、球蛋白比值测定

血清总蛋白(serum total protein,STP)包括清蛋白(albumin,A)和球蛋白(globulin,G)。90%以上的血清总蛋白和全部的血清清蛋白由肝脏合成,其测定值能反映肝功能。此外,根据清蛋白与球蛋白的量,可计算清蛋白与球蛋白的比值(A/G)。

**1. 标本采集方法**　取非抗凝静脉血 2 mL。

**2. 标本采集注意事项**　非空腹采血。

**3. 参考值**　血清总蛋白为 60~80 g/L;清蛋白为 40~55 g/L;球蛋白为 20~30 g/L;A/G 为(1.5~2.5):1。

**4. 临床意义**

(1) 血清总蛋白及清蛋白增高:见于血液浓缩、肾上腺皮质功能减退症等。

(2) 血清总蛋白及球蛋白增高:

①慢性肝脏疾病:见于自身免疫性肝炎、慢性病毒性肝炎、肝硬化等。

②M 球蛋白血症:见于多发性骨髓瘤、淋巴瘤等。

③自身免疫性疾病:见于风湿热、系统性红斑狼疮等。

④慢性炎症与慢性感染:见于结核病、疟疾等。

(3)血清总蛋白及清蛋白降低:

①合成障碍:见于慢性中度以上持续性肝炎、肝硬化、肝癌等。

②营养不良:见于蛋白质摄入不足或消化吸收不良。

③蛋白质丢失过多:见于肾病综合征、严重烧伤、急性大失血等。

④消耗增加:见于重症结核、甲状腺功能亢进及恶性肿瘤等。

⑤其他:见于水钠潴留、腹腔积液、胸腔积液等。

(4)血清球蛋白浓度降低:主要见于3岁以内的婴幼儿,以及长期应用肾上腺皮质激素、免疫抑制剂等所致的免疫功能抑制。

(5)A/G 倒置:多见于严重肝功能损伤和 M 蛋白血症,如中度以上慢性持续性肝炎、肝硬化、原发性肝癌、多发性骨髓瘤等。

**(二)血清蛋白电泳测定**

(1)标本采集方法:取非抗凝静脉血 1～2 mL。

(2)标本采集注意事项:非空腹采血。

(3)参考值。醋酸纤维素膜法:清蛋白 0.62～0.71(62%～71%);$\alpha_1$ 球蛋白 0.03～0.04(3%～4%);$\alpha_2$ 球蛋白 0.06～0.10(6%～10%);$\beta$ 球蛋白 0.07～0.11(7%～11%);$\gamma$ 球蛋白 0.09～0.18(9%～18%)。

(4)临床意义:见表 6-4-1。

表 6-4-1 血清蛋白电泳测定的临床意义

| 常见疾病类型 | 常见疾病及电泳变化 |
| --- | --- |
| 肝病型 | 见于慢性肝炎、肝硬化、肝细胞癌(常合并肝硬化)等,可见 $\gamma$ 球蛋白增加,清蛋白降低,$\alpha_1$ 球蛋白、$\alpha_2$ 球蛋白、$\beta$ 球蛋白有减少倾向 |
| M 蛋白血症型 | 见于骨髓瘤、原发性巨球蛋白血症等,可见清蛋白轻度降低,单克隆 $\gamma$ 球蛋白明显升高。大部分患者在 $\gamma$ 区带、$\beta$ 区带或 $\gamma$ 与 $\beta$ 区带之间可见结构均一、基底窄峰高尖的 M 蛋白区带 |
| 肾病型 | 见于肾病综合征、糖尿病肾病等,可见清蛋白及 $\gamma$ 球蛋白降低,$\alpha_2$ 球蛋白及 $\beta$ 球蛋白增高 |
| 炎症型 | 见于急、慢性炎症或应激反应等,可见 $\alpha_1$ 球蛋白、$\alpha_2$ 球蛋白、$\beta$ 球蛋白三种球蛋白均升高 |
| 其他 | 先天性低丙种球蛋白血症时 $\gamma$ 球蛋白降低;结缔组织病伴有多克隆 $\gamma$ 球蛋白增高 |

**(三)血氨测定**

大部分氨在肝脏被合成尿素,通过肾脏排出,当肝脏受损时,尿素合成减少,血氨增高。

(1)标本采集方法:取肝素抗凝静脉血 2 mL,30 min 内送检。

(2)标本采集注意事项:①非空腹采血。②防止标本溶血。

(3)参考值:谷氨酸脱氢酶法(血浆)18～72 $\mu mol/L$。

(4)临床意义:①血氨升高:生理性增高见于高蛋白饮食、运动后等。病理性增高最常见于肝衰竭、肾衰竭,如肝性脑病、重症肝炎、肝癌、休克及尿毒症等。②血氨降低:见于低蛋白饮食、贫血等。

## 二、胆红素代谢检查

**(一)血清胆红素测定**

**1.标本采集方法** 取非抗凝静脉血 2 mL。

**2.标本采集注意事项**

(1)非空腹采血。

（2）避免标本发生溶血。

（3）避免阳光直接照射血液标本。

**3. 参考值** 血清胆红素测定的参考值见表6-4-2。

表6-4-2 血清胆红素测定的参考值

| 类别 | 参考值/（μmol/L） |
| --- | --- |
| 血清总胆红素（STB） | 3.4～17.1 |
| 结合胆红素（CB） | 0～6.8 |
| 非结合胆红素（UCB） | 1.7～10.2 |

**4. 临床意义**

（1）判断黄疸严重的程度。隐性黄疸（又称亚临床黄疸）：STB为17.1～34.2 μmol/L。轻度黄疸：STB为34.2～171 μmol/L。中度黄疸：STB为171～342 μmol/L。重度黄疸：STB＞342 μmol/L。

（2）鉴别黄疸的类型见表6-4-3。

表6-4-3 三种黄疸的胆红素代谢变化

| 黄疸类型 | STB | CB | UCB | CB/STB | 尿胆红素 | 尿胆原 |
| --- | --- | --- | --- | --- | --- | --- |
| 溶血性黄疸 | 轻度增高 | 轻度增高 | 明显增高 | ＜0.2 | 阴性 | 明显增高 |
| 肝细胞性黄疸 | 中度增高 | 中度增高 | 中度增高 | 0.2～0.5 | 阳性 | 正常或轻度增高 |
| 阻塞性黄疸 | 明显增高 | 明显增高 | 轻度增高 | ＞0.5 | 强阳性 | 减少或缺如 |

（3）推断黄疸的病因。溶血性黄疸：STB＜85.5 μmol/L。肝细胞性黄疸：STB为17.1～171 μmol/L。不完全性阻塞性黄疸：STB为171～265 μmol/L。完全性阻塞性黄疸：STB＞342 μmol/L。

**（二）尿胆红素与尿胆原测定**

尿胆红素与尿胆原测定，又称尿二胆试验。

**1. 标本采集方法** 取晨尿20～30 mL。如做定量检测则须留24 h尿液。

**2. 标本采集注意事项**

（1）因尿胆原易氧化，采集标本完成后应立即存放于加盖容器中，并尽快送检。

（2）嘱患者避免使用磺胺类、苯唑青霉素、普鲁卡因等药物，以及避免饱食、运动、饥饿等生理因素，以防影响测定结果的准确性。

**3. 参考值**

（1）尿胆红素：定性试验显阴性；定量试验，其含量不足2 mg/L。

（2）尿胆原：定性试验显阴性或弱阳性；定量试验，其含量≤10 mg/L。

**4. 临床意义**

（1）尿胆红素阳性：见于胆石症、胰头癌、病毒性肝炎、急性酒精性肝炎及代谢性碱中毒等。

（2）尿胆原改变：①尿胆原增多：见于病毒性肝炎、药物或中毒性肝损害、巨幼细胞贫血、溶血性贫血、肠梗阻、内出血、心力衰竭伴肝淤血等。②尿胆原减少或缺如：见于胆道梗阻性疾病、新生儿黄疸及长期服用广谱抗生素等。

（3）鉴别黄疸类型：见表6-4-3。

## 三、血清酶学检查

**（一）血清氨基转移酶测定**

氨基转移酶简称转氨酶，用于肝功能检查的转氨酶主要是丙氨酸氨基转移酶（alanine aminotransferase，ALT）和天门冬氨酸氨基转移酶（aspartate aminotransferase，AST），其中ALT是最敏感的肝功能检测指标。

(1) 标本采集方法:取非抗凝静脉血 2 mL。

(2) 标本采集注意事项:①非空腹采血。②嘱患者采血前避免剧烈运动,避免饮酒。

(3) 参考值:见表 6-4-4。

表 6-4-4 血清氨基转移酶测定的参考值

| 项目 | 比色法(Karmen 法) | 连续监测法(37 ℃) |
|---|---|---|
| ALT | 5～25 卡门单位 | 10～40 U/L |
| AST | 8～28 卡门单位 | 10～40 U/L |
| ALT/AST | 1.15 | ≤1 |

(4) 临床意义:见表 6-4-5。

表 6-4-5 血清氨基转移酶测定的临床意义

| 常见疾病 | 转氨酶变化 |
|---|---|
| 急性病毒性肝炎 | ALT 与 AST 均显著升高,但以 ALT 升高为主,因此,血清氨基转移酶测定是诊断病毒性肝炎重要的检测方法 |
| 慢性病毒性肝炎 | 转氨酶轻度升高或正常,ALT>AST;若 AST 升高较 ALT 显著,提示慢性肝炎可能进入活动期 |
| 非病毒性肝炎 | 见于酒精性肝炎、脂肪肝、药物性肝炎、肝癌等,此时,转氨酶轻度升高或正常,ALT/AST<1 |
| 肝硬化 | 转氨酶活性取决于肝细胞进行性坏死程度,终末期肝硬化转氨酶活性可正常或降低。胆汁淤积时转氨酶活性可正常或轻度升高 |
| 急性心肌梗死 | 发病后 6～8 h,AST 开始升高,18～24 h 达高峰,4～5 天可恢复正常;如 AST 降低后又再升高,提示梗死范围扩大或新的梗死出现 |
| 其他 | 见于肺梗死、肾梗死等 |

**(二) 血清碱性磷酸酶测定**

碱性磷酸酶(alkaline phosphatase,ALP)主要分布在肝脏、骨骼、肾、小肠及胎盘中,常作为肝胆和骨骼疾病的检查指标之一。

**1. 标本采集方法** 取非抗凝静脉血 2 mL。

**2. 参考值** 磷酸对硝基苯酚连续监测法(30 ℃):成人为 40～110 U/L,儿童为 250 U/L 以下。

**3. 临床意义**

(1) 生理性增高:见于生长中的儿童及妊娠中晚期。

(2) 病理性增高:①肝胆系统疾病:各种肝内、肝外胆管阻塞性疾病,ALP 明显增高,且与血清胆红素升高成正比;累及肝实质细胞的肝胆疾病,ALP 仅轻度增高。②黄疸的鉴别:ALP 和血清胆红素、转氨酶同时测定有助于黄疸的鉴别,具体见表 6-4-6。③骨骼疾病:见于佝偻病、骨软化症、纤维性骨炎及骨折愈合期等。

表 6-4-6 黄疸的鉴别

| 类型 | ALP | 血清胆红素 | ALT |
|---|---|---|---|
| 胆汁淤积性黄疸 | 明显增高 | 明显增高 | 轻度增高 |
| 肝细胞性黄疸 | 正常或稍高 | 中度增加 | 明显增高 |
| 溶血性黄疸 | 正常 | 增高 | 正常 |

### （三）γ-谷氨酰转移酶测定

γ-谷氨酰转移酶（γ-glutamyl transferase,GGT）在肾脏、肝脏和胰腺中含量丰富，但血清中 GGT 主要来自肝胆系统,当肝内 GGT 合成亢进或胆汁排出受阻时,血清中 GGT 增高。

**1. 标本采集方法**　取非抗凝静脉血 2 mL。

**2. 参考值**　连续监测法:成年男性为 11～50 U/L,成年女性为 7～32 U/L。

**3. 临床意义**　GGT 增高主要见于以下情况。①胆道阻塞性疾病:见于原发性胆汁性肝硬化等所致的慢性胆汁淤积以及肝癌,此时 GGT 增高与梗阻性黄疸的程度成正比,有助于判断肝癌的疗效和预后。②肝炎及肝硬化:急性肝炎时,GGT 呈中等度增高;慢性肝炎、肝硬化的非活动期,GGT 可正常;病情活动或恶化时,GGT 持续增高。当酗酒者戒酒后 GGT 可随之下降,但酒精性肝炎时,GGT 多显著增高,故 GGT 对酒精性肝炎有一定的诊断价值。③其他疾病:药物性肝炎、脂肪肝、胰腺炎、前列腺肿瘤等。

### （四）单胺氧化酶测定

单胺氧化酶（monoamine oxidase,MAO）主要分布在肝脏、肾、胰、心脏等器官,其活性与体内结缔组织增生呈正相关,因此测定 MAO 活性可用于评估肝脏纤维化程度。

**1. 标本采集方法**　取非抗凝静脉血 2 mL。

**2. 参考值**　速率法(37 ℃):0～3 U/L。

**3. 临床意义**

（1）肝内疾病:晚期肝硬化、肝癌合并肝硬化的患者 MAO 活性增高。半数中、重度慢性肝炎患者 MAO 增高,提示有肝细胞坏死和纤维化形成。急性肝炎、轻度慢性肝炎患者 MAO 大多正常。

（2）肝外疾病:慢性充血性心力衰竭、糖尿病、甲状腺功能亢进、硬皮病等,MAO 增高。

## 四、病毒性肝炎血清标志物检查

病毒性肝炎主要有五种类型,即甲型肝炎（HA）、乙型肝炎（HB）、丙型肝炎（HC）、丁型肝炎（HD）和戊型肝炎（HE）,它们分别由甲型肝炎病毒（HAV）、乙型肝炎病毒（HBV）、丙型肝炎病毒（HCV）、丁型肝炎病毒（HDV）和戊型肝炎病毒（HEV）所引起。现知还有输血传播型肝炎和庚型肝炎。其中乙型肝炎病毒传播最广,对人类威胁最大,也是目前研究得比较清楚的一种类型;甲型肝炎病毒次之。

### （一）甲型肝炎病毒标志物检查

甲型肝炎病毒（HAV）是一种微小 RNA 病毒,主要在肝细胞内复制,并通过胆汁从粪便中排出。甲型肝炎病毒主要通过粪-口传播,临床上甲型肝炎标志物有甲型肝炎病毒抗原（HAVAg）,抗 HAV IgM 和抗 HAV IgG。

**1. 标本采集方法**　取非抗凝静脉血 3 mL。

**2. 参考值**　阴性。

**3. 临床意义**

（1）HAVAg 阳性:见于甲型肝炎患者,是早期感染的标志,于发病前两周可从患者粪便中排出。

（2）抗 HAV IgM 阳性:说明机体正在感染 HAV,是早期诊断甲型肝炎的特异性指标。

（3）抗 HAV IgG 阳性:提示既往感染,是一种保护性抗体,可作为流行病学调查的指标。

### （二）乙型肝炎病毒标志物检查

乙型肝炎病毒（HBV）属 DNA 病毒科,主要通过血液传播,也可由性接触和母婴传播。目前用于临床的乙型肝炎病毒标志物有乙型肝炎病毒表面抗原（HBsAg）及表面抗体（抗-HBs）、乙型肝炎病毒 e 抗原（HBeAg）及 e 抗体（抗-HBe）、乙型肝炎病毒核心抗原（HBcAg）及核心抗体（抗-HBc）、乙型肝炎病毒表面抗原蛋白前 S2 和前 S2 抗体、乙型肝炎病毒 DNA(HBV DNA)等。

**1. 标本采集方法** 取非抗凝静脉 3 mL。

**2. 参考值** 阴性。

**3. 临床意义**

(1)乙型肝炎六项测定。

①HBsAg 阳性:HBV 感染的指标,见于急性乙型肝炎的潜伏期、慢性或迁延性乙型肝炎、肝炎后肝硬化及携带者。HBsAg 本身不具传染性,但因其常与 HBV 同时存在,常被用作传染性标志之一。

②抗-HBs 阳性:一种保护性抗体,是机体对乙型肝炎病毒产生免疫力及乙型肝炎好转康复的标志。见于急性乙型肝炎恢复后、注射乙型肝炎疫苗或抗-HBs 免疫球蛋白者。一般在发病后 3～6 个月才出现,可持续多年。

③HBeAg 阳性:表明乙型肝炎处于活动期,是 HBV 复制的指标,且具有较强的传染性。如果 HBeAg 持续阳性,表明肝细胞损害较重,易转为慢性乙型肝炎、肝硬化或肝癌。若转为阴性,表明病毒停止复制。孕妇阳性可引起垂直传播。

④抗-HBe 阳性:表示大部分乙型肝炎病毒已被消除,复制减少,传染性降低,但并非无传染性。若乙型肝炎急性期即出现抗-HBe 阳性者,易进展为慢性乙型肝炎;当 HBeAg 与抗-HBe 均阳性且 ALT 增高时,可进展为原发性肝癌;慢性活动性肝炎出现抗-HBe 阳性时,可进展为肝硬化。

⑤HBcAg 阳性:提示患者血清中有感染性的 HBV 存在,含量较高,代表病毒复制活跃,传染性强,预后较差。

⑥抗-HBc 阳性:抗-HBc 是 HBcAg 的抗体,可分为 IgM、IgG 和 IgA 三种类型。

抗-HBc 总抗体阳性:主要见于急性和慢性乙型肝炎及肝癌,可作为 HBsAg 阴性的 HBV 感染的敏感指标。

抗-HBc IgM 阳性:既是乙型肝炎近期感染指标,又是 HBV 在体内持续复制的指标,提示患者血液具有传染性。

抗-HBc IgG 阳性:既往感染的指标,但不是早期诊断指标,常用于乙型肝炎流行病学调查。

⑦乙型肝炎病毒标志物测定的结果分析见表 6-4-7。

表 6-4-7 乙型肝炎病毒标志物测定的结果分析

| HBsAg | 抗-HBs | HBeAg | 抗-HBe | 抗-HBc | 检测结果分析 |
|---|---|---|---|---|---|
| − | − | − | − | − | 过去和现在均未感染 HBV |
| − | + | − | − | − | 曾有 HBV 感染或接种 HBV 疫苗后产生抗体 |
| − | + | − | + | − | HBV 感染已康复,有抵抗 HBV 抗体产生 |
| − | + | − | + | + | 急性感染恢复期 |
| − | − | − | − | + | 既往感染,未产生抗-HBs;或"低水平"慢性感染;或急性感染恢复早期 |
| − | − | − | + | + | 曾有 HBV 感染或急性感染恢复期 |
| + | − | − | − | − | 急性 HBV 感染早期或 HBV 携带者 |
| + | − | − | − | + | 急性 HBV 感染早期或慢性 HBV 携带者 |
| + | − | − | + | + | 急性 HBV 感染趋向康复,俗称"小三阳" |
| + | − | + | − | + | 急性或慢性 HBV 感染,俗称"大三阳" |
| − | − | − | + | − | 急性 HBV 感染趋向康复 |
| − | − | + | + | + | 急性 HBV 感染中期 |

(2)乙型肝炎病毒 DNA(HBV DNA)测定。HBV DNA 阳性是乙型肝炎的直接诊断证据,表明 HBV 处于复制期且具有传染性,也用于监测应用 HBsAg 疫苗后垂直传播的阻断效果,若 HBV DNA

Note

阳性,则表明疫苗阻断效果不佳。

(3) 乙型肝炎病毒表面抗原蛋白前 $S_2$ 和前 $S_2$ 抗体测定。乙型肝炎病毒表面抗原蛋白前 $S_2$ 阳性提示 HBV 复制异常活跃且具有传染性。抗体阳性见于乙型肝炎急性期或恢复早期,提示 HBV 已被清除,预后良好。

### (三) 丙型肝炎病毒标志物检查

丙型肝炎病毒(HCV)为一种 RNA 病毒,主要通过输血途径传播。临床上诊断 HCV 感染的主要依据为 HCV 抗体(抗-HCV IgM 和抗-HCV IgG)测定。

**1. 标本采集方法** 取非抗凝静脉血 3 mL。

**2. 参考值** 阴性。

**3. 临床意义**

(1) 抗-HCV IgM 阳性:见于急性丙型肝炎,一般在发病后 2~4 天出现,最早在发病第 1 天就能检测到,7~15 天达到高峰期,持续 1~3 周。若持续阳性,则可转为慢性丙型肝炎。

(2) 抗-HCV IgG 阳性:提示既往感染,但不能作为早期感染的指标。

### (四) 丁型肝炎病毒标志物检查

丁型肝炎病毒(HDV)需依赖 HBV 的存在方能复制和传播。若 HBsAg 阴性,则可排除丁型肝炎病毒感染。丁型肝炎病毒抗体分为抗-HDV IgG 和抗-HDV IgM。

**1. 标本采集方法** 取非抗凝静脉血 3 mL。

**2. 参考值** 阴性。

**3. 临床意义**

(1) 抗-HDV IgG 阳性:只能在 HBsAg 阳性的血清中测得,是诊断丁型肝炎的可靠指标。

(2) 抗-HDV IgM 阳性:用于丁型肝炎的早期诊断。

### (五) 戊型肝炎病毒标志物检查

戊型肝炎病毒(HEV)为一种 RNA 病毒,针对病毒抗原可产生两种抗体,即抗-HEV IgG 和抗-HEV IgM。

**1. 标本采集方法** 取非抗凝静脉血 3 mL。

**2. 参考值** 阴性。

**3. 临床意义**

(1) 抗-HEV IgM 阳性:见于 95% 的急性期患者,可作为近期急性感染的指标。

(2) 抗-HEV IgG 阳性:在戊型肝炎恢复期,若抗-HEV IgG 达到甚至超过急性期的 4 倍,提示近期感染。

# 第五节　肾功能检查

**案例引导**

案例 6-5　患者,男,46 岁,患肾脏疾病 8 年,近来出现少尿。肾功能检查显示,内生肌酐清除率降低至 16 mL/min,血清肌酐增高至 320 μmol/L,血清尿素氮增高至 8.5 mmol/L。

请思考:

1. 检查结果提示患者处于肾衰竭的哪一期？你是如何判断的？

2. 患者的症状最可能是由哪一种疾病引起的？

PPT 课件
6-5

Note

## 一、肾小球功能检查

### (一)内生肌酐清除率

**1. 原理** 肌酐是肌酸的代谢产物,有内源性和外源性两种来源途径,内源性肌酐主要来自肌肉的分解,外源性肌酐主要来自饮食,如肉类食物的摄入。当严格控制饮食,并保持肌肉活动相对稳定时,外源性肌酐的影响被排除,此时,血浆肌酐的含量变化主要由内源性肌酐决定。由于肌酐大部分经肾小球滤过,不被肾小管重吸收,排泌量也很少,因此,肾在单位时间内清除血液中内生肌酐的能力,称为内生肌酐清除率(endogenous creatinine clearance rate,Ccr)。

**2. 标本采集方法**

(1)检查前连续 3 天保持低蛋白质饮食(蛋白质摄入量少于 40 g/d),禁食肉类食物,避免剧烈运动。

(2)第 3 天晨 8 时排尽尿液,弃去,收集此后 24 h 尿液(次日晨 8 时的尿液必须保留),并在容器内添加防腐剂甲苯 3~5 mL。

(3)检查日抽取静脉血 2~3 mL,与 24 h 尿液同时送检,测定血和尿液中肌酐浓度。

(4)同时测身高、体重。

**3. 标本采集注意事项**

(1)正常人内生肌酐清除率可有差异,一般男性略高于女性,青年人略高于老年人,长期限制剧烈运动可使内生肌酐清除率下降。

(2)当尿量少于 0.5 mL/min 时,内生肌酐清除率可明显降低,此时内生肌酐清除率不能反映肾小球滤过功能实际的下降情况,因此患者须充分饮水,使尿量超过 2 mL/min。

(3)糖尿病患者应在病情控制较好的情况下测定内生肌酐清除率,以避免酮体干扰测定结果的准确性。

(4)某些药物(如洋地黄类、甲基多巴、头孢类抗生素、维生素 C 等)可使内生肌酐清除率偏高,而西咪替丁、甲苄嘧啶可使内生肌酐清除率偏低,测定时需避免使用。

**4. 参考值** 以 1.73 m² 体表面积计,成人内生肌酐清除率为 80~120 mL/min。

**5. 临床意义**

(1)内生肌酐清除率是较早反映肾小球损害的敏感指标。当肾小球滤过率降低到正常值的一半时,内生肌酐清除率测定值可低至 50 mL/min,但血肌酐、尿素氮仍在正常范围。因此,内生肌酐清除率是较早反映肾小球损害的敏感指标。

(2)内生肌酐清除率可用于评估肾小球功能损害的程度。

①临床上常用内生肌酐清除率将肾功能损害分为四期。肾衰竭代偿期(第 1 期):内生肌酐清除率为 51~80 mL/min。肾衰竭失代偿期(第 2 期):内生肌酐清除率为 20~50 mL/min。肾衰竭期(第 3 期):内生肌酐清除率为 10~19 mL/min。尿毒症期或终末期肾衰竭(第 4 期):内生肌酐清除率为 10 mL/min 以下。

②可用内生肌酐清除率将肾功能分为轻度损害(内生肌酐清除率为 51~70 mL/min)、中度损害(内生肌酐清除率为 31~50 mL/min)和重度损害(内生肌酐清除率为 30 mL/min 以下)。

(3)指导临床治疗。当内生肌酐清除率为 30~40 mL/min 时,应限制蛋白质的摄入;当内生肌酐清除率为 30 mL/min 以下时,使用噻嗪类利尿剂常无效;当内生肌酐清除率为 10 mL/min 以下时,提示应结合临床进行血液透析治疗。

(4)用于动态观察肾移植手术是否成功。肾移植手术后内生肌酐清除率应回升,若回升后再次下降,则提示可能有应激排斥反应。

### (二)血尿素氮测定

**1. 原理** 血尿素氮(blood urea nitrogen,BUN)主要经肾小球滤过后随尿排出,肾小管也有排泌。当肾实质受损时,肾小球滤过率降低,致使血尿素氮增高。因此,血尿素氮可作为肾小球滤过功能减

Note

退的指标,但并非早期指标。

**2. 标本采集方法** 取非抗凝静脉血 3 mL。

**3. 标本采集注意事项**

(1) 空腹采血。

(2) 患者应避免高蛋白质饮食,以防影响检测结果。

**4. 参考值** 成人血尿素氮为 3.2~7.1 mmol/L;婴儿、儿童为 1.8~6.5 mmol/L。

**5. 临床意义** 血尿素氮增高见于以下情况。

(1) 肾小球滤过功能减退:见于各种原发性肾小球肾炎、肾盂肾炎、间质性肾炎、肾肿瘤等。

(2) 肾前性增高:见于严重脱水、大量腹腔积液、心力衰竭、肝肾综合征等。

(3) 蛋白质分解或摄入过多:见于高蛋白质饮食、急性传染病、高热、上消化道大出血、大面积烧伤、严重创伤、大手术后和甲状腺功能亢进等。

(4) 血尿素氮作为肾衰竭透析治疗的充分性指标。

**(三) 血清肌酐测定**

**1. 原理** 血清肌酐测定的原理与血尿素氮测定相同,但敏感性较血尿素氮更高。

**2. 标本采集方法** 取非抗凝静脉血 3 mL。

**3. 标本采集注意事项**

(1) 空腹采血。

(2) 患者应避免大剂量使用甲基多巴、维生素 C 等药物。

**4. 参考值**

(1) 全血肌酐:88.4~176.8 μmol/L。

(2) 血清或血肌酐:男性为 53~106 μmol/L,女性为 44~97 μmol/L。

**5. 临床意义**

(1) 血肌酐增高:见于各种原因引起的肾小球滤过功能减退。慢性肾衰竭时,血肌酐和血尿素氮增高的程度一般与病情严重性一致,此时,可根据血肌酐、血尿素氮、内生肌酐清除率对肾衰竭进行分期(表 6-5-1)以针对性地进行治疗。

表 6-5-1 肾衰竭分期

| 分期 | 内生肌酐清除率/(mL/min) | 血肌酐/(μmol/L) |
|---|---|---|
| 肾衰竭代偿期 | 51~80 | <178 |
| 肾衰竭失代偿期 | 20~50 | ≥178 |
| 肾衰竭期 | <20 | >445 |
| 尿毒症期或终末期肾衰竭 | <10 | ≥707 |

(2) 鉴别肾前性和肾实质性少尿:肾实质性少尿时血肌酐多超过 200 μmol/L;肾前性少尿时,血肌酐多低于 200 μmol/L。

(3) 血尿素氮/肌酐(BUN/Cr)(单位为 mg/dL)的意义:①肾前性少尿、肾外因素所致的氮质血症:血尿素氮增高较快,血肌酐不增高,BUN/Cr 常超过 10:1;②器质性肾衰竭:血尿素氮与肌酐同时增高,BUN/Cr 不超过 10:1。

(4) 老年人和肌肉消瘦者肌酐偏低,一旦血肌酐增高,要警惕肾功能减退。

## 二、肾小管功能检查

**(一) 尿浓缩稀释试验**

**1. 原理** 在日常或特定的饮食条件下,观察患者的尿量和尿比重的变化,可判断肾脏的浓缩和稀释功能,此检查称为尿浓缩稀释试验。当肾脏病变累及远端肾小管和集合管时,肾脏对水的重吸收能力发生改变,肾脏的浓缩稀释功能开始减退。

**2. 标本采集方法**

(1)昼夜尿比重试验(又称莫氏试验):试验日患者正常进食,但每餐含水量应控制在 500～600 mL,三餐外不再进食、饮水。晨 8 时排尿弃去,然后每 2 h 收集一次尿液,至晚 8 时止,共 6 次昼尿,晚 8 时至次晨 8 时的夜尿收集在一个容器中,分别测定尿量和尿比重。

(2)3 h 尿比重试验:试验日患者保持正常饮食和活动,晨 8 时排尿弃去,此后每 3 h 收集一次尿液,至次晨 8 时为止,共 8 次,将尿液置于 8 个容器中,分别测定尿量和尿比重。

**3. 标本采集注意事项** 排尿间隔时间必须准确,尿液必须排尽。

**4. 参考值**

(1)昼夜尿比重试验(又称莫氏试验):成人 24 h 尿总量为 1000～2000 mL,其中夜尿量少于 750 mL,昼尿量与夜尿量之比为(3～4):1,夜尿或昼尿中至少有一次尿比重大于 1.018,昼尿中最高尿比重和最低尿比重之差应超过 0.009。

(2)3 h 尿比重试验:成人 24 h 尿量为 1000～2000 mL,昼尿量(晨 8 时至晚 8 时的 4 次尿量总和)多于夜尿量(晚 8 时至次晨 8 时的 4 次尿量总和),为(3～4):1。8 次尿中,至少有一次尿比重大于 1.020(多为夜尿),一次尿比重小于 1.003。

**5. 临床意义**

(1)肾小管功能改变:表现为多尿,低比重尿,夜尿超过 750 mL,或每次尿比重均固定在 1.010～1.012,表明肾小管浓缩功能下降,甚至完全丧失,常见于慢性肾小球肾炎、慢性肾盂肾炎、慢性肾衰竭、急性肾衰竭多尿期等。

(2)尿量减少且尿比重增高,尿比重常为 1.018 左右(差值小于 0.009),见于急性肾小球肾炎及其他使肾小球滤过率(GFR)减少的情况等。

(3)尿量超过 4 L/24 h,尿比重均低于 1.006,见于尿崩症。

**(二)尿渗量测定**

(1)原理:尿渗量是指尿液内全部溶质的微粒总数量,单位为 $mOsm/(kg \cdot H_2O)$。尿比重和尿渗量均能反映尿中溶质的含量,但尿蛋白、葡萄糖等对尿比重的影响较大,故尿渗量更能真实反映肾浓缩和稀释功能。

(2)标本采集方法:晚餐后禁饮 8 h。留取晨尿送检,同时采集肝素抗凝静脉血,用于检测血浆渗量。

(3)参考值:尿渗量(Uosm)为 600～1000 $mOsm/(kg \cdot H_2O)$;血浆渗量(Posm)为 275～305 $mOsm/(kg \cdot H_2O)$。Uosm/Posm 为(3.5～4.5):1。

(4)临床意义:尿渗量高于血浆渗量时,表示尿液浓缩,称高渗尿;低于血浆渗量时,表示尿液稀释,称低渗尿;若与血浆渗量相等,则为等渗尿,提示肾脏浓缩功能受损。

# 第六节 临床常用生物化学检查

**案例引导**

案例 6-6 患者,男,30 岁,患糖尿病 2 年,近来出现极度疲乏、烦渴多尿的症状。查空腹血糖 22 mmol/L,尿糖(＋＋＋＋),尿酮体(＋＋)。

请思考:

1. 根据实验室结果判断,患者可能发生了什么情况?

2. 患者目前存在的护理问题有哪些?

## 一、血清电解质检查

电解质是指体液中的无机物与部分以电解质形式存在的有机物的统称,如钾、钠、氯、磷等元素及碳酸氢盐等。它在维持体液渗透压、酸碱平衡及神经肌肉正常兴奋性方面起重要的作用。

**(一)血清钾的测定**

**1. 参考范围** 血清钾参考范围为 3.5～5.5 mmol/L。

**2. 临床意义**

(1)血清钾增高:血清钾高于 5.5 mmol/L 称为高钾血症,高于 7.5 mmol/L 时可引起心律失常甚至心搏骤停。血清钾增高见于:①摄入过多,如摄入大量的库存血、补钾过多过快、过度使用含钾的药物等;②排泄障碍,如急性或慢性肾衰竭、肾上腺皮质功能减退、长期使用储钾的利尿剂、长期低钠饮食等;③细胞内钾移出增多,如重度溶血反应、大面积烧伤、挤压综合征、运动过度,以及呼吸障碍所致的缺氧、酸中毒等。

(2)血清钾降低:血清钾低于 3.5 mmol/L 称为低钾血症,低于 3.0 mmol/L 时可出现心搏骤停。血清钾降低见于:①摄取不足,如长期低钾饮食、胃肠功能紊乱、手术后禁食的患者;②丢失过度,如严重呕吐、严重腹泻、长期应用糖皮质激素或强利尿剂、肾小管功能障碍、肾上腺皮质功能亢进;③钾向细胞内转移,如碱中毒、大量应用胰岛素等;④分布异常,如肾性水肿或输入无钾液体。

**(二)血清钠的测定**

**1. 参考范围** 血清钠的参考范围为 135～145 mmol/L。

**2. 临床意义**

(1)血清钠增高:血清钠高于 145 mmol/L 称为高钠血症,临床上较为少见。血清钠增高见于:①摄入过多,如输入过多的钠盐或注射高渗盐水,同时伴有肾功能障碍;②水分摄入过少或丢失过多,如术后禁食的患者,或大量出汗、严重呕吐、严重腹泻的患者;③肾排钠离子减少,如肾上腺皮质功能亢进、原发性或继发性醛固酮增多症、脑血管疾病或脑外伤等。

(2)血清钠降低:血清钠低于 135 mmol/L 称为低钠血症。血清钠降低见于:①摄取不足,如长期低盐饮食、饥饿、营养不良等;②胃肠道丢失过多,如严重呕吐、严重腹泻、幽门梗阻等;③肾性失钠,如反复使用利尿剂、肾上腺皮质功能减退、糖尿病酮症酸中毒等;④皮肤黏膜性失钠,如大面积烧伤、大量出汗后只补充水分未及时补充钠等;⑤某些消耗性疾病,如肿瘤、肺结核、肝硬化等;⑥酸中毒。

**(三)血清钙的测定**

**1. 参考范围** 血清总钙的参考范围为 2.25～2.58 mmol/L;血清离子钙的参考范围为 1.10～1.34 mmol/L(约占总钙的 50%)。

**2. 临床意义**

(1)血清总钙增高:血清总钙高于 2.58 mmol/L 称为高钙血症。血清总钙增高见于:①摄入过多,如静脉用钙量过大、饮用大量牛奶等;②溶骨作用增强,如原发性甲状旁腺功能亢进、甲状腺功能亢进、急性白血病、骨肉瘤等;③钙吸收作用增强,摄入过多的维生素 A 或维生素 D;④肾功能损害,如急性肾衰竭。

(2)血清总钙降低:血清总钙低于 2.25 mmol/L 称为低钙血症。血清总钙降低见于:①摄入不足或吸收不良,如长期低钙饮食、长期腹泻及小肠吸收不良综合征等;②成骨作用增强,甲状旁腺功能减

Note

退、甲状腺功能亢进患者术后、恶性肿瘤骨转移等;③吸收作用减少,如维生素 D 缺乏、软骨病等;④肾脏疾病,如急性或慢性肾衰竭、肾病综合征等。

**(四)血清氯的测定**

**1. 参考范围** 血清氯参考范围为 $95\sim105$ mmol/L。

**2. 临床意义**

(1)血清氯增高:血清氯高于 105 mmol/L 称为高氯血症。血清氯增高见于:①摄入过多,如静脉补充了过量的 $NaCl$、$CaCl_2$、$NH_4Cl$ 等;②排出减少,如急性和慢性肾功能不全少尿期、急性肾小球肾炎无尿期、充血性心力衰竭等;③脱水,如腹泻、呕吐、出汗等;④低蛋白血症;⑤肾上腺皮质功能亢进,以致肾小管对氯化钠的重吸收增加;⑥呼吸性碱中毒。

(2)血清氯降低:血清氯低于 95 mmol/L 称为低氯血症。血清氯降低见于:①摄入不足,如饥饿、营养不良、低盐治疗后等;②丢失过多,如严重呕吐、腹泻、胃肠道引流等,又如糖尿病、慢性肾功能不全、反复应用利尿剂等;③呼吸性酸中毒;④水摄入过多,如尿崩症等。

**(五)血清磷的测定**

**1. 参考范围** 血清磷的参考范围为 $0.97\sim1.61$ mmol/L。

**2. 临床意义**

(1)血清磷增高:见于下列情况。①内分泌疾病,如甲状旁腺功能减退等;②维生素 D 过量;③肾排泄受阻,如肾衰竭;④肢端肥大症、骨折愈合期。

(2)血清磷降低:见于长期应用含铅制剂、甲状旁腺功能亢进、活性维生素 D 缺乏、重症糖尿病以及长期腹泻引起的吸收不良、肾小管疾病等。

## 二、血清脂质及脂蛋白检查

**(一)血清总胆固醇的测定**

**1. 参考范围** 血清总胆固醇:成人,5.20 mmol/L 以下;饮食治疗值,5.70 mmol/L 以上;药物治疗值,6.21 mmol/L 以上;治疗目标值,5.70 mmol/L 以下。

**2. 临床意义**

(1)总胆固醇增高的常见原因:①饮食,长期摄入高胆固醇和高脂肪饮食;②严重的胆道梗阻,如胆结石、胰头癌等;③心血管疾病,如冠心病、动脉粥样硬化等;④其他,如糖尿病晚期、肾病综合征、甲状腺功能减退等。

(2)总胆固醇降低:见于严重的肝病,如急性重型肝炎、肝细胞性黄疸;也可见于严重的营养不良、严重贫血、恶性肿瘤以及甲状腺功能亢进。

**(二)三酰甘油的测定**

**1. 参考范围** 三酰甘油参考范围为 $0.56\sim1.70$ mmol/L。

**2. 临床意义**

(1)三酰甘油增高:见于下列情况。①高脂血症、冠心病、动脉粥样硬化;②肥胖症、肾病综合征、脑血管血栓、甲状旁腺功能减退、心肌梗死等。

(2)三酰甘油降低:见于严重的肝病、甲状腺功能亢进、严重的营养不良、严重贫血等。

**(三)高密度脂蛋白胆固醇的测定**

高密度脂蛋白(high density lipoprotein,HDL)是血清中颗粒最小、密度最大的一组脂蛋白,它在胆固醇由末梢组织向肝脏的逆转运中起重要作用,临床上常用 HDL 胆固醇(HDL-C)的含量来反映 HDL 水平。

**1. 参考范围** HDL-C 的参考范围为 $1.03\sim2.07$ mmol/L。

Note

**2. 临床意义**

（1）HDL-C增高：生理性增高常见于饮酒、长期大量运动；病理性增高见于原发性胆汁性肝硬化。

（2）HDL-C降低：生理性降低见于高糖饮食、肥胖、吸烟和运动不足等；病理性降低见于动脉粥样硬化、糖尿病、肾病综合征、急性心肌梗死等。

**（四）低密度脂蛋白胆固醇测定**

低密度脂蛋白（low density lipoprotein，LDL）的主要作用是将胆固醇转运至末梢组织细胞内，可以促进动脉粥样硬化的发生，临床上常用LDL胆固醇（LDL-C）的含量来反映LDL水平。

**1. 参考范围**　LDL-C的参考范围为2.7～3.2 mmol/L。

**2. 临床意义**

（1）LDL-C增高：见于甲状腺功能减退、肾病综合征、糖尿病、慢性肾衰竭等。

（2）LDL-C降低：见于甲状腺功能亢进、贫血等。

**（五）血清载脂蛋白的测定**

血清载脂蛋白（apolipoprotein，Apo）是脂蛋白中的蛋白质部分，一般分为ApoA、ApoB、ApoC、ApoE、Apo(a)五大类。

**1. 参考范围**　ApoA-Ⅰ为1.0～1.3 g/L；ApoB为0.6～0.9 g/L。

**2. 临床意义**　血清载脂蛋白主要用于评价和预测动脉粥样硬化和冠心病的危险性，与动脉粥样硬化和冠心病关系最密切的是ApoA-Ⅰ和ApoB，ApoA-Ⅰ和ApoB能直接地反映HDL和LDL水平。

（1）ApoA-Ⅰ增高：见于肝脏疾病、肝外胆道阻塞等。ApoA-Ⅰ降低：见于酒精性肝炎等。

（2）ApoB增高：见于高脂血症Ⅱ型、胆汁淤积、肾病、甲状腺功能减退等。ApoB降低：见于甲状腺功能亢进、肝脏疾病等。

## 三、血糖及其代谢物的检查

### （一）空腹血糖的测定

血糖（blood glucose）主要是指血液中的葡萄糖，是供给机体能量的主要物质，正常时血糖浓度保持相对稳定，检测血糖对于判断糖代谢及诊断与糖代谢有关疾病具有重要意义。空腹血糖为糖代谢紊乱诊断最常用的筛查指标。

**1. 参考范围**　空腹血糖：成人，3.9～6.1 mmol/L（酶法）。

**2. 临床意义**

（1）血糖增高。

①生理性增高：常见于饭后30 min～1 h或摄入高糖食物后。

②病理性增高：常见于各型糖尿病；内分泌疾病，如巨人症、甲状腺功能亢进、皮质醇增多症、嗜铬细胞瘤等；应激，如颅内压增高、颅脑损伤、心肌梗死、急性感染等；药物影响，如使用噻嗪类利尿剂、泼尼松、口服避孕药等；血液浓缩；其他，如高热、呕吐、腹泻、脱水、麻醉和缺氧等。

（2）血糖降低。

①生理性降低：常见于饥饿、妊娠期以及剧烈运动后。

②病理性降低：见于下列情况。a.胰岛素过多、口服降糖药等；b.缺乏抗胰岛素激素，如肾上腺皮质激素、生长激素等；c.肝糖原储存缺乏性疾病，如重症肝炎、肝硬化、肝癌等；d.急性酒精中毒；e.严重营养不良等。

### （二）口服葡萄糖耐量试验

正常人在服用一定量的葡萄糖后，血糖浓度会暂时增高，同时胰岛B细胞分泌胰岛素，血葡萄糖被合成为肝糖原储存，使血糖于短时间内恢复至空腹水平，此为葡萄糖耐受性。若口服或注射定量的

Note

葡萄糖后,血糖急剧增高,且短时间内不能恢复至原有水平,此为糖耐量降低。口服葡萄糖耐量试验(oral glucose tolerance test,OGTT)是诊断糖尿病的重要指标。

**1. 参考范围** 空腹血糖在 6.1 mmol/L 以下;口服葡萄糖 30~60 min 血糖升高达高峰值,为 7.78~8.89 mmol/L,并于 2 h 后恢复正常,各时间尿糖测定结果均为阴性。

**2. 临床意义**

(1) 诊断糖尿病:两次空腹血糖均达到或超过 7.0 mmol/L,或口服葡萄糖后 2 h 达到或超过 11.1 mmol/L,随机血糖达到或超过 11.1 mmol/L,可诊断为糖尿病。

(2) 糖耐量降低:主要是指空腹血糖低于 6.1 mmol/L,口服葡萄糖后 2 h 血糖为 7.8~11.1 mmol/L;血糖达到高峰时间延至 1 h 后,血糖恢复正常时间延长至 2~3 h,且尿糖呈阳性。糖耐量降低常见于Ⅱ型糖尿病、痛风、肥胖、甲状腺功能亢进、肢端肥大及皮质醇增多症等。

(3) 葡萄糖耐量曲线低平:空腹血糖降低,服糖后血糖上升不明显,2 h 后仍处于低水平,见于胰岛 B 细胞瘤、甲状腺功能亢进、腺垂体功能降低及肾上腺皮质功能减退等。

### 四、心肌酶和心肌蛋白检查

#### (一) 心肌肌钙蛋白的测定

心肌肌钙蛋白(cardiac troponin,cTn)有三种亚单位,分别是肌钙蛋白 C(TnC)、肌钙蛋白 T(cTnT)、肌钙蛋白 I(cTnI)。TnC 在骨骼肌和心肌中的含量是相同的,而 cTnT 和 cTnI 存在于心肌细胞内,不能透过完整的细胞膜,在正常人的血液中含量极微,cTnT 和 cTnI 是目前临床诊断心肌损伤,尤其是心肌梗死灵敏性和特异性最好的生物标志物,外周血中出现任何一种可检测到的 cTn 都是心肌细胞受损伤的结果。

**1. 参考范围** cTnT 正常范围为 0.02~0.13 μg/L,临界值为 0.2 μg/L,超过 0.5 μg/L 则可以诊断为急性心肌梗死(AMI);cTnI 正常范围在 0.2 μg/L 以下,临界值为 0.5 μg/L。

**2. 临床意义**

(1) 诊断急性心肌梗死:在急性心肌梗死发生 3~6 h 后,血液中 cTnT 和 cTnI 很快增高,持续数天至 2 周。

(2) 不稳定型心绞痛预后的判断:若不稳定型心绞痛患者出现 cTn 阳性,提示已发生微弱心肌损伤,预后较差。

#### (二) 肌酸激酶 MB 同工酶的测定

肌酸激酶(creatine kinase,CK)MB 同工酶(CK-MB)主要分布于骨骼肌和心肌中,在脑组织中也少量存在。心肌细胞损伤 5~10 h 后,CK-MB 从受损的心肌细胞中逸出,血液中浓度增高,40~72 h 恢复到参考范围内。

**1. 参考范围** 连续检测法,CK-MB 含量:男性为 37~174 U/L,女性为 26~140 U/L。

**2. 临床意义** 总 CK 增高见于急性心肌梗死、进行性肌萎缩及肌肉其他损伤的患者。CK-MB 用于急性心肌梗死的早期诊断,是临床上诊断急性心肌梗死的"金标准"。急性心肌梗死发生 6 h 后,CK-MB 开始增高,24 h 达到高峰,3~4 天恢复正常,在整个急性心肌梗死的过程中,若 CK-MB 再次增高,则提示心肌再次梗死或梗死范围扩大。

#### (三) 乳酸脱氢酶的测定

乳酸脱氢酶(lactate dehydrogenase,LDH)有多种同工酶,如 LDH1、LDH2、LDH3、LDH4、LDH5 等,其中 LDH1 在心肌中含量最高。

**1. 参考范围** 连续监测法,LDH 含量为 104~245 U/L;速率法,LDH 含量为 95~200 U/L。

**2. 临床意义** 一般急性心肌梗死 8~10 h,LDH 开始增高,2~3 天可达到高峰,持续 10~14 天恢复正常;LDH 诊断急性心肌梗死的灵敏度高,但特异性不高,因此要与临床症状相结合。此外,心力衰竭、心包炎伴有肝淤血时,LDH 中度增高;肝脏疾病、恶性肿瘤和肾病等情况,LDH 也会增高。

→ **小　结**

　　本章主要介绍了实验室检查的相关知识。主要内容包括血液检查、尿液检查、粪便检查、肝功能检查、肾功能检查以及临床上常用的血生化检查。需要大家重点掌握的是血、尿、便标本的采集方法以及注意事项;血常规、尿常规、粪常规、肝功能、肾功能、血生化、心肌损伤生物标志物的检查内容、参考值及临床意义。难点是将所学知识与临床实践相结合,解释临床病例的实验室检查结果。希望同学们在学习过程中能够抓住重难点,加强理论知识的学习,同时注意理论与实践的结合,充分利用临床实习、见习等机会,加深对学习内容的理解和掌握。

→ **能力检测**

　　1. 试述中性粒细胞增多的临床意义。
　　2. 诊断贫血的实验室检查指标是什么?
　　3. 试述蛋白尿的临床意义。
　　4. 粪便隐血试验阳性结果的临床意义是什么?
　　5. 血清氨基转移酶增高有何临床意义?
　　6. 简析乙型肝炎病毒标志物检查的临床意义。

(杨吉月)

Note

# 心电图检查

PPT 课件
第七章

## 学习目标

1. 掌握心电图描记的操作方法及心电图各波段的名称和意义。
2. 熟悉心电图的测量方法和正常值范围,以及常见异常心电图的特点。
3. 了解心电图产生的原理。

### 案例引导

案例 7-1　患者,男,78 岁,反复出现心悸、胸痛 5 天后,来医院就诊。医生建议进行心电图检查。

请思考:

1. 什么情况下需做心电图检查?
2. 心电图上不同的波形有何意义?
3. 如何正确地为患者做心电图检查?

思政领航 7

## 第一节　心电图的基本知识

心脏在机械收缩之前会先产生电激动。心脏电激动所产生的微小电流可通过人体组织传导至体表。利用心电图机从体表记录心脏每个心动周期的电活动变化的曲线图形,即为心电图(electrocardiogram,ECG)。

### 一、心电图产生的基本原理

心脏是一个特殊的传导系统(图 7-1-1),这个传导系统由心肌内能够产生和传导冲动的特殊心肌细胞构成,包括窦房结、结间束、房室结、希氏束(房室束),左束支、右束支和浦肯野纤维等部分。

正常的心电传导起始于窦房结,兴奋心房的同时经结间束传导至房室结,然后沿着希氏束、左束支、右束支和浦肯野纤维的顺序传导,最后到达心室。这个传导过程会引起体表电位的变化,对应了心电图上相应的波段,不同的波段代表着不同的传播阶段。

#### (一)心肌细胞除极和复极

心脏收缩之前会先产生电激动,其基础是心肌细胞膜内外带电离子的流动,从而引起心肌细胞膜内外的电位变化。

**1. 极化状态**　心肌细胞在静息状态时,细胞膜外聚集着带正电荷的阳离子,膜内聚集着等电量的

Note

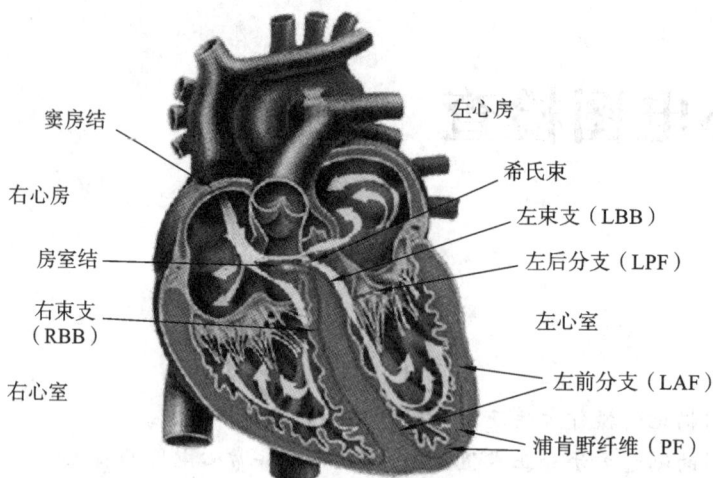

图 7-1-1 心脏传导系统

带负电荷的阴离子。这种在静息时膜外带正电荷、膜内带负电荷的相对恒定状态,即极化状态。此时,细胞膜内外均无电流活动,为静息电位。

**2. 心肌细胞除极** 当心肌细胞膜受到刺激(阈刺激)时,心肌细胞开始除极,细胞内负电荷(-)移至细胞外,细胞外正电荷(+)移到细胞内,细胞内外正、负电荷的分布发生逆转,产生动作电位,这一过程即心肌细胞除极。由于已除极部位膜外带负电荷(-,电穴),邻近未除极部位的细胞膜外仍带正电荷(+,电源),两者之间形成一对电偶。沿着除极方向,电偶方向为电源(+)在前,电穴(-)在后。电流总是由电源流向电穴,并沿着一定的方向迅速扩展,直到整个心肌细胞除极完毕。

**3. 心肌细胞复极** 心肌细胞完成除极后,通过细胞代谢和钠钾泵的耗能调整,使膜内外的电荷分布又逐渐恢复到内正外负的极化状态,这一过程为心肌细胞复极。心肌细胞复极的先后顺序与除极一致,方向相同,即从最先除极的部分开始复极。先复极的部分膜外获得正电荷,使该处的电位高于前面尚未复极的部分,于是形成一组电穴在前、电源在后的电偶,这组电偶不断前进,直至整个心肌细胞复极完毕,恢复到原来的静息状态(图 7-1-2)。

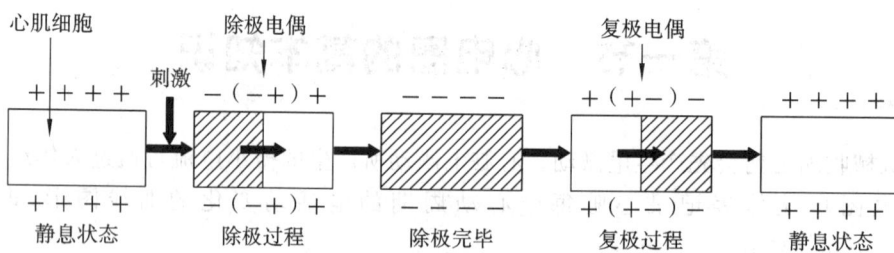

图 7-1-2 单个心肌细胞除极和复极过程示意图

**(二) 心电向量**

**1. 心电向量** 物理学上将既有强度(大小),又有方向性的量称为向量,亦称矢量。心肌细胞各部位的除极并不同步,除极多从受刺激的一端开始向另一端或周围扩布,细胞表面已除极的部位与未除极的部位之间会产生电位差和局部电流,该电流随着除极的扩布有方向地移动,加之心肌细胞大小和厚薄不同,其电偶大小和方向也不相同,所以除极的过程也可以看作一个既有强度(大小)又有方向的量的移动过程。这种既有强度(大小),又具有方向性的电位幅度称为心电向量。通常用箭头来表示,其长度表示电位的强度。因为心肌的除极是从心内膜面开始指向心外膜面,所以心电向量的方向是电源在前(箭头),电穴在后(箭尾)。复极时,因为先除极的部位先复极,所以心电向量方向为电穴在前,电源在后。而心肌复极从心外膜开始,指向心内膜,因此,复极向量与除极一致。

**2. 综合心电向量** 一片心肌是由多个心肌细胞组成的,除极与复极时会产生许多电偶向量,把它们叠加在一起形成的电偶向量,就是综合心电向量。心脏心肌分为多个部分,除极时,不同方向的电偶向量同时活动,各自产生不同方向的电动势,我们可以把这些不同方向的心电向量综合成一个向量,以代表整个心脏的综合心电向量。

**3. 瞬间综合心电向量** 在心电活动周期中,各部分心肌的除极与复极有一定的顺序,每一瞬间不同部位的心肌都会发生心电活动。例如,在心室除极的 0.01 s、0.02～0.08 s 时众多的心肌细胞产生方向各异的电偶向量,把这些电偶向量按平行四边形法依次相加综合得到的向量称为瞬间综合心电向量。

**4. 空间心电向量环** 心脏是一个立体器官,它产生的瞬间向量在空间中朝向四面八方,若将某一瞬间综合心电向量的尖端构成一点,在整个心电周期中随着时间的推移,把移动的各点连接起来的环形轨迹就构成了空间心电向量环。空间心电向量环是一个立体图形,由于在平面纸上描绘立体图形比较困难,因此通常通过空间心电向量环在额面、横面及矢状面(侧面)三个相互垂直的平面上的投影来观察。所谓投影,就是与某一平面垂直的平行光线照在心电向量环上,此向量环在这个平面上形成的影像,亦称为空间向量环的第一次投影。空间心电向量环在三个互相垂直的平面上的投影,可用来表达该空间心电向量的方向和大小。

## 二、心电图导联体系

### (一) 导联

在人体不同部位放置电极,并通过导联线与心电图机的正负极相连,这种用于记录心电图的电路连接方法称为心电图导联(lead)。根据电极位置和连接方法的不同,导联可有多种组成。在长期临床心电图实践中,形成了一个由 Einthoven 创设而目前被广泛采纳的国际通用导联体系(lead system),称为常规 12 导联体系。该体系包括肢体导联和胸导联。

**1. 肢体导联** 包括标准肢体导联 Ⅰ、Ⅱ、Ⅲ 和加压单极肢体导联 aVR、aVL、aVF。

(1)标准肢体导联:亦称双极肢体导联,反映两个肢体之间的电位差变化,分别以 Ⅰ、Ⅱ、Ⅲ 导联为标记,其导联连接方式如图 7-1-3 所示。

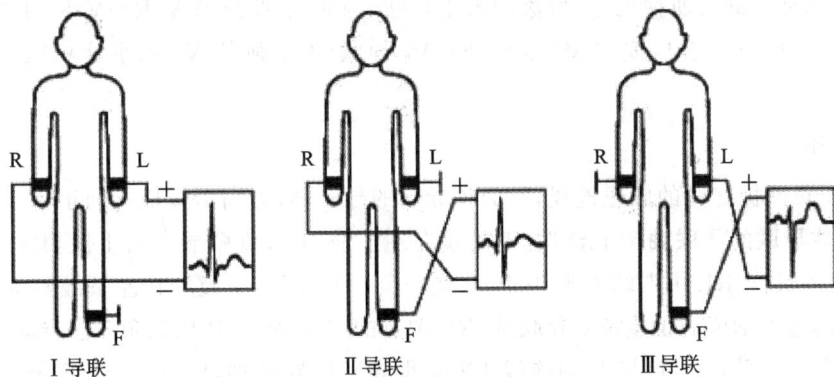

**图 7-1-3 双极肢体(标准)导联连接方式**

Ⅰ导联:左上肢(L)电极与心电图机的正极端相连,右上肢(R)电极与负极端相连。

Ⅱ导联:左下肢(F)电极与心电图机的正极端相连,右上肢(R)电极与负极端相连。

Ⅲ导联:左下肢(F)电极与心电图机的正极端相连,左上肢(L)电极与负极端相连。

(2)加压单极肢体导联:将心电图机上的无干电极与中心电端连接,探查电极连接在人体的左上肢、右上肢或左下肢,分别得出左上肢单极导联(VL)、右上肢单极导联(VR)和左下肢单极导联(VF)。由于单极肢体导联的心电图形振幅较小,不便于观测,因此在描记某一肢体的单极导联心电图时,将该肢体与中心电端相连接的高电阻断开,这样就可使心电图波形的振幅增加 50%,这种导联方式称为加压单极肢体导联,分别以 aVL、aVR 和 aVF 表示。加压单极肢体导联连接方式如图 7-1-4 所示。

**2. 胸导联** 胸导联是一种单极导联,正极连接胸壁固定部位,负极(无干电极)与中心电端相连。常用的胸导联有 6 个,即 $V_1$ 导联、$V_2$ 导联、$V_3$ 导联、$V_4$ 导联、$V_5$ 导联及 $V_6$ 导联,又称心前区导联。位置如图 7-1-5 所示,连接方法及意义见表 7-1-1。

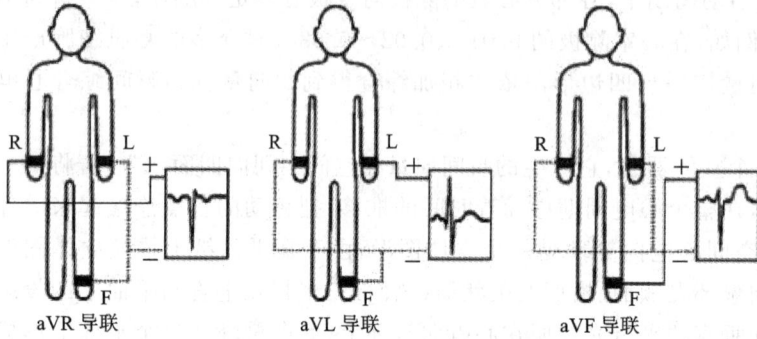

图 7-1-4 加压单极肢体导联连接方式

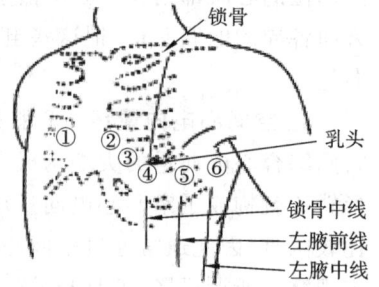

图 7-1-5 胸导联电极所在位置

表 7-1-1 胸导联的连接方法及意义

| 导联 | 正极(探查电极) | 负极 | 意 义 |
|---|---|---|---|
| $V_1$ 导联 | 胸骨右缘第 4 肋间 | 中心电端 | 反映右心室壁电活动改变 |
| $V_2$ 导联 | 胸骨左缘第 4 肋间 | 中心电端 | 反映右心室壁电活动改变 |
| $V_3$ 导联 | $V_2$ 和 $V_4$ 连线的中点 | 中心电端 | 反映左、右心室及室间隔电活动改变 |
| $V_4$ 导联 | 左锁骨中线与第 5 肋间相交处 | 中心电端 | 反映左、右心室及室间隔电活动改变 |
| $V_5$ 导联 | 左腋前线与 $V_4$ 水平线相交处 | 中心电端 | 反映左心室壁电活动改变 |
| $V_6$ 导联 | 左腋中线与 $V_4$ 水平线相交处 | 中心电端 | 反映左心室壁电活动改变 |

在常规心电图检查时,通常应用以上导联即可满足临床需要,但在个别情况下,如疑有左心室肥大、右位心或特殊部位的心肌梗死等,可添加若干导联,例如,右胸导联 $V_3R \sim V_6R$(相当于 $V_3 \sim V_6$ 相对应的位置);$V_7$ 导联(左腋后线与 $V_4$ 水平处);$V_8$ 导联(左肩胛线 $V_4$ 水平处);$V_9$ 导联(左脊旁线 $V_4$ 水平处)。

**(二)导联轴**

某一导联正负两极之间的假想连线,称为该导联的导联轴,方向由负极指向正极。

**1. 标准肢体导联的导联轴** Ⅰ导联:正极端在左上肢(L),负极端在右上肢(R);R 与 L 的连线 RL 为Ⅰ导联的导联轴,RL 中点的 L 侧为正,R 侧为负。Ⅱ导联:正极端在左下肢(L),负极端在右上肢(R),R 与 F 的连线 RF 是Ⅱ导联的导联轴,RF 中点的 F 侧为正,R 侧为负。Ⅲ导联:正极端在左下肢(F),负极端在左上肢(L),L 与 F 的连线 LF 是Ⅲ导联的导联轴,LF 中点的 F 侧为正,L 侧为负。双极肢体导联的三个导联轴构成一个三角形,其三个顶点 L、R、F 分别代表左上肢、右上肢和左下肢。

**2. 加压单极肢体导联的导联轴**

(1)加压单极肢体导联的探查电极分别连接在人体的左上肢(L)、右上肢(R)或左下肢(F),负极均连接在零电位点中心电端(O)。按导联轴的定义不难看出,RR′、LL′、FF′分别是 aVR、aVL、aVF 的导联轴,其中 OR、OL、OF 段为正,OR′、OL′、OF′段为负(图 7-1-6)。

(2)双极肢导联(标准导联)和加压单极肢体导联都在额面,为了更清楚地表明这六个导联轴之间的关系,可将三个标准导联的导联轴平行移动到三角形的中心,使其均通过电偶中心 O 点,并结合加压单极肢体导联的三个导联轴,最终构成了额面上的六轴系统(图 7-1-6)。

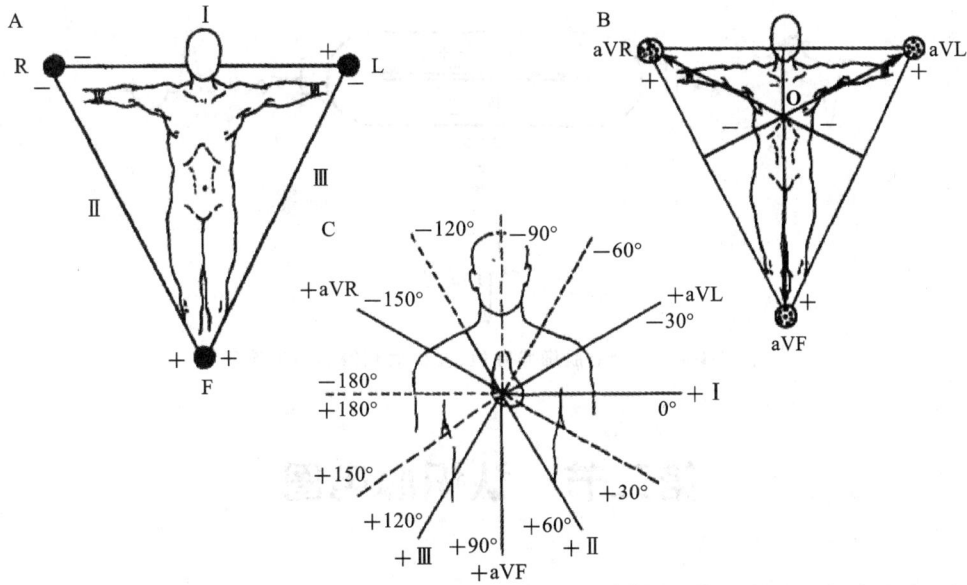

图 7-1-6 六轴系统

（3）每一根导联轴从中心 O 点分为正半轴和负半轴,各个轴之间的夹角均为 $30°$,从 Ⅰ 导联正半轴端顺时针方向的角度为正,逆时针方向的角度为负,例如:导联 Ⅰ 的正半轴为 $0°$,负半轴为 $±180°$;导联 aVF 的正半轴为 $+90°$,负半轴为 $-90°$;导联 Ⅱ 的正半轴为 $+60°$,负半轴为 $-120°$(或 $+240°$)。依此类推。

**3. 单极胸导联的导联轴** 如图 7-1-7 所示,$OV_1$、$OV_2$…$OV_6$ 分别表示胸导联 $V_1$、$V_2$…$V_6$ 的导联轴,O 点为无干电极所连接的中心电端,探查电极侧(实线)为正,其对侧(虚线)为负。各导联轴之间的角度分别为:$V_6$ 导联轴为 $0°$,$V_5$ 导联轴为 $30°$,$V_4$ 导联轴为 $60°$,$V_3$ 导联轴为 $75°$,$V_2$ 导联轴为 $90°$,$V_1$ 导联轴为 $120°$。

**（三）心电波形的描记**

就单个心肌细胞而言,除极时,检测电极对向电源(面对除极方向和电偶方向)产生向上的波形;背向电源(背离除极方向和电偶方向)产生向下的波形;若检测电极位于细胞中部,则记录到正负双向波

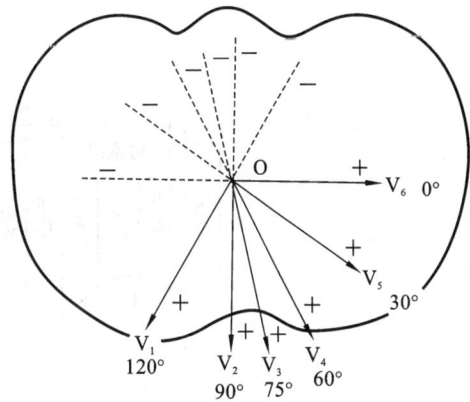

图 7-1-7 胸导联导联轴

形。先除极的部分先复极,即复极过程与除极过程方向相同,但因复极化过程电偶的方向是电穴在前、电源在后,复极时,检测电极对向电源(面对电偶方向)产生向上的波形;检测电极背向电源(背离电偶方向)产生向下的波形;检测电极在细胞中部则记录出双向波形。因此,记录的复极波方向与除极波方向相反(图 7-1-8)。随着除极波的扩展,整个心肌细胞全部除极,细胞膜内外分别均匀地聚集着正、负电荷,细胞膜外的电位差消失,无电流存在。

需要说明的是,在正常人的心电图中,记录到的复极波方向常与除极波主波方向一致,这与单个心肌细胞的记录结果不同。在正常心室肌中,先除极的部分先复极,即心尖部的复极比心底部复极要早。正常人心室除极从心内膜开始向心外膜推进,而心室复极则从心外膜侧心肌开始向心内膜侧推进,这与除极的方向恰好相反。

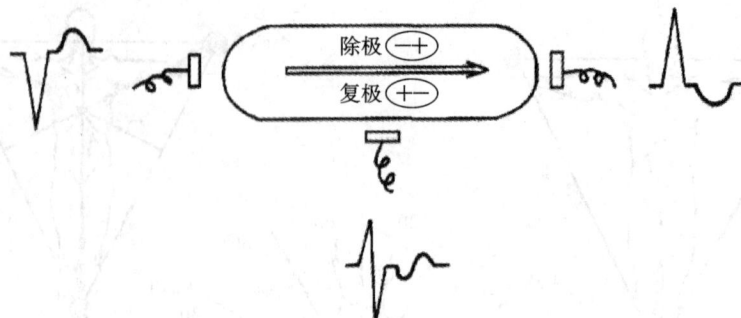

图 7-1-8　单个心肌细胞除极、复极时测得的心电波形

# 第二节　认识心电图

## 一、心电图各波段的组成和命名

在心电图中的每一个正常心动周期中,随着时间的变化出现一系列的波段,分别称为 P 波、PR 段、PR 间期、QRS 波群、T 波、ST 段、QT 间期、u 波。

心室肌最早激动的部位是室间隔(从左到右),产生 Q 波;然后双侧心室肌被激动,从心内膜到心外膜,产生 R 波;之后,心底部心室肌被激动,产生 S 波;此后,心室肌复极,产生 T 波(图 7-2-1)。各波段具体说明如下。

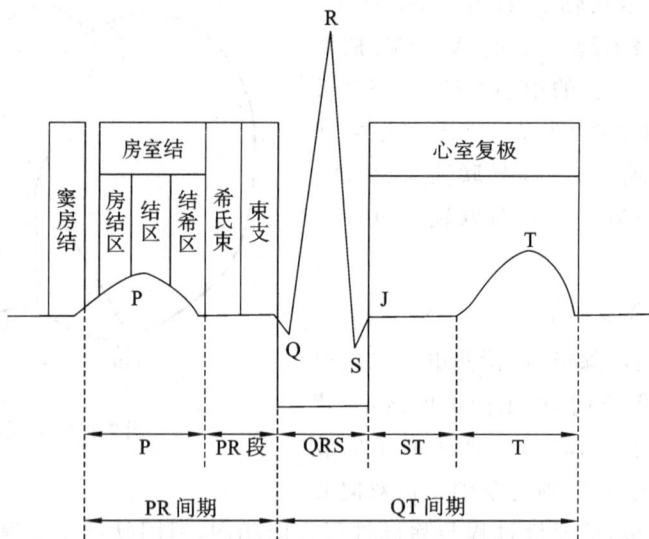

图 7-2-1　心电活动在心电图上相应的波段

P 波:心房的除极波,反映左右心房除极过程的电位与时间变化。

PR 段:从 P 波终点至 QRS 波群起点之间的一段,代表心房开始复极到心室开始除极之前的时间,反映心房复极过程及房室结、希氏束、左右束支的电活动。

PR 间期:从 P 波起点到 QRS 波群起点的距离,包括 P 波和 PR 段,代表激动从窦房结传导通过心房、房室交界区到心室开始除极的时间。

QRS 波群:心室的除极波,反映左右心室除极过程的电位与时间变化。

J 点:QRS 波群的终末部分与 ST 段起始之交接点称为 J 点,表示心室除极结束,复极开始。

ST 段:从 QRS 波群终点到 T 波起点的一段,反映心室早期缓慢复极的电位与时间变化。

T 波:反映心室后期快速复极的电位及时间变化。

QT 间期:从 QRS 波群起点至 T 波终点间的距离,代表心室除极与复极过程的总时间。

U 波:紧接 T 波后 $0.02\sim0.04$ s 出现的一个低频、低振幅波,方向与 T 波一致,发生机制不明,多认为是心肌激动后电位。

## 二、QRS 波群的命名

因检测电极位置的不同,QRS 波群具有不同的形态,具体如图 7-2-2 所示:QRS 波群中首先出现的位于参考水平线以上的正向波称为 R 波,R 波前的负向波称为 Q 波,R 波之后的负向波称为 S 波。继 S 波之后又出现一个正向波,称为 r' 波或 R' 波,继 r' 波或 R' 波之后再出现一个负向波,称为 s' 波或 S' 波。有时还会出现 R" 波及 S" 波等。当整个 QRS 波群为一个向上的单向波时,称为 R 波;当整个 QRS 波群为一个负向波时,称为 QS 波。当波幅小于 0.5 mV 时,用小写英文字母 q、r、s 表示;当波幅大于或等于 0.5 mV 时,用大写英文字母 Q、R、S 表示。

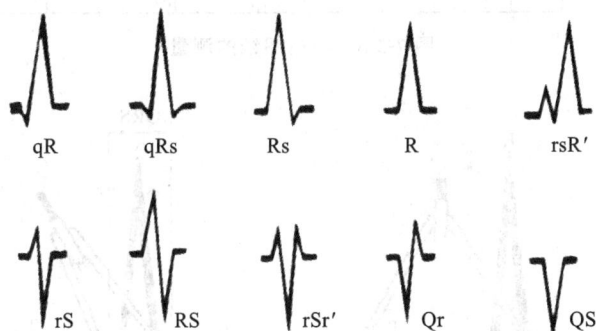

图 7-2-2　QRS 波群的常见形态及名称

## 三、心电图的测量

正确的心电图描记和振幅、时间及心率的精确测量是临床心电诊断的基础。

**1. 心电图纸的测量**　心电图纸的小方格各边细线间隔均为 1 mm,纵横每 5 个小方格被粗线隔为 1 个大方格,即每个大方格中有 25 个小方格。纸上的横向距离代表时间,用以计算各波和间期所占的时间。心电图描记时,走纸速一般为 25 mm/s,故每一小格(1 mm)宽度代表 0.04 s,每 1 大格宽度代表 0.20 s。纵向距离代表电压,用以计算各波振幅的高度或深度,当输入的定标电压为 1 mV 时,心电图机的描笔则上下移动 10 mm,每个小方格的高度代表 0.1 mV 电压,每 1 大格高度则代表 0.5 mV 电压(图 7-2-3)。

**2. 各波段时间的测量**　各波段时间的测量应从波形起始部内缘至波形终末部内缘(图 7-2-4),测量时应选择波幅最大、波形清晰的导联。

**3. 各波段电压(振幅)的测量**　测量正向波的电压时,应从参考水平线上缘垂直测至波的顶端;测量负向波的电压时,应从参考水平线的下缘垂直测至波的底端;若为双向波形,电压应为上下振幅的绝对值之和(图 7-2-5)。如 P 波振幅的测量应以 P 波起始段的水平线为参考水平;测量 QRS 波群、ST 段、T 波和 u 波振幅时,统一采用 QRS 起始部的水平线作为参考水平。若 QRS 起始部为一斜段,则以 QRS 起点为测量参考点。

**4. 心率的测量**

(1)心律规则时,仅需测量一个 RR 或 PP 间期的秒数,即 1 个心动周期的时间,代入以下公式:心率＝60/RR 或 PP 间期($t$,s),即得到每分钟心脏搏动次数。例如:RR 间期为 0.6 s,则心率为 60/0.6＝100 次/分。

(2)若心律不齐,或为避免误差,则需测量 5 个以上连续的 RR 或 PP 间期,取其平均值,代入公

Note

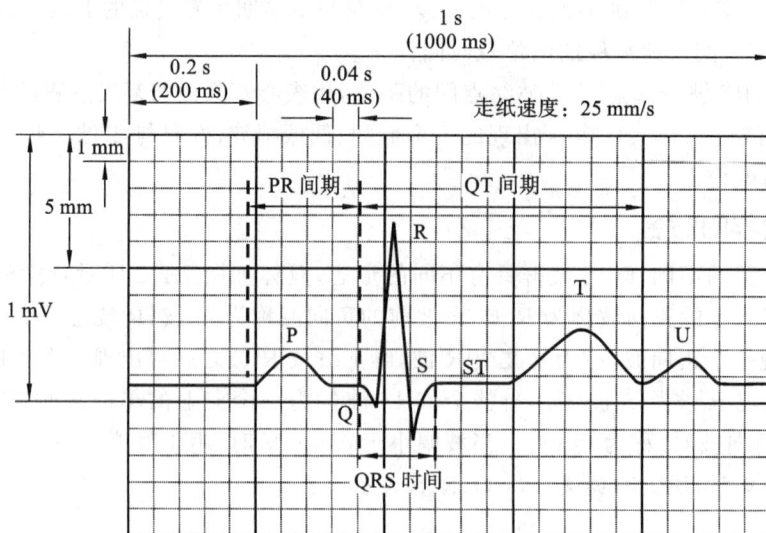

图 7-2-3　心电图纸的测量

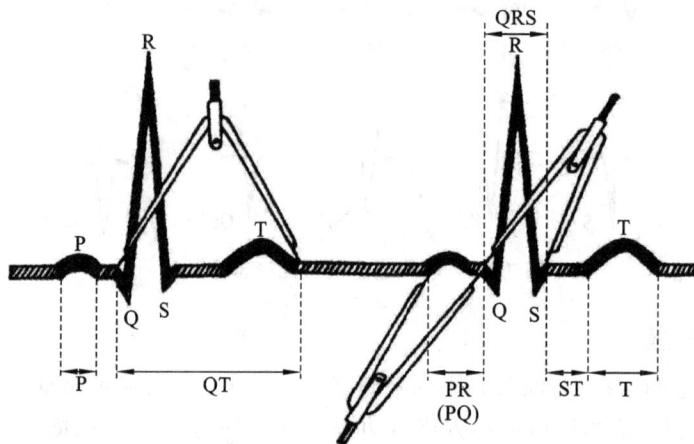

图 7-2-4　时间测量示意图

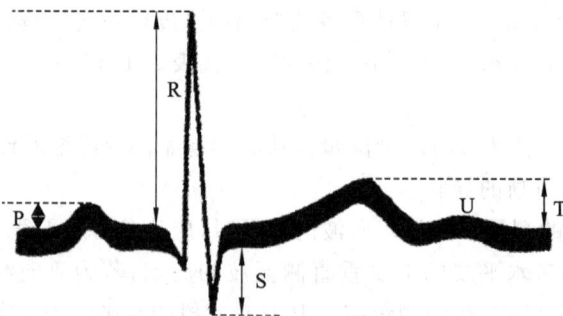

图 7-2-5　电压测量示意图

式:心率=60/RR 或 PP 间期平均值($\Delta t$,s),可较准确求得心室率或心房率,也可用查表法或心率尺直接取得结果。例如:RR 间期平均值为 20 个小格,即 RR 间期为 0.8 s,心率为 60/0.8=75 次/分。

**5. 心电轴的测量**

(1)平均心电轴。心电轴一般指的是平均 QRS 电轴,是指心室除极过程中平均向量的大小和方向。心电轴是空间性的,心电图学中通常所指的是它投影在前额面上的电轴。正常心电轴在额面上的投影指向左下,正常为 0°～＋90°。采用 Ⅰ 导联左(正)侧端为 0°,右(负)侧端为±180°,循 0°的顺时针方向的角度为正,逆时针方向为负。心电图额面心电轴对向左下,在 0°～90°为正常；－90°～0°为左偏,其中－30°～0°为轻度左偏,－90°～－30°为显著左偏；90°～180°为右偏,其中 90°～110°为轻度右偏,110°～180°为显著右偏；－180°～－90°为极度右偏或电轴不确定(图 7-2-6)。

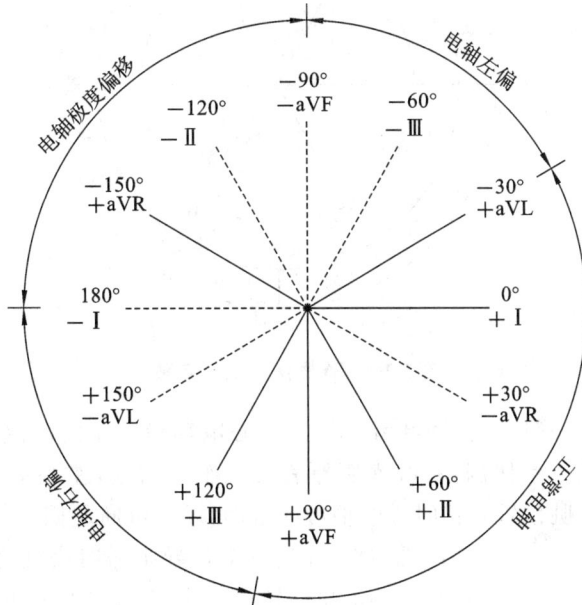

图 7-2-6 正常心电轴及其偏移示意图

(2)平均心电轴测定方法。

①目测法:根据 Ⅰ、Ⅲ 导联 QRS 波群主波方向可快速地判断心电轴是否偏移。若 Ⅰ、Ⅲ 导联 QRS 波群主波均为正向波,可推断电轴不偏；若 Ⅰ 导联主波为负向波,Ⅲ 导联主波为正向波,可推断电轴右偏(尖峰相对是右偏)；若 Ⅲ 导联主波为负向波,Ⅰ 导联主波为正向波,可推断电轴左偏(背道而驰是左偏)；若 Ⅰ、Ⅲ 导联主波均为负向波,可推断电轴极度右偏(不确定)(图 7-2-7)。

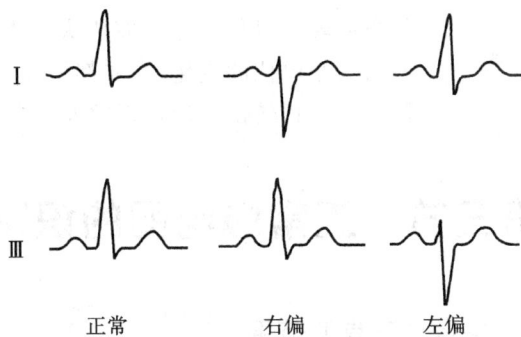

图 7-2-7 目测法测定心电轴

②振幅法(作图法):能准确测量心电轴,方法如下。分别计算出 Ⅰ 导联和 Ⅲ 导联 QRS 波群振幅的代数和(R＋Q＋S,R 波值为正,Q、S 波值为负)；在六轴系统的 Ⅰ 导联轴和 Ⅲ 导联轴上分别找到该值的点；通过该点分别各引一条该轴的垂直线,两垂直线相交点；电偶中心 O 点与该交叉点相连即为心电轴,该轴与 Ⅰ 导联轴正侧的夹角即为左、右心室平均心电轴的角度(图 7-2-8)。

③查表法:通过 Ⅰ 导联和 Ⅲ 导联 QRS 波群正、负波幅的代数和这两个数据,从专用的心电轴表中可查得相应的心电轴。

(3)平均心电轴的临床意义。心电轴方向的影响因素如下。①年龄:婴幼儿心电轴趋于右偏,老

Note

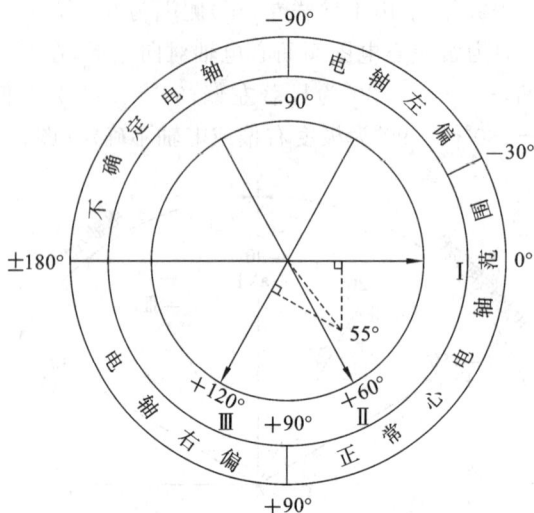

图 7-2-8  作图法测定心电轴

年人则趋于左偏。②体型:一般来说,矮胖者(横位心)心电轴趋于左偏,而细长身材者(垂位心)趋于右偏。③心脏左、右心室的重量比例:右心室肥厚者心电轴常右偏,左心室肥厚者心电轴则常左偏。④心脏在胸腔内的位置:心脏位置右移时心电轴可向右偏,反之可向左偏。⑤左前分支传导阻滞时可

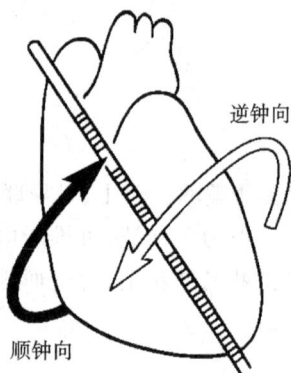

图 7-2-9  心脏钟向转位判断方法示意图

出现左偏,左后分支传导阻滞时表现为右偏。心电轴的偏移只表示心电位的转位变化,并非都是心脏在解剖上转位的结果,故可见于健康人。

**6. 心脏钟向转位**  心脏钟向转位是指从心尖朝心底看,沿心脏长轴,做顺时针或逆时针方向转动(图 7-2-9)。正常时 $V_3$ 或 $V_4$ 导联 QRS 波群的 R/S 大致相等,为左、右心室过渡区波形。若在 $V_5$、$V_6$ 导联上出现 $V_3$ 或 $V_4$ 导联的波形(R/S≈1),为"顺钟向转位"。若在 $V_1$、$V_2$ 导联上,出现 $V_3$ 或 $V_4$ 导联的波形,为"逆钟向转位"。顺时针方向转位可见于右心室肥大,逆时针方向转位可见于左心室肥大。需要指出的是,这种图形改变有时为心电位的变化,并非都是心脏在解剖上转位的结果,心电图上的这种转位图形在正常人中亦常可见到。

# 第三节  正常心电图的识别

## 一、成人心电图的波形特点与正常值范围

**1. P 波**

(1) 形态与方向:正常 P 波呈圆钝形,可有轻度切迹,但切迹双峰间距小于 0.04 s。P 波方向在 Ⅰ、Ⅱ、aVF、$V_4\sim V_6$ 导联均直立;在 aVR 导联倒置;在其余导联可呈低平、倒置或双向。

(2) 时间:P 波时间一般小于 0.12 s。

(3) 电压:P 波振幅在肢体导联一般小于 0.25 mV,胸导联一般小于 0.2 mV。

**2. PR 间期**  正常成人心率为 60～100 次/分时,PR 间期的正常值为 0.12～0.20 s。PR 间期与年龄、心率有直接关系,心动过速者及幼儿的 PR 间期会相应缩短;心动过缓患者及老年人的 PR 间期会相应延长,但一般不超过 0.22 s。

**3. QRS 波群**

(1) 形态与主波方向。①肢体导联：在 I、II、aVF 导联主波向上，在 aVR 导联主波向下，在 III、aVL 导联变化较多。②胸导联：$V_1 \sim V_6$ 导联 R 波逐渐变大，S 波逐渐变小。其中 $V_1$、$V_2$ 导联呈 rS 型，R/S<1；$V_5$、$V_6$ 导联多呈 qR 型或 Rs 型，R/S>1；$V_3$、$V_4$ 导联呈过渡区波形，R/S≈1。

(2) 时间：正常成人 QRS 波群时间多为 0.06～0.10 s，最大不超过 0.11 s。

(3) 电压。①肢体导联：RaVL<1.2 mV，RaVF<2.0 mV，RaVR<0.5 mV，RI<1.5 mV。②胸导联：$RV_1$<1.0 mV，$RV_5$<2.5 mV，$RV_5+SV_1$<4.0 mV（男）或 3.5 mV（女），$RV_1+SV_5$<1.2 mV。③在 6 个肢体导联中的 QRS 波群电压（正向波与负向波振幅的绝对值相加）一般应大于 0.5 mV；在 6 个胸导联中的 QRS 波群电压（正向波与负向波振幅的绝对值相加）一般应大于 0.8 mV，否则为低电压。

(4) R 峰时间：代表室壁激动时间，指 QRS 起点至 R 波顶端垂线的间距。如 R 峰呈切迹，应测量至切迹第二峰。正常成人 R 峰时间在 $V_1$、$V_2$ 导联不超过 0.03 s，在 $V_5$、$V_6$ 导联不超过 0.05 s。

(5) Q 波：除 aVR 导联可呈 QS 或 Qr 型外，其他导联 Q 波时间小于 0.04 s，电压小于同导联 R 波的 1/4，且无切迹；$V_1$、$V_2$ 导联不应有 Q(q)波，但偶可呈 QS 波。超过正常范围的 Q 波称为异常 Q 波。

**4. J 点** 大多在等电位线上，通常随 ST 段的偏移而发生移位，上下偏移不超过 1 mm。可由于心动过速等原因，使心室除极与心房复极并存，导致心房复极波（Ta 波）重叠于 QRS 波群的后段，从而发生 J 点下移。还可因心室除极尚未完全结束，部分心肌已开始复极致使 J 点上移。

**5. ST 段** ST 段一般位于等电线上，可有轻微的偏移。ST 段测量从 J 点后 0.04 s 开始。在所有导联中，ST 段下移不应超过 0.05 mV；$V_1 \sim V_2$ 导联中抬高不应超过 0.3 mV，在 $V_3$ 导联中抬高不应超过 0.5 mV，在 $V_4 \sim V_6$ 导联及其他所有肢体导联中抬高不应超过 0.1 mV。

**6. T 波**

(1) 形态：正常 T 波钝圆，两支不对称，上升支平缓，下降支陡。

(2) 方向：正常情况下，T 波方向大多与 QRS 主波方向一致，在 I、II、$V_4 \sim V_6$ 导联中均直立，在 aVR 导联倒置，在其他导联可直立、双向或倒置。

(3) 电压：在 R 波为主的导联中，电压不应低于同一导联 R 波的 1/10，在胸导联中有时高达 1.2～1.5 mV，尚属正常。

**7. QT 间期** QT 间期长短与心率的快慢密切相关，心率越慢，QT 间期越长，反之则越短。心率在 60～100 次/分时，成人 QT 间期正常范围应为 0.32～0.44 s。由于 QT 间期受心率的影响很大，所以常用心率来校正 QT 间期，称校正的 QT 间期（QTc），QTc 就是 RR 间期为 1 s（心率 60 次/分）时的 QT 间期。QTc=QT/RR，正常上限为 0.44 s，超过此时限即属延长。

**8. u 波** 正常人可无 u 波，亦可在心前导联出现，以 $V_2$、$V_3$ 导联较清楚。其方向多数与 T 波一致，电压不应超过通道连 T 波的 1/20。u 波明显增高常见于低血钾或服用奎尼丁，常伴有心室肌应激性增高，易诱发室性心律失常；u 波倒置可见于冠心病或运动测验时。

## 二、小儿心电图特点

**1. 心率** 小儿的心率比成人的快，至 10 岁后可大致稳定在成人的心率水平（60～100 次/分）。

**2. PR 间期** 小儿的 PR 间期比成人的短，7 岁以后趋于恒定（0.10～0.17 s）。

**3. QTc 间期** 小儿的 QTc 间期比成人的略长。

**4. P 波** 小儿的 P 波时限比成人的稍短（小儿 P 波时限小于 0.09 s）；新生儿 P 波电压较高，随后逐渐低于成人水平。

**5. QRS 图形** 婴幼儿的 QRS 图形常呈右心室占优势的特征：I 导联有深 S 波；$V_1$（$V_3R$）导联多呈高 R 波而 $V_5$、$V_6$ 导联常出现深 S 波；$RV_1$ 电压随年龄增长逐渐降低，$RV_5$ 逐渐增高。小儿 Q

Note

波比成人的深(常见于 Ⅱ、Ⅲ、aVF 导联);3 个月以内婴儿的 QRS 初始向量向左,因而 V₅、V₆ 导联常缺乏 q 波。新生儿期的心电图主要呈"悬垂型",心电轴大于 +90°,随后逐渐接近成人的特征。

**6. T 波**  小儿 T 波变异较大:新生儿时期,肢体导联及右胸导联常出现 T 波低平、倒置。

# 第四节  异常心电图的识别

## 一、心房、心室肥大

器质性心脏病往往会引起心房和(或)心室肥大,当心房或心室肥大达到一定程度时,可导致心电图的改变。其心电图改变的机制常与下列因素有关:心肌纤维增粗、除极面积增大,导致心肌除极所产生的电压增大;心腔扩大使之与胸壁的距离缩短,导致相应体表电压增高;心肌增厚、心腔扩大以及心肌细胞变性引起的传导功能低下,导致心肌除极与复极时间相应延长;心肌肥厚、劳损以及相对性供血不足,导致心肌复极异常。

### (一) 心房肥大

心房肥大会导致心房传导延迟和心房除极电压增大,相应地在心电图上可表现为 P 波的振幅、除极时间及形态改变。

**1. 左心房肥大**  左心房肥大时,左心房除极的电压增高、时间延长。因左心房除极在后,左心房除极时间延长导致整个心房除极的时间延长,从而形成 P 波双峰。心电图表现:①P 波增宽,其时限 ≥0.12 s,常呈前低后高的双峰 P 波,两峰间距等于或大于 0.04 s,Ⅰ、Ⅱ、aVL 导联较明显;②P 波在 V₁ 导联多呈双向(先正后负),负向部分增宽、加深,称为 PV₁ 终末电势(PtfV₁),其测算方法:PtfV₁ = PV₁ 后段负向波的深度(mm)×宽度(s),正常人 PtfV₁ 绝对值应 ≤0.02 mm·s。左心房肥大时,PtfV₁ 绝对值应 ≥0.04 mm·s(图 7-4-1)。上述 P 波改变常见于二尖瓣病变,故称为"二尖瓣型 P 波",亦见于冠心病、高血压、心肌病等。

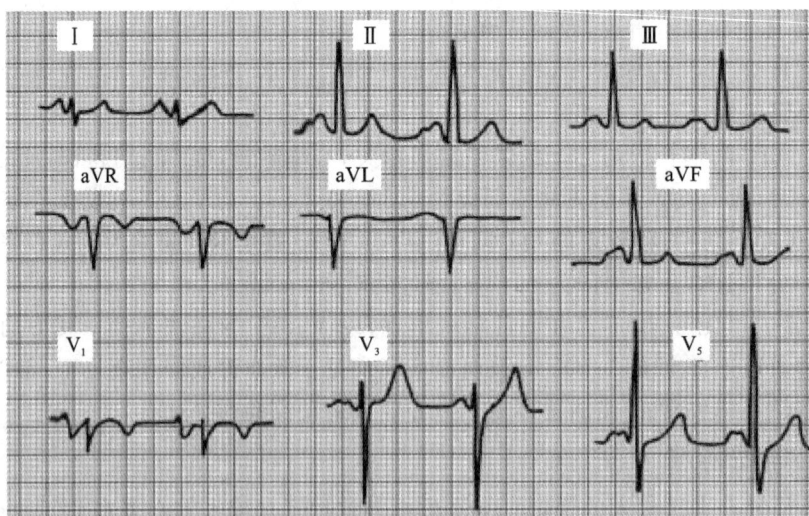

图 7-4-1  左心房肥大

**2. 右心房肥大**  右心房肥大时,右心房除极的电压增高、时间延长。右心房除极时间的延长可与左心房除极的时间重叠,但很少延长至左心房去极之后,故整个心房除极的时间多不延长,而主要表现为 P 波电压增高。心电图表现:①P 波高尖,胸导联的 P 波电压可 ≥0.20 mV,在 Ⅱ、Ⅲ、aVF 导联最明显;肢体导联的 P 波电压可 ≥0.25 mV,时间通常正常(小于 0.12 s)。②在 V₁ 导联,P 波的全部

Note

或前部显得高尖,起始 P 波指数可超过正常;③P 波时间正常(图 7-4-2)。上述 P 波改变常见于慢性肺源性心脏病,故上述 P 波特征有时被称为"肺型 P 波",亦见于先天性心脏病、肺动脉瓣狭窄、右心房室瓣病变等。

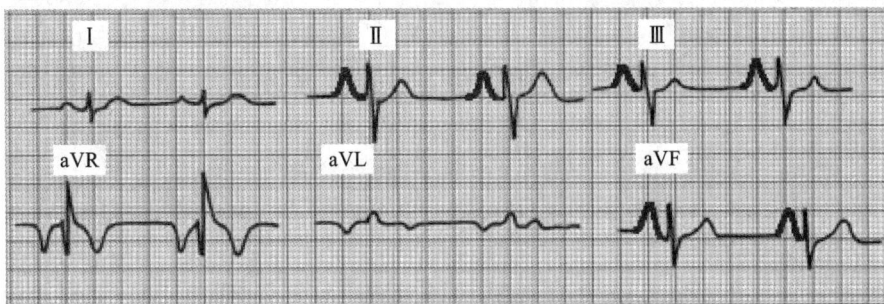

图 7-4-2　右心房肥大

**3. 双心房肥大**　心电图主要表现为 P 波异常增宽、增高,呈双峰型。P 波增宽达到 0.12 s,甚至更宽,其电压≥0.25 mV;$V_1$ 导联 P 波呈高大双相,上下振幅均超过正常范围。多见于风湿性心脏瓣膜病及某些先天性心脏病。

需要指出的是,上述所谓"肺型 P 波"及"二尖瓣型 P 波",并非慢性肺心病及二尖瓣疾病所特有,故不能称为具有特异性病因学诊断意义的心电图改变。

**(二) 心室肥大**

心室肥大是心室收缩期和(或)舒张期负荷过重所致。心电图上主要表现为反映肥大侧的导联电压增高,除极时间显著延长;由于心肌肥厚导致心脏位置发生改变,心电轴偏向该侧;因劳损和心脏相对缺血引起的继发性复极顺序改变,心电图出现相应的 ST 段和 T 波改变。但上述改变的各项指标往往不会同时出现,且缺乏特异性,故心电图诊断心室肥大的敏感性较低,临床实用价值远不如超声心动图。

**1. 左心室肥大**　多见于高血压性心脏病、冠状动脉粥样硬化性心脏病、肥厚型心肌病、风湿性心脏病及某些先天性心脏病(如动脉导管未闭)等。正常情况下,左心室位于心脏的左后方,左心室壁明显厚于右心室,左心室肥大时,左心室优势的情况显得更为突出。左心室肥大的心电图表现见图 7-4-3。

(1) QRS 波群电压增高。①肢体导联:R Ⅰ≥1.5 mV,R Ⅰ+S Ⅲ≥2.5 mV,RaVL≥1.2 mV,RaVF≥2.0 mV。②胸导联:RV5(或 RV6)≥2.5 mV,$RV_5$+$SV_1$≥4.0 mV(男性),$RV_5$+$SV_1$≥3.5 mV(女性)。

(2) QRS 时间稍延长:QRS 时间为 0.10～0.11 s,$V_5$ R 峰时间超过 0.05 s(对左心室肥厚仅有参考价值)。

(3) ST 段与 T 波改变:以 R 波为主的导联($V_5$、$V_6$、aVL、aVF)ST 段下降超过 0.05 mV,T 波双向、低平或倒置。可能为继发性,但亦可能有原发性因素,如左心室肥厚时产生相对性心肌供血不足。

(4) 心电轴轻度左偏:平均在 $-30°$～$-10°$ 之间,对左心室肥厚只有参考价值。

上述四条是心电图诊断左心室肥大的基本特征,其中 QRS 波群电压增高是必备特征,另三条中至少应具备一条。具备的特征越多,超出正常范围的越多,诊断的可靠性就越大。

**2. 右心室肥大**　多见于肺源性心脏病、二尖瓣狭窄及某些先天性心脏病(如房间隔缺损)等。右心室壁厚度仅为左心室壁的 1/3,轻微的右心室肥厚时,左心室的除极电势仍然占优势,只有当右心室壁增厚要达到相当程度时,才会显示右心室肥大图形改变。右心室肥大的心电图表现见图 7-4-4。

(1) QRS 波群电压增高:①$RV_1$ 增高,$RV_1$>1.0 mV,$V_1$ 导联 R/S>1;②$V_5$ 导联 R/S<1 或 S 波加深;③$RV_1$+$SV_5$>1.2 mV,aVR 导联 R/S 或 R/Q>1(或 R>0.5 mV)。少数病例可见 $V_1$ 导联

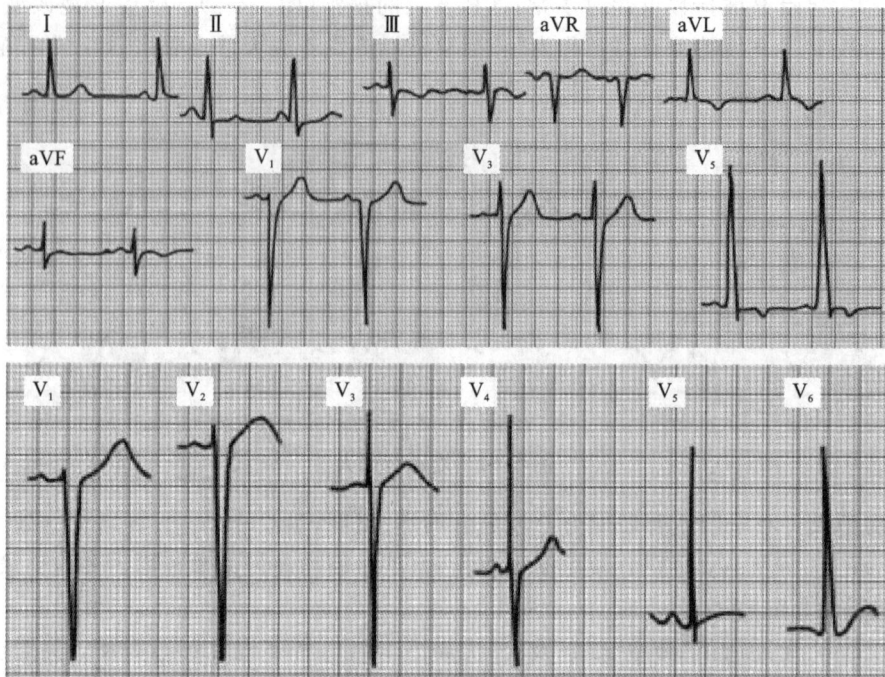

图 7-4-3　左心室肥大

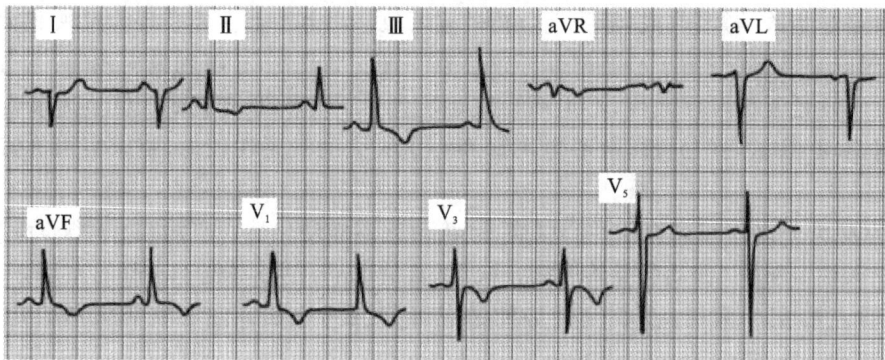

图 7-4-4　右心室肥大

呈 QS 型或 qR 型(心肌梗死除外)。

(2) QRS 波群时间多正常;V$_1$R 峰时间大于 0.03 s。

(3) 心电轴右偏达到或超过+90°,重症可超过+110°。

(4) ST 段与 T 波改变:在以 S 波为主的导联中,反向 T 波直立,提示右心室肥大伴心肌劳损;在以 R 波为主的导联中,T 波低平、双向或倒置,伴有 ST 段缺血型压低。

上述右心室肥大的心电图特征中,QRS 波电压改变和电轴右偏意义最大。临床上实际诊断时,符合上述特征越多且超出正常范围越多,诊断越可靠。

**3. 双侧心室肥大**　当心脏左、右心室同时肥厚时,不能简单地把左、右心室肥大心电图的表现相加。双侧心室肥大的心电图表现见图 7-4-5。可出现以下几种情况。

(1) 心电图大致正常:由于两侧心室均发生肥大,电压同时增高,因增加的除极向量方向相反,故两者相互抵消,表现为大致正常的心电图。

(2) 只表现一侧心室肥厚的特征,而另一侧心室肥厚常被掩盖:由于左心室壁原比右心室壁厚,因此,双侧心室肥厚时多数仅显示左心室肥厚。

(3) 同时出现双侧心室肥大图形:①左胸、右胸导联分别出现左、右心室肥大的心电图表现;②在

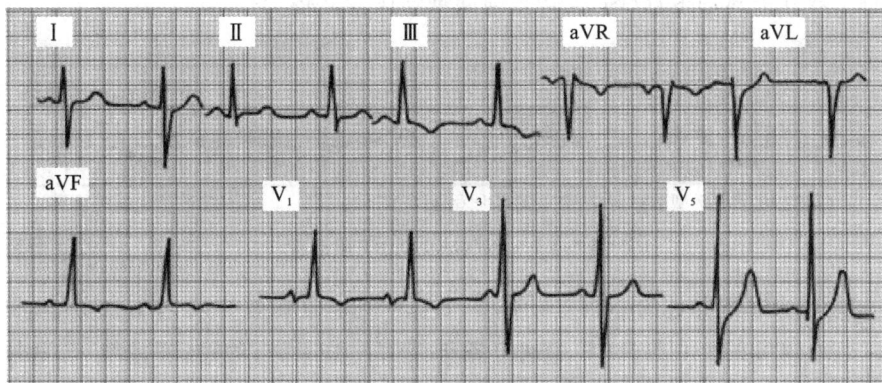

图 7-4-5 双侧心室肥大

出现左心室肥大图形的同时,至少合并出现右心室肥大的一项表现;③在出现右心室肥大图形的同时,至少合并出现左心室高电压的一项表现。

## 二、心肌缺血

心肌缺血是指心脏的血液灌注减少,导致心脏供氧不足,心肌能量代谢异常,不能支持心脏正常工作的一种病理状态。引起心肌缺血最常见、最主要的病因是动脉粥样硬化。血压降低、主动脉供血减少、冠状动脉阻塞,可直接导致心脏供血减少;心瓣膜病、血黏度变化、心肌本身病变也会使心脏供血减少。当心肌某一部分供血不足时,细胞代谢减慢,能量产生不足,直接影响心肌的复极过程。心电图主要表现为 ST 段和(或)T 波改变。

**1. T 波改变** 心肌缺血时 T 波改变可分别表现为以下情况(图 7-4-6)。T 波高耸、低平(小于同导联 R 波的 1/10)、双相或倒置,呈两肢对称的"冠状 T 波"。根据心室壁受累的层次,大致可分为两类不同的心电图改变,分别是心内膜下缺血和心外膜下缺血。

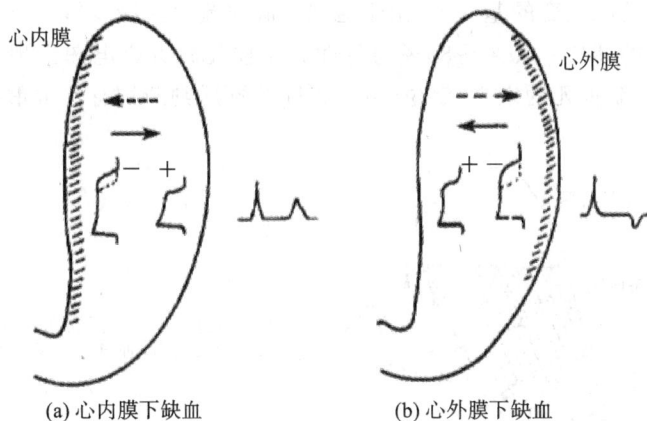

(a)心内膜下缺血            (b)心外膜下缺血

图 7-4-6 心肌缺血时 T 波改变

(1)心外膜下缺血:可引起心肌复极顺序发生逆转,表现为心内膜复极在先,心外膜复极在后,从而出现了与 QRS 主波方向相反的倒置 T 波。若 T 波倒置深尖,呈双肢对称,又称"冠状 T 波",多见于冠状动脉供血不足。

(2)心内膜下缺血:此时,心内膜下缺血的心肌复极比正常时延迟更多,造成心内膜下心肌复极时缺乏与之相抗衡的心电向量,致使心内膜下的心肌复极显得十分突出,从而产生了与 QRS 主波方向一致的直立、高大、对称的 T 波(冠状 T)。

**2. ST 段改变** 包括 ST 段下移和 ST 段抬高。心肌缺血时以 ST 段下移为主要表现,分为水平型下移、下斜型下移和上斜型下移(图7-4-7),前两种临床意义较大。

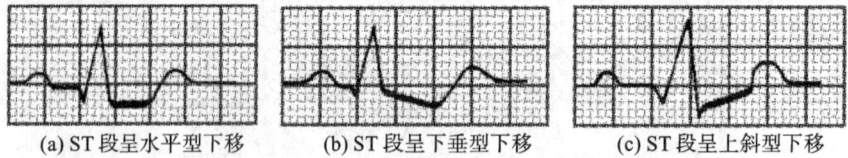

(a) ST段呈水平型下移　　　(b) ST段呈下垂型下移　　　(c) ST段呈上斜型下移

**图7-4-7　心肌缺血时ST段改变**

上述ST-T改变为非特异性的心肌复极异常,常见于冠状动脉粥样硬化性心脏病所致的冠状动脉供血不足或心绞痛,也可见于心肌炎、心肌病等各种器质性心脏病、药物(如洋地黄、奎尼丁)影响、电解质紊乱(如低钾、高钾)等。典型心绞痛时,可出现一过性的ST段下移,T波低平、双向或倒置(图7-4-8);变异性心绞痛发作时,心电图上可出现心内膜下缺血表现或酷似急性心肌梗死的"损伤型"改变(ST段抬高且常伴高耸的T波);慢性冠状动脉供血不足时,心电图可出现T波低平、双向或倒置,且伴有ST段下移。

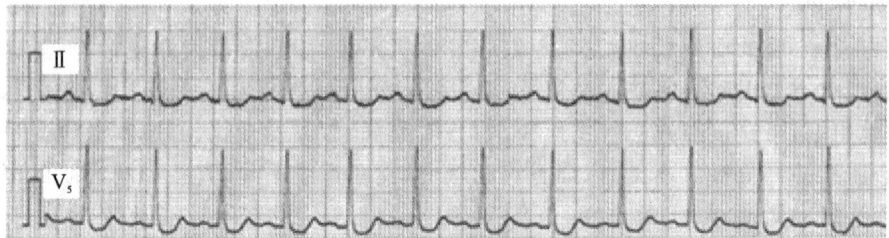

**图7-4-8　冠状动脉供血不足(心绞痛发作时)**

## 三、心肌梗死

心肌梗死是在冠状动脉病变的基础上,由于冠状动脉血流急剧减少或中断,被供血处心肌发生严重而持久的缺血所引起的坏死。70%~80%的急性心肌梗死患者心电图出现典型的改变,具有一定的规律性,故心电图对心肌梗死的定性、定位、分期诊断及预后判断均有非常重要的意义(图7-4-9)。

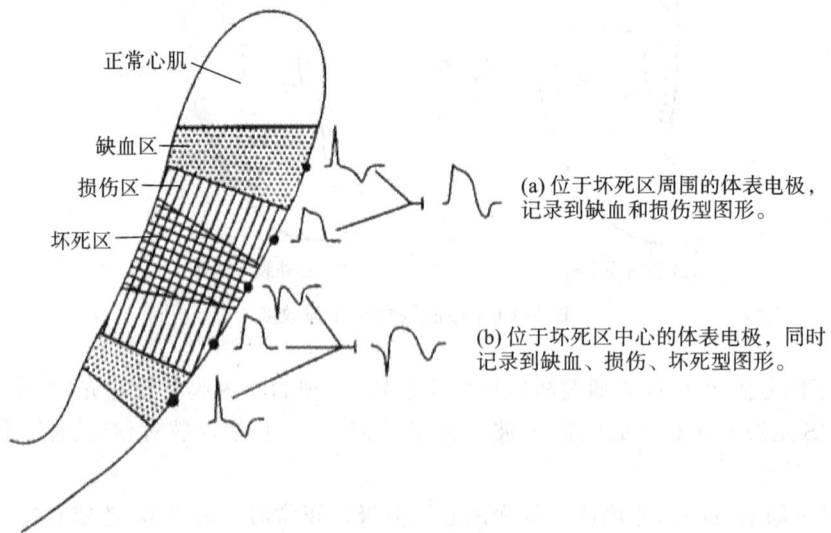

正常心肌

缺血区

损伤区

坏死区

(a) 位于坏死区周围的体表电极,记录到缺血和损伤型图形。

(b) 位于坏死区中心的体表电极,同时记录到缺血、损伤、坏死型图形。

**图7-4-9　心肌梗死的基本图形**

注:"·"表示直接置于心外膜的电极,可分别记录到缺血、损伤、坏死型图形。

Note

**(一)心电图特征性改变**

**1."缺血型"T波倒置** 冠状动脉急性闭塞后,立即发生急性心肌缺血。心电图主要表现为T波改变。

(1)T波对称性倒置,呈冠状T波,是急性心肌梗死最早期的表现。

(2)缺血最早出现于心内膜,因而,面向缺血区域的导联T波多呈典型的直立、巨大,且前后两肢对称,少数情况下,T波仅表现为相对增高,且两肢不一定对称。

**2."损伤型"ST段抬高** 如果缺血比较严重或持续时间较长,则会造成心肌损伤。心电图表现为ST段逐渐抬高,并与T波融合,形成弓背向上高于等电位线的单向曲线。此种改变在心肌供血改善后可恢复。

**3."坏死型"Q波** 心肌长时间严重缺血会导致心肌坏死,心电图表现为面向坏死区的导联出现异常Q波(时间≥0.04 s,电压≥同导联R波1/4),坏死层穿透整个室壁时,还可表现为异常QS波。

**(二)心电图动态性图形演变及分期**

**1.ST段抬高型(Q波性)心肌梗死** 当发生心肌梗死时,心肌梗死是一个动态发展过程,在动态观察中可见到早期(超急性期或梗死前期)、急性期、近期(亚急性期)和陈旧期(愈合期或慢性期)等典型的四期变化(图7-4-10)。

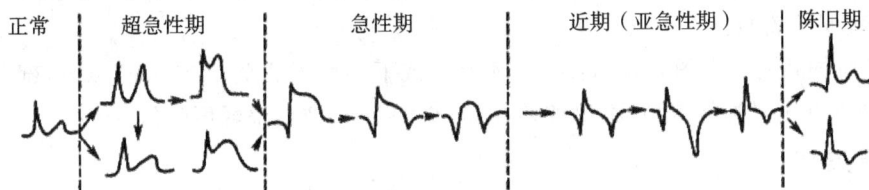

图7-4-10 心肌梗死分期及图形演变

(1)早期(超急性期):起病数分钟至数小时内,仅出现异常高大、两肢不对称的T波,ST段上斜型抬高,有时可与高耸直立的T波相连形成单向曲线,尚未出现异常Q波,若得到及时有效的治疗,可避免发展为心肌梗死,或即使发生心肌梗死,其范围也趋于缩小。

(2)急性期:此期开始于梗死后数小时或数日,持续到数周,是最易发生意外的时期。ST段呈明显弓背向上型抬高,与直立的T波连接,形成单相曲线,随之出现病理性Q波,同时R波降低;直立T波逐渐演变为后支开始(向下)倒置并加深。此期坏死性Q波、损伤性ST段抬高和缺血性T波倒置可同时并存。

(3)近期(亚急性期):出现于梗死后数周至数月,抬高的ST段基本恢复至基线,坏死性Q波持续存在,主要演变为缺血性倒置T波(冠状T波)逐渐变浅,直至恢复或趋于恒定不变。

(4)陈旧期(愈合期或慢性期):出现在发生急性心肌梗死后3～6个月或更久,T波逐渐变浅并恢复直立,ST段不再变化,仅残留有异常Q波或QS波,此期异常Q波或QS波是陈旧性心肌梗死的唯一证据。理论上,Q波将持续终生,但有部分患者由于各种原因(瘢痕组织的缩小和周围心肌的代偿性肥大等)使坏死型Q波变小甚至消失。

近年来,急性心肌梗死实施溶栓疗法后,整个病理过程缩短,常不再呈现上述全过程。心电图ST段可作为溶栓成功的间接指标,即抬高的ST段在溶栓剂使用后2 h内迅速回降50%以上。

**2.非ST段抬高型(无Q波)心肌梗死** 先是ST段普遍缺血型压低,继而T波倒置加深并呈对称性,但始终不出现Q波,ST段改变持续存在1～2天;仅有T波改变的非ST段抬高性心肌梗死患者,T波在1～6个月恢复。

**(三)定位诊断**

发生心肌梗死的部位多与冠状动脉分支的供血区域受累相关。根据导联方式和特征性心电图改变,可判断急性心肌梗死发生的部位。心肌梗死定位诊断见表 7-4-1。图 7-4-11 至图 7-4-13 为心肌梗死的心电图示例。

表 7-4-1 心肌梗死定位诊断

| 心肌梗死部位 | 导联(出现坏死性 Q 波)W |
|---|---|
| 前间壁 | $V_1$、$V_2$、$V_3$ |
| 前侧壁 | $V_4$、$V_5$、$V_6$ |
| 广泛前壁 | $V_1$、$V_2$、$V_3$、$V_4$、$V_5$、$V_6$ |
| 高侧壁 | Ⅰ、aVL |
| 下壁 | Ⅱ、Ⅲ、aVF |
| 正后壁 | $V_7$、$V_8$、$V_9$ |
| 右心室 | $V_3R$、$V_4R$ |

#### (四)非 Q 波心肌梗死

非 Q 波心肌梗死是指心电图上无坏死性 Q 波,以前称为"心内膜下心肌梗死"或"非透壁性心肌梗死"。患者发生急性心梗后,局限于心内膜下、壁内或心外膜下心肌,未穿透心室壁全层,其中以心内膜下心肌梗死最为常见。

非 Q 波心肌梗死的心电图表现为:ST 段水平型或下斜型压低至 0.01 mV 以下,部分患者 ST 段亦可抬高;T 波深并呈对称倒置型;不出现异常 Q 波,可有 R 波振幅轻度降低(图 7-4-14)。

### 四、心律失常

心脏的起搏传导系统中以窦房结的自律性最强,频率最快,窦房结控制着整个心脏的活动。心肌细胞的自律性、传导性和兴奋性异常与心律失常的发生密切相关。心脏冲动的形成和传导出现任何异常,都可引起整个或部分心脏的活动变得过慢、过快或不规则,或使各部分的激动顺序发生紊乱,从而引起心跳的速率和(或)节律发生改变,这就是心律失常。

#### (一)心律失常的分类

**1.激动形成异常**

(1)窦性心律失常:①窦性心动过速;②窦性心动过缓;③窦性心律不齐;④窦性停搏;⑤病态窦房结综合征。

(2)异位心律。主动性异位心律:①期前收缩(房性、房室交界区性、室性);②阵发性心动过速(房性、房室交界区性、室性);③心房扑动、心房颤动;④心室扑动、心室颤动。被动性异位心律:①逸搏(房性、房室交界区性、室性);②逸搏心律(房性、房室交界区性、室性)。

**2.激动传导异常**

(1)生理性:干扰和房室分离。

(2)病理性:①窦房传导阻滞;②房内传导阻滞;③房室传导阻滞(Ⅰ度房室传导阻滞、Ⅱ度房室传导阻滞及Ⅲ度房室传导阻滞);④心室内传导阻滞(左束支传导阻滞、右束支传导阻滞及分支传导阻滞)。

**3.激动起源和传导异常** 可引起复杂表现,其中并行心律最为常见。

#### (二)窦性心律及窦性心律失常

**1.窦性心律** 起源于窦房结的心律称为窦性心律。心电图特征:①P 波呈钝圆形,在 Ⅰ、Ⅱ、aVF 导联中直立,aVR 导联中倒置;②P 波有规律出现,频率为 60~100 次/分;③PR 间期为 0.12~0.20 s;④PP 间距固定,在同一导联中,PP 间期差值小于 0.12 s。

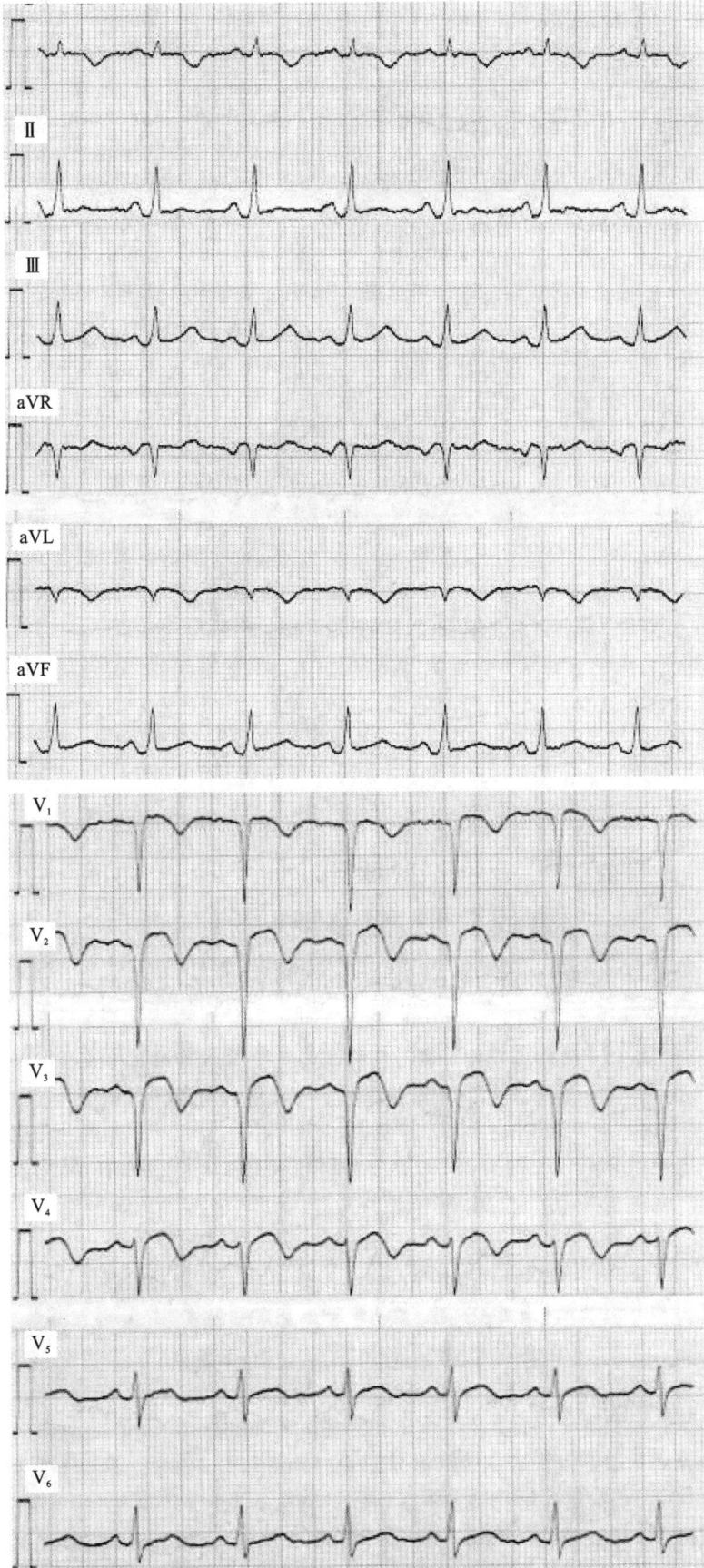

图 7-4-11　急性前间壁心肌梗死

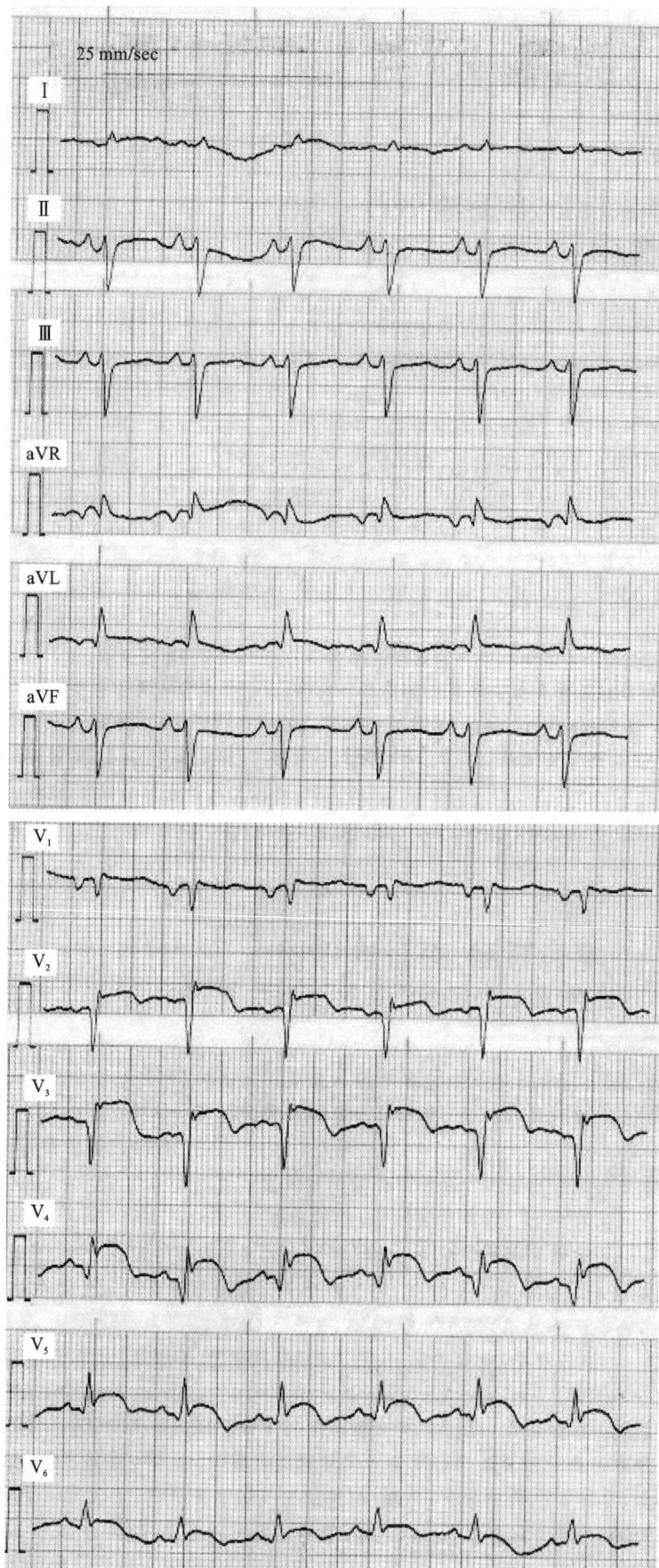

图 7-4-12　广泛前壁心肌梗死

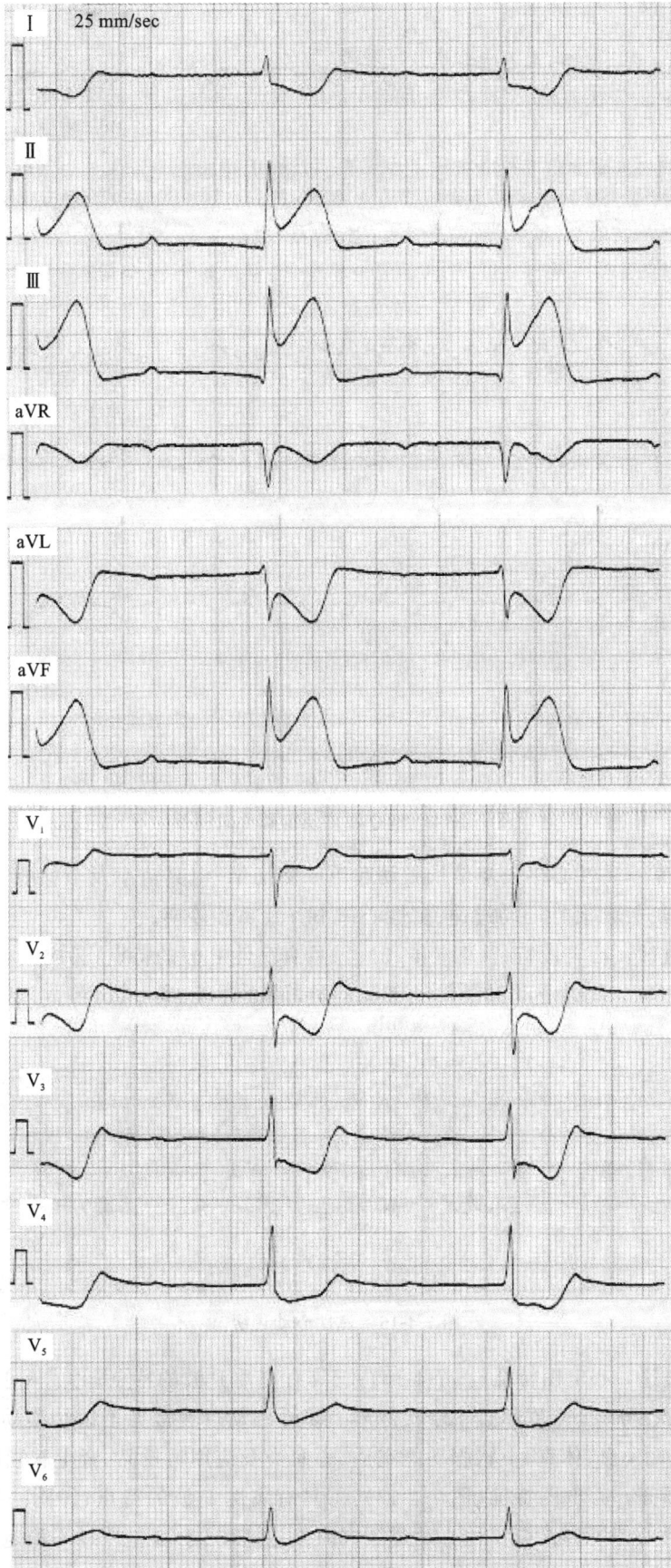

图 7-4-13　急性下壁心肌梗死

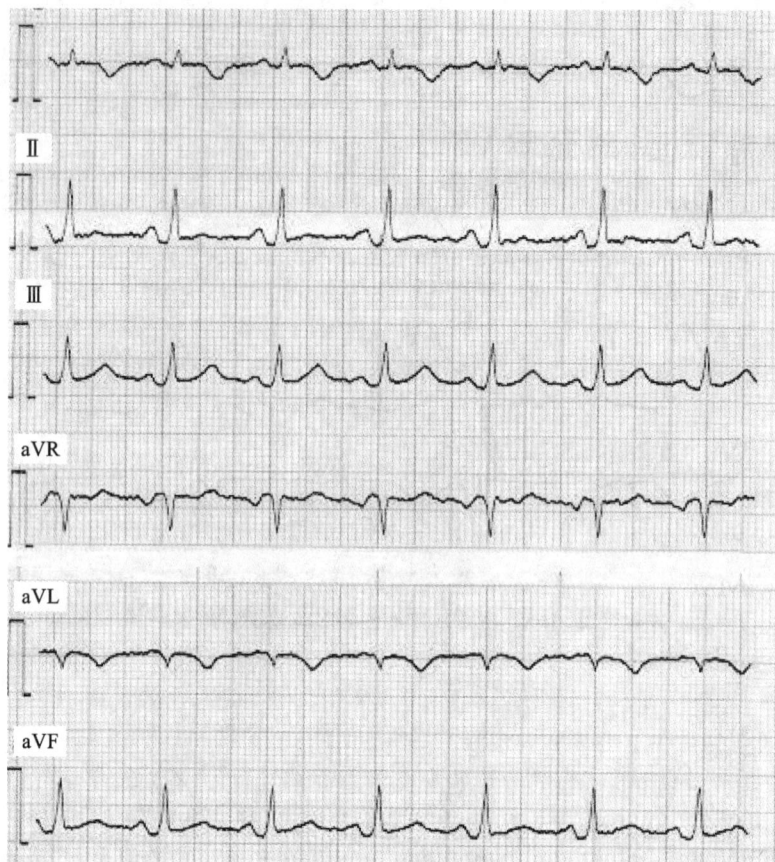

图 7-4-14 非 Q 波广泛前壁心肌梗死

**2. 窦性心律失常** 窦性心律失常是指激动起源于窦房结,但其速率及节律有所变异的一类心律失常。包括窦性心动过缓、窦性心动过速、窦性心律不齐及窦性停搏。

(1) 窦性心动过缓。心电图特征(图 7-4-15):①具有窦性 P 波的特点;②成人心率低于 60 次/分,多在 40~60 次/分之间。窦性心动过缓常见于运动员,健康青年、老年人,颅内压增高者和甲状腺功能减退者等。

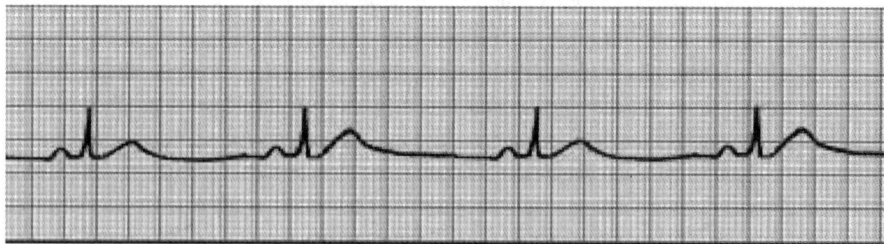

图 7-4-15 窦性心动过缓

(2) 窦性心动过速。心电图特征(图 7-4-16):①具有窦性 P 波的特点;②成人心率超过 100 次/分(1 岁以内超过 140 次/分,2~6 岁超过 120 次/分)。窦性心动过速常见于情绪激动、体力活动、疼痛、发热、饮酒、贫血、急性失血、休克、甲状腺功能亢进、心肌炎及应用阿托品、肾上腺素等情况。

(3) 窦性心律不齐。心电图特征(图 7-4-17):①具有窦性 P 波的特点;②同一导联上 PP 间期相差超过 0.12 s。窦性心律不齐常与窦性心动过缓同时发生,多见于自主神经不稳定者或青少年,且常与呼吸周期有关,通常无临床意义。

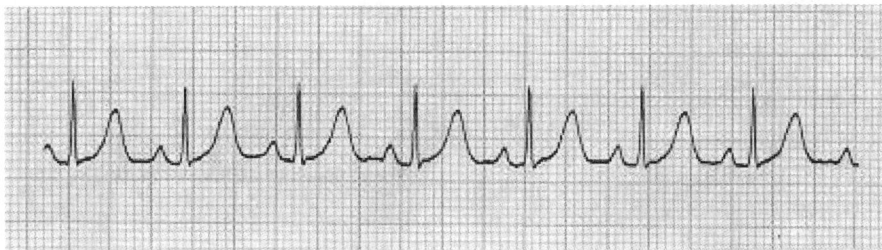

图 7-4-16 窦性心动过速

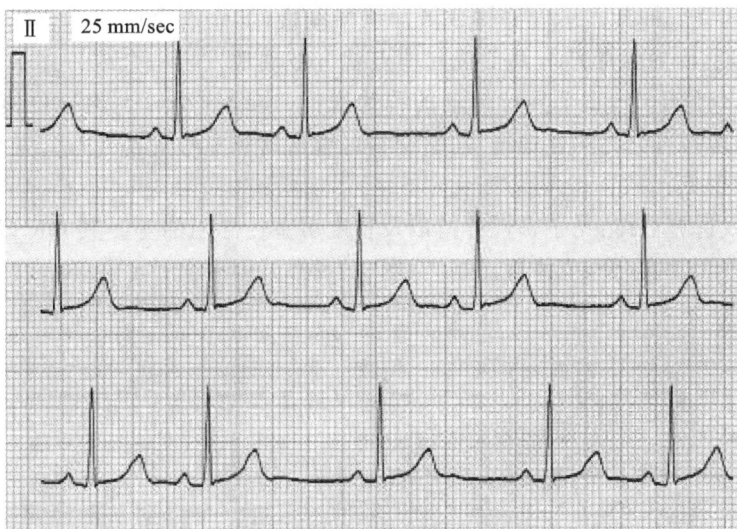

图 7-4-17 窦性心律不齐

（4）窦性停搏：也称窦性静止，指窦房结不能产生冲动，使心脏暂时停搏，或由低位起搏点（如房室结、心房或心室）发出逸搏或逸搏心律控制心脏。心电图特征（图 7-4-18）：①在规律的窦性心律中，有时在一段时间内突然无 P 波出现；②规律的 PP 间距中突然出现 P 波脱落，形成长 PP 间距，且长 PP 间距与正常 PP 间距不呈倍数关系；③窦性停搏后常出现逸搏。窦性停搏多因强烈的迷走神经反射所致，也可见于急性心肌梗死、心肌炎、心肌病等器质性心脏病，以及洋地黄、奎尼丁使用过量等。

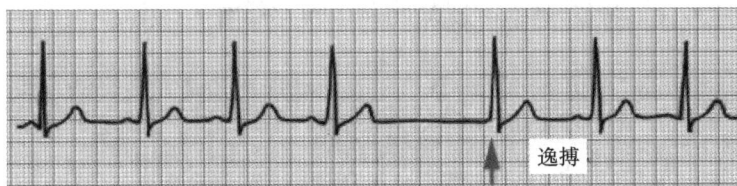

图 7-4-18 窦性停搏

（5）病态窦房结综合征：简称病窦或病窦综合征，是窦房结或其周围组织（亦可包括心房、房室交接区等）的器质性病变导致窦房结冲动形成障碍和冲动传出障碍，从而引发的心律失常，主要以窦性心动过缓、窦房传导阻滞、窦性停搏为主。病态窦房结综合征的心电图特征（图 7-4-19）：①严重且持续的窦性心动过缓，心率少于 50 次/分，不易用阿托品等药物纠正；②窦性心动过缓与窦性心动过速（如室上性心动过速，心房颤动或扑动）交替出现，故亦称为慢-快综合征；③窦性停搏和（或）窦房传导阻滞；④如病变同时累及房室交界区，则窦性停搏时，可长时间不出现交界区性逸搏，或伴有房室传导阻滞，称为双结病变。临床上，病态窦房结综合征常见于起搏传导系统的退行性病变以及心肌病、冠心病、心肌炎，但不少病例的病因不明。

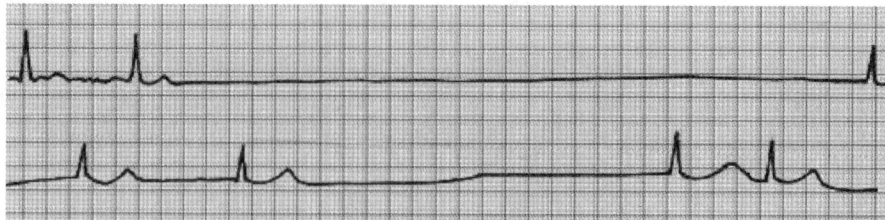

**图 7-4-19　病态窦房结综合征:双结病变**

逸搏与逸搏心律是一种被动性异位心律,它是机体的一种生理性保护机制,能防止心脏停搏。当上位节律发生病损或受到抑制而出现停搏或节律明显减慢(如病态窦房结综合征),或因传导障碍而不能下传(如Ⅲ度房室传导阻滞)时,其低位起搏点就会被动地发出一个或一连串的冲动,激动心室。逸搏与逸搏心律中,仅发生 1~2 个异位搏动的称为逸搏,连续 3 个以上的异位搏动称为逸搏心律。按发生的部位不同,逸搏可分为房性逸搏、房室交界区性逸搏和室性逸搏三种。其中以房室交界区性最多见,而房性较为少见。

交界区性逸搏或逸搏心律:见于窦性停搏以及Ⅲ度房室传导阻滞等。其 QRS 波呈交界区性搏动特征,频率一般为 40~60 次/分,节律慢而规则(图 7-4-20)。因有窦性心律不齐,故长间歇稍短于 PP 间期的 2 倍。

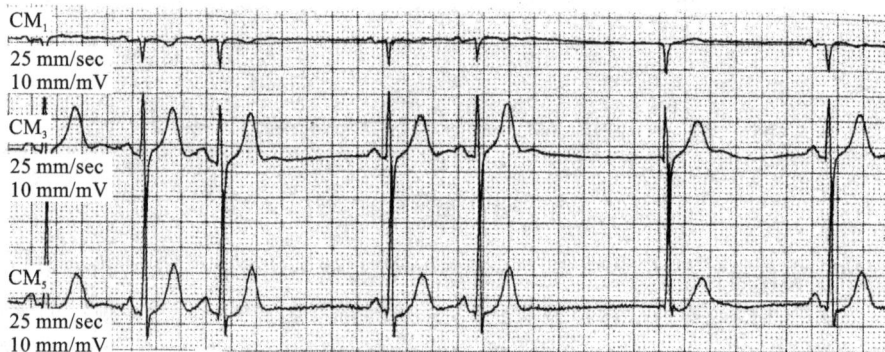

**图 7-4-20　交界区性逸搏**

室性逸搏或逸搏心律:多见于双结(窦房结和房室结)病变,或见于束支水平的Ⅲ度房室传导阻滞。其 QRS 波群呈室性波形特征,频率一般为 20~40 次/分(图 7-4-21)。

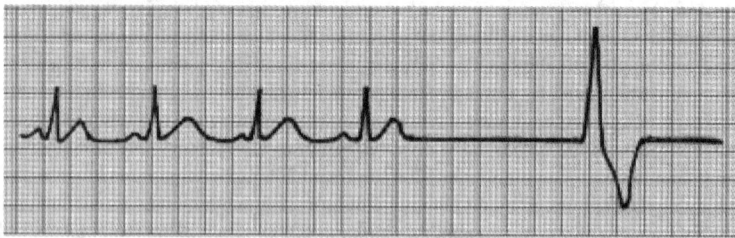

**图 7-4-21　室性逸搏**

### (三) 期前收缩

期前收缩是指起源于窦房结以外的异位起搏点提前发出的激动或折返激动所引起的心脏搏动,所以期前收缩又称过早搏动(早搏),是最常见的一种心律失常。根据异位节律点的不同,期前收缩可分为房性期前收缩、房室交界区性期前收缩和室性期前收缩,其中以室性期前收缩最为常见,其次为房性期前收缩,房室交界区性期前收缩比较少见。期前收缩之后的长间歇称为代偿间歇,期前收缩与其前正常搏动的间距称为联律间期。期前收缩可偶发或频发(超过 5 次/分),可呈联律形式,如二联律(1 次窦性搏动后有 1 次期前收缩)、三联律(2 次窦性搏动后有 1 次期前收缩)。期前收缩可见于各种器质性心脏病,如冠心病、心肌炎、心肌病,又如低血钾、高血钾、低血钙、高血钙等电解质紊乱,以及洋地黄、奎尼丁等药物中毒,也可见于无器质性心脏病患者,多与精神紧张、劳累、饮酒及吸烟等因素有关。

**1. 房性期前收缩** 房性期前收缩是指心房内异位起搏点在窦房结激动未到达时首先发生激动,又称房性早搏(房早)。各种器质性心脏病患者均可发生房性期前收缩,是快速性房性心律失常出现的先兆。房性期前收缩的心电图特征(图 7-4-22):①提前出现的 P′波,形态与窦性 P 波不同;②P′R 间期超过 0.12 s;③代偿间歇通常不完全;④提前出现的 QRS 波形态通常正常。

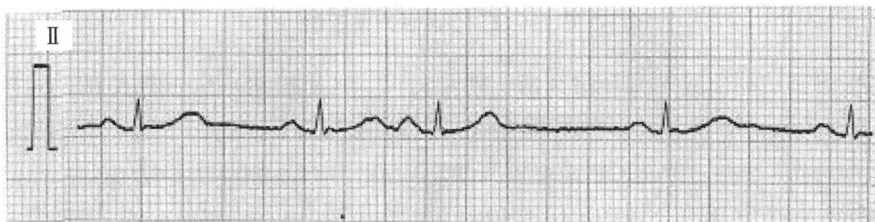

图 7-4-22 房性期前收缩

**2. 房室交界区性期前收缩** 房室交界区性期前收缩是指房室交界区的异位起搏点在窦房结激动未到达时先发生激动。心电图特征(图 7-4-23):①提前出现的 QRS-T 波群,形态多正常,其前无窦性 P 波;②出现逆行 P′波(Ⅱ、Ⅲ、aVF 导联 P 波倒置,aVR 导联 P 波直立),可发生于 QRS 波群之前(P′R<0.12 s)或 QRS 波群之后(RP′<0.20 s),或与 QRS 相重叠而不易辨认;③代偿间歇通常完全。

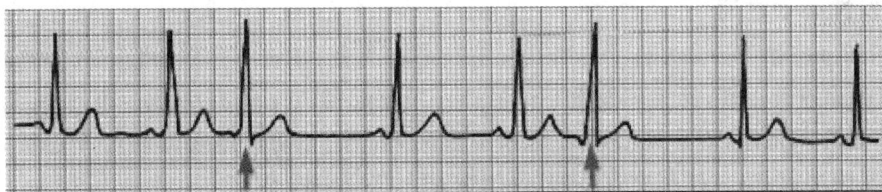

图 7-4-23 房室交界区性期前收缩

**3. 室性期前收缩** 室性期前收缩是指心室中的某一个异位起搏点在窦房结的激动未到达之前提前发生激动而引起的心室收缩,又称室性早搏(室早)。心电图特征(图 7-4-24):①提前出现宽大且畸形的 QRS 波群,QRS 时限通常超过 0.12 s;②期前收缩的 QRS 波前无相关 P 波;③T 波与 QRS 波群的主波方向相反;④代偿间歇完全(期前收缩前后两个窦性 P 波之间的间期等于正常 PP 间期的两倍)。

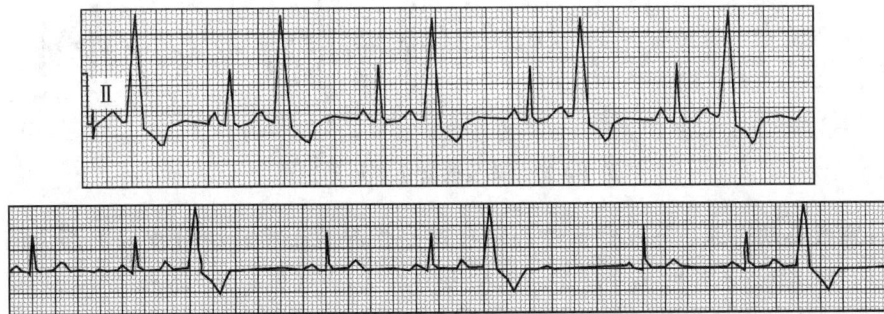

图 7-4-24 室性期前收缩(上图为二联律、下图为三联律)

Note

室性期前收缩可表现为二联律或三联律,每1次正常窦性搏动后出现1个室性早搏,称为室性早搏二联律;每2次正常窦性搏动后出现1个室性早搏,称为室性早搏三联律。若室性期前收缩每分钟超过5次,称为频发性室性早搏;若室性期前收缩是由2个以上的心室异位起搏点引起,则称为多源性室性早搏(图7-4-25),即同一导联上提前出现的QRS波具有多种形态,并且联律间期互不相同。若联律间期固定,而形态各异,则为多形性早搏,其临床意义与多源性期前收缩相似。

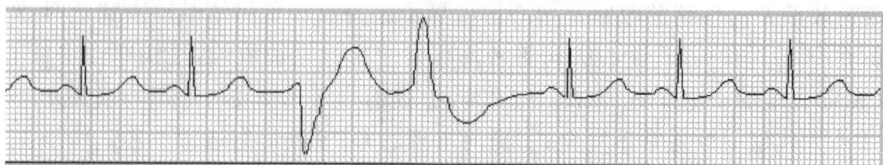

图 7-4-25 多源性期前收缩

如提前出现的室性期前收缩恰好落在前一搏动的T波(易损期)上,则极易诱发短阵性室性心动过速,此为RonT现象(图7-4-26),是危险性心律失常的先兆。

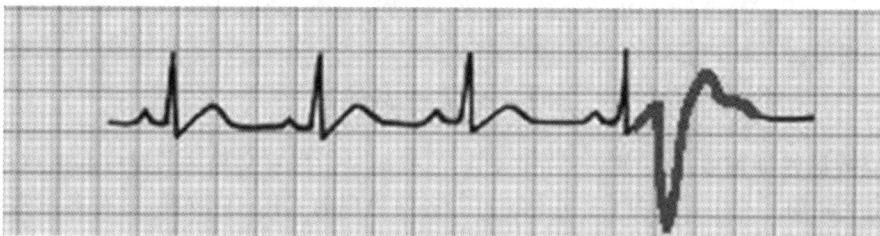

图 7-4-26 RonT 现象

### (四)阵发性心动过速

阵发性心动过速是一种阵发性主动性快速异位心律失常,其实质是期前收缩的持续状态。3次或3次以上期前收缩连续出现,即为阵发性心动过速。根据起搏点可分为房性心动过速、房室交界区性心动过速和室性心动过速,因房性心动过速和房室交界区性心动过速发作时心率过快,P'波不易辨认,难以判定起源部位,故可将两者统称为"阵发性室上性心动过速"。

**1. 阵发性室上性心动过速** 临床上阵发性室上性心动过速以预激综合征显性或隐性旁路折返与房室结内折返最多见,其心电图特征(图7-4-27):①连续出现3个或3个以上快速匀齐的QRS波,形态及时间正常,当伴有室内差异性传导时,QRS波群变宽;②心率为160~250次/分,节律绝对规则;③P'波不易辨认;④常伴有继发性ST-T改变。折返性阵发性室上性心动过速多不具有器质性心脏病,由心房异位节律点兴奋性增强所致的房性心动过速多伴有器质性心脏病。

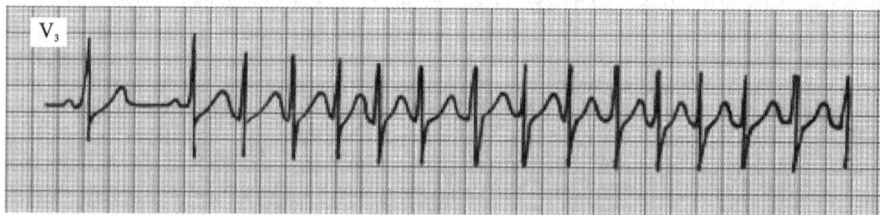

图 7-4-27 阵发性室上性心动过速

**2. 阵发性室性心动过速** 阵发性室性心动过速是指起源于希氏束分支以下部位的室性快速心律,频率大于100次/分。发作时可伴严重血流动力学改变,引起低血压、休克、晕厥、抽搐和急性心功能不全,甚至猝死,必须及时处理。心电图特征(图7-4-28):①连续出现3个或3个以上畸形的QRS波,时间超过0.12 s;②常伴有继发性ST-T改变;③心室律基本匀齐,频率为140~200次/分;④QRS波与P波无固定关系,有时可见窦性P波融合于QRS波的不同部位(图7-4-29);⑤发作中可出现心室夺获（QRS 波提前出现，形态似窦性心律）或发生室性融合波（QRS 波群形态介于窦性心律与室性异位心律之间），通过此特征可与阵发性室上性心动过速相区别。阵发性室性心动过速常见于器质性心脏病，如心肌梗死、心肌病等，亦可见于严重电解质紊乱、药物中毒，是比较危险的心律失常。

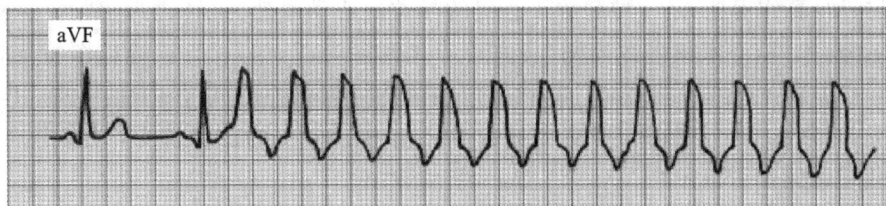

图 7-4-28　阵发性室性心动过速

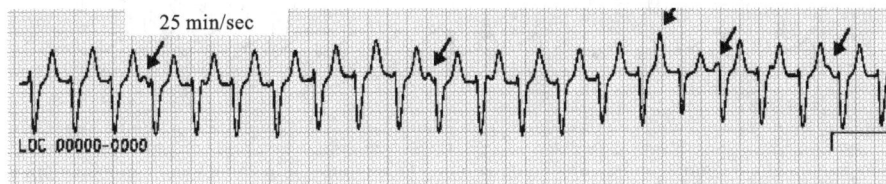

图 7-4-29　房室分离

心室夺获（图 7-4-30）：在室性心动过速期间，偶尔来自室上性的激动能完全地传导至窦房结，从而夺获一个 QRS 波，产生一个"夺获波"，此夺获波形态与正常窦性下传的 QRS 波几乎相同（至少 QRS 波起始部分正常）。

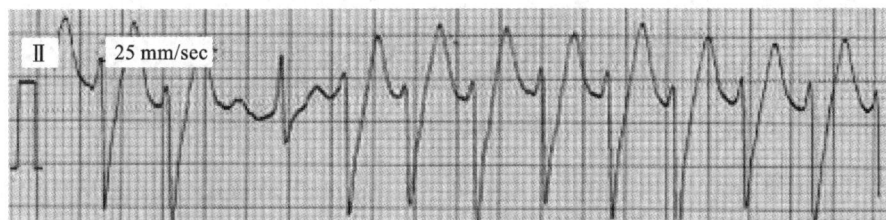

图 7-4-30　心室夺获

**3. 扭转型室性心动过速**　扭转型室性心动过速是一种较严重的室性心律失常，一般发作十几秒内自行停止，但易复发。临床表现为反复发作心源性晕厥（阿-斯综合征）。常见病因有严重房室传导阻滞、逸搏心律伴有巨大 T 波、低钾血症伴异常 T 波及 u 波等。心电图特征（图 7-4-31）：①发作时为室性心动过速特征；②增宽变形的 QRS 波群围绕基线不断扭转其主波方向；③每连续出现 3～10 个同类的波之后即会发生扭转，翻向对侧。

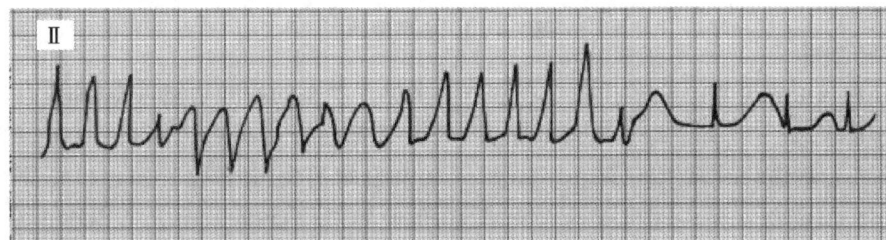

图 7-4-31　扭转型室性心动过速

**（五）扑动与颤动**

扑动与颤动是一种较阵发性心动过速频率更快的主动性异位心律失常，根据发生的部位不同，扑动与颤动分为房性与室性。

Note

**1. 心房扑动与心房颤动**　心房扑动与心房颤动多见于器质性心脏病,其中以风湿性二尖瓣病变和冠心病最为常见;也可见于甲状腺功能亢进、原发性心肌病、慢性缩窄性心包炎和其他病因的心脏病。其发生机制与心房内折返激动有关。

(1) 心房扑动:简称房扑,是一种起源于心房的异位性心动过速,可转化为房颤。房扑时,心房出现快而协调的心房收缩,心室律多数规则(房室传导比例多为(2~4):1)。心电图特征(图7 4-32):①频率为250~350次/分;②无正常P波,代之以连续的锯齿状扑动波(flutter,F波),F波波幅大小一致,间期规整,之间无等电位线;③房室传导常以2:1或4:1的比例传导,心室率规则或不规则(取决于房室传导比例是否恒定)。

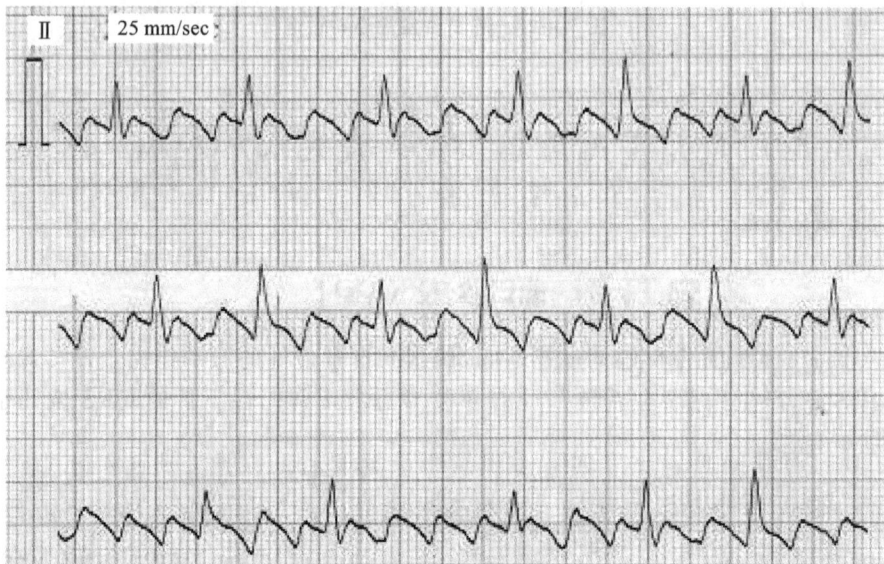

图 7-4-32　心房扑动

(2) 心房颤动:简称房颤,是成人常见的心律失常之一。心电图特征(图7-4-33):①频率为350~600次/分;②无正常P波,代之以大小不等、形状各异的颤动(f波),以$V_1$导联最明显;③心室律绝对不规则;④QRS波群形态和时间大致正常。

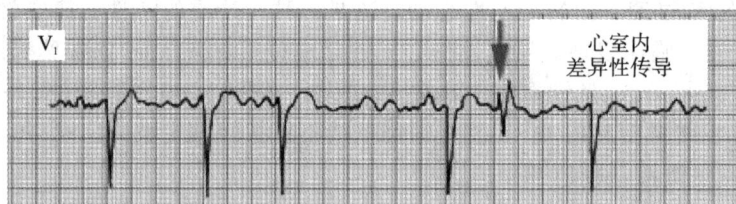

图 7-4-33　心房颤动

**2. 心室扑动与心室颤动**　心室扑动与心室颤动多见于严重的心肺功能障碍(如急性心肌梗死、严重缺氧)、药物中毒(如洋地黄中毒)、电解质紊乱(如严重低血钾或高血钾)和各种疾病的终末期等。发生心室扑动或心室颤动时,心室已停止了排血,心音和脉搏消失,是致命性的心律失常。

(1) 心室扑动:简称室扑,是指心室呈整体收缩,但收缩极快且微弱无效,心电图上分不出除极波和复极波。心室扑动持续的时间常很短,可迅速转为心室颤动,故心室扑动是心室颤动的前驱表现。心室扑动是室性心动过速和心室颤动之间的过渡型,也可与心室颤动先后或掺杂出现。心电图特征(图7-4-34):①频率为200~250次/分;②P波、QRS波与T波均无法辨认,代之以宽大、匀齐、连续出现的正弦波。

(2) 心室颤动:简称室颤,是指各部分心室肌发生快而不协调的颤动,导致心脏整体收缩功能完全

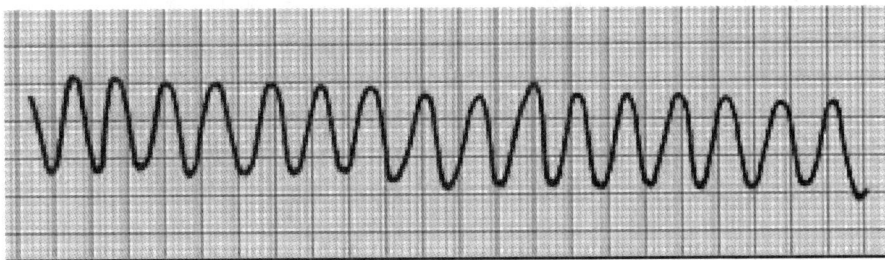

图 7-4-34 心室扑动

丧失。心电图特征(图 7-4-35):①频率为 200~500 次/分;②P 波、QRS 波与 T 波均无法辨认,代之以形态、频率及振幅完全不规则的连续波动。

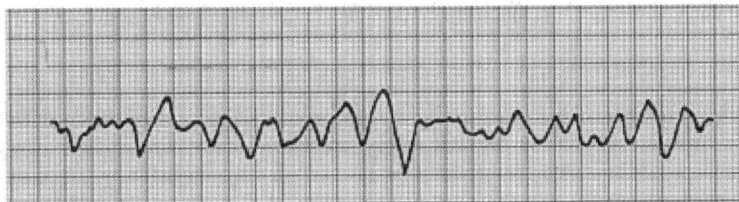

图 7-4-35 心室颤动

### (六)房室传导阻滞

房室传导阻滞是最常见的一种传导阻滞,指窦房结发出的冲动在从心房传到心室的过程中发生障碍,造成传导延缓或中断。根据阻滞程度不同,房室传导阻滞分为不完全性和完全性两类,前者包括一度房室传导阻滞和二度房室传导阻滞,后者又称三度房室传导阻滞,阻滞部位可在心房、房室结、希氏束及左右束支。

**1. 一度房室传导阻滞** 传导时间延长,但心房激动全部能传到心室,可见于功能性迷走神经亢进、风湿病、急性或慢性冠状动脉供血不足等情况。心电图特征(图 7-4-36):①每个 P 波后均有一相关 QRS 波,无 QRS 波脱落;②PR 间期超过正常最高值(即超过 0.20 s);③PR 间期虽未超过正常范围,但在心率未变或较快时,PR 间期较原先延长 0.04 s。

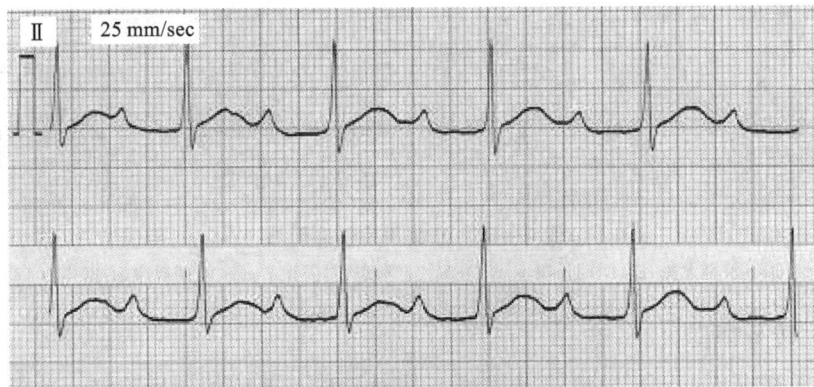

图 7-4-36 一度房室传导阻滞

**2. 二度房室传导阻滞** 为部分阻滞,即部分心房激动不能传至心室。二度房室传导阻滞分为二度Ⅰ型和二度Ⅱ型两种。

(1)二度Ⅰ型(莫氏Ⅰ型):心电图特征(图 7-4-37):①P 波规律出现;②PR 间期逐渐延长,直至一个 P 波后漏脱一次 QRS 波群;③漏脱后,PR 间期再次缩短,之后又逐渐延长,反复出现此现象,称为"文氏现象"。此类型多由功能性原因或房室结或房室束近端的损害引起,预后较好。

Note

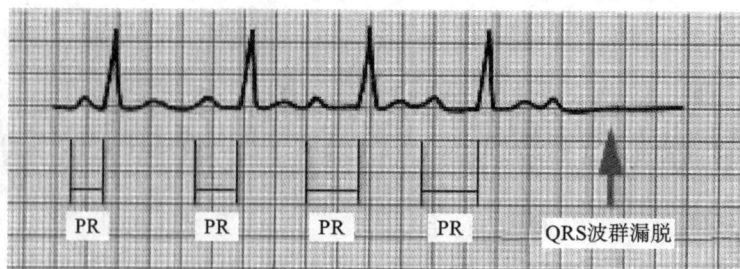

图 7-4-37　二度Ⅰ型房室传导阻滞

（2）二度Ⅱ型（莫氏Ⅱ型）：心电图特征（图 7-4-38）：①PR 间期固定，可正常或延长，长的 PP 间期为短 PP 间期的整数倍；②QRS 波呈比例脱漏，一般为（2～3）∶1。凡连续出现两次或两次以上的 QRS 波群脱漏，称为高度房室传导阻滞。此类型多见于器质性心脏病，易发展为完全性房室传导阻滞，预后差。

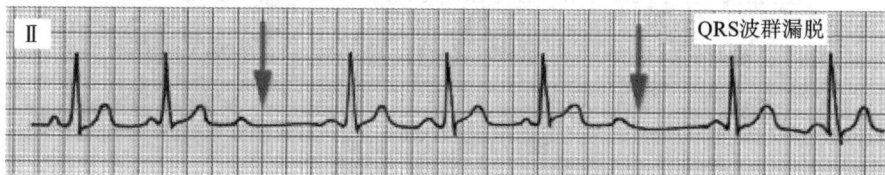

图 7-4-38　二度Ⅱ型房室传导阻滞

**3. 三度（完全性）房室传导阻滞**　是指由于房室传导系统某部分的传导能力异常降低，所有来自心房的激动都不能下传而引起的完全性房室分离。心电图特征（图 7-4-39）：①P 波与 QRS 波群互不相关（PR 间期不固定），各按自己的规律出现；②P 波频率快于 QRS 波群频率，PP 间期与 RR 间期各自匀齐；③心室率慢而规则，为 20～40 次/分；④心房多在窦房结控制之下，故常可见到窦性 P 波；⑤QRS 波群形态可正常或宽大畸形（取决于心室异位节律点的位置），如心室节律点位于希氏束分叉以上部位，则 QRS 波群正常，如心室节律点位于希氏束以下部位，则 QRS 波群宽大畸形。三度房室传导阻滞多见于器质性心脏病、严重急性心肌炎和洋地黄中毒等，如心室率过于缓慢，尤其是在心脏同时有明显的缺血或其他病变的情况下，则可出现心力衰竭、休克或阿-斯综合征，甚至猝死。

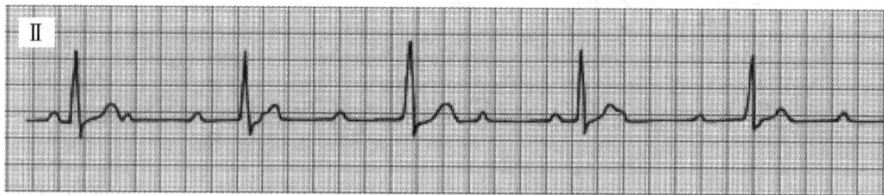

图 7-4-39　三度房室传导阻滞

注：P 波与 QRS 波群无关，PR 间期长短不一；QRS 波群形态、时限正常；RR 间期规律，心室律为 47 次/分。

### （七）心室内传导阻滞

心室内传导阻滞也称束支传导阻滞，是指希氏束分支以下部位的传导阻滞。一般分为左、右束支传导阻滞，以及左前分支、左后分支传导阻滞。左、右束支传导阻滞分为完全性和不完全性。左束支又分为左前分支及左后分支两支，左前分支较细，仅接受左前降支的血供，故易受损；左后分支较粗，接受左冠前降支及右冠后降支的双重血液供应，不易发生传导阻滞，如出现传导阻滞，则提示病变严重。

**1. 左束支传导阻滞**　从房室束传导的激动不能传入左束支，仅沿右束支下传，然后缓慢地通过室间隔激动左侧室间隔和左心室，使间隔激动与正常方向相反。左束支较粗，分支也较早，故往往有弥漫性心肌病变才被累及,多见于冠心病、高血压性心脏病、心肌炎、心肌病、心脏手术后。

(1) 完全性左束支传导阻滞:心电图特征(图 7-4-40):①QRS 时限≥0.12 s。②QRS 波群形态改变:Ⅰ、aVL、V₅、V₆ 导联 QRS 波呈宽大、平顶或有切迹的 R 波,其前无 Q 波,其后常无 S 波;V₁、V₂ 导联多呈 rS 或 QS 型,伴有宽大、较深的 S 波。③继发 ST-T 改变:在以 R 为主的导联中,T 波倒置或双相,ST 段下移;在以 S 为主的导联中,T 波直立,ST 段抬高。

(2) 不完全性左束支传导阻滞:心电图特征与完全性右束支传导阻滞相似,唯一不同的是,QRS 波时限小于 0.12 s,一般在 0.10~0.11 s 之间。

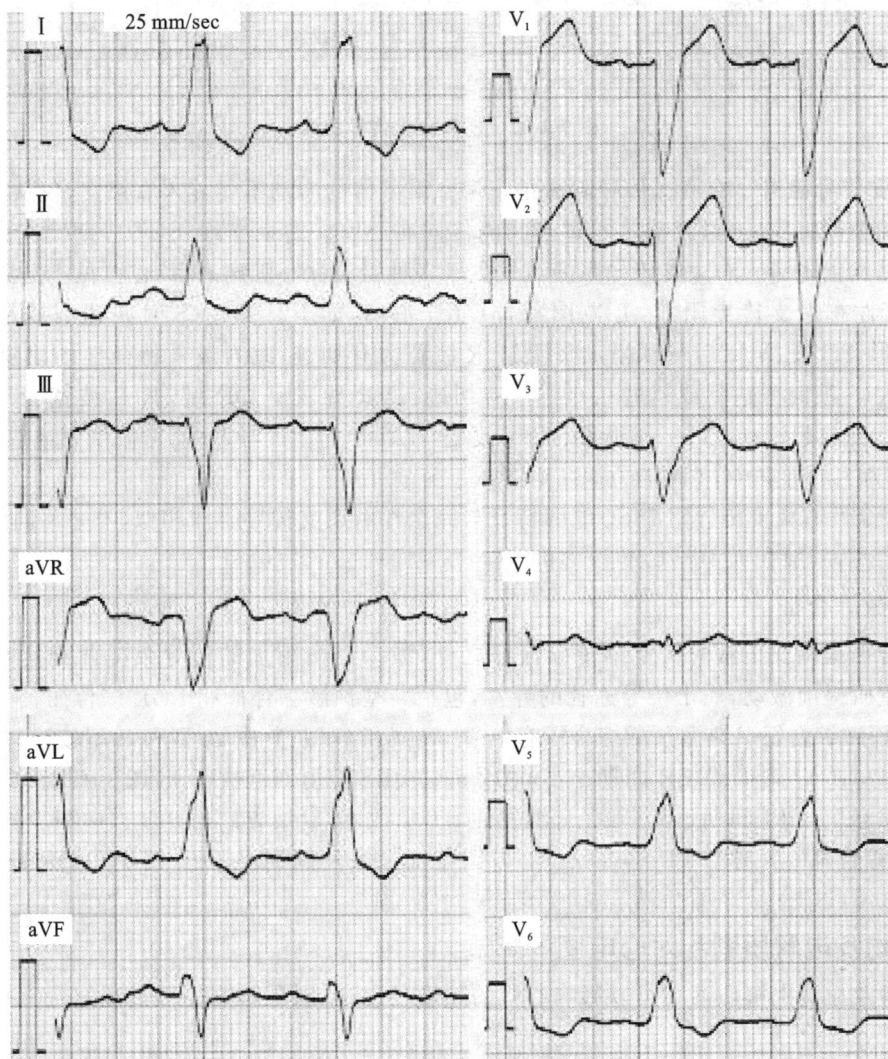

图 7-4-40 完全性左束支传导阻滞

**2. 左前分支传导阻滞** 左前分支细长,支配左心室左前上方,易发生传导障碍。心电图特征(图 7-4-41):①电轴明显左偏-90°~-30°,超过-45°者更具诊断价值;②Ⅰ、aVL 导联为 qR 型,RaVL>RⅠ;③Ⅱ、Ⅲ、aVF 导联为 rS 型,SⅢ>SⅡ;④QRS 波时限正常或轻度延长(小于 0.12 s)。

**3. 左后分支传导阻滞** 左后分支较粗,向下向后散开分布于左心室的隔面,具有双重血液供应,故左后分支传导阻滞比较少见。左后分支一旦出现传导阻滞,常提示存在较广泛和严重的病变。心电图特征(图 7-4-42):①电轴明显右偏 90°~120°,尤以达到或超过 110°者最具诊断价值;②Ⅰ、aVL QRS 波呈 rS 型,Ⅱ、Ⅲ、aVF 呈 qR 型,RⅢ>RⅡ;③QRS 波时限正常或轻度延长(小于 0.12 s);④排除电轴右偏的其他原因。

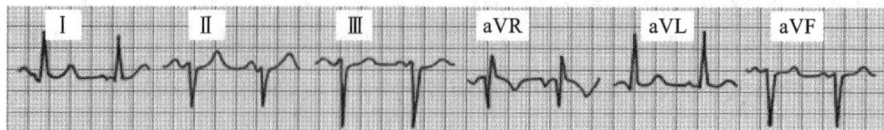

图 7-4-41 左前分支传导阻滞

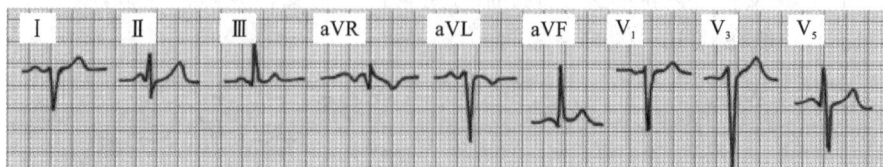

图 7-4-42 左后分支传导阻滞

**4. 右束支传导阻滞** 右束支传导阻滞是指房室束下传的激动不能传入右束支,仅从左束支下传,在左心室壁除极即将完毕时,激动才通过室间隔传向右心室。右束支细长,不应期比左束支长,故较左束支更容易发生阻滞。右束支传导阻滞可发生于多种器质性心脏病患者,也可见于健康人。

(1) 完全性右束支传导阻滞:心电图特征(图 7-4-43)如下。①QRS 时限达到或超过 0.12 s。②QRS 波群形态改变:$V_1$、$V_2$ 导联呈 rsR′型或 R 波宽大有切迹,此为最具特征性的改变;Ⅰ、$V_5$、$V_6$ 导联 S 波宽大(S 波时限达到或超过 0.04 s)、有切迹;aVR 导联呈 QR 型,其 R 波宽、有切迹。③$V_1$ 导联时 R 峰达到或超过 0.05 s。④继发 ST-T 改变:在以 R 为主的导联中,T 波倒置或双相,其 ST 段下移;在以 S 为主的导联中,T 波直立,ST 段抬高。

(2) 不完全性右束支传导阻滞:心电图特征与完全性右束支传导阻滞相似,唯一不同的是 QRS 波时限小于 0.12 s,一般在 0.10~0.11 s 之间。

**(八) 预激综合征**

预激综合征是指在正常的房室结传导途径之外,激动经由附加的传导束提前到达心室,使部分(或全部)心室肌提前激动,属于传导途径的异常,包括典型预激综合征和 LGL 综合征。

**1. 典型预激综合征** 典型预激综合征有 A 型、B 型和 C 型,其中 A 型和 B 型较为常见。心电图特征(图 7-4-44):①P 波正常,PR 间期小于 0.12 s;②QRS 波群时间大于 0.12 s,QRS 波群起始部有粗钝预激波(δ 波);③PJ 间期正常;④多有继发性 ST-T 改变,T 波方向与 δ 波方向相反。

**2. LGL 综合征** 又称短 PR 综合征。心电图特征:①PR 间期小于 0.12 s;②QRS 波时间正常,起始部无预激波(δ 波)。

### 五、药物及电解质紊乱对心电图的影响

某些药物及血清电解质紊乱可以影响心肌的除极过程,特别是影响复极过程,从而引起心电图的改变。

**(一) 药物对心电图的影响**

**1. 洋地黄类药物** 治疗剂量和中毒剂量的洋地黄类药物可引起不同的心电图变化。

(1) 洋地黄效应:应用洋地黄类药物后,心电图出现特征性改变(图 7-5-45):①QT 间期缩短;②在以 R 波为主的导联中,ST 段下垂型压低,T 波低平、向双或倒置,甚至 ST 段与 T 波融合呈鱼钩状,无明确界线;在以 S 波为主的导联中,其 ST-T 变化方向与上述相反。上述心电图表现为已接受洋地黄类药物治疗的标志,即洋地黄效应。

(2) 洋地黄中毒:约 80% 的洋地黄中毒的病例可表现为心律失常,常见的心律失常有频发性室性期前收缩(二联律或三联律)及多源性室性期前收缩。严重时可出现室性心动过速,甚至心室颤动;交界区性心动过速伴房室脱节;房性心动过速伴不同比例的房室传导阻滞,其中,二度或三度房室传导阻滞是洋地黄严重中毒的表现。也可发生窦房阻滞伴交界区性逸搏、窦性静止、心房扑动、心房颤

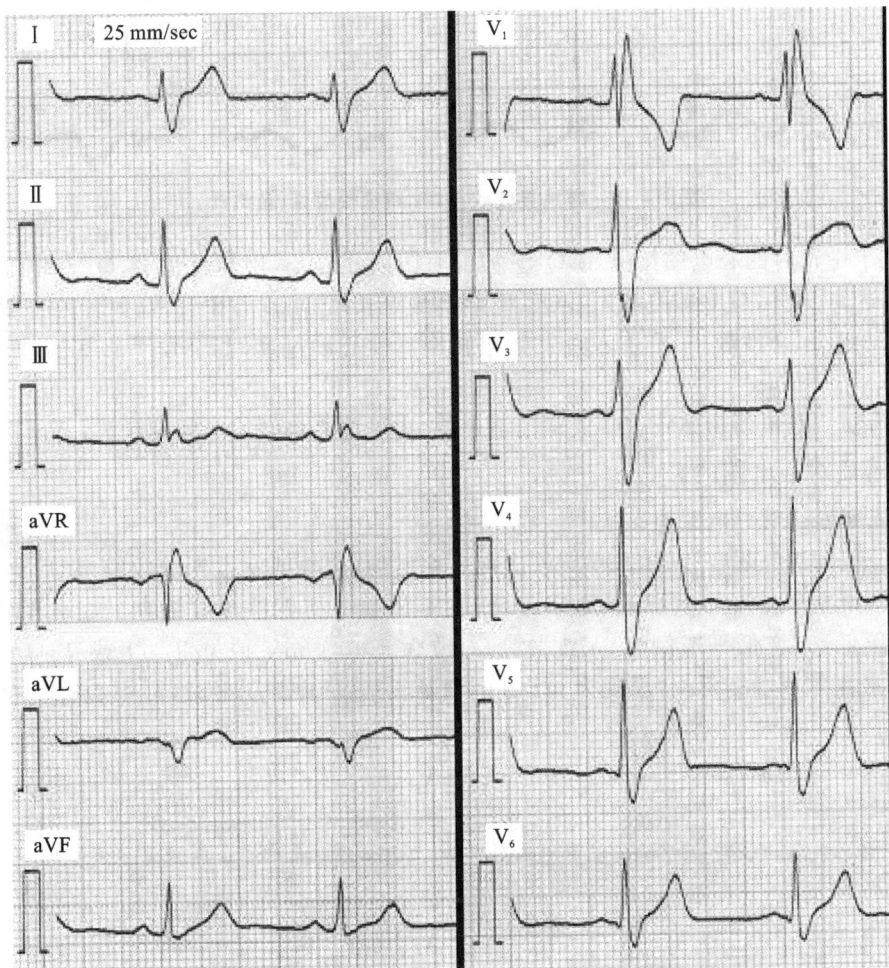

图 7-4-43　完全性右束支传导阻滞

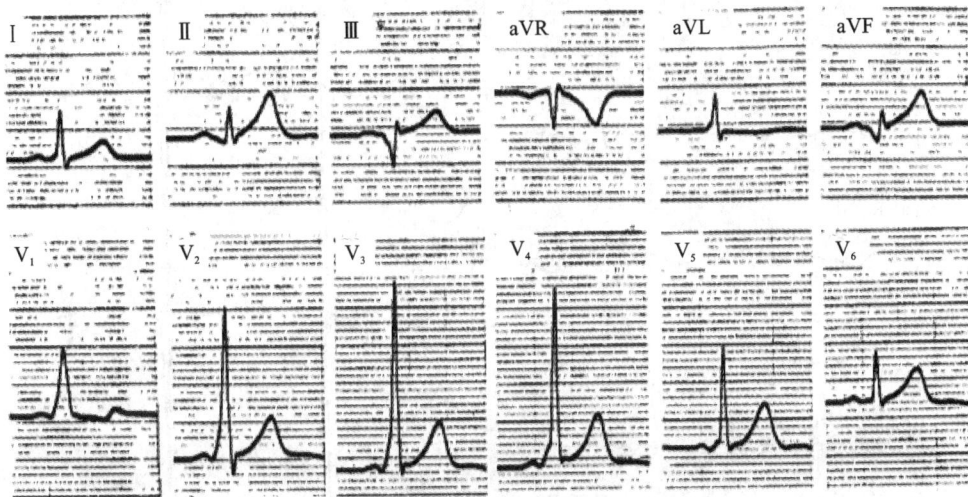

图 7-4-44　典型预激综合征

动等。

**2. 奎尼丁**　奎尼丁属ⅠA类抗心律失常药物,对心电图有较明显的作用。

（1）奎尼丁治疗剂量时的心电图特征:①P波稍宽可有切迹,PR间期稍延长;②QT间期延长;③T波低平或倒置,或伴u波增高。

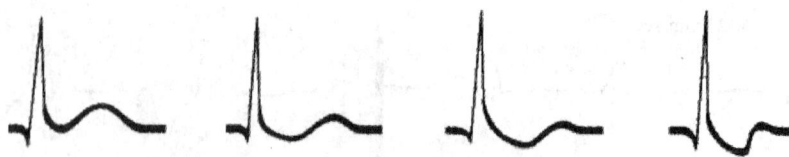

图 7-4-45　洋地黄效应:ST-T 特征性改变(鱼钩状)

（2）奎尼丁中毒时的心电图特征:①QRS 波群时限明显延长(用药过程中,QRS 时限不应超过原来的 25%,若达到 50%,应立即停药);②QT 间期明显延长;③出现心律失常,如各种程度的房室传导阻滞、窦性心动过缓、窦性静止,严重者可发生扭转型室性心动过速,甚至发生心室颤动,导致晕厥和突然死亡。

**3. 其他药物**　其他药物如胺碘酮及索他洛尔等,也可使心电图 QT 间期延长。

**（二）电解质对心电图的影响**

**1. 血钾浓度变化对心电图的影响**

（1）低血钾:血清钾浓度过低时,早期可出现心率增快,房性或室性期前收缩,随后出现多源性或室性心动过速,严重者出现心室扑动、心室颤动,甚至出现心搏骤停于收缩期。心电图特征(图 7-4-46):①ST 段压低,T 波低平或倒置,u 波增高(u 波大于 0.1 mV 或 u/T>1 或 Tu 融合成双峰);②QT 间期一般正常或轻度延长,表现为 QT-u 间期延长;③低血钾明显时,可使 QRS 波群时限延长,P 波增高。

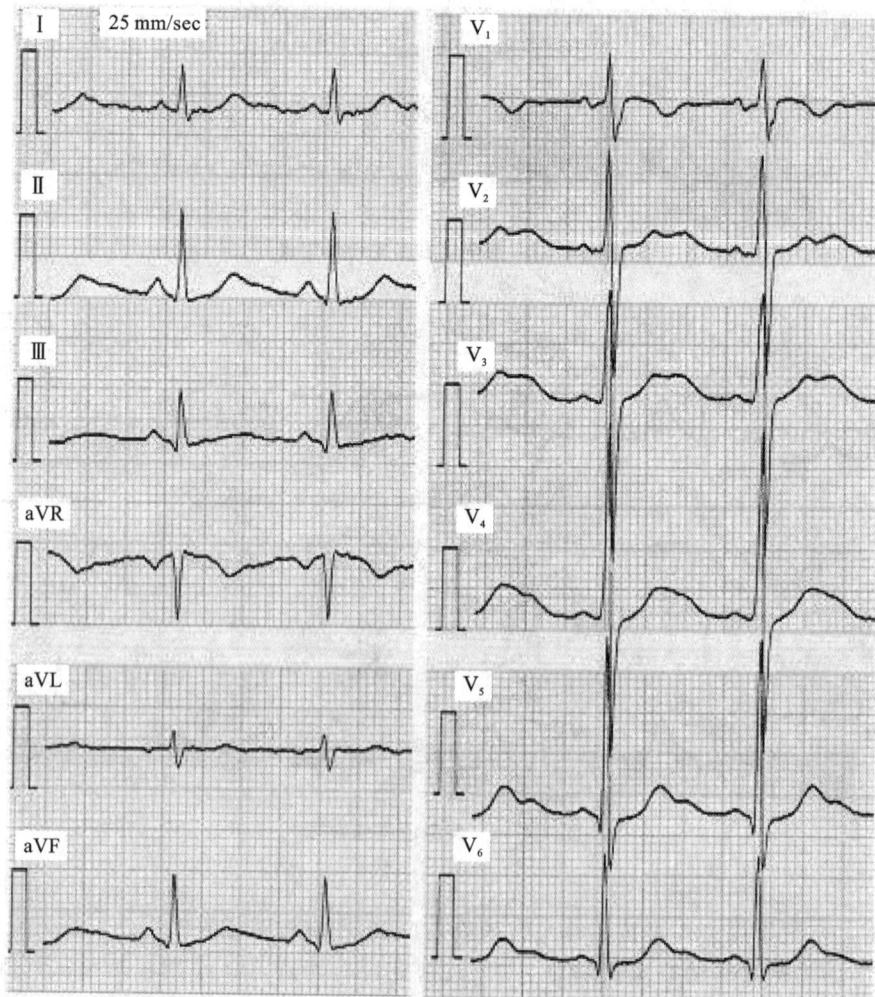

图 7-4-46　低血钾造成的心电图改变

(2) 高血钾:血钾浓度与心肌的应激性呈负相关,血钾浓度增高对心肌有抑制作用,可导致心律失常,如室性期前收缩、房室传导阻滞、心室颤动,甚至出现心搏骤停于舒张期。心电图特征(图7-4-47):①血钾浓度大于5.5 mmol/L时,QT间期缩短,T波高耸,基底部变窄;②血钾浓度大于6.5 mmol/L时,QRS波群增宽,PR间期及QT间期延长,R波电压降低,S波加深,ST段压低;③血钾浓度大于7.0 mmol/L时,QRS波群进一步增宽,PR间期及QT间期进一步延长,P波增宽,P波振幅降低甚至消失(实际上,窦房结仍在发出激动,沿三条结间束经房室交界区传入心室,因此,心房肌受抑制而无P波,称为"窦室传导");④高血钾的最后阶段,宽大的QRS波与T波融合,形成正弦波。

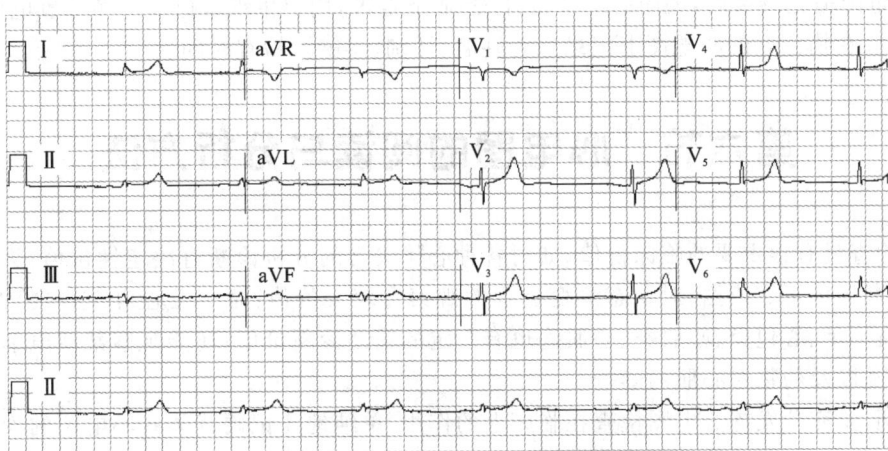

图7-4-47 高血钾造成的心电图改变

**2. 低血钙和高血钙** 低血钙的主要改变为ST段明显延长,QT间期延长,直立T波变窄、低平或倒置,一般很少发生心律失常。高血钙的主要改变为ST段缩短或消失,QT间期缩短。严重高血钙时,可发生窦性静止、窦房阻滞、室性期前收缩、阵发性室性心动过速等。

# 第五节 描记心电图

描记心电图时,应备齐用物,选择合适环境,取得患者配合。描记心电图的正确操作方法如下。

(1) 用物准备:心电图机、心电图纸、导电膏、酒精(酒精过敏者可用生理盐水代替)、棉签、污物盘、大毛巾、卫生纸巾。操作前需检查心电图机电量是否充足、功能是否完好,电源线、导联线、探查电极、电图纸是否齐全、完整。

(2) 环境准备:确保环境温暖、舒适、安静、光线充足,检查台不宜过窄,床旁不要摆放其他电器用具,注意保护患者隐私。

(3) 护士准备:穿戴整齐,洗手,戴口罩。

(4) 按申请单核对患者床号、姓名,并向患者解释心电图检查的目的和注意事项,使其放松并配合检查。

(5) 嘱患者仰卧于检查台,保持平静呼吸,四肢平放,肌肉放松,休息片刻。协助患者选择合适体位,取下金属饰品、电子表等,充分暴露前胸、手腕和脚踝。

(6) 两侧腕关节内侧、踝关节内侧上方用酒精棉签擦洗脱脂,并涂抹导电膏。

(7) 连接肢体导联:RA(右上肢)→红线、LA(左上肢)→黄线、LL(左下肢)→绿线、RL/N(右下肢)→黑线。

(8) 连接胸导联。

$V_1$(红线):胸骨右缘第四肋间。

心电图
评估视频

223

V₂(黄线):胸骨左缘第四肋间。

V₄(绿线):左锁骨中线第五肋间。

V₃(棕线):V₂~V₄ 连线中点。

V₅(黑线):左腋前线与 V₄ 同一水平处。

V₆(紫线):左腋中线与 V₄ 同一水平处。

（9）打开心电图机开关,待基线稳定后,按下启动键,描记心电图(嘱患者在检查过程中不要说话或移动四肢)。

（10）心电图描记结束后,关闭心电图机开关,取下电极,用卫生纸巾擦拭干净放置电极的体表,整理患者衣物,并在描记好的心电图上记录患者姓名、性别、年龄及检查时间。

# 第六节　心电图的阅读与分析方法

心电图检查具有很重要的临床价值,如对各种心律失常的分析诊断有决定性价值;为心肌梗死的定性、定位诊断提供可靠依据,对动态演变过程的观察有较大价值;对有无心房、心室肥大,以及慢性冠状动脉供血不足、心包炎、心肌炎、心肌病也有一定的辅助诊断价值;还能观察某些电解质(如血钾、血钙)有无紊乱以及药物对心肌的影响。

必须强调,要充分发挥心电图检查在临床上的作用,单纯地死记硬背某些心电图的诊断标准或指标数值是远远不行的,甚至会发生误导。只有熟练掌握心电图分析的方法和技巧,并善于把心电图的各种变化与具体病例的临床情况密切结合起来,才可能对心电图做出正确的诊断和解释。

（1）将各导联按Ⅰ、Ⅱ、Ⅲ、aVR、aVL、aVF、V₁~V₆ 的顺序排列。

（2）检查各导联心电图标记有无错误,有无伪差,导联有无接错,定标电压是否正确,有无导联电压减半或加倍现象,纸速设置是否正常等。其中,常见的心电图伪差如下。

①交流电干扰:当心电图上出现每秒 50 次规则而纤细的锯齿状波形时,应将附近可能发生交流电干扰的电源关闭,如关闭电扇、电灯等。

②肌肉震颤干扰:由于情绪紧张,寒冷或震颤性麻痹等,心电图上会出现杂乱不整的小波,有时很像心房颤动的 f 波。

③基线不稳:心电图基线不在水平线上,而是上下摆动,从而影响对心电图各波尤其是 ST 段的判断。

④导联连接是否正确,常见于左、右手导线接反,接反时可使Ⅰ导联 P 波、QRS 波群倒置。

⑤定标电压是否标准,阻尼是否适当。如阻尼适当,则标准电压的方形波四角锐利;如阻尼不足,则方形波的上升及降落开始处均有小的曲折;如阻尼过度,则波形圆钝。阻尼不足或过度均可造成心电图的失真。

⑥导线松脱或断线,其表现为图形中突然消失一个 QRS-T 波群,切忌误诊为窦性停搏。

（3）根据 P 波(Ⅱ、V₁ 导联最清楚)的有无、形态及 P 波与 QRS 波群的关系,确定基本心律是窦性心律还是异位心律。

（4）比较 PP 间期和 RR 间期,找出房律与室律的关系;注意有无提前,延后或不整齐的 P 波和 QRS 波群,以判断异位心律和心脏传导阻滞的部位。

（5）观察各导联的 P 波、QRS 波群、ST 段和 T 波的形态、方向、振幅高度和时间是否正常;测量 QRS 波(选择 12 导联中最宽的 QRS 波)时,重点观察 Q 波;必要时测定 V₁、V₅ 导联的室壁激动时间。

（6）测量心电轴。

（7）测量 PR 间期和 QT 间期。

（8）最后综合心电图所见,结合患者的年龄、性别、病史、体征、临床诊断、用药情况、其他器械检查结果以及过去心电图检查等资料,判断心电图是否正常,并做出心电图诊断。诊断结论有如下几种。

①正常心电图。

②大致正常心电图:仅在个别导联上出现 QRS 波群钝挫,ST 段轻微下移或 T 波稍低平等。

③可疑心电图:在若干导联上出现轻度异常改变,或有一项特殊改变而不能肯定其是否为异常。如疑有左心室大,陈旧性后壁心肌梗死等。

④不正常心电图:能肯定心电图异常的,应写出具体诊断,如左心室肥厚、急性前壁心肌梗死、右束支传导阻滞等。

当然,心电图检查也有其局限性,如心电图不能反映心脏功能及瓣膜情况;心电图改变不一定有特异性,同样的心电图改变可见于多种心脏病,如心律失常、心室肥厚、ST-T 改变等。所以,在做出心电图诊断时,必须与其临床资料密切结合,方能做出比较正确的判断。

→ 能力检测

1. 简述心电图各波段的组成、正常值及临床意义。
2. 简述正常窦性心律的心电图特征。
3. 简述心房颤动的心电图特征。
4. 简述室性早搏的心电图特征。
5. 简述房室传导阻滞的分型与心电图特征。
6. 简述心肌梗死的心电图特征。

(颜 航)

# 影像学检查

PPT 课件
第八章

## 学习目标

1. 掌握 X 线的特性;X 线检查中的防护原则与检查前准备;CT 扫描前的准备;超声检查前各项准备工作;核医学检查前的准备。

2. 熟悉常见的 X 线和超声检查的方法;正常脏器的回声特点。

3. 了解各种检查的基本原理。

### 案例引导

案例 8-1　患者,男,37 岁。上腹部疼痛间歇性发作 3 年,多出现在夜间,进食可缓解,冬春季多发。1 天前出现黑便,呕吐物为咖啡色,急诊入院。临床诊断为十二指肠溃疡并发上消化道出血。

请思考:

1. 你作为责任护士,应该对该患者进行哪些影像学检查?

2. 你在做检查前应如何准备?做检查时又应注意哪些问题?

## 第一节　X 线检查

1895 年德国物理学家伦琴发现了 X 射线(简称 X 线)后不久,X 线就被用于人体疾病检查,并为以后医学影像学的发展奠定了基础。X 线诊断是影像诊断中的基础内容,也是主要内容,其应用十分普遍。了解影像学检查的原理、特点及临床应用,并掌握检查前的准备工作及护理,是每位护士必备的基本技能。

### 一、X 线的特性与成像原理

X 线检查是利用 X 线穿透人体后,使人体内部结构在荧光屏或胶片上显影,从而直接观察其解剖与生理功能及病理变化,以辅助疾病诊断。

#### (一)X 线的特性

X 线是一种波长很短的电磁波,用于诊断的 X 线波长为 0.008~0.031 nm,居 γ 射线(简称 γ 线)与紫外线之间,由于其波长比可见光的波长短,故肉眼看不见。除上述一般物理性状外,X 线还具有

Note

以下几方面与 X 线成像相关的特性。

**1. 穿透性** X 线能穿透可见光所不能穿透的物质,故可用以对机体组织进行透视和摄影,显示人体内部结构及病灶的特征。X 线的穿透性是其成像的基础。

**2. 荧光效应** X 线能激发荧光物质(如硫化锌、钨酸钙等),产生肉眼可见的荧光。此特性是透视检查的基础。

**3. 摄影效应** 涂有溴化银的胶片被 X 线照射后,可以感光,经显影和定影处理后,感光的溴化银中的银离子被还原成金属银,并沉淀于胶片的胶膜内。金属银的微粒沉着于胶片上显现黑色,未感光部分的银离子经冲洗从胶片上脱落而呈白色(即显出胶片片基的透明本色),从而形成黑白影像。感光效应是 X 线摄影的基础。

**4. 生物电离效应** X 线通过人体组织器官时,会产生电离作用,使人体产生生物学方面的变化而遭受损害。此特性是放射防护和放射治疗的基础。

**(二)X 线成像的基本原理**

X 线之所以能使人体组织在荧屏或胶片上成像,主要是基于 X 线的特性,即其穿透性、荧光效应和摄影效应及基于人体组织密度和厚度的差别。当 X 线透过人体不同密度和厚度的组织结构时,其被吸收的程度不同,到达荧屏或胶片上的 X 线的量就有差异。因此,在荧屏或 X 线上就可形成黑白对比不同的影像。

正常人体各组织器官的密度、厚度存在差异。在病理情况下,同一组织器官内,由于病变组织器官与正常组织之间其密度与厚度存在差异,因此它们对 X 线的吸收就会有差异。密度高、组织厚的部分吸收 X 线的量较多,而密度低、组织薄的部分吸收 X 线的量较少,这就使照射到荧屏或胶片上的 X 线的量也各不相同,从而得到黑白或明暗对比鲜明、层次分明的 X 线影像,最终呈现出较好的对比度。这种自然存在的密度差异,称为自然对比。对于缺乏自然对比的组织或器官,可人为地引入一定量的密度高于或低于该组织或器官的物质(称为造影剂),使之形成对比,这种方法称为人工对比。

## 二、X 线检查的方法及应用

### (一)X 线的检查方法

**1. 普通检查** 普通检查利用身体的自然对比进行透视、摄片。此法简单易行,应用最广,是 X 线诊断的基本方法。普通检查分为以下两种。

(1)透视:利用 X 线透过人体被检查部位使荧光屏上形成影像的检查方法。透视是最常用的 X 线检查方法。其优点包括:设备简单、经济、灵活、操作简便;可立即得出结论;可以转动患者,进行多方位多角度的观察;可观察器官的形态及动态变化。透视的缺点包括:不能显示细微病变,且无法留下影像资料做复查对照,此外,长时间照射对人体有一定损害。目前,透视多用于胸部检查、四肢骨折和关节脱位的复位检查、胃肠道穿孔或梗阻检查,也用于确定摄片或造影的部位等。

(2)摄片:利用透过人体的 X 线使胶片感光摄取影像的检查方法。其优点包括:影像清晰、对比度好;一般不受器官密度和厚度的影响,检查范围较广;可作长期记录保存,便于分析对比、集体讨论、会诊、随访比较。摄片的缺点包括:检查范围受胶片大小的限制;且仅为瞬时影像,难以了解动态功能改变。摄片广泛应用于胸部、腹部、四肢、骨盆及脊椎的检查。

**2. 特殊检查**

(1)钼靶 X 线摄影检查:由特制的以钼为阳极靶材料的 X 线管所发出的能量较低、波长较长的极软 X 线,较易被软组织吸收。作为一种无创性的检查手段,钼靶 X 线摄影检查具有痛苦相对较小、简便易行、重复性好、分辨率高、获取的影像可供随访,且不受体型、年龄的限制等特点,目前较多应用于乳房的常规检查和乳腺癌的普查。钼靶 X 线摄影检查可显示乳腺内有无肿块、肿块的轮廓及其与周围组织的关系,对乳腺疾病的诊断,特别是在鉴别乳腺的良性或恶性肿瘤方面有较大价值。

(2) 间接摄影检查(又称荧光摄影检查):用照相机将荧屏上的影像资料缩影于胶片上的 X 线检查。其优点是方便、高效、经济,多用于肺部疾病(如肺结核)的普查。

**3. 造影检查** 造影检查是将造影剂引入器官或其周围组织,使之形成人工对比,以显示其形态和功能的方法。常见的造影检查方法有消化道造影、泌尿系统造影、心血管造影等。

(1) 造影剂的种类:造影剂通常可按密度高低分为高密度造影剂(阳性造影剂)和低密度造影剂(负性造影剂)两大类。高密度造影剂有碘剂、硫酸钡等,低密度造影剂有空气、氧气、二氧化碳等。碘剂属于高密度造影剂中较常用的一种,常用于胆囊造影、胆道造影、心血管造影、静脉肾盂造影。硫酸钡主要用于消化道造影。低密度造影剂常用于胸腔、腹腔、盆腔、脑室及关节腔等的造影,由于低密度造影剂可能引起气体栓塞,目前已较少使用。

(2) 造影的方式:根据引入造影剂的方式不同,造影的方式可分为直接引入法和间接引入法两种。直接引入法包括胃钡餐造影、钡剂灌肠、血管造影、窦道造影等。间接引入法也称为生理排泄法,该方法将造影剂静脉注射引入体内,通过血液循环,经某一特定器官排泄,暂时停留在其通道内,使器官显影。间接引入法包括静脉肾盂造影、口服胆囊造影、静脉胆道造影等。

**(二) X 线检查的临床应用**

**1. 呼吸系统** 肺内含有气体,其低密度与周围器官、软组织及构成胸廓的骨骼形成良好的自然对比,为 X 线检查提供了非常有利的条件。因此,X 线胸部检查应该是应用最广泛、最基本的影像学检查方法,能较清楚地显示胸部病灶部位、大小、形状、数量、密度及其与周围组织的关系。

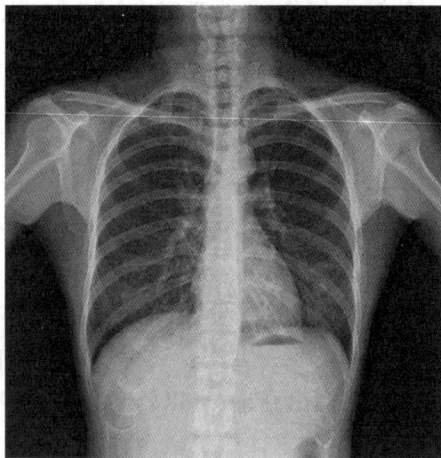

图 8-1-1 胸部 X 线正位片(胸片)图像

(1) 正常 X 线表现(图 8-1-1)。

①胸廓:由骨骼和软组织构成。胸片上能够看到的软组织有胸锁乳突肌、锁骨上皮肤褶皱、胸大肌及女性乳房等。

②纵隔:纵隔位于胸骨之后,胸椎之前,介于两肺之间,上至胸廓的入口,下达膈肌,两侧为纵隔胸膜和肺门。

③膈:正位膈呈圆顶形向上隆起,分左右两侧,为肺野下界。膈顶位于第 9 或第 10 后肋水平,左侧较右侧低 1~2 cm。膈位置的高低与体型有关,肥胖者偏高,瘦长者偏低。膈与心脏相交处称为心膈角,膈与肋骨相交处称为肋膈角。在透视下可见膈随呼吸而上下运动。

④气管、支气管:在胸部平片上难以观察到,断层摄影及支气管造影则能使其清楚显示。

⑤肺:含有空气的肺在胸片上显示为透明区域,称为肺野。正常情况下,两侧肺野透明度相等。肺门影是肺动脉、肺静脉、支气管和淋巴组织的综合投影,其中以肺动脉和肺静脉为主要组成部分。肺纹理由肺动脉、肺静脉、支气管及淋巴管组成,以血管为主。在胸片上,肺纹理表现为肺门向肺野呈放射状分布的树枝状影像,并逐渐变细。

(2) 基本病变的 X 线表现。

①肺不张:支气管完全阻塞,肺泡内空气逐渐被吸收,导致肺萎缩,容积缩小。按阻塞部位和范围,肺不张可分为一侧性、肺叶、肺段和小叶性肺不张。其表现为:阻塞支气管相对应部位的肺组织密

度增高,肺体积缩小,纵隔和肺门可向患侧移位。

②肺气肿:支气管不完全阻塞所致肺组织过度充气而引起阻塞性肺气肿。表现为:双侧肺野透明度增高,可见肺大疱,肺纹理纤细、稀疏,双侧膈的位置降低,膈面变平,运动幅度减小,肋间隙增宽,纵隔狭长(图 8-1-2)。

③气胸:胸腔内气体将肺压缩,使被压缩的肺与胸壁间出现透明含气区,该区域内无肺纹理存在(图 8-1-3)。

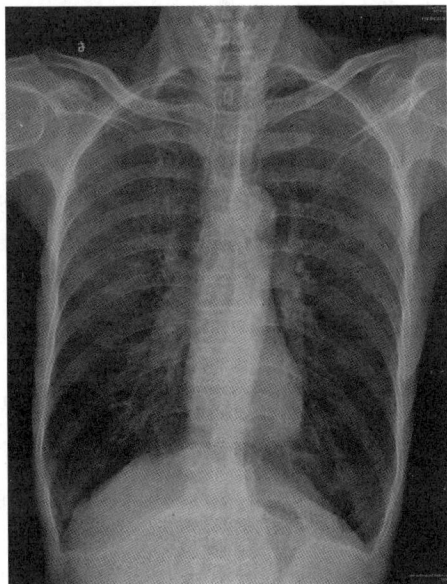

图 8-1-2　肺气肿

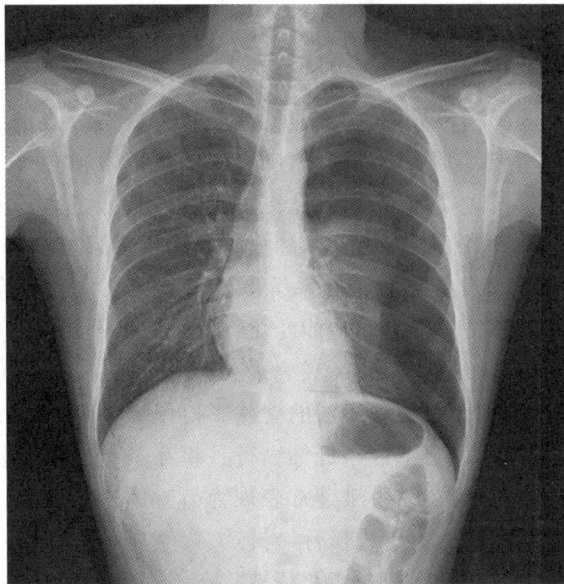

图 8-1-3　气胸

④胸腔积液:X 线检查只能确定积液的多少及部位,却难以确定其性质。少量积液时表现为肋膈角变钝,液体可随呼吸或体位改变而移动(图 8-1-4)。中等量积液时肺野呈一片均匀致密影,上缘较淡,并呈现外高内低的弧线影。大量积液时患侧胸腔呈广泛均匀致密影,患侧肋间隙增宽,纵隔向健侧移位(图 8-1-5)。

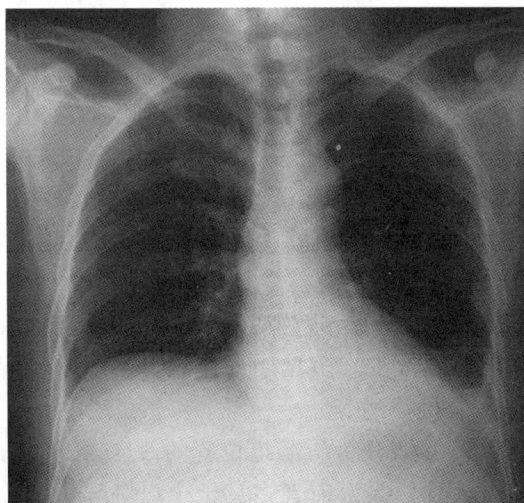

图 8-1-4　少量胸腔积液

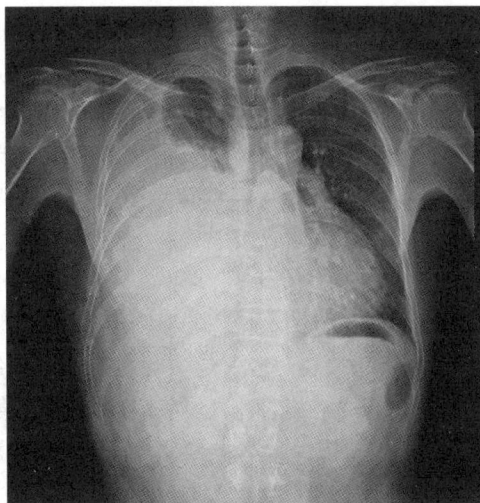

图 8-1-5　大量胸腔积液

**2. 循环系统**　X 线检查不仅能显示心脏的外部轮廓,还能用于评估心脏与大血管的内部结构及功能状况。

（1）心脏及大血管正常 X 线表现。在心脏后前位片上，正常心脏形态可分为横位心、斜位心和垂位心。心脏 4 个心腔和大血管在 X 线上的投影彼此重叠，仅能显示各房室和大血管的轮廓，不能显示心内结构和分界。后前位投影中，可见心脏左、右 2 个心缘，右前斜位和左前斜位均见心脏前、后 2 个心缘。

（2）心脏及大血管基本病变 X 线表现。

①心脏增大：包括心肌肥厚和心腔扩大，X 线检查很难区分二者。心脏增大可为一个或多个房室增大，也可为全心增大。

②心脏形态异常：心脏病、大血管疾病致心脏房室增大时，心脏失去正常形态，后前位 X 线片观察其可分为二尖瓣型、主动脉型和普大型。

③肺循环异常：肺充血常见于从左向右分流的先天性心脏病、甲状腺功能亢进等，表现为肺血管纹理增粗、增多，边缘清晰，肺野透明度正常；肺缺血常见于右心排血受阻、肺动脉阻力增高等，表现为肺血管纹理变细、稀疏，肺野透明度增加；肺淤血常见于二尖瓣狭窄和左心衰竭等，表现为上肺静脉增粗，下肺静脉变细或正常，肺血管纹理增多、增粗，肺野透明度降低。

**3. 消化系统**　消化系统由胃肠道和肝、胆、胰等软组织脏器组成。消化系统主要依靠钡餐造影检查才能评估其形态和功能变化。

（1）胃肠道正常 X 线表现。

①食管：呈柔软光滑的管状影，可见扩张与收缩的推进波，钡剂通过顺利。通过后仍有少量钡剂附于黏膜面，显示数条纤细纵行且相互平行的条纹状透光阴影，即黏膜皱襞。

②胃：胃体黏膜皱襞常表现为与胃体平行的数条纵行皱襞，靠近胃小弯侧光滑，靠胃体大弯侧的皱襞渐弯曲为斜行或横行，胃体大弯侧显示为锯齿状。一般钡餐后 1～5 min，胃开始排空，胃排空受胃张力、蠕动、幽门功能及精神状态等因素的影响，一般 2～4 h 可排空，如果 6 h 后仍有钡剂留存胃内，即为排空延迟。

③十二指肠：球部钡剂充盈时呈三角形或卵圆形，轮廓光滑。降部以下的黏膜结构与空肠黏膜相似，为环状皱襞，横纵交错，呈羽毛状。

④小肠：空肠黏膜具有深而密的环状皱襞，钡剂充盈时呈羽毛状，钡剂少时呈雪花状。回肠黏膜环状皱襞渐浅而疏，钡剂充盈时呈带状或节段状。

⑤大肠：结肠钡剂充盈后可见多数大致对称的袋状凸出，即结肠袋。升结肠和横结肠的黏膜皱襞较密，以横行皱襞为主；降结肠以下部位的黏膜皱襞逐渐变浅，以纵行皱襞为主。

（2）胃肠道病变基本 X 线表现。

①管腔大小的改变：X 线片可表现为管腔狭窄和管腔扩张。多见于炎性管腔狭窄、肿瘤性外压性管腔狭窄、痉挛性管腔狭窄及消化道梗阻或麻痹等。

②轮廓的改变：X 线片可表现为龛影（图 8-1-6）、充盈缺损、憩室及压迹。多见于溃疡性病变、消化道肿瘤、炎性息肉、消化道憩室及占位性病变等。

③黏膜皱襞的改变：X 线片可表现为黏膜皱襞增宽和迂曲、破坏、平坦、纠集及微黏膜皱襞改变。多见于慢性胃炎、食管胃底静脉曲张、消化道肿瘤及消化性溃疡等。

④位置的改变：X 线片可表现为胃肠道位置的改变，按原因的不同可分为先天性和后天性两类。前者多见于全内脏异位、部分内脏异位等。后者多见于胃肠道腔外肿瘤或炎性肿块推压，邻近器官病变的牵拉等。

⑤功能的改变：可表现为张力的改变、蠕动的改变、运动力的

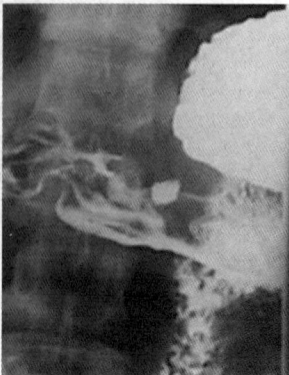

图 8-1-6　龛影

Note

改变及分泌功能的改变。多见于麻痹性肠梗阻、消化性溃疡及消化道肿瘤等。

**4. 泌尿系统**

(1)泌尿系统正常X线表现。

①肾脏:肾脏周围有脂肪囊,在质量良好的X线平片上,两肾轮廓清晰。正常肾脏影位于腰大肌影外缘,呈"八"字形排列。两肾大小、形状大致对称,一般在第12胸椎至第3腰椎之间。造影时肾盂形态两侧相似,轮廓光滑规则,肾小盏呈杯口状凹陷,边缘锐利。

②输尿管:为边缘光滑,长约25 cm的细条状致密影,形态自然。有三处生理狭窄,即与肾盂连接处、跨越髂总动脉和静脉,沿骨盆边缘处,以及进入膀胱处。

③膀胱:膀胱充盈时呈圆形或横置的卵圆形,边缘光滑整齐,密度均匀。充盈较少时膀胱较扁,其上缘凹陷。

(2)泌尿系统基本病变X线表现。

①尿路积水:尿路积水多由尿路狭窄或阻塞引起,早期可表现为肾小盏杯口状变平。

②结石和钙化:多数结石密度较高,能在平片上显影,又称为阳性结石,极少数结石密度较低,在平片上不能显影,又称为阴性结石。结石可表现为颗粒状、鹿角状高密度影。钙化形态表现多种多样,钙化多见于肾结核、肾肿瘤、肾囊肿等。

③肾脏肿块:肾内正常组织被肿瘤或其他组织所替代,可表现为肾脏轮廓增大和充盈缺损。

④膀胱异常:常见的是膀胱壁增厚超过5 mm。局限性膀胱壁增厚多见于膀胱肿瘤。弥漫性增厚多见于膀胱的各种炎症。

**5. 骨、关节系统** 骨、关节系统由骨、关节和骨骼肌组成,骨质含有大量钙盐,是人体最致密的组织,与周围软组织形成较明显的自然对比,因而X线检查是最基础的影像学检查方法。

(1)骨、关节系统正常X线表现。

①骨:骨与软骨均属结缔组织,在X线片上呈高密度影。长骨的骨皮质为密质骨,X线片表现为较厚、密度高且均匀的致密影;长骨的松质骨由大量骨小梁组成,骨小梁自骨皮质向骨髓腔延伸,互相连接形成海绵状结构,骨小梁间充以骨髓,其X线片显影密度低于密质骨,且可见多数骨小梁交叉排列。

②关节:四肢关节均为滑膜关节,主要包括关节面、关节囊及关节腔三部分。a.关节面:X线片表现为两个相对边缘光滑整齐的线状致密影。b.关节间隙:X线片表现为两个骨性关节面之间相距匀称的透亮间隙,由关节软骨、关节腔及少量滑液组成。c.关节囊、韧带和关节盘:X线不能显影。

(2)骨、关节系统基本病变X线表现。

①骨质疏松:骨组织的有机成分和钙盐均减少,但比例正常。X线片表现为骨密度降低,长骨松质骨中骨小梁数目明显减少、变细。多见于老年人、绝经期后妇女及营养不良者等。

②骨质软化:骨组织的有机成分正常,矿物质含量减少。X线片表现为骨密度降低,尤其以腰椎和骨盆最为明显。骨小梁和骨皮质边缘模糊。多见于佝偻病、骨质软化症及肾功能不全等。

③骨质破坏:局部骨质被病理组织所代替而造成骨组织消失。X线片表现为骨质局限性密度降低,骨小梁稀疏甚至消失而形成完全没有骨结构的骨质缺损。多见于炎症、肉芽肿、肿瘤或肿瘤样病变。

④骨质增生硬化:一定单位体积内骨量增多。X线片表现为骨质密度增高,骨小梁增多增粗且致密,骨皮质增厚致密。多见于慢性炎症、外伤后修复期及原发性骨肿瘤。

⑤骨膜增生:骨膜受刺激后,骨膜内层成骨细胞活动增加而形成骨膜新生骨,又称骨膜反应。骨膜增生的厚度与范围同病变发生的部位、性质及发展阶段有关。X线片表现为与骨皮质平行排列的细线状、层状或葱皮样骨膜反应。多见于炎症、外伤、肿瘤及骨膜下出血等。

⑥骨质坏死:骨组织局部新陈代谢停止,坏死的骨质称为死骨。X线片表现为骨质局限性密度增高。多见于慢性化脓性骨髓炎、骨缺血性坏死及外伤骨折等。

⑦关节破坏:关节软骨及下方的骨性关节面骨质被病理组织侵犯或替代。X线片表现为关节间隙变窄、骨质破坏和缺损、关节半脱位及变形。最常见于炎症、结核等关节病变。

⑧关节退行性变:软骨变性、坏死和溶解,逐渐为纤维组织所代替。X线片表现为骨性关节面模糊、中断、消失、关节间隙变窄。多见于老年人、慢性外伤或长期承重者。

⑨关节脱位:关节脱离正常位置。关节脱位从病因上可分为外伤性、先天性和病理性三种。

### 三、X线检查的防护

X线检查的防护分为常规防护、患者防护和工作人员防护三种。

#### (一)常规防护

常规防护包括屏蔽防护和距离防护,前者包括较大机房且墙壁应有一定厚度的砖、水泥,并有通风设备,使用铅或含铅的物质进行额外屏蔽;后者包括使用足够厚度的球管套,同时增加X线与人体的间距以减少X线曝射量。

#### (二)患者防护

合理地选择X线检查,保护患者,尤其应重视对特殊人群(如婴幼儿、孕妇)、特殊部位(如生殖腺)的保护。

#### (三)工作人员防护

严格执行国家有关防护规定,穿含铅防护衣,采用屏障设备、影像增强器,远距离隔室操作,以减少曝射量。定期监测,并做体格检查。

### 四、X线检查前准备及注意事项

#### (一)透视检查前的准备

检查前应尽量除去检查部位的厚衣物及可影响X线穿透的物品,如金属或质地较硬的饰物、发夹、膏药、敷料等,以免影响检查结果。

#### (二)摄片检查前的准备

摄片检查前应尽量充分裸露照射部位,胸部摄片时需吸气后屏气。除急腹症外,腹部摄片前应先清洁洗肠,以免气体或粪便影响摄片效果和质量。创伤患者做骨折摄片时,应尽量减少搬动;危重患者摄片时,需有临床医护人员现场监护。

#### (三)造影检查前的准备

极度衰竭,或有严重心、肺、肝、肾功能不全者和过敏体质者应禁止检查。对药物有过敏史的患者应慎重选择麻醉剂、造影剂,或禁止检查。在检查中必须加强观察,并备好抢救设备和物品。如果出现惊厥、喉水肿、哮喘发作、周围循环衰竭甚至心脏停搏等严重反应时,应立即终止造影检查,并做好抢救准备。

**1. 胃肠钡餐检查前的准备**

(1)检查前三天禁服影响胃肠功能的药物和不透X线的药物,如含铁、锑等重金属的药物,少食产气和多渣食物。

(2)检查前禁食禁饮12 h。

(3)有胃潴留者在检查前应先抽出胃内滞留物。

(4)近期有上消化道出血者,应在出血停止后10~15天进行检查。

(5)怀疑有胃肠道穿孔或肠梗阻者应禁止检查。

**2. 钡剂灌肠检查前的准备**

(1)检查前两天应无渣饮食,下午及晚间饮水1000 mL左右。

(2) 气钡双重造影者检查前晚应服缓泻剂(番泻叶)导泻。

(3) 检查前 24 h 内禁服影响胃肠功能和不透 X 线的药物。

**3. 碘剂造影前的准备**

(1) 询问患者及其家属有无造影的禁忌证,如碘过敏,严重心、肺、肝、肾疾病。

(2) 向患者及其家属介绍造影的过程以取得充分合作。

(3) 现一般无需进行碘过敏试验,除非产品说明书特别要求。

(4) 使用前后给予患者充足的水分,以利于碘剂的排出。

(5) 常规配备抢救设备和药物。

**4. 心、脑血管造影检查前的准备**

(1) 造影检查前检测血常规和出(凝)血时间。

(2) 造影检查前一天分别做碘、普鲁卡因和青霉素过敏试验,穿刺部位备皮。

(3) 造影检查前禁食 4~6 h。

(4) 造影检查前为患者连接心电图监护仪,并准备好其他抢救设备和药品。

## 五、肺部基本病变 X 线表现

### (一)渗出与实变

渗出的 X 线片表现为密度略高的较均匀的云絮状阴影,边缘模糊,与正常肺无清晰界限。渗出多为急性炎症表现,多见于各种肺炎、肺结核、肺出血及肺水肿等。实变的 X 线片表现为均匀密度较高、边缘清晰的阴影,在实变的阴影中可显示含气的支气管影,称为空气支气管征。肺实变常见于大叶性肺炎、支气管肺炎等。

### (二)增殖

X 线片表现为密度较高、边缘清晰的点状或结节状阴影,或似梅花瓣状,无明显融合趋势。增殖性病变常见于慢性肺炎、肺结核及肉芽肿性肺炎等。

### (三)纤维化

较小的纤维化 X 线片表现为局限性索条状阴影,密度高且僵直;较大的病变被纤维组织代替后,收缩形成密度高、边缘清晰的块状阴影;弥漫性纤维化根据病变程度不同可表现为紊乱的索条状、网状或蜂窝状,多为病变愈合的象征,常见于慢性间质性肺炎、肺结核、尘肺等。

### (四)钙化

X 线片表现为边缘锐利,形状不一、大小不等的高密度影像,呈局限或弥散分布。常见于肺结核痊愈阶段(图 8-1-7)。

### (五)空洞与空腔

空洞是指肺组织坏死液化后,经引流支气管排出后而形成的透亮区。其 X 线片表现为大小、形状及洞壁厚度不同的低密度透明区。空洞常见于肺结核(图 8-1-8)、肺脓肿。空腔是指肺内生理腔隙的病理性扩大。X 线片表现为壁薄、无结构的透亮区,腔内一般无液体,囊壁周围无实变。常见于肺大疱、含气肺囊肿等。

### (六)结节与肿块

机体中实质性病灶填充于肺组织内所致。病灶直径小于或等于 2 cm 为结节,大于 2 cm 为肿块。结节或肿块可单发,也可多发。其 X 线片表现为均匀或不均匀、边缘锐利或呈分叶状的致密阴影。常见于肺癌、肺转移癌、结核球及炎性假瘤等。

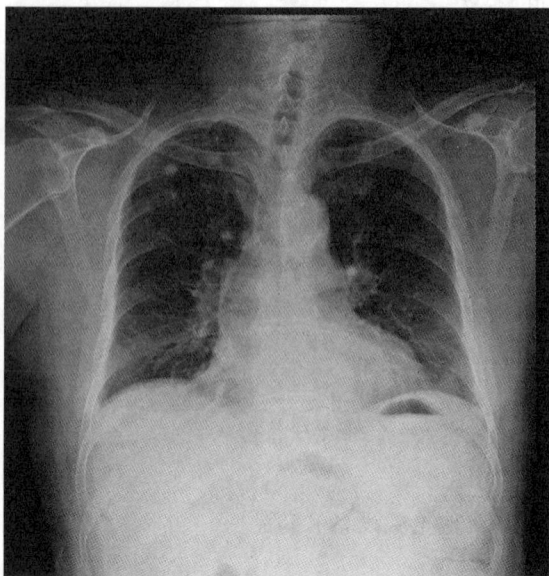

图 8-1-7　肺部钙化灶

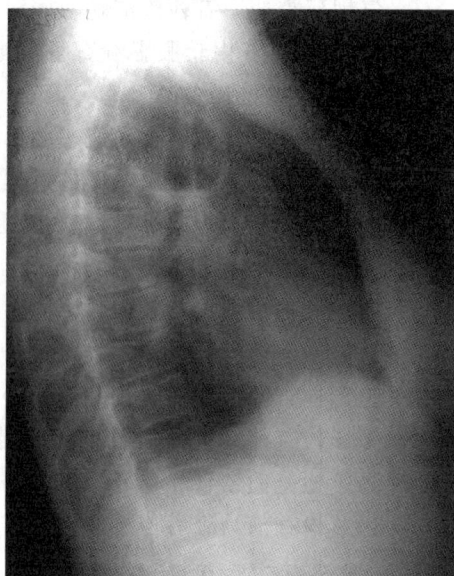

图 8-1-8　空洞(肺结核)

# 第二节　计算机体层成像

计算机体层成像(computed tomography),CT 是通过 X 线管环绕人体某一层面进行扫描,测得该层面中各质点吸收 X 线的量的数值(CT 值),再利用电子计算机的高速运算能力及图像重建原理,生成该层面的横断面或冠状面的图像。CT 的密度分辨力明显优于 X 线片,显著扩大了其在人体检查中的应用范围,提高了病变的检出率和诊断的准确率。

## 一、CT 的检查原理及检查方法

### (一) CT 的检查原理

CT 是以 X 线束对人体某部位一定厚度的层面进行扫描,由对侧的探测器接收透过该层内组织的 X 线,将其转变为可见光后,通过光电转换器转变为电信号,再经模拟/数字转换器转为数字信号,输入计算机处理。计算机系统按设计好的图像重建方法,对数字信号加以设计和处理,生成人体断层图像。

### (二) CT 的检查方法

**1. 平扫**　不用造影剂的普通扫描,适用于颅脑损伤、急性脑血管疾病。

**2. 增强扫描**　为提高病变组织与正常组织间的密度差,以显示平扫未被显示或显示不清的病变,经静脉注射造影剂后再进行扫描的方法,此法较为常用。

**3. 造影扫描**　先进行器官或结构的造影,然后再行扫描的方法。可更好地显示某一器官或结构,从而发现病变。

## 二、CT 的临床应用及检查前准备

### (一) CT 的临床应用

CT 主要用于脑、脊髓、纵隔、肺、肝、胆、胰、脾、肾及盆腔器官的检查。CT 的临床应用主要包括以下几方面。

**1. 颅脑疾病**　用于诊断脑先天性畸形、脑血管疾病、颅脑外伤、颅内感染、颅内肿瘤及脑寄生虫病等。

**2. 头颈部疾病** 用于诊断耳与乳突、眼与眼眶、鼻与鼻窦、鼻咽部、喉部及头颈部软组织疾病。

**3. 胸部疾病** 用于诊断气道、纵隔、肺、胸膜和胸壁、膈肌、心与心包、主动脉疾病等,尤其对支气管肺癌的早期诊断和分期,肺结节病、纵隔肿瘤、心包和主动脉疾病的诊断和鉴别诊断具有十分重要的价值。

**4. 腹部疾病** 用于诊断肝、胆、胰腺、脾、肾、肾上腺、腹腔和腹膜后病变,腹腔内大血管病变、胃肠道肿瘤管壁或管腔外侵犯,腹腔炎症、腹膜后肿瘤以及腹部手术后并发症等。

**5. 盆腔疾病** 用于诊断男性和女性的生殖器官、膀胱、直肠肿瘤、炎症、外伤及其他疾病等。

**6. 脊柱疾病** 用于诊断椎管狭窄、椎间盘病变、脊椎和脊髓肿瘤病变,后者常需行脊髓造影CT扫描。

**(二) CT检查前的准备**

(1) 向患者解释CT检查是一种简单、迅速、诊断价值高的检查方法。对身体无副作用,检查无痛苦和危险,帮助患者克服紧张和恐惧心理。

(2) 协助患者去除检查部位的金属物品或饰品。

(3) 做增强扫描时,检查前应禁饮、禁食4 h。

(4) 进行腹部CT扫描时,扫描前不应做其他造影检查,尤其是钡剂消化道造影,因为肠腔内残留的造影剂可形成伪影,会严重影响CT图像的质量。

(5) 做头颅CT检查者,扫描前一天应清洁头发。

(6) 盆腔检查前嘱患者饮水,待膀胱充盈尿液时再扫描。

(7) 肺与纵隔CT检查者,应训练患者吸气和屏气,以免呼吸运动造成图像模糊。

(8) 妊娠妇女、情绪不稳定者不宜做此检查;不能配合检查的婴幼儿,可在采用镇静措施后再检查。

# 第三节 磁共振成像

磁共振成像(magnetic resonance imaging,MRI)是利用原子核在磁场内共振所产生的信号经重建成像的一种成像技术。1964年,核磁共振作为一种物理现象首次应用于化学领域,形成磁共振波谱学。1973年,Lauterbur等人首次将MRI应用于临床。MRI无放射性损伤,对软组织分辨率高,能多方位多序列成像,且无须引入造影剂,临床应用较为广泛。

## 一、MRI原理

具有单数电子的原子核(质子)形成一个小磁场,当人体被放在一个强大的静磁场内时,人体原来杂乱无章的质子就会排列整齐形成一个磁矩,当外加一个与质子振动频率相同的射频磁场时,磁矩会发生主磁场方向和强度的改变,射频磁场停止后,主磁场又回到原来的方向和强度,这种现象称为核磁共振。在核磁共振现象中,终止射频脉冲后,质子将恢复到原来的平衡状态,这个恢复的过程称为弛豫。纵向磁化从零恢复到原来数值的63%所需时间称为纵向弛豫时间(T1)。横向磁化从最大值减少到最大值的37%所需的时间称为横向弛豫时间(T2)。人体组织结构存在差异,氢质子的含量也不同,从而造成氢质子之间弛豫时间的差别,把这些弛豫时间的差别用电信号记录下来并进行数字化处理,便形成了具有黑白差异的磁共振图像,这就是MRI的原理。

## 二、MRI的临床应用及检查前准备

由于MRI能更清楚地显示病变、判断病变的成分及性质,能清楚地分辨肌肉、肌腱、筋膜、脂肪等软组织结构,能发现脑和脊髓内数毫米的微小病变,能清楚地显示颅底、脑干和小脑病变,所以其临床应用较为广泛,主要包括以下几点。

(1) 颅脑疾病:MRI可清晰地分辨脑灰质和白质,对多发性硬化等脱髓鞘病的诊断优于CT。对脑出血、脑外伤、脑梗死及脑肿瘤等的诊断与CT相似,但MRI可显示CT呈等密度表现的硬膜下血肿。MRI有助于发现CT不能显示的脑梗死或脑肿瘤的早期病变,可作为脑干及小脑病变的首选检查方法。

(2) 脊柱疾病:MRI不需要造影剂就能清晰地显示脊髓、硬膜囊和硬膜外脂肪。对肿瘤、脊髓空洞症、脱髓鞘病变、椎间盘突出症等具有较高诊断价值。

(3) 纵隔及肺门病变:在MRI上,纵隔脂肪与血管形成良好对比,易于观察纵隔肿瘤及其与血管间的解剖关系。对肺门与纵隔淋巴结的显示及中央型肺癌的诊断帮助较大。

(4) 心血管疾病:在MRI上可显示心脏、大血管的内腔,故MRI用于心脏、大血管的形态学与动力学的研究可在无创伤的检查中完成。

(5) 腹部疾病:MRI主要用于肝、胰、脾、肾等实质脏器检查,尤其适用于肝、肾等部位恶性肿瘤的早期诊断及分期。

(6) 盆腔疾病:MRI对直肠及泌尿生殖系统的检查优于CT,尤其适用于膀胱、前列腺、卵巢和子宫等恶性肿瘤的早期诊断及分期。

(7) 骨、关节疾病:MRI能清晰地显示骨、关节病变(包括肿瘤、炎症及代谢性疾病),特别是急性骨髓炎早期,同时也是诊断膝关节半月板病变的首选方法。

### 三、MRI检查前准备

(1) 操作前向患者解释MRI检查的时间较长,以消除其入磁场检查时的顾虑和恐惧。告之患者在检查时务必保持安静,保持相对固定体位,以提高图像质量。胸腹部检查过程中需要屏气,以提高图像质量。

(2) 上腹部检查前禁食、禁饮4 h;核磁共振胰胆管成像检查前禁饮6 h以上。

(3) 需除去患者随身携带的任何可能干扰磁场的金属物件,如假牙、硬币、钥匙、磁卡、手表及皮带等物品。体内有各种金属物植入的患者(如带有心脏起搏器、助听器或人工心脏瓣膜者),不能进行MRI检查。

(4) 不能配合的患儿应采取镇静措施,待患儿安静后进行检查。

(5) 准备好急救药品和物品,并做好不良反应的应急处理准备工作。

# 第四节　核医学检查

利用放射性核素的示踪原理和放射性测量技术,对体内组织器官进行形态和功能检查以及动态定量诊断的方法称为核医学检查。核医学检查常用于甲状腺、心脏、肺脏、肾脏功能等的检查,以及各种肿瘤及转移灶的探测和性质鉴别等。

### 一、核医学检查的方法及原理

(1) 放射性核素显像:将放射性核素及其标记的化合物(即显像剂)引入体内,在体外利用探测仪器检测射线分布与量,进行器官成像的检查方法。放射性核素显像广泛应用于各种肿瘤和转移灶的探测和性质鉴别、冠状动脉硬化性心脏病的诊断和病变显示、心功能测定,以及肾功能和尿路通畅情况的观察等。

(2) 脏器功能测定:基于放射性核素的示踪原理,将示踪剂引入患者体内后,用功能测定仪在体表对准特定器官,连续或间断地探测和记录示踪剂在器官和组织中被摄取、聚集和排出的情况,并以时间活性曲线等形式显示,即可对器官的血流及功能状态进行判断。脏器功能测定广泛应用于甲状腺、心脏、肾脏和肺脏的功能测定。

（3）竞争放射分析：利用竞争结合的原理，将特异的免疫反应或受体配基反应与灵敏的放射性测量技术结合起来，形成的一种超微量分析方法。此法较多地应用于内分泌疾病的诊断和研究、药物血浓度监测及某些肿瘤的研究。

## 二、放射性药物及核医学仪器

### （一）定义

放射性药物是指能安全用于诊断或治疗疾病的放射性核素和放射性标记化合物。

### （二）放射性药物的特点

**1. 能够发射出核射线**　主要包括 α 射线、β 射线和 γ 射线，其中以 γ 射线穿透力最强，引入人体后能在体表探测到，而且对人体的电离辐射损伤较小。因此，只有释放 γ 射线的放射性核素才适用于体内显像检查。

**2. 遵循放射性核素的衰变规律**　单位时间内原子核衰变的数量称为放射性活度，国际单位为贝可勒尔（Becquerel，Bq），简称贝可。放射性活度减少至一半所需要的时间称为物理半衰期（$T_{1/2}$），对生物体来说，还存在生物半衰期（$T_b$）和有效半衰期（$T_e$）。

### （三）核医学仪器

**1. γ 照相机（γ camera）**　是核医学中最基本的显像仪器，它由探头及支架、电子线路、计算机操作和显示系统组成（图 8-4-1）。

**2. 单光子发射型计算机断层仪（single photon emission computed tomography，SPECT）**　是在高性能的 γ 照相机的基础上增加了支架旋转的机械部分、断层床和图像重建软件，使探头能围绕躯体旋转 360°或 180°，从多角度、多方位采集一系列平面投影像（图 8-4-2）。SPECT 通过图像重建和处理，可获得横断面、冠状面和矢状面的断层影像。

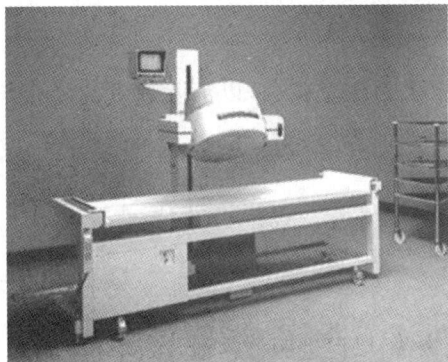

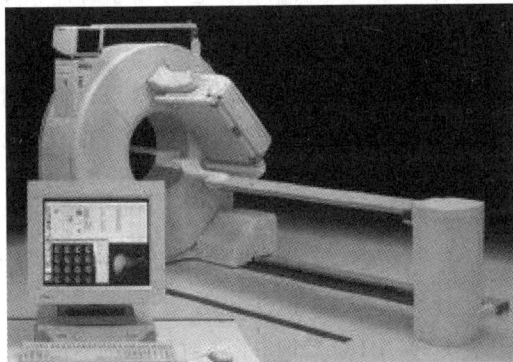

图 8-4-1　γ 照相机　　图 8-4-2　单光子发射型计算机断层仪

**3. 正电子发射型计算机断层仪（PET）**　主要由探测系统（包括闪烁晶体探测器、符合电路和飞行时间技术）、计算机数据处理系统、图像显示和断层床等组成（图 8-4-3）。

## 三、临床应用及检查前准备

### （一）核医学检查的临床应用

**1. 循环系统放射性核素检查**　主要用于心功能测定、心肌显像、急性心肌梗死显像、血清强心苷浓度监测等。

**2. 呼吸系统放射性核素检查**　主要用于肺栓塞的诊断，也可用于局部肺功能测定。

**3. 消化系统放射性核素检查**　主要包括肝静态显像，用于发现肝内的占位性病变；肝血流和血池显像，用于诊断原发性肝癌；亲肿瘤显像，有利于原发性肝癌和继发性肝癌的诊断；肝胆显像；消化道

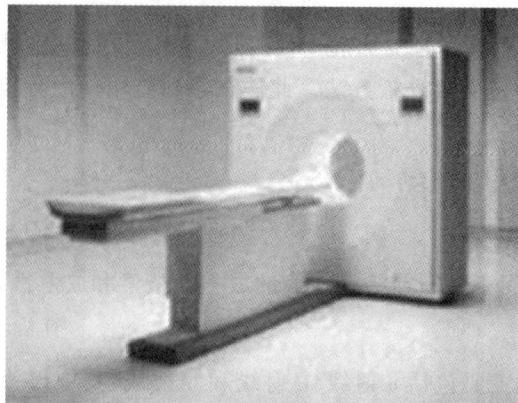

图 8-4-3　正电子发射型计算机断层仪

通过时间和排空率的测定;异位胃黏膜显像;活动性消化道出血显像等。

**4. 肿瘤放射性核素检查**　用于肿瘤特异显像、肿瘤非特异显像、骨转移显像、淋巴显像,以及胚胎性抗原、肿瘤相关抗原等肿瘤标志物的测定。

**5. 泌尿系统放射性核素检查**　肾动态显像用于肾肿瘤、肾囊肿等肾脏占位性病变的诊断;肾脏炎性病变的诊断。

**6. 神经系统放射性核素检查**　主要包括局部脑血流(γ CBF)断层显像、局部脑葡萄糖代谢显像及神经受体显像。

**7. 内分泌系统放射性核素检查**　甲状腺功能测定,如甲状腺摄$^{131}$I试验、甲状腺激素抑制试验、促甲状腺激素兴奋试验;内分泌系统显像,如甲状腺显像、肾上腺皮质显像、肾上腺髓质显像及甲状旁腺显像;内分泌系统体外放射分析等。

**8. 其他**　放射性核素显像还可用于骨骼系统和血液系统疾病的诊断。

**(二)核医学检查前的准备**

**1. 常规准备**　检查前向患者解释检查的目的、意义、方法和注意事项,以消除患者的紧张情绪。在应用放射性药物前仔细核对患者姓名、检查内容、放射性药物名称等信息。

**2. 不同检查前的准备**

(1)心肌灌注显像。

①检查前两天停用β受体阻滞剂和抗心绞痛的药物。

②检查当天空腹 4 h 以上。

③$^{99m}$Tc-MIBI 显像时,于注射显像剂后 30 min 服用脂肪餐,以促进胆汁排泄,减少肝胆对显像的影响。

(2)心肌灌注负荷试验。

①负荷试验前两天停用β受体阻滞剂和硝酸酯类药物。

②于当天空腹或餐后(清淡饮食)3 h 进行检查为宜。

③药物负荷试验前 48 h 停用双嘧达莫及氨茶碱类药物,当天禁饮咖啡类饮料。

④药物负荷注射前、后及注射过程中均需观察心电图、心率和血压。

⑤药物负荷试验前建立静脉通道,并备好抢救药物及物品。

(3)脑血流灌注显像。

①器官封闭:使用$^{99m}$Tc-ECD时,注射显像剂前 1 h 口服过氯酸钾 400 mg,以抑制脉络丛分泌,减小对显像的影响。服用显像剂后饮水 200 mL,稀释显像剂,以减少其不良反应。

②视听封闭:嘱患者安静,戴眼罩和耳塞 5 min 后,注射显像剂,并继续封闭 5 min。保持环境安

静,减少声、光等对脑血流灌注和功能的影响。

③保持患者体位不动。

(4)甲状腺吸$^{131}$I率试验。

①检查前停用影响甲状腺摄$^{131}$I的药物与食物2～8周。

②空腹口服$^{131}$I-NaI,以保证$^{131}$I的吸收。

③妊娠期禁止进行此试验,哺乳期患者经此试验后要停止哺乳2周以上。

(5)肺血流灌注显像。

①检查前常规吸氧10 min后取仰卧位。

②抽取和注射显像剂$^{99m}$Tc-MAA前须将其振荡混匀;缓慢注射,以免引起急性肺动脉高压。

(6)肝胆动态显像。

检查前禁食6～12 h,并停用对Oddi括约肌有影响的麻醉药物。

(7)肾动态显像。

①检查前三天停用利尿剂,检查前两天不能进行静脉肾盂造影检查。

②不能进行静脉肾盂造影检查。

③正常饮食,检查前30 min饮水300 mL,检查前排尿,以免肾血流量减少和憋尿影响检查结果。

(8)全身骨显像。

①显像前去除患者身上的金属物品,以免影响检查结果。

②检查前24 h不能做消化道造影。

③注射骨显像剂后,嘱患者多饮水,以促进显像剂的排出,避免发生放射性膀胱炎。

④显像前排空膀胱,不能污染衣物及皮肤,以免造成假阳性结果。若发生污染,应及时更换衣物、清洁皮肤。

# 第五节  超 声 检 查

超声波是指超过正常人耳能听到的声波,其频率在20000 Hz以上。超声检查是利用超声波的物理特性和人体组织器官声学性质上的差异,以波形、曲线或图像的形式显示和记录,从而对人体组织器官的形态结构、功能状态和物理特征做出诊断的一种非创伤性的检查方法。超声检查成像快,操作简便、无创伤、无痛苦、可多次重复检查,能及时获得结果,无禁忌证和放射性损伤。

## 一、超声检查的基本原理

### (一)超声波的物理特性

**1. 束射性或指向性**　超声波与一般声波不同,由于频率极高,波长很短,在介质中呈直线传播,具有良好的束射性或指向性。这是超声波对人体组织器官进行定向探测的基础。

**2. 反射、折射和散射**　当一束超声波射到比自身波长大很多倍的两种介质的界面时,就会产生反射与折射现象。超声波在介质中传播时所受到的阻力,称为声阻抗,不同组织器官的声阻抗不同。声阻抗差越大,反射越强,折射越弱。如遇到远小于其波长且声阻抗不同的界面时,则发生散射。

**3. 吸收与衰减**　超声波在介质中传播时,除了声束的远场扩散、界面反射和散射使其声能衰减外,还有介质吸收导致的衰减,影响衰减的因素包括介质的黏滞性、导热率和弛豫性。不同组织器官对入射超声波的吸收衰减程度不一,主要与组织中蛋白质和水的含量有关,且在同一种组织中又随超声波频率的增高而增大。

**4. 多普勒效应**　入射超声波遇到活动的界面后,散射回声和反射回声发生频率改变,即为多普勒效应。

Note

### （二）超声检查的原理

超声波仪器均含有换能器（即探头）、信号处理系统和显示器。换能器发射一定频率的超声波，射入人体时，人体不同的组织与器官（包括病理组织），均具有特定的声阻抗和声衰减特性，从而构成了声阻抗差别和声衰减差异。超声波仪器根据接收到的回声强弱用明暗不同的光点依次显示在荧屏上，通过不同的扫查方式，便可显示人体的断面超声波图像，即声像图。

### （三）正常脏器的回声特点

**1. 无回声**　尿、胆汁、血液、胸腔积液、腹腔积液以及心包积液等液性物质。该类组织属于无反射型。

**2. 低回声**　超声波通过肝脏、心肌等基本均质的实质性组织时，回声较少且较弱。该类组织属于少反射型。

**3. 高回声**　超声波通过非均质的结构复杂的实质性组织时，回声较多且较强。如心内膜、心外膜、心瓣膜及肾包膜等。该类组织属于多反射型。

**4. 强回声**　当超声波到达软组织、含气组织（如肺、肠等）以及骨骼、钙化、结石等所形成的界面时，界面两侧组织的声阻抗相差达 3000 多倍，声能几乎全部被反射，不能透射入下一组织，显示屏上出现强回声，界面后方的组织结构不能显示。该类组织属于全反射型。

## 二、超声诊断的临床应用及检查前准备

### （一）超声诊断的临床应用

超声检查已广泛应用于内科、外科、妇产科、儿科和眼科等临床各科，甚至可作为许多内脏、软组织器官疾病首选的影像学检查方法。超声检查的主要用途如下。

（1）循环系统疾病：检测心脏、大血管和外周血管的结构、功能及血流动力学状态。如风湿性心脏病、先天性心脏病、心脏肿瘤、原发性心肌病、冠心病、高血压性心脏病和心包积液（图 8-5-1）等。

（2）胸部疾病：如胸腔积液、胸膜疾病、乳腺疾病、肺脓肿、纵隔肿瘤等。

（3）消化系统疾病：检测实质性脏器的大小、形态及结构，如肝硬化、肝囊肿、原发性肝癌、胆道结石、急性和慢性胆道感染、急性胰腺炎、胃肠道肿瘤、肠梗阻等。

（4）泌尿系统疾病：检测肾、输尿管及膀胱的大小、形态及功能状态，例如，肾、输尿管及膀胱的结石（图 8-5-2）、肾和膀胱的肿瘤、肾脏先天性异常与弥漫性病变。

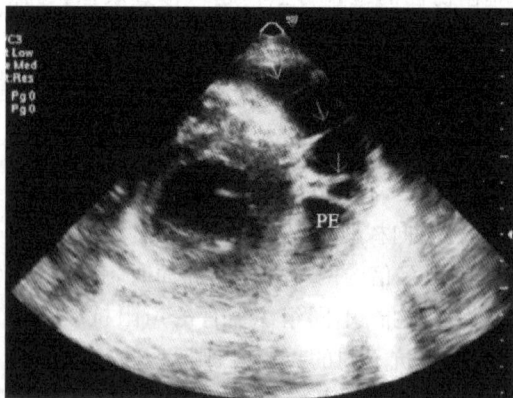

图 8-5-1　心包积液

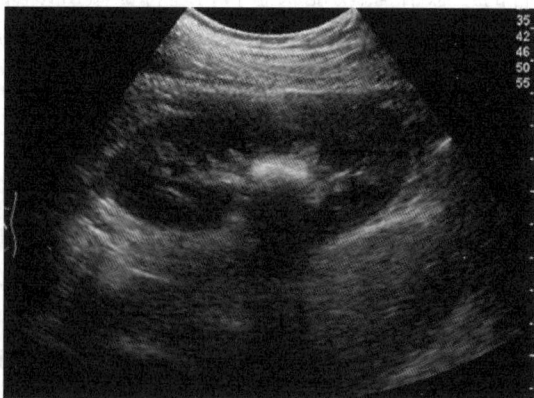

图 8-5-2　肾结石

（5）生殖系统疾病：检测子宫、卵巢、前列腺等实质性脏器的大小、形态及功能状态，如先天性生殖道发育异常、子宫肌瘤、卵巢囊肿、正常与异常妊娠、前列腺增生等，尤其对早期妊娠的诊断和围产医学等妇产科领域的应用具有相当高的价值。

Note

（6）甲状腺及甲状旁腺疾病：甲状腺肿、甲状腺炎、甲状腺肿瘤、甲状旁腺肿瘤等。

（7）检测脏器内占位性病变：根据占位性病变的声学分型，可鉴别占位性病变的良性或恶性性质。

（8）可在超声检查视野下进行穿刺、插入导管治疗；可在超声检查视野下进行针吸细胞、组织活检或药物注入治疗等。

（9）可作为计划生育、健康体检或防癌普查的重要筛选检查工具。

**（二）超声检查前的准备**

**1. 腹部检查** 肝脏、胆囊、胆道、胰腺检查：需空腹检查，提前两天摄入清淡饮食，避免摄入豆制品、牛奶及胃肠钡剂、造影剂、胆道造影剂。当天早晨起床排便后再进行检查。对便秘或肠胀气者，前一天晚上服用缓泻剂。肾脏及输尿管检查无须特殊准备。

**2. 盆腔检查** 检查子宫、附件、膀胱、前列腺等时，检查前需饮水，饮水后不要排尿，以保持膀胱充盈。

**3. 心血管、浅表组织器官检查** 心脏、颈部血管、胸腔积液、甲状腺等检查，无须特殊准备。

**4. 其他** 婴幼儿检查不配合时，可给予镇静剂，待其安静后再进行检查。

→ **小 结**

现代医学是循证医学，影像学检查包含了多种检查方法和治疗手段，已成为临床最大的证源。各种影像学检查方法各有其特点及局限性。在临床工作中，应根据病情需要有针对性地选择检查项目，使其在不同疾病的诊断治疗中发挥最有效的作用。

→ **能力检测**

1. X线检查有哪些常用方法？
2. 简述消化性溃疡的X线片表现。
3. 简述超声检查前的准备工作。

（田 樱）

# 护理诊断的步骤与思维方法

PPT 课件
第九章

## 学习目标

1. 掌握护理诊断的概念及其实施步骤。
2. 熟悉护理诊断排序的相关注意事项。
3. 了解护理诊断实施步骤之间的关系。
4. 具备全面准确分析健康资料、正确运用护理诊断步骤、精准确定合适护理诊断方案的能力。

### 知识窗

#### 评判性思维

评判性思维(critical thinking)是指个体在复杂的情景中,能灵活运用已有的知识和经验,对问题及其解决方法进行选择、识别假设,在反思的基础上进行分析、推理,做出合理判断和正确取舍的高级思维方法及形式。评判性思维过程包括解决问题、做出决策和进行创造性思考。

### 案例引导

案例 9-1  患者,女,67 岁,心绞痛 5 年,近 1 周频繁发作。今晚与家人聚餐后,突感左胸剧烈压榨样疼痛,并向左肩、左上肢内侧放射,舌下含服硝酸甘油 3 片,疼痛无缓解,并持续约 1 h,急诊入院。心电图检查示:$V_1 \sim V_5$ 导联可见病理性 Q 波,ST 段弓背向上抬高,T 波倒置。初步诊断:急性广泛前壁心肌梗死。

请思考:

1. 该患者可能的护理诊断有哪些?
2. 请将这些护理诊断按重要性和紧迫性进行排序。

## 第一节  概  述

### 一、护理诊断

#### (一)护理诊断的定义

护理诊断(nursing diagnosis)是关于个人、家庭或社区对潜在和现存的健康问题以及生命过程反

Note

应的临床判断,是护士为达到预期结果选择护理措施的基础,这些护理预期结果应由护士负责。护理诊断是护理程序的第二步,是护士为服务对象确立护理目标、制订护理计划、选择护理措施和进行效果评估的依据。

护理诊断的形成是对护理评估获得的资料进行分析、综合、推理、判断,最终得出符合逻辑的结论的过程。这一过程包括对资料的收集和整理分析、形成假设、验证与修订护理诊断等步骤。

**(二)护理诊断的组成**

NANDA 将护理诊断分为现存的护理诊断、危险性的护理诊断、健康促进性的护理诊断和综合征四种类型。不同类型的护理诊断,分别由不同的内容组成。

**1. 现存的护理诊断** 现存的护理诊断是护士对个体、家庭或社区已出现的健康问题或生命过程的反应所做的描述。现存的护理诊断包括名称、定义、诊断依据及相关因素四部分。

(1)名称:即诊断的名称,是用简明的术语描述患者对健康状态或疾病的反应。如"体温过高""活动无耐力""体液过多"等。

(2)定义:对护理诊断名称的一种清晰、准确的描述,并借此表达其与其他护理诊断的区别。每个护理诊断都有相应的定义,相似的护理诊断可从各自的定义上找到差别。如"气体交换受损"与"低效性呼吸型态",前者的定义是"个体肺泡与微血管之间氧和二氧化碳气体交换减少的状态",后者的定义是"个体吸气、呼气过程中肺组织不能有效扩张和排空的状态",因此在确定护理诊断时要仔细甄别。

---

**知识窗**

**护理诊断的组成举例**

名称:体温过低

定义:个体处于低于正常体温范围的状态。

诊断依据。①主要依据:体温在正常范围以下;②寒战、皮肤发凉、苍白、毛细血管充盈减慢、心动过速、甲床青紫、血压升高、汗毛竖起。

相关因素。①病理生理因素:疾病状态,如体温调节失调、休克、贫血、甲状腺功能减退等;②情境因素:如环境温度过低、保暖措施不到位等;③治疗因素:如服用退热药物等;④成熟发展因素:如老年人。

---

(3)诊断依据:护理诊断的临床判断标准,是来自健康评估后所获得的有关患者健康状况的主观和客观资料。判断依据可以是一个体征或是一个症状,也可以是一群症状及体征,或是危险因素。根据诊断依据的重要程度,可将其分为主要依据和次要依据。主要依据:即做出某一护理诊断时必须具备的依据。次要依据:即对做出某一护理诊断有支持作用,但不一定每次做出该诊断时都必须存在的依据。

(4)相关因素:影响护理对象的健康状况,导致健康问题的直接因素、促发因素和危险因素,即促成护理诊断成立和维持的原因或情境。一个护理诊断可由多个相关因素引起,一个相关因素也可对应多个护理诊断。相关因素可以来自以下几个方面。

病理生理因素:如"体温过高"的相关因素可能是肺部感染。

情境因素:如患者工作繁忙可能是"缺乏娱乐活动"这一护理诊断的相关因素。

治疗因素:如患者长期使用药物或食物性抗催眠剂,可使患者出现"睡眠剥夺"问题。

成熟发展因素:与年龄相关的各方面,包括认知、生理、心理、社会以及情感的发展状况,比单纯年龄因素所包含的内容更广。

**2. 危险性的护理诊断**　危险性的护理诊断是护士对易感的个体、家庭或社区的健康状况或生命过程可能出现的反应所做出的临床判断。做出危险性的护理诊断要求护士具有预见性。当患者有导致易感性增加的危险因素存在时,护士应能够预测到可能出现的问题。这类诊断由名称、定义和危险因素三部分构成。

(1) 名称:描述患者对健康状态或疾病可能出现问题的反应,表述形式为"有……危险",如"有跌倒的危险"。

(2) 定义:与现存的护理诊断相同,应清楚、准确地表明某一诊断的意义。

(3) 危险因素:可能导致个体、家庭或社区健康状况改变的因素,是确认危险性护理诊断的依据。

**3. 健康促进性的护理诊断**　健康促进性的护理诊断是护士对个体、家庭或社区是否具有增进健康、实现人的健康潜力的动机和愿望所做出的判断。它仅包含名称,而无相关因素。一般用"……有效"和"有增进……愿望"来表述,如"执行治疗方案有效""家庭有增强应对的愿望""有增强调节婴幼儿行为的愿望"等。

**4. 综合征**　综合征是对一组特定且同时发生的,最好采用相似措施进行干预的现存的或危险性的护理诊断的描述。它仅包含名称,而无相关因素。一般用"……综合征"来表述,如"创伤后综合征""迁居应激综合征"等。

**(三) 护理诊断的陈述方式**

护理诊断的陈述是对个体或群体健康状态的反应及其相关因素或危险因素的描述,包括以下三个结构要素。①健康问题(problem,P):指患者现存的或潜在的健康问题;②原因(etiology,E):指引起患者健康问题的直接因素、促发因素或危险因素;③症状或体征(signs and symptoms,S):指与健康问题有关的症状或体征。护理诊断的陈述可分为以下三种形式。

**1. 三部分陈述**　即 PSE 公式,由 P、S、E 三部分组成,多用于现存的护理诊断。例如:

(1) 气体交换受损(P):呼吸困难(S),与呼吸道分泌物过多有关(E)。

(2) 体温过高(P):体温 39 ℃(S),与肺部感染有关(E)。

(3) 营养失调:高于机体需要量(P):肥胖(S),与摄入过多有关(E)。

**2. 两部分陈述**　即 PE 公式,只包含诊断名称和相关因素,常用于有危险的护理诊断。例如:

(1) 有体液不足的危险(P):与大量排尿有关(E)。

(2) 有皮肤完整性受损的危险(P):与长期卧床有关(E)。

**3. 一部分陈述**　只有 P,仅包含护理诊断的名称。多用于健康促进的护理诊断和综合征。例如:有舒适增进的趋势,有生育进程改善的趋势。

## 二、合作性问题

在临床实践中常遇到这样的情况,护士所面临的问题无法被目前所有的护理诊断所覆盖,但这些问题确实需要护理提供干预或措施。1983 年 Lynda Juall Carpenito 提出了"合作性问题"这个概念,她认为需要护士解决的护理问题可以分为两大类:一类是护士可以独立处理的问题,用护理诊断来表示;另一类是需要与其他医务人员,尤其是医生合作才能解决的问题,属于合作性问题。

**(一) 合作性问题的定义**

合作性问题是指需要护士进行监测,以及时发现其发生和情况变化的生理并发症,是护士要运用医嘱和护理措施共同处理以减少并发症发生的问题。合作性问题是需要由护士与其他医务人员,尤其是与医生共同合作解决的问题。

**(二) 合作性问题的陈述方式**

合作性问题的陈述方式以"潜在并发症"开始,其后为潜在并发症的名称,如"潜在并发症:肝性脑病""潜在并发症:感染"。

### （三）与护理诊断的区别

并非所有的并发症都属于合作性问题,有些可以通过护理措施预防和处理的,属于护理诊断,例如,与患者近期住院环境改变、情绪紧张相关的"有便秘的危险"。而那些护士不能预防和独立处理的并发症才是合作性问题,例如,肝硬化失代偿期的消化道大出血主要与食管静脉曲张破裂有关,护士无法通过护理措施阻止其发生,此时应提出"潜在并发症:出血"这一合作性问题,护士的主要作用是严密观察患者的生命体征及呕血、便血等出血情况。一旦被护士诊断为潜在并发症,就意味着患者可能发生或正在发生某种并发症,护士应将病情监测作为重点,以及时发现并与医生合作,共同处理。

### 三、护理诊断书写注意事项

（1）所列诊断名称应明确,且简单易懂。应尽量使用 NANDA 认可的护理诊断名称,不要随意创造,以免混乱。

（2）护理诊断应有充分的主、客观资料作为诊断依据,并且这些资料都应反映在护理病历中。

（3）书写护理诊断时要避免使用易引起法律纠纷的词。

（4）护理诊断要避免价值判断。例如,社交障碍:与退休和丧偶有关（正确）;社交障碍:与道德欠佳和人缘不好有关（错误）。

（5）问题和相关因素应尽量使用护理术语而不用医学术语。例如,有清理呼吸道无效的危险（护理术语）:与呼吸道内分泌物积聚有关（护理术语）（正确）;有清理呼吸道无效的危险:与肺气肿有关（医学术语）（错误）,或有肺炎的危险（错误）。

（6）相关因素需具体、明确,为制订合理的护理措施提供指导方向。

（7）护理诊断应贯彻整体观、系统论,做出全面的诊断,并应随病情变化而随时调整。

# 第二节 护理诊断的步骤与思维方法

## 一、收集资料

收集资料是护士全面、真实、准确地获取患者健康状况信息的过程,是确定护理诊断的基础。收集的资料不仅包括患者的身体健康状态,还包括其心理和社会的健康状况;不仅包括患者或其他人员的主观描述,还包括体格检查、实验室检查及其他辅助检查结果等。

在收集资料的过程中,不仅要确保资料的全面性,还要注意那些影响主观资料或客观资料真实性和准确性的因素。常见的影响因素:护患沟通不充分;患者的理解能力和表达能力不佳;患者因某种原因隐瞒病情或夸大病情;代述者不了解病情;护士在收集资料时存在主观臆断;护士未对患者进行全面、细致的体格检查等。因此,护士应根据具体情况对资料的真实性和准确性做出恰当的判断,发现问题及时采取纠正措施。

此外,收集资料是一个连续不断的过程,贯穿于护理程序的全过程。只有这样,才能获得全面的、客观的、动态的信息,为患者提供有针对性的护理。

## 二、整理分析资料，形成假设

### （一）整理资料

**1. 核查资料的准确性及完整性** 在整理所收集的健康资料时,必须核实资料的准确性及真实性。对于前后矛盾、主观叙述与客观结果不符、模棱两可或存疑的健康资料,需进一步询问及核实。同时,在整理健康资料时应注意是否存在疏漏情况,并结合以往的病历资料,尽量确保健康资料的完整性。

**2. 分类整合资料** 根据患者的具体情况,将所收集的资料按不同的组织形式进行分类,使其系统化。资料的分类方法很多,如生理-心理-社会模式分类系统、马斯洛需要层次模式分类系统、人类反应形态模式分类系统等。目前临床应用较广的是 Majory Gordon 的 11 个功能性健康模式分类系统,护士可按此框架收集整理资料,也可按其他分类系统组织资料。无论选用何种分类系统,必须自始至终采用同一框架来收集、组织、核实和记录资料。

### (二)分析资料

将收集到的资料与正常指标进行对比,识别异常情况,并分析其出现的原因,为提出诊断假设做准备。

### (三)形成诊断假设

资料进行初步整理分析后,护士应先根据患者已经出现的异常情况,分析已存在的健康问题及可能的原因,得出现存的护理诊断。再进一步分析有无潜在的护理诊断及合作性问题。

假设的诊断不要超越护理工作的范畴,所涉及的问题要能通过护理手段来解决。诊断性假设形成后,护士应寻找与诊断性假设相关联的资料和数据,并与相关的诊断依据进行比较,以寻找这些资料与假设的护理诊断的主要诊断依据和次要诊断依据的相似或匹配关系,一旦在一组资料与某一护理诊断的诊断依据之间建立了匹配关系并符合该护理诊断的定义特征,即产生了一个初步的护理诊断。

为了确保护理诊断的准确性,护士在初步提出护理诊断及相关因素后,还需继续寻找其他可能支持或否定的资料和证据。在进一步收集资料的过程中,护士应综合考虑相关证据,不能仅凭单一线索下结论;应尽可能给出更多的诊断假设;即使已有多个资料或线索支持,仍需考虑是否还需要其他的证据。

## 三、验证和修订诊断

在护理诊断的评价和筛选过程中,一定要注意各诊断之间的相互关系,以能够全面、真实、准确地反映患者的护理需求为宗旨,以有助于制订合理的护理计划为原则。

已确立的护理诊断是否正确、恰当,还需要在临床实践中进一步验证。密切观察病情变化,随时提出问题,查阅文献寻找证据,对新的检查结果、新发现进行分析、反思,是进一步验证和修订护理诊断的方法。此外,护理诊断也不是一成不变的,它可能随着患者的病情变化而变化。因此,护士需要不断收集、核实患者的相关资料,以确认或修订原有的护理诊断。

## 四、护理诊断的排序

确立护理诊断后,若同时存在多个护理诊断和合作性问题,还需要根据重要性和紧迫性排出主次顺序。一般按照优先诊断、次优诊断、其他诊断的顺序排列,同时也应注意排序的动态性。

**1. 优先诊断** 是指直接威胁患者生命的,需要立即采取措施的护理诊断,如与气道、呼吸、循环及生命体征异常相关的护理诊断,应优先考虑。

**2. 次优诊断** 是指虽未直接危及患者生命,但需要尽早采取措施以避免情况进一步恶化的护理诊断,如与意识障碍、急性疼痛、急性排尿困难、有感染的危险和有受伤的危险等相关的护理诊断。

**3. 其他诊断** 是指对护理措施的及时性和必要性要求并不迫切的护理诊断,如"知识缺乏""活动无耐力"等,在制订护理计划和落实护理措施时可以稍后考虑。在对护理诊断进行排序时应注意以下几点。

(1)护理诊断的先后顺序不是一成不变的,应根据具体情况合理调整。例如,某肋骨骨折患者因急性疼痛(次优诊断)引起呼吸活动受限(优先诊断),由于疼痛是引起呼吸受限的原因,因此疼痛成为优先诊断,排序在前,应优先处理。

(2)危险性护理诊断与潜在并发症,如"有窒息的危险""有休克的危险",虽然目前尚未发生,但护士不可掉以轻心。一旦出现,应作为优先诊断立即处理。

(3)在遵循护理原则的前提下,可以考虑优先解决患者主观感觉最迫切的问题。如患者因频繁的治疗护理操作导致"睡眠剥夺",护士可以考虑与责任医生协商,尽量减少夜间不必要的治疗和护理干预,能集中进行的操作就集中进行,以减少对患者的干扰。

总之,护理诊断的形成是一个系统的、科学的、动态的过程。护理诊断的全面性、客观性、准确性与资料的收集、整理和分析全过程密切相关。因此,每一个环节的质量共同决定了护理诊断的质量。护士在临床实践过程中应不断培养科学的思维方式,锻炼自己发现问题、分析问题和解决问题的能力,只有这样,才能为患者提供优质的护理服务。

## ▶ 小 结

本章主要介绍了护理诊断的实施步骤及其排序。重点内容为护理诊断的实施步骤,难点是如何在实践过程中根据患者的具体情况选择合适的护理诊断以及确定优先诊断。同学们在学习时应抓住重点和难点,结合《护理导论》以及《基础护理技术》的相关内容,采用理论学习、角色扮演、场景模拟等多种学习方法,提高对护理诊断相关知识的掌握程度,锻炼自己收集资料、分析综合资料及确立护理诊断的能力。

## ▶ 能力检测

1. 护理诊断的实施步骤有哪些?

2. 什么是优先诊断?

3. 患者,女,67 岁,有冠心病病史,活动时伴有气促、乏力,且存在恐惧感,此次住院自诉心前区剧烈疼痛,持续 30 min 以上。

请根据以上资料做出护理诊断,并对护理诊断进行排序。

(杨吉月)

# 护理病历

PPT 课件

第十章

## 学习目标

1. 掌握护理病历书写的基本要求;掌握入院首次护理评估单及护理记录单的书写要求。
2. 熟悉护理病历的内容及书写格式。
3. 了解护理病历的目的及意义。
4. 具备正确书写护理病历的能力;具备慎独精神和法律意识。

### 案例引导

案例 10-1　患者,男,65 岁。有慢性乙型肝炎病史 23 年,多次肝功能检查有异常。乏力、纳差一个月,腹胀、少尿半个月后入院。

体格检查:T 36.7 ℃,P 85 次/分,R 16 次/分,BP 135/76 mmHg。神志清楚,面色晦暗,消瘦,巩膜轻度黄染,肝掌(＋),左侧面部和颈部可见蜘蛛痣,腹部明显膨隆,未见腹壁静脉曲张,移动性浊音(＋),双下肢轻度水肿。初步诊断:肝硬化(肝功能失代偿期)。

请思考:

1. 作为患者的责任护士,请完成患者的首次入院记录。
2. 患者在住院期间还需要完成哪些护理记录?

思政领航 8

# 第一节　护理病历书写的意义和基本要求

护理病历(nursing case records)是护士通过问诊、体格检查、实验室检查及辅助检查获得的资料,经过整理、分析、归纳后形成的书面记录。护理病历是病历的重要组成部分,它不仅是法律证明文件,也为护理科研及教学提供重要资料,同时也是医疗纠纷和举证责任倒置的证据。

## 一、护理病历的目的及意义

**1. 提供法律依据**　护理病历是护士对患者病情观察和实施护理措施的原始记载,具有重要的法律意义。它是保证护理活动中患者和护士合法权益的凭证性文件,是医疗保险处理、理赔和解决医疗纠纷,以及鉴定事故性质的法律依据。

**2. 评价护理质量**　护理病历是医院管理中不可缺少的资料之一,体现了护理服务质量和护理的专业水平,也是医院等级评定和护士考核的参考资料。通过对护理病历的检查,可评价临床护理质量、病房护理管理质量及护士专业能力。护理病历也是医生观察诊疗效果、调整治疗方案的依据之一。

Note

**3. 为护理科研及教学提供重要资料** 完整、规范的护理病历充分体现了理论在实践中的具体应用,是最真实的教学素材,可用于各种形式的临床护理教学,尤其适用于个案讨论教学或临床护理疑难病例讨论教学。完整的护理病历也是护理科研的重要资料,从中可以总结和分析不同患者的护理问题和护理需求,以及揭示在护理工作中存在的问题,对回顾性研究有很大的参考价值。护理病历融科学性、规范性、创新性、实用性和可操作性为一体,体现了护理的专业特点和学术发展水平。

**4. 指导临床护理实践** 护理病历体现了护理的连续性。全面、准确、及时的护理病历可以反映患者病情的动态变化,是护士制订或修订护理计划的重要依据,对于评价治疗和护理效果有着十分重要的意义。通过查阅健康评估记录,医疗护理团队内部各成员都可以了解患者的病情,判断病情动态变化,制订合理的医疗护理方案,增强彼此间的沟通与协作,维持护理活动的持续性、完整性,从而保证护理质量。

## 二、护理病历书写的基本要求

**1. 记录及时准确** 护理病历应当客观、真实、准确、及时、完整、规范。内容简明扼要,重点突出,表述确切,不主观臆断。护理病历必须及时完成,不得拖延或提早,更不能漏记,以保证记录的有效性。入院首次护理评估单应在患者入院后 24 h 内完成。因抢救危重患者,未能及时书写护理记录单的,有关医护人员应当在抢救结束后 6 h 内据实补记,记录时间写补记的实际时间(具体到分钟),并标明"补记"。记录者应当按照规定的内容由注册护士书写。

(1)实习护士、未注册护士书写的护理病历:应当经过本医疗机构取得合法资格并注册的护士审阅、修改并签名,如:"张××/王××"。

(2)进修护士书写的护理病历:由本医疗机构考核通过后方可独立书写护理病历。考核条件有以下两个方面。

①接受进修 3 个月以上;

②进修 2 周后由病房提出申请,护理部进行考核。

**2. 内容全面真实** 护理病历必须真实客观地反映患者的健康问题、健康状况、病情转归、所采取的治疗和护理措施等,记录的内容必须在时间、内容及可靠程度上真实、无误。评估记录应为护士所观察和测量到的客观信息,不是护士的主观臆断。若记录患者的主观资料时,应准确记录患者的原始自诉内容。

**3. 填写完整清晰** 各项记录尤其是护理表格,应按要求逐项填写,避免遗漏。记录应连续、不留空白。记录内容应真实、完整,重点突出,层次分明,便于医护人员快速获取所需信息。

**4. 书写规范工整** 遵照医疗机构所规定的钢笔颜色、格式和要求及时书写。

(1)准确使用规范的医学术语、外文缩写、符号及计量单位。正确使用医学术语,通用的外文缩写和无正式中文译名的症状、体征和疾病名称等可使用外文。

(2)护理病历书写一律使用阿拉伯数字书写日期和时间,采用 24 h 制记录,如:"2023-01-08 18:00"。

(3)书面记录要求文字工整,字迹清晰,表述准确,语句通顺,标点正确。书写过程中出现错字时,应当用原色笔双线划在错字上,保留原记录清楚可辨,并注明修改时间及修改人签名,不得采用刮、粘、涂等方法掩盖或去除原来字迹。

(4)上级护士有审查修改下级护士护理文书的责任。

(5)抢救危重患者时,应当书写抢救记录单。对收入急诊观察室的患者,应当书写留观期间的观察记录单。住院手术患者应有手术护理记录单。

(6)护理记录单书写的主要内容必须与医生病历记录相互统一,避免重复和矛盾。护理病历纸张规格应与医疗记录纸张规格相一致,页码用阿拉伯数字表示。

(7)书写护理记录单后护士应签署全名,电子病历打印后需手工签署全名。

（8）电子病历应根据相关规定规范录入，按要求及时打印并签名，且打印的病历须符合病历保存的要求。

# 第二节　护理病历的格式与内容

目前，护理病历的书写主要限于住院患者，包括入院首次护理评估单、护理计划单、护理记录单、健康教育计划单和电子病历等。护理病历的书写格式有表格式、填写式和混合式三种。目前所使用的护理表格大多采用混合式，其中表格记录条理清晰、层次分明，能及时、准确地反映患者的病情，可避免重复记录并节约时间；填写式可以辅助记录表格式中未完善的部分，以避免遗漏。随着优质护理服务的全面展开，深化"以患者为中心"，做好从入院到出院的健康评估理念已深入人心，护理病历也日趋规范和完整。

## 一、入院首次护理评估单

住院患者入院首次护理评估单是指患者入院后，由责任护士或值班护士书写的首次护理过程记录。患者入院后，应尽快进行全面的健康评估，要求 24 h 内完成入院首次护理评估记录。评估内容包括一般资料、护理病史、护理体检及有关的实验室及其他检查结果。临床上多采用人的生理-心理-社会模式和戈登（Majory Gorden）的功能性健康型态为理论框架来设计。其他如奥瑞姆（Orem）的自理模式、马斯洛（Maslow）基本需要层次、人类健康反应类型等也常作为表格设计的框架。这些表格都是一种事先印制好的评估表格，可以指导护士全面、系统地收集和记录患者的入院资料，避免遗漏。因其记录的方式以在预留的方框内打"√"为主，必要时可加以简单的文字描述，可有效地减少书写的时间和负担，使护士留出更多的时间为患者提供直接护理。但因其形式固定，在一定程度上限制了使用者的评判性思维能力和主动性的发挥。

**1. 记录对象**　所有新入院的患者。

**2. 记录内容**　一般资料、健康史、体格检查、辅助检查及初步护理诊断。

**3. 书写要求**　由责任护士或值班护士在患者入院后 24 h 内完成；经护理评估后填写无漏项，书写内容重点突出，简明扼要；年龄为实足年龄。

**4. 书写格式**　不同的医院对护理评估的书写要求各不相同。本章介绍以戈登的功能性健康型态为理论框架设计的入院患者首次护理评估单（表 10-2-1）。

表 10-2-1　入院患者首次护理评估单

姓名：_____　性别：_____　年龄：_____　出生日期：_____

科室：_____　床号：_____　入院日期：_____　病案号：_____

门（急）诊诊断：_____

入院方式：□步行　□扶行　□轮椅　□平车　□担架　□其他_____

文化程度：□文盲　□小学　□初中　□高中　□中专　□大专　□本科及以上

入院介绍：□住院须知　□环境设施　□主管医护人员　□医院制度　□安全　其他：_____

基本情况评估

意识状态：□清楚　□嗜睡　□模糊　□昏睡　□昏迷

营养：□正常　□肥胖　□消瘦　□恶病质

体位：□主动体位　□被动体位　□被迫体位（□端坐位　□半坐卧位　□俯卧位　□侧卧位　其他_____）

皮肤黏膜：□正常　□压疮　□烫伤　□外伤　其他：_____

饮食：□普食　□半流食　□流食　□禁食　□鼻饲　□治疗饮食_____

排便:□正常 □便秘(__/__日;辅助排便:□无 □有) □腹泻(__次/日)

　　　□失禁 □造瘘(能否自理:□能 □否) □其他_____

排尿:□正常 □尿失禁 □尿潴留 □排尿困难 □留置尿管 其他:_____

过敏史:药物:□无 □不详 □有_____

　　　食物:□无 □不详 □有_____

　　　其他:_____

吸烟:□无 □有

饮酒:□无 □偶尔 □经常 □每天

情绪:□正常 □焦虑 □恐惧 □绝望 □抑郁 □其他_____

跌倒风险评估

生活自理能力:□重度依赖 □中度依赖 □轻度依赖 □无需依赖

跌倒史:□无 □有

活动能力:□正常 □活动障碍 □偏瘫 □截瘫 □其他_____

辅助工具:□无 □手杖 □拐杖 □轮椅 □助行器 □义肢 □其他_____

睡眠:□正常 □入睡困难 □多梦 □早醒 □失眠(药物辅助:□无 □有_____)

视力:□正常 □配戴眼镜 □视物模糊 □青光眼 □严重视觉障碍 □失明 □其他_____

表达能力:□正常 □缺乏理解 □表达困难 □语言障碍

其他:_____

疼痛评估

疼痛:□无 □有 (部位:_____;性质:_____;持续时间:_____)

疼痛程度:□0分:无痛 □1~3分:轻微痛 □4~6分:比较痛 □7~9分:非常痛 □10分:剧痛

健康教育认知评估

宗教信仰:□无 □佛教 □基督教 □天主教 □其他_____

对疾病的认识:□认识 □部分认识 □不认识

对健康知识的需求:□有需求 □无需求

联系电话:_____

其他:_____

护士签名:
日期:

## 二、护理计划单

根据护理诊断或合作性问题而设计的,旨在促使患者更快、更好地恢复健康的计划,是临床进行护理活动的依据。

**1. 记录对象** 危重症患者及特级护理的患者。

**2. 记录内容** 存在的护理问题、有针对性的护理措施、可测量的护理目标、效果评价、停止时间。

**3. 书写要求** 护理问题的提出必须有相关因素和诊断依据;护理目标应切实可行;护理措施应有针对性、可行性、安全性、配合性和科学性;效果评价应及时。护理计划单由责任护士填写,护士长负责修改并签名。

## 三、护理记录单

护理记录单是对患者在住院期间病情的连续性变化情况、护理过程及护理效果的全面记录,包括

Note

一般患者护理记录单、危重患者护理记录单及特殊护理记录单。

### （一）一般患者的护理记录

**1. 记录对象** 所有住院患者。

**2. 记录内容** 包括首次护理记录单、日常护理记录单及出院护理记录单。

（1）首次护理记录单：内容包括患者的一般资料（姓名、性别、年龄等）、主诉及现病史、主要症状、体征及辅助检查结果、主要护理诊断及护理措施等。

（2）日常护理记录单：内容包括患者的病情变化、护理措施及效果评价、特殊检查及治疗情况等；手术患者需记录麻醉方式、手术名称及术后创口和留置导管情况。

（3）出院护理记录单：内容包括健康史及出院诊断、患者目前的健康状况及健康问题、出院一般指导及专科指导等（表10-2-2）。

**表 10-2-2　出院护理记录单**

姓名：_____ 　性别：_____ 　年龄：_____ 　出生日期：_____

科室：_____ 　床号：_____ 　入院日期：_____ 　病案号：_____

一、出院前评估：患者出院前是否完成出院测试题：　□是　　□否

1. 生命体征　T:　　　　　P:　　　　　R:　　　　　BP:

2. 心理状态　□稳定　　□焦虑　　□压抑　　□否认　　□对抗

3. 自理能力　□自理　　□需他人协助（□进食　□如厕　□沐浴　□穿衣　□行走）
　　　　　　　□完全依赖

4. 皮肤情况　□完整　　□干燥　　□破损　　□压疮　　□皮疹

5. 伤口情况　□无　　□愈合良好　　□其他：_____

6. 宣教内容　□自理技能　□康复训练　□营养支持　□疾病预防　□心理护理
　　　　　　　□生活注意事项　　□其他：_____

7. 宣教对象　□患者本人　□子女　　□配偶　　□父母　　□其他：_____

8. 出院方式　□步行　　□轮椅　　□平车

9. 出院后去向　□转院　　□回家修养　　□社区服务中心　　□福利机构_____

10. 对宣教理解程度　　□完全理解　　□部分理解　　□不理解

二、用药指导：



三、出院特殊指导
□出院带药核查及服药指导
□关注伤口
□其他：

四、复诊指导
□复诊时间　　□复诊预约方式　　□复诊前准备：如需抽血请空腹　　□不适随诊

责任护士：　　　　　　日期：　　　　　　　　联系电话：

**3. 书写要求**

（1）根据病情和医嘱决定记录的频率。要求如下。

①有病情变化及特殊治疗护理时随时记录；

②新入院患者当天要有记录；

③一级护理者每天至少记录1次；二级护理者每周至少记录2次；三级护理者每周至少记录1次；

④特殊检查前后者各记录1次；

⑤急诊入院者连续记录三天；

⑥手术者：术前要记录术前准备情况；术后当天要记录手术时间、麻醉方式、手术名称、患者返回病房的时间、患者病情、生命体征、伤口及引流情况；术后三天至少每天记录1次；

⑦出院患者要有出院记录。

（2）记录内容要真实、具体。要有分析判断、有计划、有总结、有预见，前后记录要系统、全面和连贯，重点突出，避免记流水账。提供病情变化的客观资料必须准确，能反映病情变化。注意使用医学术语，与医生的记录要相符。

**（二）危重患者的护理记录**

**1. 记录对象** 生命体征不平稳，随时可能有生命危险，医嘱为"病危"或"病重"的患者。

**2. 记录内容** 一般包括患者基本信息（眉栏部分）、日期、时间、生命体征、意识状态、吸氧、出入量、皮肤情况、管道护理、病情观察、签名等，记录内容根据相关专科护理特点稍有不同（表10-2-3）。

**3. 书写要求**

（1）书写时间要求：首次护理记录单必须填写年、月、日、时、分，转钟和转页后记录应写月、日、时、分，其他记录只写时、分。

（2）生命体征、吸氧及出入量：只需写具体数值，无需填写单位。入量包括输液、输血、鼻饲饮食含水量及饮水量等，出量包括排泄（大便、小便）量、呕吐量、出血量、痰液量、胃肠减压量、腹腔抽出液量及各种引流量等，液体以毫升为单位记录在"量"一栏中，其颜色、气味、性状、次数详细记录于"病情观察及护理"栏内。

（3）病情观察栏：详细记录患者的病情变化，及针对病情变化采取的措施和效果。患者进行特殊检查、用药、治疗及手术前后也应有相应的记录。

（4）记录要及时，根据病情变化随时记录，病情稳定后每班至少记录一次，并注意与医生病程记录保持一致。

**临床案例**

某市儿童医院发生一起儿童支气管炎死亡医疗纠纷案件。患儿3岁，12月29日13:00以"支气管炎"收住入院，患儿入院时存在咳嗽、乏力、下肢水肿，P 188次/分，R 50次/分，给予重症监护。14:00患儿出现呕吐，护士在病情观察栏写下患者呕吐一次，但后续并未有相关处理措施，19:30患儿出现呼吸心搏骤停并进行抢救，19:55宣布患儿死亡，患儿家属质疑医院存在不作为，治疗不及时，贻误患者病情，将医院告上法庭。最终法院判定医院败诉，需要赔偿家属106万元。

请思考：医院为何会败诉？是否存在医疗记录不规范问题？

**（三）特殊护理记录单**

特殊护理记录单主要指在临床护理工作中根据患者病情需要，特别关注的某项症状、体征或特殊情况等。例如"压疮情况记录单""疼痛记录表""新生儿护理记录单"等。

## 四、健康教育计划单

医院健康教育是指以患者为中心，针对患者及其家属所实施的有目的、有计划、有系统的健康教育活动。针对患者的健康状况和疾病特点，通过健康教育实现疾病控制，促进患者身心康复，提高患者生活质量。

**1. 记录对象** 所有住院患者和（或）家属。

Note

表 10-2-3　危重患者护理记录单

科室：　　床号：　　姓名：　　性别：　　年龄：　　入院日期：　　病案号：　　入院诊断：

| 日期 时间 | 意识状态 | T/℃ | P /(次/分) | R /(次/分) | BP /mmHg | 吸氧 /(L/min) | 静脉置管 | | 导管及引流管 | | | | | | 入量 | 出量 | 病情观察 | 签名 |
|---|---|---|---|---|---|---|---|---|---|---|---|---|---|---|---|---|---|---|
| | | | | | | | 留置针 | 深静脉 | 名称 | 部位 | 状态 | 深度 | 颜色 | 性状 | | | | |

254

**2. 记录内容**

(1) 入院教育:科室环境和设施介绍、住院期间安全教育、责任医师与护士介绍、标本留取方法等。

(2) 住院期间教育:疾病指导、药物指导、检查指导、术前指导和术后康复指导等。

(3) 出院教育:营养和饮食指导、药物指导、功能锻炼方法指导、预防疾病复发和复诊指导等。

**3. 书写要求** 具体要求如下。

(1) 入院教育由当班护士在本班内完成。

(2) 眉栏填写清楚,对患者或家属所做的健康教育,在相对应的项目栏内打"√",并让患者或家属签名,当班护士签全名。

(3) 健康教育计划表中未涉及但需要对患者进行健康教育的项目,应在其他项目内填写清楚。

(4) 如因某种原因导致健康教育中止,应在其他栏目内注明。

(5) 每位住院患者健康教育不得少于 3 次,即入院、住院和出院各一次。手术患者及特殊检查(或操作)前后都应有一次健康教育。

(6) 应根据住院期间患者的健康需求,有针对性地确定健康教育的内容。

(7) 健康教育的内容应基本、简单、重要、实用并多次重复,以加深患者印象或帮其熟知某些知识和技能。

## 五、电子病历

随着计算机信息系统技术的发展,以电子病历为核心的医院信息化建设迅速推进,电子病历系统的建立有效提高了医疗效率和管理效能。

### (一) 电子病历的定义

电子病历(electronic medical record,EMR)是指医护人员在医疗护理活动中,使用医疗机构内部信息系统生成文字、符号、图表、图形、数据、影像等数字化信息,并能实现存储、管理、传输和重现的医疗护理记录。电子病历与纸质病历具有同等的效力,包含纸质病历的所有信息。

### (二) 电子病历的意义

**1. 连续性强,共享性好** 电子化的信息传输和共享可实现患者在医疗机构之间的连续医疗,为后期医疗诊断提供依据,减少不必要的工作。为科研、管理、教学、公共卫生提供数据资源,有利于迅速、准确地开展各项科学研究及统计分析工作,提高工作效率。

**2. 完整程度高,实时性好** 不仅包含纸质病历的所有内容,还可以通过多媒体技术完整展现CT、MRI、核医学、超声波等影像图片和声像动态,这些资料可以在需要时被及时调取并显示在医护人员面前,为抢救生命赢取时间。

**3. 存储量大,易存储** 占用空间小,保存容量大、时间长,管理方便。

### 知识窗

以电子病历为核心的医院信息化建设是公立医院改革的重要内容之一。

2011 年卫生部已发布《电子病例系统功能规范(试行)》,为电子病历系统的规范应用和发展提供了重要指导依据。但电子病历目前仍存在许多不足之处,如电子病历需要医院具备完善的信息管理系统和专业的技术人员,一旦出现信息泄露,后果将难以预料,信息一旦丢失也很难复原;电子病历对医护人员的要求比较高,医护人员必须熟练掌握计算机操作技术以降低出错的概率。

总之,目前电子病历技术尚不成熟,电子病历仍不能完全取代纸质病历。电子病历系统的完善需要多学科、多领域的人才共同参与。

→ 小 结

本章介绍了护理病历的目的和意义、书写基本要求、护理病历的主要内容及书写格式。重点内容为相关护理记录单的内容与书写要求,难点是护理病历的书写。护理病历具有法律效力,同学们在学习时应重点理解书写要求,在书写时不能有漏项和涂改,提供的病情变化资料必须客观准确,能及时反映病情变化;记录的内容要真实、具体;前后记录要系统、连贯,重点突出,避免记流水账;应尽量使用医学术语,与医生的记录相符。

→ 能力检测

1. 简述护理病历对临床护理工作的意义。

2. 危重患者的护理记录有哪些书写要求?

3. 案例:患者,男,68 岁,咳嗽、痰多、喘息 16 年,咳嗽加剧,痰呈黄色,不易咳出两天,夜间烦躁不眠,白昼嗜睡。体格检查:T 38.6 ℃,P 117 次/分,R 31 次/分,BP 155/80 mmHg,神志恍惚,发绀,皮肤温暖。球结膜充血水肿,颈静脉怒张,桶状胸,肺底有湿啰音。实验室检查:WBC $15.3 \times 10^9/L$,动脉血 $PaO_2$ 42 mmHg,$PaCO_2$ 73 mmHg。初步诊断:慢性阻塞性肺疾病(COPD)、Ⅱ型呼吸衰竭、肺性脑病。

请根据此病例,参照附录完成入院首次护理评估单。

(杨吉月)

256

# 入院患者护理评估单

## 入院患者护理评估单

（样例，各医院根据自己的特点而各不相同）

### 入院患者护理评估单

| 科别 | | 病区 | | 床号 | | 住院号 | |
|---|---|---|---|---|---|---|---|

**一般资料**

| 姓名 | | 性别 | | 年龄 | | 职业 | |
|---|---|---|---|---|---|---|---|
| 民族 | | 籍贯 | | 文化程度 | | 婚姻状况 | |

| 家庭住址 | | 联系方式 | |
|---|---|---|---|
| 入院日期 | | 入院方式 | |
| 记录时间 | | 病历申诉者 | |

| 入院医疗诊断 | |
|---|---|
| 主管医生 | | 责任护士 | |

**健康史**

主诉

现病史

个人生活状况

　　饮食与营养型态：

　　排泄型态：

　　休息与睡眠型态：

　　日常活动和自理能力：

　　个人嗜好：

既往史

个人史

家族史

心理社会状况

    自我概念：

    认知功能：

    情绪状态：

    应激水平与应对能力：

    对健康与疾病的认识：

    精神信仰：

    社会组织关系：

    家庭关系：

    家庭及个人经济情况：

    工作学习情况：

    生活环境与生活方式：

身体评估

生命体征:T        P        R        BP        身高：        体重：

一般状态：

皮肤黏膜：

浅表淋巴结：

头部：

眼：

耳：

鼻：

口腔：

颈部：

胸部：

肺：

心脏：

周围血管：

腹部：

脊柱：

四肢：

肛门、直肠及外生殖器：

神经系统：

专科情况：

---

辅助检查

---

主要护理诊断

---

# NANDA-Ⅰ项护理诊断
## （2021—2023 年）

**领域 1　健康促进**

**分类 1　健康意识**

娱乐活动参与减少

愿意加强健康素养

久坐的生活方式

**分类 2　健康管理**

有企图私自出走的危险

虚弱的老年综合征

有虚弱的老年综合征的危险

愿意加强锻炼参与度

社区保健缺陷

有危险倾向的健康行为

健康维持行为无效

健康管理无效

愿意加强健康自我管理

家庭健康自我管理无效

家庭维持行为无效

有家庭维持行为无效的危险

愿意加强家庭维持行为

保护无效

**领域 2　营养**

**分类 1　摄入**

营养失衡:低于机体需要量

愿意加强营养

母乳分泌不足

母乳喂养无效

母乳喂养中断

愿意加强母乳喂养

青少年进食动力无效

儿童进食动力无效

婴儿喂养动力无效

肥胖

超重

Note

有超重的危险

婴儿吸吮-吞咽反应无效

吞咽受损

## 分类 2　消化

该分类目前无护理诊断

## 分类 3　吸收

该分类目前无护理诊断

## 分类 4　代谢

有血糖水平不稳定的危险

新生儿高胆红素血症

有新生儿高胆红素血症的危险

有肝功能受损的危险

有代谢综合征的危险

## 分类 5　水电解质平衡

有电解质失衡的危险

有体液容量失调的危险

体液容量不足

有体液容量不足的危险

体液容量过多

# 领域 3　排泄与交换

## 分类 1　泌尿功能

残疾相关性尿失禁

排尿受损

混合性尿失禁

压力性尿失禁

急迫性尿失禁

有急迫性尿失禁的危险

尿潴留

有尿潴留的危险

## 分类 2　胃肠道功能

便秘

有便秘的危险

感知性便秘

慢性功能性便秘

有慢性功能性便秘的危险

排便控制受损

腹泻

胃肠运动功能障碍

有胃肠运动功能障碍的危险

## 分类 3　皮肤功能

该分类目前无护理诊断

Note

**分类 4　呼吸功能**

气体交换受损

## 领域 4　活动/休息

**分类 1　睡眠/休息**

失眠

睡眠剥夺

愿意改善睡眠

睡眠型态紊乱

**分类 2　活动/锻炼**

活动耐受性降低

有活动耐受性降低的危险

有废用综合征的危险

床上活动障碍

躯体移动障碍

轮椅移动障碍

坐位障碍

站立障碍

移动能力障碍

步行障碍

**分类 3　能量平衡**

能量场失衡

疲乏

**分类 4　心血管/肺反应**

呼吸型态无效

心输出量减少

有心输出量减少的危险

有心血管功能受损的危险

淋巴水肿自我管理无效

有淋巴水肿自我管理无效的危险

自主通气受损

有血压不稳定的危险

有血栓形成的危险

有心脏组织灌注减少的危险

有脑组织灌注无效的危险

周围组织灌注无效

有周围组织灌注无效的危险

呼吸机戒断反应性功能障碍

成人呼吸机戒断反应性功能障碍

**分类 5　自理**

沐浴自理缺陷

Note

更衣自理缺陷

进食自理缺陷

如厕自理缺陷

愿意加强自理

自我忽视

## 领域 5　感知/认知

### 分类 1　注意力

单侧忽略

### 分类 2　定向力

该分类目前无护理诊断

### 分类 3　感觉/感知

该分类目前无护理诊断

### 分类 4　认知

急性精神错乱

有急性精神错乱的危险

慢性精神错乱

情绪控制不稳

冲动控制无效

知识缺乏

愿意加强知识

记忆受损

思维过程受损

### 分类 5　沟通

愿意加强沟通

语言沟通障碍

## 领域 6　自我感知

### 分类 1　自我概念

绝望

愿意加强希望

有人格尊严受损的危险

个体认同障碍

有个体认同障碍的危险

愿意加强自我概念

### 分类 2　自尊

长期低自尊

有长期低自尊的危险

情境性低自尊

有情境性低自尊的危险

### 分类 3　体像

体像受损

Note

## 领域 7　角色关系

### 分类 1　照顾角色

抚养障碍

有抚养障碍的危险

愿意加强抚养

照顾者角色紧张

有照顾者角色紧张的危险

### 分类 2　家庭关系

有依恋受损的危险

家庭认同障碍综合征

有家庭认同障碍综合征的危险

多重家庭作用功能障碍

多重家庭作用中断

愿意加强多重家庭作用

### 分类 3　角色扮演

关系无效

有关系无效的危险

愿意加强关系

抚养角色冲突

角色扮演无效

社交障碍

## 领域 8　性

### 分类 1　性身份

该分类目前无护理诊断

### 分类 2　性功能

性功能障碍

性型态无效

### 分类 3　生殖

分娩过程无效

有分娩过程无效的危险

愿意加强分娩过程

有母婴关系受损的危险

## 领域 9　应对/压力耐受性

### 分类 1　创伤后反应

有复杂的移民过渡危险

创伤后综合征

有创伤后综合征的危险

强奸创伤综合征

住址改变应激综合征

有环境改变应激综合征的危险

**分类 2　应对反应**

活动计划无效

有活动计划无效的危险

焦虑

防御性应对

应对无效

愿意加强应对

社区应对无效

愿意加强社区应对

家庭应对受损

家庭应对失能

愿意加强家庭应对

死亡焦虑

否认无效

恐惧

适应不良性哀伤

有适应不良性哀伤的危险

愿意改善哀伤

情绪调节受损

无能为力

有无能为力的危险

愿意加强能力

韧性受损

有韧性受损的危险

愿意加强韧性

长期悲伤

压力过多

**分类 3　神经行为压力**

急性物质戒断综合征

有急性物质戒断综合征的危险

自主神经反射异常

有自主神经反射异常的危险

新生儿戒断综合征

婴儿行为紊乱

有婴儿行为紊乱的危险

愿意加强婴儿行为的有序性

## 领域 10　生活原则

**分类 1　价值**

该分类目前无护理诊断

**分类 2　信仰**

愿意加强精神健康

Note

### 分类3　价值信仰行为一致性

愿意加强决策

决策冲突

自主决策受损

有自主决策受损的危险

愿意加强自主决策

道德困扰

宗教信仰受损

有宗教信仰受损的危险

愿意加强宗教信仰

精神困扰

有精神困扰的危险

## 领域 11　安全保护

### 分类1　感染

有感染的危险

有术区感染的危险

### 分类2　躯体伤害

气道清除无效

有吸入的危险

有出血的危险

牙齿受损

有眼干的危险

干眼症自我管理无效

有口干的危险

有成人跌倒的危险

有儿童跌倒的危险

有受伤的危险

有角膜损伤的危险

乳头乳晕复合体损伤

有乳头乳晕复合体损伤的危险

有尿道损伤的危险

有围手术期体位性损伤的危险

有烫伤的危险

口腔黏膜完整性受损

有口腔黏膜完整性受损的危险

有周围神经血管功能障碍的危险

有躯体创伤的危险

有血管创伤的危险

成人压力性损伤

有成人压力性损伤的危险

儿童压力性损伤

有儿童压力性损伤的危险
新生儿压力性损伤
有新生儿压力性损伤的危险
有休克的危险
皮肤完整性受损
有皮肤完整性受损的危险
有婴儿猝死的危险
有窒息的危险
手术恢复延迟
有手术恢复延迟的危险
组织完整性受损
有组织完整性受损的危险

### 分类 3　暴力

有女性割礼的危险
有他人指向性暴力的危险
有自我指向性暴力的危险
自残
有自残的危险
有自杀行为的危险

### 分类 4　与环境相关的灾害

污染
有污染的危险
有职业性损伤的危险
有中毒的危险

### 分类 5　防御过程

有碘化造影剂不良反应的危险
有过敏反应的危险
有乳胶过敏反应的危险

### 分类 6　体温调节

体温过高
体温过低
有体温过低的危险
新生儿体温过低
有新生儿体温过低的危险
有围手术期体温过低的危险
体温调节无效
有体温调节无效的危险

## 领域 12　舒适

### 分类 1　躯体舒适

舒适受损
愿意改善舒适

恶心

急性疼痛

慢性疼痛

慢性疼痛综合征

分娩痛

**分类2　环境舒适**

舒适受损

愿意改善舒适

**分类3　社交舒适**

舒适受损

愿意改善舒适

有孤独的危险

社交隔离

## 领域13　生长/发育

**分类1　生长**

该分类目前无护理诊断

**分类2　发育**

儿童发育迟滞

有儿童发育迟滞的危险

婴儿运动发育迟滞

有婴儿运动发育迟滞的危险

Note

## 综合练习一

一、单项选择题(每小题 1 分,共 30 分)

(1~2 题共用题干)

患者,女,20 岁,叙述其腹部疼痛 2 h,发热,呕吐半小时。

1.关于主诉的描述,错误的是(　　)。

A.患者最主要最痛苦的感受　　B.患者最明显的症状或体征

C.医护人员对患者的诊断用语　　D.患者本次就诊的原因

E.患者检查的阳性结果

2.该患者主诉为(　　)。

A.腹痛 2 h,发热、呕吐 30 min　　B.腹痛、发热、呕吐　　C.发热及腹痛、呕吐

D.发热、呕吐半小时,腹痛 2 h　　E.发热、呕吐及腹痛

(3~4 题共用题干)

患者,男,30 岁,咳嗽,咳大量脓臭痰,间断咯血半年,面色苍白,呼吸频率高于 30 次/分,幼时曾患麻疹。

3.此次患病之前发生的有关健康问题的资料,属于(　　)。

A.主观资料　　B.客观资料　　C.既往资料　　D.目前资料　　E.基本资料

4.以下属于既往资料的是(　　)。

A.间断咯血半年　　B.幼时曾患麻疹　　C.咳嗽

D.面色苍白　　E.呼吸频率高于 30 次/分

(5~6 题共用题干)

患者,82 岁,因误将痰液吸入气管,出现"三凹征"。

5.其呼吸困难的类型是(　　)。

A.混合性呼吸困难　　B.呼吸性呼吸困难　　C.吸气性呼吸困难

D.浅表性呼吸困难　　E.深长性呼吸困难

6."三凹征"是指(　　)。

A.胸骨上窝,锁骨上窝,心窝明显凹陷　　B.胸骨下窝,锁骨下窝,肋间隙明显凹陷

C.胸骨下窝,锁骨下窝,肋间隙明显凹陷　　D.胸骨上窝,锁骨上窝,肋间隙明显凹陷

E.剑突下,锁骨下窝,肋间隙明显凹陷

(7~8 题共用题干)

患者,女,65 岁,咳嗽、咳痰 18 年,气促 4 年,下肢水肿半月,诊断为慢性支气管炎、阻塞性肺气肿、肺心病、心功能Ⅲ级。

7.该患者采取何种体位?(　　)

A.端坐位　　　　B.被动体位　　　C.自动体位　　　D.强迫仰卧位　　E.强迫侧卧位

8.该患者面色晦暗,双颊紫红,口唇轻度发绀,检查发现其面容为(　　　)。

A.病危面容　　　B.肝病面容　　　C.肾病面容　　　D.二尖瓣面容　　E.慢性面容

(9～10题共用题干)

患者,女,27岁,游园时突然出现呼气性呼吸困难。查体:胸廓饱满,呼吸运动减弱,两肺哮鸣音伴呼气延长。

9.正常成人胸部叩诊时一般不会出现的叩诊音是(　　　)。

A.清音　　　　B.过清音　　　C.鼓音　　　D.浊音　　　E.实音

10.该患者发生了(　　　)。

A.支气管异物　　　　　　B.支气管哮喘发作　　　　　　C.支气管扩张

D.气胸　　　　　　E.肺气肿

11.患者,女,36岁。主诉心悸1个月余,既往无类似病史。查体:脉率98次/分,心率120次/分。此种脉率小于心率的现象称为(　　　)。

A.水冲脉　　　B.交替脉　　　C.丝脉　　　D.奇脉　　　E.脉搏短绌

12.腹腔内大量积液不可能出现的体征是(　　　)。

A.脐部深凹　　　　　　B.腹部外形随体位而改变　　　　　　C.蛙腹

D.移动性浊音阳性　　　　　　E.脐部膨出

13.患者,女,35岁。因急性上腹痛8小时入院,身体评估查及脐与右髂前上棘连线的中外1/3交界处有压痛。应首先考虑(　　　)。

A.胆石症　　　　　　B.急性阑尾炎　　　　　　C.右侧卵巢囊肿

D.十二指肠溃疡穿孔　　　　　　E.右侧输尿管结石

(14～15题共用题干)

患者,男,28岁。因意外坠落处于沉睡状态,不易被唤醒,仅在护士给其静脉输液扎针时苏醒片刻,但答非所问,很快又入睡。

14.该患者应判断为(　　　)。

A.轻度昏迷　　　B.谵妄　　　C.昏睡　　　D.嗜睡　　　E.意识模糊

15.该患者于今晨测体温时呼之不应,但压迫框上神经有痛苦表情,因此判断为(　　　)。

A.昏迷　　　B.嗜睡　　　C.浅昏迷　　　D.深昏迷　　　E.意识模糊

16.肠鸣音消失的判断标准是(　　　)。

A.持续听诊1分钟未闻及肠鸣音　　　　　　B.持续听诊2分钟未闻及肠鸣音

C.持续听诊3分钟未闻及肠鸣音　　　　　　D.持续听诊3～5分钟未闻及肠鸣音

E.持续听诊5～6分钟未闻及肠鸣音

17.上腹部听到振水音时可见下述哪种疾病?(　　　)

A.胃溃疡　　　B.幽门梗阻　　　C.急性胃肠炎　　　D.肝硬化　　　E.慢性胃炎

18.脊柱的生理弯曲不包括(　　　)。

A.颈椎前凸　　　B.胸椎后凸　　　C.腰椎前凸　　　D.腰椎后凸　　　E.骶椎后凸

19.脊柱后凸可见于(　　　)。

A.大量腹腔积液　　　　　　B.强直性脊柱炎　　　　　　C.腹腔巨大肿瘤

D.髋关节结核　　　　　　E.晚期妊娠

20.评估时以叩诊锤或手指直接叩击患者各脊柱棘突,为检查脊柱的(　　　)。

A.压痛　　　B.反跳痛　　　C.叩击痛　　　D.脊柱变形　　　E.脊柱结核

21.支气管扩张患者有时候会使患者出现(　　　)。

A.杵状指　　　B.爪形手　　　C.关节结节　　　D.梭状畸形　　　E.匙状甲

22.低钙血症患者有时候会出现( )。

A.静止性震颤　　B.动作性震颤　　C.老年震颤　　D.扑翼震颤　　E.手足抽搐

23.单一肢体瘫痪属于( )。

A 单瘫　　　　　B.偏瘫　　　　C.截瘫　　　　D.交叉瘫　　　E.全瘫

24.截瘫常见于( )。

A.周围神经病　　　　　　　B.内囊出血　　　　　　　C.脊髓横贯性损害

D.高颈段病变　　　　　　　E.肌病

25.某患者白细胞数目增多,中性粒细胞达90%,伴中性粒细胞核左移,多提示( )。

A.伤寒　　　　　　　　　B.白血病　　　　　　　　C.严重化脓性感染

D.病毒感染　　　　　　　E.贫血

26.无尿是指( )。

A.一天无小便　　　　　B.尿液<100 mL/24 h　　　C.尿液<400 mL/24 h

D.尿液<10 mL/24 h　　　E.尿液<200 mL/24 h

27.患细菌性痢疾时,大便呈:( )。

A.果酱样　　　　B.米泔水样　　　C.黏液脓血　　　D.白陶土色　　　E.黄色蛋花样

28.代表心房肌除极电位和时间变化的波形是( )。

A.QRS 波群　　　B.PR 间期　　　C.P 波　　　D.ST 段　　　E.T 波

29.RR 间期为 0.6 秒,其心率为( )。

A.80 次/分　　　B.160 次/分　　　C.100 次/分　　　D.40 次/分　　　E.70 次/分

30.出现异常 Q 波最常见的疾病是( )。

A.心肌梗死　　　　　　　　B.心肌病　　　　　　　　C.心肌炎

D.肺源性心脏病　　　　　　E.高血压病

## 二、名词解释(每题 4 分,共 20 分)

1.意识障碍

2.潮式呼吸

3.移动性浊音

4.核左移

5.窦性心律

## 三、填空题(每空 1 分,共 10 分)

1.身体评估方法有_____、_____、_____、_____、嗅诊。

2.肺部听诊内容包括_____、_____、_____、语音共振和胸膜摩擦音。

3.肾源性水肿首先出现在_____。

4.扁桃体Ⅰ度肿大指_____。

5.生命体征包括_____、脉搏、呼吸和血压。

## 四、判断题(每小题 1 分,共 5 分)

1.支气管扩张是咯血最常见的病因。　　　　　　　　　　　　　( )

2.剪刀步态见于偏瘫患者。　　　　　　　　　　　　　　　　( )

3.膝内、外翻畸形常见于佝偻病。　　　　　　　　　　　　　( )

4.多尿是指 24 小时尿量超过 1000 mL。　　　　　　　　　　　( )

5.在 QRS 波群中第一个向上波称为 Q 波。　　　　　　　　　　( )

## 五、简答题(每小题 6 分,共 30 分)

1.简述问诊的内容。

2.简述语音震颤增强或减弱的临床意义。

3.简述心前区视诊的主要内容。

4.简述肠鸣音异常的临床意义。

5.简述常见四肢形态异常的临床意义。

## 六、病案分析题(5分)

患者,男,73 岁。1 个月前着凉后开始咳嗽,昨晚咯鲜红色血约 350 mL 入院。既往有支气管扩张病史 5 年。查体:T 37.0 ℃,P 118 次/分,R 20 次/分,BP 130/80 mmHg。右上肺闻及固定而持久的湿啰音。胸部 X 线:卷发样阴影,轨道征。胸部 CT:右上肺柱状扩张。初步诊断:支气管扩张。给予吸氧、止血、抗感染等治疗,仍有反复咯血。患者目前情绪不稳,夜间睡眠差,食欲不振,消瘦。

请说出该患者的主要护理问题有哪些?(至少写出 5 个)

扫码看答案

Note

# 综合练习二

**一、单项选择题**(每小题 1 分,共 30 分)

1.护理对象最重要的主观资料应是( )。

A.症状 　　B.身体评估 　　C.实验室检查 　D.超声检查 　　E.护理病历

2.下列哪项不是现病史的内容?( )

A.主要症状及其特点 　　B.症状发生的时间 　　C.伴随症状

D.住院情况 　　E.健康问题对患者的影响

3.发热最常见的病因为( )。

A.变态反应 　　B.感染 　　C.内分泌代谢障碍

D.无菌性坏死组织吸收 　　E.体温调节中枢功能失调

4.患者痰液有恶臭,判断为何种细菌感染?( )

A.肺炎球菌 　　B.铜绿假单胞菌 　　C.厌氧菌

D.化脓菌 　　E.真菌

5.吸气性呼吸困难主要见于( )。

A.喉头水肿 　B.胸腔积液 　C.肺气肿 　D.肺炎 　　E.气胸

6.夜间阵发性呼吸困难最常见于( )。

A.左心功能不全 　　B.右心功能不全 　　C.胸腔大量积液

D.慢性阻塞性肺疾病 　　E.气胸

7.患者,男,56 岁,有高血压 2 年。与人争吵时,突感胸骨后绞榨样疼痛伴窒息感,经含服硝酸甘油后缓解。应考虑为( )。

A.心绞痛 　　B.心肌梗死 　　C.胸膜炎 　　D.自发性气胸 　E.心脏神经官能症

8.皮肤黏膜出现发绀时,外周血液中的还原血红蛋白量超过多少?( )

A.100 g/L 　B.50 g/L 　C.75 g/L 　D.55 g/L 　E.45 g/L

9.每天咯血量超过多少为大量咯血?( )

A.100 mL 　B.300 mL 　C.500 mL 　D.600 mL 　E.800 mL

10.下列哪项对鉴别咯血和呕血最有意义?( )

A.前驱症状 　B.血内混合物 　C.血量 　　D.粪便的颜色 　E.血的颜色

11.双侧瞳孔缩小见于( )。

A.颅内压升高 　　B.阿托品中毒 　　C.脑疝

D.有机磷中毒 　　E.硬膜下血肿

12.淋巴结局部肿大,质硬无压痛,有粘连,下列哪种情况最多见?( )

A.急性淋巴结炎 　　B.淋巴结结核 　　C.恶性肿瘤淋巴结转移

D.淋巴瘤 　　E.慢性淋巴结炎

13.胸廓前后径大于横径属于( )。

A.桶状胸 　　B.扁平胸 　　C.鸡胸 　　D.漏斗胸 　　E.患侧胸部隆起

14.甲状腺功能亢进患者的面容是( )。

A.面色潮红、表情痛苦 　　B.面容憔悴、面色灰暗、双目无神

C.面容惊愕、眼球突出 　　D.面色晦暗、双颊暗红、口唇发绀

E.面如满月、皮肤发红

15.帕金森病患者可见( )。

A. 醉酒步态　　　　B. 蹒跚步态　　　　C. 慌张步态　　　　D. 鸭行步态　　　　E. 剪刀步态

16. 黑便并蜘蛛痣和肝掌可见于(　　　)。

A. 直肠癌　　　　　　　　B. 胃癌　　　　　　　　C. 溃疡性结肠炎

D. 肝硬化　　　　　　　　E. 胆管癌

17. 肿大的甲状腺质地柔软,两侧对称,触及震颤,并有血管杂音,多考虑(　　　)。

A. 甲状腺功能亢进　　　　　　B. 单纯性甲状腺肿　　　　　　C. 结节性甲状腺肿

D. 慢性淋巴性甲状腺炎　　　　E. 甲状腺癌

18. 正常肺部叩诊音是(　　　)。

A. 过清音　　　　B. 鼓音　　　　C. 清音　　　　D. 浊音　　　　E. 实音

19. 第一心音的出现标志着(　　　)。

A. 主动脉瓣、肺动脉瓣关闭　　　　B. 心室收缩的开始　　　　C. 二、三尖瓣开放

D. 心室舒张开始　　　　　　　　　E. 心房收缩

20. 除下列哪种情况外,均会引起腹部隆起?(　　　)

A. 大量腹腔积液　　B. 腹壁炎症　　C. 胃肠胀气　　D. 过度肥胖　　E. 腹腔内巨大肿瘤

21. 正常人肠鸣音为每分钟(　　　)。

A. 1~2 次　　　　B. 2~3 次　　　　C. 4~5 次　　　　D. 7~8 次　　　　E. >10 次

22. 患者饭后 6~8 小时闻及振水音常提示(　　　)。

A. 机械性肠梗阻　　B. 肠麻痹　　C. 胃肠道出血　　D. 急性肠炎　　E. 幽门梗阻

23. 反映心脏实际大小和形状的界限是(　　　)。

A. 相对浊音界　　　　　　　　B. 绝对浊音界　　　　　　　　C. 左侧相对浊音界

D. 右侧相对浊音界　　　　　　E. 左侧相对浊音界、右侧绝对浊音界

24. 急性阑尾炎时,最有诊断意义的体征是(　　　)。

A. 腹肌紧张　　　　　　　　B. 腰大肌试验阳性　　　　　　C. 结肠充气试验阳性

D. 闭孔肌试验阳性　　　　　E. 阑尾点固定压痛

25. 腹腔积液征中最可靠的体征是(　　　)。

A. 腹部膨隆　　　　B. 蛙腹　　　　C. 脐部外突　　　　D. 波动感　　　　E. 移动性浊音

26. 下列哪项属深反射?(　　　)

A. 角膜反射　　　　B. 腹壁反射　　　　C. 提睾反射　　　　D. 膝反射　　　　E. 颈强直

27. 患者,女,35 岁,月经过多,面色苍白,反复出现皮肤散在出血点。实验室检查:红细胞 $2\times10^{12}$/L,血红蛋白 50 g/L。应判断为(　　　)。

A. 正常　　　　B. 轻度贫血　　　　C. 中度贫血　　　　D. 重度贫血　　　　E. 极重度贫血

28. 引起中性粒细胞增高的原因,下列哪项正确?(　　　)

A. 伤寒　　　　　　　　B. 再生障碍性贫血　　　　　　　C. 理化因素损伤

D. 病毒感染　　　　　　E. 化脓性细菌感染

29. 胸导联 $V_6$ 电极应放在(　　　)。

A. 胸骨右缘第四肋间　　　　　　　　B. 胸骨左缘第四肋间

C. 左锁骨中线与第五肋间相交处　　　　D. 左腋前线与 $V_4$ 水平处

E. 左腋中线与 $V_4$ 水平处

30. 病理性 Q 波见于(　　　)。

A. 二尖瓣狭窄　　　　B. 心包积液　　　　C. 心肌梗死　　　　D. 肺炎　　　　E. 慢性肺心病

二、名词解释(每小题 4 分,共 20 分)

1. 主诉

2. 呼吸困难

3.意识障碍

4.桶状胸

5.潮式呼吸

### 三、填空题(每空 1 分,共 10 分)

1.粪便隐血试验阳性,出血量在_____以上。出现黑便,出血量大于_____。出现呕血,胃内积血在_____以上。

2.营养状况分为_____、_____、_____三个等级。

3.正常人心尖搏动位于_____。

4.腹膜刺激征包括_____、_____和_____。

### 四、判断题(每小题 1 分,共 5 分)

1.凡需用碘造影剂进行造影检查,必须提前做碘过敏试验。 （ ）

2.对肺部疾病不宜选用胸部 CT 检查。 （ ）

3.装有心脏起搏器者可以进行磁共振成像检查。 （ ）

4.现存的护理诊断是护士对个体、家庭或社区已出现的对健康问题或疾病反应所做的判断。

（ ）

5.在 QRS 波群中第一个向上波称为 S 波。 （ ）

### 五、简答题(每小题 6 分,共 30 分)

1.大咯血患者有哪些并发症?评估要点有哪些?

2.全身性水肿根据病因可分为哪几种?

3.一般状态视诊的内容有哪些?

4.肌力可分为哪六级?

5.心肌梗死的基本图形有哪三种?

### 六、病案分析题(5 分)

患者,男,32 岁。左上腹痛伴恶心、呕吐 12 小时急诊入院。患者昨晚饮酒后,出现左上腹隐痛,2 小时后疼痛加剧,呈持续性刀割样,并向左腰背部放射,伴恶心、呕吐,吐后疼痛无缓解。查体:T 39.5 ℃,P 100 次/分,R 30 次/分,BP 90/70 mmHg;精神萎靡,表情痛苦;腹肌紧张,全腹明显压痛和反跳痛。实验室检查:WBC $10.5×10^9$/L,N 84%;血淀粉酶 800 U/L,尿淀粉酶 1800 U/L。初步诊断:急性胰腺炎。患者平时很少生病,感觉一生病就这么严重,很害怕,担心预后。

请说出该患者的主要护理问题有哪些?（至少写出 5 个）

扫码看答案

Note

# 综合练习三

一、单项选择题(每小题 1 分,共 30 分)

1.关于主诉错误的是(　　)。

　A.指患者的主观感受　　　　　　B.包括医护人员检查到的身体变化

　C.应描述异常症状的性质　　　　D.包括症状持续的时间

　E.应描述药物过敏情况

2.采集病史过程中,下列哪项提问不妥?(　　)

　A.您病了多长时间了?　　　　B.您感到哪儿不舒服?　　　　C.您的粪便发黑吗?

　D.您一般在什么时候发热?　　E.您有没有对什么药物过敏?

3.以口腔温度为例,超高热是指体温在(　　)。

　A.37.3～38 ℃　　　　　　　B.38.1～39 ℃　　　　　　　C.39.1～40 ℃

　D.40～41 ℃　　　　　　　　E.41 ℃以上

4.双侧瞳孔缩小见于(　　)。

　A.酒精中毒　　　B.癫痫　　　C.癔症　　　　D.有机磷中毒　　E.脑出血

5.关于吸气性呼吸困难描述正确的是(　　)。

　A.可见于支气管哮喘患者　　　B.呼气极度费力且延长　　　C.可伴有颜面发绀

　D.胸廓饱满呈桶状　　　　　　E.肺部可听到哮鸣音

6.视诊要求在哪种光线下进行?(　　)

　A.强光　　　　　B.避光　　　　C.紫外线光　　　D.白炽灯　　　E.充足自然光

7.正常心尖搏动的位置在(　　)。

　A.胸骨右侧第 5 肋间锁骨中线内 0.5～1.0 cm

　B.胸骨左侧第 5 肋间左锁骨中线内 0.5～1.0 cm 处

　C.胸骨在侧第 4 肋间左锁骨中线内 0.5～1.0 cm 处

　D.胸骨左侧第 6 肋间锁骨中线内 0.5～1.0 cm 处

　E.胸骨左侧第 5 肋间左锁骨中线由外 0.5～1.0 cm 处

8.颈静脉怒张不见于(　　)。

　A.心包积液　　　　　　　　B.缩窄性心包炎　　　　　　　C.上腔静脉阻塞综合征

　D.高血压心脏病　　　　　　E.右心衰竭

9.正常人胸骨角对第几肋?(　　)

　A.1　　　　　　B.2　　　　　　C.3　　　　　　D.4　　　　　　E.5

10.支气管哮喘患者脉搏最可能的表现为(　　)。

　A.交替脉　　　B.水冲脉　　　C.脉搏短绌　　　D.奇脉　　　E.细脉

11.患者痰液呈粉红色泡沫样的是(　　)。

　A.肺炎　　　B.肺水肿　　　C.肺结核　　　D.肺脓肿　　　E.肺淤血

12.墨菲征阳性见于哪种疾病?(　　)

　A.胆囊炎　　　B.急性肝炎　　　C.胰腺炎　　　D.阑尾炎　　　E.肠梗阻

13.呕吐物多为隔夜宿食,伴剑突下蠕动波提示(　　)。

　A.肠梗阻　　　　　　　　B.幽门梗阻　　　　　　　C.前庭功能障碍

　D.颅压增高　　　　　　　E.神经官能症

14.腹部产生反跳痛的原因是(　　)。

Note

A. 腹膜壁层已受炎症累及    B. 腹腔过度充血    C. 肠道黏膜层炎症

D. 急性消化道出血    E. 腹腔内淋巴结发炎

15. 杵状指可见于（   ）。

A. 慢性支气管炎    B. 缺铁性贫血    C. 先天性发绀型心脏病

D. 佝偻病    E. 类风湿性关节炎

16. 下列哪项不属于浅反射的检查项目？（   ）

A. 角膜反射    B. 腹壁反射    C. 提睾反射    D. 跖反射    E. 桡骨骨膜反射

17. 中性粒细胞增多最常见的原因（   ）。

A. 大面积烧伤    B. 急性感染或炎症    C. 急性溶血

D. 急性中毒    E. 恶性肿瘤

18. 引起全腹膨隆的原因不包括（   ）。

A. 大量腹腔积液    B. 气腹    C. 急性肝坏死

D. 腹内巨大包块    E. 胃肠严重胀气

19. 急性腹膜炎患者可采取的体位是（   ）。

A. 自动体位    B. 被迫体位    C. 强迫坐位    D. 强迫侧卧位    E. 强迫仰卧位

20. 无尿指 24 h 尿量（   ）。

A. <1000 mL    B. <500 mL    C. <400 mL    D. <100 mL    E. <50 mL

21. 金属音调咳嗽见于（   ）。

A. 声带炎    B. 喉癌    C. 纵隔肿瘤    D. 支气管扩张    E. 百日咳

22. 周围性发绀见于（   ）。

A. 阻塞性肺气肿    B. 气胸    C. 肺水肿    D. 肺炎    E. 严重休克

23. 患者因大量呕血急诊，其首优护理诊断应考虑（   ）。

A. 活动无耐力    B. 有液体不足的危险    C. 有皮肤完整性受损的危险

D. 恐惧    E. 有窒息的危险

24. 肠鸣音消失的判断标准是（   ）。

A. 持续听诊 1 分钟未闻及肠鸣音    B. 持续听诊 2~3 分钟未闻及肠鸣音

C. 持续听诊 3~5 分钟未闻及肠鸣音    D. 持续听诊 5~6 分钟未闻及肠鸣音

E. 持续听诊 10 分钟未闻及肠鸣音

25. 患者，女，56 岁，畏寒、浮肿、便秘、嗜睡、行动迟缓 1 年。查体：颜面浮肿，睑厚面宽，毛发稀疏，目光呆滞，反应迟钝。其诊断可能为（   ）。

A. 慢性肾炎    B. 甲状腺功能减退    C. 贫血

D. 结核病    E. 营养不良

26. 肋脊角是（   ）叩击痛的位置。

A. 肝区    B. 肾区    C. 胃区    D. 阑尾区    E. 胆囊区

27. 脊柱的生理弯曲不包括（   ）。

A. 颈椎前凸    B. 胸椎后凸    C. 腰椎前凸    D. 腰椎后凸    E. 骶椎后凸

28. 尺神经损伤会使患者出现（   ）。

A. 梭状畸形    B. 爪形手    C. 关节结节    D. 杵状指    E. 匙状甲

29. 肝性昏迷患者有时候会出现（   ）。

A. 静止性震颤    B. 动作性震颤    C. 老年震颤    D. 扑翼震颤    E. 舞蹈症

30. 肢体可在床面上水平移动，能抬离床面，但无法抵抗阻力，肌力为（   ）。

A. 2 级    B. 3 级    C. 4 级    D. 5 级    E. 6 级

**二、名词解释（每小题 4 分，共 20 分）**

1.弛张热

2.发绀

3.奇脉

4.墨菲征阳性

5.蛙状腹

**三、填空题（每空 1 分，共 10 分）**

1.肺部的正常呼吸音有_____、_____、_____。

2.心脏听诊的内容包括_____、_____、_____、心脏杂音、额外心音及心包摩擦音。

3.移动性浊音阳性，提示腹腔内游离腹腔积液达_____ mL 以上。

4.成人 24 h 尿量少于____mL 或者每小时尿量持续少于 17 mL 为少尿，24 h 尿量少于_____mL 为无尿，24 h 尿量多于_____ mL 为多尿。

**四、判断题（每小题 1 分，共 5 分）**

1.健康人体温一般为 35.5～37 ℃，正常体温在不同个体间略有差异，一般上午体温较高。　　　　　　　　　　　　　　　　　　　　　　　　　　　　　　　（　　）

2.稽留热又称败血症热型，24 h 内体温波动不超过 1 ℃。　　　　　　　　（　　）

3.胸膜炎患者疼痛多在胸骨后。　　　　　　　　　　　　　　　　　　　（　　）

4.肾病综合征患者水肿比较明显，常伴有胸腔积液和腹腔积液。　　　　（　　）

5.呕血患者一般都伴有黑便，黑便时也一定有呕血。　　　　　　　　　（　　）

**五、简答题（每小题 6 分，共 30 分）**

1.简述呕血与咯血的鉴别要点。

2.简述至少 5 种常见面容表情及其临床意义。

3.说出常见四肢形态异常的临床意义。

4.简述护理诊断陈述的 3 种形式。

5.简述肝脏触诊的内容。

**六、病案分析题（5 分）**

患者，男，18 岁，2 小时前游园时突然张口喘息、大汗淋漓，入院后查体：T 36.5 ℃，P 130 次/分，R 32 次/分，BP 110/70 mmHg，神志清醒，仅能说单字，表情紧张，端坐位，口唇发绀，双肺叩诊过清音，呼气明显延长，双肺野闻及广泛哮鸣音，有奇脉。患者自幼常于春季发生阵发性呼吸困难，其母患有支气管哮喘。

请说出该患者的主要护理问题有哪些？（至少写出 5 个）

扫码看答案

Note

# 综合练习四

**一、单项选择题**(本大题共有 30 小题,每小题 1 分,共 30 分)

1. 出现移动性浊音提示腹腔内游离液体在( )。

　　A. 500 mL 以上　　　　　　　B. 1000 mL 以上　　　　　　C. 1500 mL 以上

　　D. 2000 mL 以上　　　　　　E. 2500 mL 以上

2. 检查脉搏一般检查( )。

　　A. 颞动脉搏动　　　　　　　B. 肱动脉搏动　　　　　　　C. 桡动脉搏动

　　D. 面动脉搏动　　　　　　　E. 股动脉搏动

3. 触诊对全身哪个部位的检查最重要?( )

　　A. 头颈部　　　B. 胸部　　　C. 腹部　　　D. 四肢　　　E. 皮肤

4. 二尖瓣狭窄患者的特征性杂音为( )。

　　A. 心尖部收缩期吹风样杂音　　　　　　B. 心尖部收缩期乐音样杂音

　　C. 心尖部连续性杂音　　　　　　　　　D. 心尖部舒张期隆隆样杂音

　　E. 剑突下收缩期吹风样杂音

5. 两肺满布的粗大湿啰音常提示( )。

　　A. 支气管肺炎　　　　　　　B. 急性肺水肿　　　　　　　C. 肺淤血

　　D. 肺结核　　　　　　　　　E. 肺气肿

6. 正常肺部叩诊音是( )。

　　A. 清音　　　B. 鼓音　　　C. 过清音　　　D. 浊音　　　E. 实音

7. 正常成人心尖搏动位于( )。

　　A. 第 5 肋间、左锁骨中线内侧 0.5~1.0 cm

　　B. 第 4 肋间、左锁骨中线内侧 0.5~1.0 cm

　　C. 第 5 肋间、左锁骨中线内侧 2.0~2.5 cm

　　D. 第 5 肋间、左锁骨中线外侧 0.5~1.0 cm

　　E. 第 6 肋间、左锁骨中线内侧 0.5~1.0 cm

8. 脉率小于心率的现象称为( )。

　　A. 水冲脉　　　B. 脉搏短绌　　　C. 奇脉　　　D. 脱落脉　　　E. 交替脉

9. 帕金森病患者可见( )。

　　A. 醉酒步态　　　B. 蹒跚步态　　　C. 慌张步态　　　D. 鸭行步态　　　E. 剪刀步态

10. 甲状腺功能亢进症患者的面容是( )。

　　A. 面色潮红、表情痛苦　　　　　　B. 面容憔悴、面色灰暗、双目无神

　　C. 面容惊愕、眼球突出　　　　　　D. 面色晦暗、双颊暗红、口唇发绀

　　E. 面如满月、皮肤发红

11. 超高热是指体温超过( )。

　　A. 39 ℃　　　B. 40 ℃　　　C. 41 ℃　　　D. 40.5 ℃　　　E. 41.5 ℃

12. 瞳孔扩大可见于( )。

　　A. 阿托品药物反应　　　　　　B. 有机磷中毒　　　　　　C. 吗啡中毒

　　D. 虹膜炎　　　　　　　　　E. 氯丙嗪中毒

13. 铁锈色痰常见的疾病是( )。

　　A. 支气管扩张　　　　　　　B. 肺结核　　　　　　　　　C. 阿米巴肺脓肿

D. 慢性支气管炎　　　　　　　　　E. 肺炎球菌肺炎

14. 下列疾病中,最常表现为呼气性呼吸困难的疾病是( )。

　　A. 急性喉炎　　　　　　　　B. 气管异物　　　　　　　C. 喉水肿

　　D. 支气管哮喘　　　　　　　E. 少量胸腔积液

15. 当毛细血管内脱氧血红蛋白含量超过下列哪项时,皮肤黏膜可出现发绀?( )

　　A. 10 g/L　　　B. 20 g/L　　　C. 30 g/L　　　D. 40 g/L　　　E. 50 g/L

16. 中量咯血指每天咯血量为( )。

　　A. <100 mL　　　　　　　B. 100~500 mL　　　　　　C. >500 mL

　　D. 500~1000 mL　　　　　E. >800 mL

17. 心源性水肿最先出现的部位是( )。

　　A. 人体的低垂部位　　　　　B. 颜面眼睑　　　　　　　C. 躯干

　　D. 胸膜腔　　　　　　　　　E. 腹膜腔

18. 对于昏睡和昏迷的鉴别,最有价值的是( )。

　　A. 瞳孔对光反射是否正常　　B. 角膜反射是否存在　　　C. 膝腱反射是否消失

　　D. 能否看到吞咽动作　　　　E. 患者能否被唤醒

19. 一患者需要强烈刺激才能唤醒,醒时答非所问,反应迟钝,很快又入睡,这种意识状态属于( )。

　　A. 嗜睡　　　B. 昏睡　　　C. 浅昏迷　　　D. 意识模糊　　　E. 深昏迷

20. 呕血最常见的病因是( )。

　　A. 消化性溃疡　　B. 肝硬化　　C. 急性胃炎　　D. 胃癌　　E. 肝炎

21. 醉酒步态,即行路时躯干重心不稳,步态紊乱不准确,如同酒醉状,其见于( )。

　　A. 小脑疾病　　　　　　　　B. 脊髓疾病　　　　　　　C. 佝偻病

　　D. 腓总神经麻痹　　　　　　E. 脑性瘫痪

22. 下列关于蜘蛛痣描述错误的是( )。

　　A. 与雌激素增多有关　　　　　　　　B. 正常人也可见蜘蛛痣

　　C. 为皮肤小动脉末端扩张形成的血管痣　　D. 常出现在颜面、上肢及颈胸部皮肤

　　E. 仅见于肝硬化患者

23. 正常成人通常能听到的心音有几个?( )

　　A. 1个　　　B. 2个　　　C. 3个　　　D. 4个　　　E. 5个

24. 下列哪项不属于皮肤或黏膜下出血?( )

　　A. 瘀点　　　B. 紫癜　　　C. 蜘蛛痣　　　D. 瘀斑　　　E. 血肿

25. 某年轻男性,活动时突感右胸部撕裂样痛,半小时后入院。查体:瘦长体形,大汗淋漓惊恐状,气促,气管向左移位,叩诊右胸鼓音,右侧呼吸音消失。最可能为( )。

　　A. 胸腔积液　　　　　　　　B. 大叶性肺炎　　　　　　C. 干性胸膜炎

　　D. 右侧气胸　　　　　　　　E. 肺气肿

26. 下列哪项属于暗示性提问?( )

　　A. 您哪儿不舒服?　　　　　B. 您腹痛有多久?　　　　C. 您什么时间开始起病的?

　　D. 您的大便是黑色的吗?　　E. 您曾经有过类似的腹痛吗?

27. 蛙腹可见于( )患者。

　　A. 胸腔积液　　　　　　　　B. 腹腔积液　　　　　　　C. 腹腔巨大肿瘤

　　D. 恶病质　　　　　　　　　E. 胃肠胀气

28. 腹部视诊内容不包括( )。

　　A. 腹部外形　　　　　　　　B. 呼吸运动　　　　　　　C. 腹壁静脉

D. 胃肠形和蠕动波　　　　　　　E. 腹壁紧张度

29. 下列属于现病史的内容的是(　　)。

A. 青霉素过敏史　　　　　　B. 病后检查及治疗情况　　　　C. 过去手术、外伤情况

D. 婚姻、生育情况　　　　　　E. 家庭遗传病情况

30. 三凹征最常见于(　　)。

A. 气管异物　　　B. 右心衰竭　　　C. 癔症　　　D. 肺气肿　　　E. 发热

## 二、名词解释(每题 4 分,共 20 分)

1. 稽留热

2. 被动体位

3. 潮式呼吸

4. 板状腹

5. 主诉

## 三、填空题(每空 1 分,共 10 分)

1. 常见意识障碍的类型有＿＿＿＿＿＿、＿＿＿＿＿＿、＿＿＿＿＿＿、＿＿＿＿＿、谵妄。

2. 口腔呼出气体有刺激性大蒜味可见于＿＿＿＿＿＿＿＿＿＿＿＿患者。

3. 心脏听诊内容包括＿＿＿＿＿＿、＿＿＿＿＿＿、＿＿＿＿＿＿、额外心音、杂音和心包摩擦音。

4. 根据病因和发生机制,黄疸可分为三类,即＿＿＿＿＿、＿＿＿＿＿、胆汁淤积性黄疸。

## 四、判断题(每题 1 分,共 5 分)

1. 第一心音标志着心室舒张的开始,第二心音标志着心室收缩的开始。　　　　　　(　　)

2. Ⅱ度甲状腺肿大是指不能看到但能触及甲状腺。　　　　　　　　　　　　　(　　)

3. 紫癜是指皮肤出血直径＞5 mm。　　　　　　　　　　　　　　　　　　　(　　)

4. 发热最常见的病因为感染。　　　　　　　　　　　　　　　　　　　　　　(　　)

5. 在正常情况下,肠鸣音为每分钟 4～5 次。　　　　　　　　　　　　　　　(　　)

## 五、简答题(每题 6 分,共 30 分)

1. 问诊的内容有哪些?

2. 写出心脏瓣膜听诊区的名称及其位置。

3. 简述干啰音与湿啰音的听诊特点。

4. 简述咳嗽咳痰的护理评估要点。

5. 简述麦氏点、胆囊点的位置,以及这些点有压痛的临床意义。

## 六、病案分析题(5 分)

患者,男,68 岁,口干、多饮、多尿、体重减轻 10 个月,曾到医院诊断为 2 型糖尿病,未规律服用降糖药。近 2 天因劳累,出现食欲减退、恶心、呕吐、腹痛。查体:T 36 ℃,P 98 次/分,R 18 次/分,BP 100/70 mmHg,呼吸深大,可闻到烂苹果味,皮肤干燥,烦躁和嗜睡交替。空腹血糖 8.7 mmol/L,餐后 2 h 血糖 13.4 mmol/L,甘油三酯、胆固醇升高,高密度脂蛋白胆固醇降低。pH＜7.0,尿酮(＋＋)。

请说出该患者的主要护理问题有哪些?(至少写出 5 个)

扫码看答案

Note

# 综合练习五

**一、单项选择题**(每小题 1 分,共 30 分)

1.伤寒常见的热型为(　　　　)。

A.弛张热　　　　B.波状热　　　　C.稽留热　　　　D.间歇热　　　　E.不规则热

2.典型阑尾炎的疼痛特点是(　　　　)。

A.上腹痛　　　　B.下腹痛　　　　C.左下腹痛　　　　D.右下腹痛　　　　E.转移性右下腹痛

3.三凹征最常见于(　　　　)。

A.气管异物　　　　B.右心衰竭　　　　C.癔症　　　　D.肺气肿　　　　E.发热

4.全身黄疸,粪便呈白陶土色,可见于(　　　　)。

A.胰头癌　　　　　　　　B.溶血性贫血　　　　　　　　C.钩端螺旋体病

D.肝硬化　　　　　　　　E.重症肝炎

5.可出现呼气性呼吸困难的是(　　　　)。

A.急性喉炎　　　　　　　　B.气管异物　　　　　　　　C.急性会厌炎

D.支气管哮喘　　　　　　　E.喉水肿

6.左心衰肺淤血时咯血的特点是(　　　　)。

A.铁锈色痰　　　　　　　　B.砖红色胶冻样血痰　　　　　　　　C.粉红色泡沫样痰

D.黏稠暗红色血痰　　　　　E.浆液泡沫样痰

7.对发绀的描述,错误的是(　　　　)。

A.重度贫血,有时难发现

B.发绀是由于血液中还原血红蛋白绝对含量增多

C.发绀是由于血液中存在异常血红蛋白衍生物

D.某些药物或化学物质中毒可引起发绀

E.某些药物或化学物质中毒可引起发绀,经氧疗青紫可改善

8.眼睑水肿,逐渐蔓延至全身的是(　　　　)。

A.肾性水肿　　　　　　　　B.心源性水肿　　　　　　　　C.肝源性水肿

D.特发性水肿　　　　　　　E.营养不良性水肿

9.黑便并蜘蛛痣和肝掌可见于(　　　　)。

A.直肠癌　　　　　　　　B.胃癌　　　　　　　　C.溃疡性结肠炎

D.肝硬化门脉高压　　　　E.胆管癌

10.患者,女,56 岁,畏寒、浮肿、便秘、嗜睡、行动迟缓 1 年。查体:颜面浮肿,睑厚面宽,毛发稀疏,目光呆滞,反应迟钝。其诊断可能为(　　　　)。

A.慢性肾炎　　　　　　　　B.甲状腺功能减退　　　　　　　　C.贫血

D.结核病　　　　　　　　E.营养不良

11.意识障碍伴瞳孔缩小可见于(　　　　)。

A.颠茄类中毒　　　　　　　B.有机磷农药中毒　　　　　　　　C.酒精中毒

D.氰化物中毒　　　　　　　E.癫痫

12.移动性浊音阳性,说明腹腔积液已达(　　　　)。

A.500 mL 以上　　　　　　　B.1000 mL 以上　　　　　　　　C.100 mL 以上

D.800 mL 以上　　　　　　　E.1500 mL 以上

13.腹膜炎三联征为(　　　　)。

Note

A. 腹痛,腹肌紧张,压痛　　　　B. 腹痛,腹肌紧张,反跳痛　　　C. 腹痛,压痛,反跳痛

D. 腹肌紧张,压痛,反跳痛　　　　E. 腹痛,腹肌紧张,腹腔积液

14. 墨菲征在下列哪种疾病的诊断中最有临床价值?(　　　)

A. 急性胰腺炎　　　B. 急性胆囊炎　　　C. 急性胃穿孔　　　D. 胆石症　　　　E. 急性肝炎

15. 腹部检查的顺序为(　　　)。

A. 视诊、触诊、叩诊、听诊　　　　B. 视诊、叩诊、听诊、触诊

C. 视诊、听诊、触诊、叩诊　　　　D. 视诊、听诊、叩诊、触诊

E. 听诊、叩诊、触诊、视诊

16. 腹腔内大量积液不可能出现的体征是(　　　)。

A. 脐部深凹　　　　　　B. 腹部外形随体位而改变　　　C. 蛙腹

D. 移动性浊音阳性　　　E. 脐部膨出

17. 门静脉高压所致的腹壁静脉曲张,其血流方向为脐水平以上静脉内血流(　　　)。

A. 自中央到四周　　　　B. 自下而上　　　　　C. 自左而右

D. 自右而左　　　　　　E. 自上而下

18. 患者,女,35 岁。因急性上腹痛 8 h 入院,身体评估查及脐与右髂前上棘连线的中外 1/3 交界处有压痛。首先应考虑(　　　)。

A. 急性小肠炎　　　　　　B. 急性阑尾炎　　　　　C. 急性胆囊炎

D. 急性输尿管炎　　　　　E. 腹腔内巨大包块

19. 肠鸣音消失的判断标准是(　　　)。

A. 持续听诊 1 min 未闻及肠鸣音　　　　　　B. 持续听诊 2 min 未闻及肠鸣音

C. 持续听诊 3 min 未闻及肠鸣音　　　　　　D. 持续听诊 3～5 min 未闻及肠鸣音

E. 持续听诊 5～6 min 未闻及肠鸣音

20. 支气管扩张症患者有时会出现(　　　)。

A. 杵状指　　　B. 爪形手　　　C. 关节结节　　　D. 梭状畸形　　　E. 匙状甲

21. 肢体可抬离床面,但不能对抗阻力,肌力为(　　　)。

A. 2 级　　　　　B. 3 级　　　　　C. 4 级　　　　　D. 5 级　　　　　E. 6 级

22. 血小板正常参考值为(　　　)。

A. $(100\sim200)\times10^9/L$　　　　B. $(800\sim2000)\times10^9/L$　　　　C. $(100\sim250)\times10^9/L$

D. $(130\sim200)\times10^9/L$　　　　E. $(100\sim300)\times10^9/L$

23. 无尿是指 24 h 尿量少于(　　　)。

A. 10 mL　　　B. 50 mL　　　C. 100 mL　　　D. 200 mL　　　E. 250 mL

24. 护士在患者粪便隐血试验前,嘱咐患者可以服用的是(　　　)。

A. 铁剂　　　　　　B. 动物血　　　　　　C. 大量绿叶蔬菜

D. 猪肝　　　　　　E. 豆制品

25. 细菌性痢疾时,大便呈(　　　)。

A. 果酱样　　　B. 米泔水样　　　C. 黏液脓血　　　D. 白陶土色　　　E. 黄色蛋花样

26. 诊断心肌梗死的心电图可靠依据是(　　　)。

A. 异常 Q 波　　　　　　B. T 波倒置　　　　　　C. ST-T 段水平下降

D. T 波高尖　　　　　　E. ST 段抬高,与 T 波融合成单向曲线

27. 代表房室传导时间变化的心电图图形是(　　　)。

A. QRS 波群　　　B. PR 间期　　　C. P 波　　　D. ST 段　　　E. T 波

28. RR 间期为 0.8 秒,其心率为(　　　)。

A. 80 次/分　　　B. 160 次/分　　　C. 100 次/分　　　D. 40 次/分　　　E. 75 次/分

Note

29.某患者的心电图,显示每两个正常心脏搏动后出现一次过早搏动,此为(    )。

    A.二联律        B.三联律        C.三音律        D.奔马律        E.以上都不是

30.在进行磁共振成像检查前评估对象必须除去的物品是(    )。

    A.金属首饰        B.外衣裤        C.发带        D.袜子        E.塑料物品

## 二、名词解释(每小题4分,共20分)

1.呼吸困难

2.奔马律

3.舟状腹

4.窦性心律

5.核左移

## 三、填空题(每空1分,共10分)

1.正常成人胸廓前后径与左右径之比是____、桶状胸是指胸廓前后径与左右径之比是____。

2.心脏触诊触及震颤是_____疾病的特征性体征之一。

3.成年男性和儿童以____呼吸为主,成年女性则以_____呼吸为主。

4.尿酮体阳性最常见于_____。

5.护理诊断由____、_____、_____、_____四个部分组成。

## 四、判断题(每小题1分,共5分)

1.一侧胸膜炎的患者应采取患侧卧位。        (    )

2.剪刀步态见于偏瘫患者。        (    )

3.无力型体型的人腹上角常大于90°。        (    )

4.正常肺下界移动范围为6～8 cm。        (    )

5.上腔静脉阻塞时,脐水平以上的曲张静脉的血流方向是由下而上。        (    )

## 五、简答题(每小题6分,共30分)

1.简述咳嗽与咳痰的护理评估要点。

2.请简述淋巴结肿大的临床意义。

3.腹部视诊包括哪些内容?

4.简述瞳孔检查的内容及正常瞳孔的表现。

5.请描述心房扑动的心电图特征。

## 六、病案分析题(5分)

患者,女,36岁。尿频、尿急、尿痛3天,今晨自感发热,来院就诊。患者主诉小便时有疼痛和烧灼感,乏力,不想进食,夜尿10余次,量约800 mL。查体:T 39 ℃,P 100 次/分,R 22 次/分,BP 116/68 mmHg,精神萎靡。心肺正常,胸腹部无异常。实验室检查:尿液浑浊,尿中 WBC(+++),RBC(+),WBC $11.0×10\%/L$,初步诊断:尿路感染。

请说出该患者的主要护理问题有哪些?(至少写出5个)

扫码看答案

# 综合练习六

**一、单项选择题(每小题 1 分,共 30 分)**

1.关于主诉错误的是( )。

A.指患者的主观感受　　　　　　B.包括医护人员检查到的身体变化

C.应描述异常症状的性质　　　　D.包括症状持续的时间

E.应描述药物过敏情况

2.采集病史过程中,下列哪项提问不妥?( )

A.您病了多长时间了?　　　　B.您感到哪儿不舒服?　　　　C.您的粪便发黑吗?

D.您一般在什么时候发热?　　E.您有没有对什么药物过敏?

3.以口腔温度为例,超高热是指体温在( )。

A.37.3～38 ℃　　　　　　　B.38.1～39 ℃　　　　　　　C.39.1～40 ℃

D.40～41 ℃　　　　　　　　E.41 ℃以上

4.双侧瞳孔缩小见于( )。

A.酒精中毒　　B.癫痫　　　　C.癔症　　　D.有机磷农药中毒　　E.脑出血

5.关于吸气性呼吸困难描述正确的是( )。

A.可见于支气管哮喘患者　　　B.呼气极度费力且延长　　　C.可伴有颜面发绀

D.胸廓饱满呈桶状　　　　　　E.肺部可听到哮鸣音

6.视诊要求在哪种光线下进行?( )

A.强光　　　　　B.避光　　　　C.紫外光　　　D.白炽灯　　　E.充足自然光

7.正常心尖搏动的位置在( )。

A.胸骨右侧第 5 肋间锁骨中线内 0.5～1.0 cm

B.胸骨左侧第 5 肋间左锁骨中线内 0.5～1.0 cm 处

C.胸骨在侧第 4 肋间左锁骨中线内 0.5～1.0 cm 处

D.胸骨左侧第 6 肋间锁骨中线内 0.5～1.0 cm 处

E.胸骨左侧第 5 肋间左锁骨中线由外 0.5～1.0 cm 处

8.颈静脉怒张不见于( )。

A.心包积液　　　　　　　　B.缩窄性心包炎　　　　　　C.上腔静脉阻塞综合征

D.高血压心脏病　　　　　　E.右心衰竭

9.正常人胸骨角对第几肋?( )

A.1　　　　　　B.2　　　　　C.3　　　　　D.4　　　　　E.5

10.支气管哮喘患者脉搏最可能的表现为( )。

A.交替脉　　　B.水冲脉　　　C.脉搏短绌　　D.奇脉　　　E.细脉

11.患者痰液呈粉红色泡沫样的是( )。

A.肺炎　　　　B.肺水肿　　　C.肺结核　　　D.肺脓肿　　　E.肺淤血

12.墨菲征阳性见于哪种疾病?( )

A.胆囊炎　　　B.急性肝炎　　C.胰腺炎　　　D.阑尾炎　　　E.肠梗阻

13.呕吐物多为隔夜宿食,伴剑突下蠕动波提示( )。

A.肠梗阻　　　　　　　　　B.幽门梗阻　　　　　　　　C.前庭功能障碍

D.颅压增高　　　　　　　　E.神经官能症

14.腹部产生反跳痛的原因是( )。

A. 腹膜壁层已受炎症累及　　　　B. 腹腔过度充血　　　　C. 肠道黏膜层炎症

D. 急性消化道出血　　　　E. 腹腔内淋巴结发炎

15. 杵状指可见于（　　　　）。

A. 慢性支气管炎　　　　B. 缺铁性贫血　　　　C. 先天性发绀型心脏病

D. 佝偻病　　　　E. 类风湿关节炎

16. 下列哪项不属于浅反射的检查项目？（　　　　）

A. 角膜反射　　　B. 腹壁反射　　　C. 提睾反射　　　D. 跖反射　　　E. 桡骨骨膜反射

17. 中性粒细胞增多最常见的原因（　　　　）。

A. 大面积烧伤　　　　B. 急性感染或炎症　　　　C. 急性溶血

D. 急性中毒　　　　E. 恶性肿瘤

18. 引起全腹膨隆的原因不包括（　　　　）。

A. 大量腹腔积液　　　　B. 气腹　　　　C. 急性肝坏死

D. 腹内巨大包块　　　　E. 胃肠严重胀气

19. 急性腹膜炎患者可采取的体位是（　　　　）。

A. 自动体位　　　B. 被迫体位　　　C. 强迫坐位　　　D. 强迫侧卧位　　　E. 强迫仰卧位

20. 无尿指每日尿量（　　　　）。

A. ＜1000 mL　　　B. ＜500 mL　　　C. ＜400 mL　　　D. ＜100 mL　　　E. ＜50 mL

21. 金属音调咳嗽见于（　　　　）。

A. 声带炎　　　B. 喉癌　　　C. 纵隔肿瘤　　　D. 支气管扩张　　　E. 百日咳

22. 周围性发绀见于（　　　　）。

A. 阻塞性肺气肿　　　B. 气胸　　　C. 肺水肿　　　D. 肺炎　　　E. 严重休克

23. 患者因大量呕血急诊,其首优护理诊断应考虑（　　　　）。

A. 活动无耐力　　　　B. 有液体不足的危险

C. 有皮肤完整性受损的危险　　　　D. 恐惧　　　　E. 有窒息的危险

24. 肠鸣音消失的判断标准是（　　　　）。

A. 持续听诊 1 min 未闻及肠鸣音　　　　B. 持续听诊 2~3 min 未闻及肠鸣音

C. 持续听诊 3~5 min 未闻及肠鸣音　　　　D. 持续听诊 5~6 min 未闻及肠鸣音

E. 持续听诊 10 min 未闻及肠鸣音

25. 患者,女,56 岁,畏寒、浮肿、便秘、嗜睡、行动迟缓 1 年。查体:颜面浮肿,睑厚面宽,毛发稀疏,目光呆滞,反应迟钝。其诊断可能为（　　　　）。

A. 慢性肾炎　　　　B. 甲状腺功能减退　　　　C. 贫血

D. 结核病　　　　E. 营养不良

26. 肋脊角是（　　　　）叩击痛的位置。

A. 肝区　　　B. 肾区　　　C. 胃区　　　D. 阑尾区　　　E. 胆囊区

27. 脊柱的生理弯曲不包括（　　　　）。

A. 颈椎前凸　　　B. 胸椎后凸　　　C. 腰椎前凸　　　D. 腰椎后凸　　　E. 骶椎后凸

28. 代表心室肌除极电位和时间变化的波形是（　　　　）。

A. P 波　　　B. PR 间期　　　C. QRS 波群　　　D. ST 段　　　E. T 波

29. "二尖瓣 P 波"见于（　　　　）。

A. 左心房肥大　　　　B. 右心房肥大　　　　C. 左心室肥大

D. 右心室肥大　　　　E. 左右心房肥大

30. 对判断贫血作用最大的检查是（　　　　）。

A. RBC 计数　　　　B. Hb 含量　　　　C. 红细胞比积

Note

D. 血小板计数 　　　　　　　　E. 网织红细胞计数

**二、名词解释(每小题 4 分,共 20 分)**

1. 咯血

2. 意识障碍

3. 腹膜刺激征

4. 移动性浊音

5. 主诉

**三、填空题(每空 1 分,共 10 分)**

1. 发绀是由于血液中脱氧血红蛋白超过 ＿＿＿＿＿＿＿＿ g/L。

2. 呕血和黑便是上消化道出血主要表现。通常胃内潴留血量达 ＿＿＿＿＿＿＿＿ mL 时,可引起呕血;每日出血量 ＿＿＿＿＿＿ mL 时,可有黑便。

3. 身体评估的基本方法有五种:视诊、触诊、＿＿＿＿＿＿＿＿、听诊和嗅诊。

4. 生命体征包括 ＿＿＿＿＿＿＿＿、＿＿＿＿＿＿＿＿、＿＿＿＿＿＿＿＿和 ＿＿＿＿＿＿＿＿。

**四、判断题(每小题 1 分,共 5 分)**

1. 啰音是心脏听诊的内容。 　　　　　　　　　　　　　　　　( 　 )

2. 小脑病变可出现醉酒步态。 　　　　　　　　　　　　　　　( 　 )

3. 水肿指血液循环中水分过多的现象。 　　　　　　　　　　　( 　 )

4. 咯血颜色多呈鲜红色,呈酸性。 　　　　　　　　　　　　　( 　 )

5. 支气管扩张症患者咳大量脓性痰,痰液静置后可以分为三层。 ( 　 )

**五、简答题(每小题 6 分,共 30 分)**

1. 简述心源性水肿与肾源性水肿的鉴别要点。

2. 简述现病史所包括的内容。

3. 简述水肿的分度要点。

4. 试述气管移位的检查方法及临床意义。

5. 简述语音震颤增强或减弱的临床意义。

**六、病案分析题(5 分)**

患者,女,70 岁。发热,咳嗽、咳痰 6 天,加重 2 天入院。患者咳黄色黏痰,量多,不易咳出,既往体健。查体:T 38.5 ℃,P 110 次/分,R 22 次/分,BP 130/80 mmHg。呼吸音粗,右下肺闻及干湿啰音。实验室检查:WBC 13.9×10⁹/L,N 80%。胸部 X 线:右下肺叶可见密度均匀的阴影。初步诊断:右下肺炎。入院后给予抗炎、化痰治疗,患者目前精神欠佳,睡眠差,多次提及担心孙女在家中无人照顾,要求早日出院照顾孙女。

请说出该患者的主要护理问题有哪些?(至少写出 5 个)

扫码看答案

# 综合练习七

**一、单项选择题**(每小题 1 分,共 30 分)

1. 有关问诊,下面哪项正确?( )

A.“您感到哪里不舒服?”　　　B.“您大便是黑色的吗?”　　　C.“您头痛是否伴有呕吐?”

D.“您是不是下午发热?”　　　E.“您有夜间阵发性呼吸困难吗?”

2. 现病史不包括( )。

A. 本次疾病的起病情况　　　B. 主要症状的部位,性质,程度　　　C. 病情的发展、演变情况

D. 治疗情况　　　E. 既往的健康状况

3. 患者,女,20 岁,叙述其腹部疼痛 2 h,发热,呕吐半小时。该患者主诉完整的描述为( )。

A. 腹痛 2 h,发热、呕吐 30 min　　　B. 腹痛 2 h,发热、呕吐　　　C. 发热及腹痛,呕吐

D. 发热、呕吐半小时,腹痛 2 小时　　　E. 发热、呕吐

4. 问诊技巧不正确的是( )。

A. 首次会见患者,应礼节性地自我介绍　　　B. 开始提出一般性问题

C. 避免重复提问　　　D. 提问注意有条理性

E. 对腹泻患者应问“您有里急后重吗”

5. 体温持续在 39~40 ℃,24 h 内体温波动不超过 1 ℃,可持续数天或数周,为哪种热型?( )

A. 稽留热　　　B. 弛张热　　　C. 波状热　　　D. 回归热　　　E. 间歇热

6. 患者,女,19 岁,淋雨后寒战,持续高热达 40 ℃,伴咳嗽、胸痛、呼吸困难,咳铁锈色痰。咳铁锈色痰见于( )。

A. 急性肺水肿　　　B. 肺炎球菌肺炎　　　C. 慢性支气管炎

D. 支气管哮喘　　　E. 支气管扩张

7. 发热最常见的病因为( )。

A. 感染　　　B. 变态反应　　　C. 内分泌代谢障碍

D. 体温调节中枢功能失调　　　E. 结缔组织病

8. 患者痰液有恶臭,判断为何种细菌感染?( )

A. 肺炎球菌　　　B. 绿脓杆菌　　　C. 厌氧菌　　　D. 化脓菌　　　E. 真菌

9. 以口腔温度为例,中度发热是指体温在( )。

A. 37.3~38 ℃　　　B. 38.1~39 ℃　　　C. 39.1~40 ℃

D. 40~41 ℃　　　E. 41 ℃ 以上

10. 支气管哮喘患者呼吸困难的特点是( )。

A. 间断性、吸气性呼吸困难　　　B. 持续性吸气性呼吸困难

C. 反复发作的呼气性呼吸困难　　　D. 间歇性叹息性呼吸困难

E. 反复发作的混合性呼吸困难

11. 呼吸气味为烂苹果味可见于( )。

A. 尿毒症患者　　　B. 有机磷农药中毒患者　　　C. 肝性脑病患者

D. 肺脓肿患者　　　E. 糖尿病酮症酸中毒患者

12. 患者自己不能随意调整或变换肢体的位置,常见于( )。

A. 急性肺炎患者　　　B. 昏迷患者　　　C. 病情较轻患者

D. 肺结核患者　　　E. 冠心病患者

13. 患者,女,35 岁。因“风湿性心脏病、心房颤动”入院,主诉心悸、头晕、胸闷、四肢乏力,护士为

Note

其把脉时发现脉搏细速、不规则,同一单位时间内心率大于脉率,听诊心率快慢不一,心率完全不规则,心音强弱不等。此脉象属于(    )。

　　A.缓脉　　　　　　B.间歇脉　　　　C.脉搏短绌　　D.洪脉　　　　E.奇脉

14.患者,女,32岁,自诉心悸、怕热多汗4月就诊,查体:P 123次/分,消瘦,眼球突出,目光闪烁。该患者的面容是(    )。

　　A.急性面容　　　　B.慢性面容　　　C.二尖瓣面容　D.甲亢面容　　　E.满月面容

15.正常人肺部的叩诊音是(    )。

　　A.清音　　　　　　B.实音　　　　　C.鼓音　　　　D.过清音　　　　E.浊音

16.心脏听诊,先从哪里开始?(    )

　　A.心尖区　　　　　　　　　　B.肺动脉瓣听诊区　　　　　　　C.主动脉瓣听诊区

　　D.主动脉瓣第二听诊区　　　　E.三尖瓣听诊区

17.患者,女,32岁。晨起眼睑水肿1周。尿常规示:尿蛋白阳性。该患者的水肿考虑为(    )。

　　A.心源性水肿　　　　　　　　B.肝源性水肿　　　　　　　　　C.经前期紧张综合征

　　D.肾源性水肿　　　　　　　　E.过敏性水肿

18.病侧胸廓饱满,语颤消失,叩诊呈鼓音,呼吸音消失,气管移向健侧,应考虑为(    )。

　　A.肺气肿　　　　　B.气胸　　　　　C.胸腔积液　　D.胸膜增厚　　　E.气胸

19.患者,女,45岁,叩诊心界呈梨形,听诊心尖部可闻及隆样舒张期杂音,伴心尖区$S_1$亢进及心尖区震颤。该患者可能的诊断为(    )。

　　A.主动脉瓣狭窄　　　　　　　B.主动脉瓣关闭不全　　　　　　C.二尖瓣狭窄

　　D.二尖瓣关闭不全　　　　　　E.肺动脉瓣关闭不全

20.扁桃体超过咽腭弓,未达正中线为扁桃体(    )。

　　A.Ⅰ度肿大　　　B.Ⅱ度肿大　　　C.Ⅲ度肿大　　D.Ⅳ度肿大　　E.正常大小

21.左腰部皮肤呈蓝色(Grey-Turner征)见于(    )。

　　A.血色病　　　　　　　　　　B.肾上腺皮质功能减退症　　　　C.库欣综合征

　　D.腹腔内大出血　　　　　　　E.急性坏死性胰腺炎

22.除下列哪种情况外,均会引起腹部隆起?(    )

　　A.大量腹腔积液　B.腹壁炎症　　　C.胃肠胀气　　D.过度肥胖　　E.腹腔内巨大肿瘤

23.患者,女,35岁,月经过多,面色苍白,反复出现皮肤散在出血点。查红细胞$2×10^{12}$/L,血红蛋白50 g/L,应诊断为(    )。

　　A.正常　　　　　B.轻度贫血　　　C.中度贫血　　D.重度贫血　　E.极重度贫血

24.引起中性粒细胞增高的原因下列哪项正确?(    )

　　A.伤寒　　　　　　　　　　　B.再生障碍性贫血　　　　　　　C.理化因素损伤

　　D.病毒感染　　　　　　　　　E.化脓性细菌感染

25.胸导联$V_5$电极应放在(    )。

　　A.胸骨右缘第四肋间　　　　　　　　　　B.胸骨左缘第四肋间

　　C.左锁骨中线与第五肋间相交处　　　　　D.左腋前线与$V_4$水平处

　　E.左腋中线与$V_4$水平处

26.反映心房除极的是(    )。

　　A.QRS波群　　B.R波　　　　　C.T波　　　　D.P波　　　　　E.u波

27.正常Q波振幅不超过同导联R波的(    )。

　　A.1/2　　　　　B.1/4　　　　　C.1/6　　　　D.1/8　　　　　E.1/10

28.窦性心律是指激动起源于(    )。

　　A.心房　　　　　B.心室　　　　　C.窦房结　　　D.右心房　　　E.结间束

29.患者,男,67岁。因急性心肌梗死入院。现患者突然意识丧失,急查心电图示 P 波、QRS 波与 T 波消失,代之以大小不一、间隔不等的小锯齿状波。考虑患者发生了( )。

A.心房颤动　　　B.心房扑动　　　C.心室扑动　　　D.心室颤动　　　E.室性逸波

30.变异型心绞痛心电图主要表现为( )。

A.T 波倒置　　　　　　B.ST 段压低　　　　　　C.ST 段抬高

D.QRS 波增宽　　　　　E.u 波增高

**二、名词解释(每小题 4 分,共 20 分)**

1.嗜睡

2.桶状胸

3.蜘蛛痣

4.期前收缩

5.护理病历

**三、填空题(每空 1 分,共 10 分)**

1.心脏听诊内容包括_____、_____、_____、_____、额外心音和心包摩擦音。

2.正常呼吸音包括_____、_____、_____。

3.口腔呼出气有刺激性大蒜味可见于_____患者。

4.当毛细血管内还原血红蛋白绝对含量超过_____时,皮肤黏膜可出现发绀。

5.呼吸困难伴咳粉红色泡沫样痰见于_____。

**四、判断题(共 5 小题,每小题 1 分,共 5 分)**

1.判断营养状态最简便而迅速的方法是观察皮肤弹性。　　　　　　　　　　( )

2.水冲脉是指吸气时脉搏明显减弱或消失。　　　　　　　　　　　　　　( )

3.三凹征是指吸气时胸骨上窝、锁骨上窝、锁骨下窝出现明显凹陷。　　　　( )

4.有呕血一定有黑便,有黑便不一定有呕血。　　　　　　　　　　　　　( )

5.身体评估基本方法包括问诊、触诊、叩诊、听诊、嗅诊。　　　　　　　　( )

**五、简答题(每小题 6 分,共 30 分)**

1.水肿的护理评估要点有哪些?

2.简述三种肺源性呼吸困难的特点和常见病因。

3.一般状态评估的方法和内容有哪些?

4.室性期前收缩的心电图主要特点?

5.心肌梗死的基本图形有哪三种?

**六、病案分析题(5 分)**

患者,男,32 岁。左上腹痛伴恶心、呕吐 12 h 急诊入院。患者昨晚饮酒后,出现左上腹隐痛,2 h 后疼痛加剧,呈持续性刀割样,并向左腰背部放射,伴恶心,呕吐,呕吐后疼痛无缓解。查体:T 39.5 ℃,P 100 次/分,R 30 次/分,BP 90/70 mmhg;精神萎靡,表情痛苦;腹肌紧张,全腹明显压痛和反跳痛。实验室检查:WBC $10.5 \times 10^9$/L,N 84%;血淀粉酶 800 U/L,尿淀粉酶 1800 U/L。初步诊断:急性胰腺炎。患者平时很少生病,感觉一生病就这么严重,很害怕,担心预后。

请说出该患者的主要护理问题有哪些?(至少写出 5 个)

扫码看答案

Note

# 综合练习八

一、单项选择题(每小题 1 分,共 30 分)

1.护理病史记录哪项主诉较合适?(　　)

A.昨起胸痛、咳嗽、发热　　　　B.咳嗽、气喘反复发作 20 年,加重 3 天

C.浮肿 3 天　　　　D.右膝关节痛,不红不肿,天冷加剧,行走不便已 1 周

E.皮肤红斑 1 周,关节痛间歇发作半年

2.用下列哪种方式收集的资料为主观资料?(　　)

A.X 线检查结果　　　　B.心电图检查结果　　　　C.身体评估的结果

D.家属提供的信息　　　　E.生化检查结果

3.严重代谢性酸中毒时,出现深而快的呼吸称为(　　)。

A.陈-施呼吸　　　　B.库斯莫尔呼吸　　　　C.比奥呼吸

D.三者都不是　　　　E.呼气性呼吸困难

4.“睡眠型态紊乱”护理诊断以下哪项为主要依据?(　　)

A.白天或醒着时感疲劳　　　　B.烦躁　　　C.入睡困难或不能连续睡眠

D.白天打盹　　　　E.情绪改变

5.患者,68 岁,气促,神志恍惚,面色潮红,球结膜充血水肿,心率 120 次/分且心律不齐,肝大肋下 3 cm,双下肢浮肿,尿蛋白＋。评估病情首要检查应选择(　　)。

A.肝功能　　　　B.心电图　　　　C.血尿素氮

D.动脉血气分析　　　　E.电解质

6.进行内生肌酐清除率检查,实验前三天的饮食是(　　)。

A.高热量饮食　　　　B.高蛋白饮食　　　　C.无肌酐饮食

D.多纤维素饮食　　　　E.正常饮食

7.价值与信念评估的重点不包括(　　)。

A.个体的文化和种族背景

B.个体对生活、死亡、健康、疾病和精神的价值观与信念

C.个体价值观和信念与之所接受的健康照料体系有否冲突

D.个体基于对性和生殖功能的认知

E.个体基于文化的健康行为,有无精神困扰

8.咯血时出血部位不可能位于(　　)。

A.支气管　　　B.肺　　　C.胃　　　D.喉　　　E.气管

9.护理病史采集中错误的做法是(　　)。

A.护士先做自我介绍　　　　B.询问病史时多问少听　　　　C.交谈中避免套问

D.结束谈话时简单重复内容　　　E.对患者的疑虑应做必要的指导

10.清晨眼睑水肿,逐渐蔓延全身,应考虑哪种疾病?(　　)

A.门脉性肝硬化　　　　B.右心衰竭　　　　C.急性肾小球肾炎

D.甲状腺功能减退　　　　E.营养不良

11.甲状腺功能减退常出现(　　)。

A.营养不良性水肿　　　　B.特发性水肿　　　　C.黏液性水肿

D.局限性水肿　　　　E.以上都不是

12.全身黄疸,粪便呈白陶土色,可见于(　　)。

A.胰头癌      B.溶血性贫血      C.钩端螺旋体病

D.肝硬化      E.肝炎

13.瞳孔扩大见于（     ）。

A.阿托品药物反应      B.有机磷农药中毒      C.吗啡中毒

D.虹膜炎      E.中毒

14.以下哪一疾病是发热最常见的病因？（     ）

A.肺炎球菌性肺炎      B.心肌梗死      C.风湿热

D.脑出血      E.肠梗阻

15.麻痹性肠梗阻患者的肠鸣音常为（     ）。

A.活跃      B.亢进      C.减弱      D.消失      E.正常

16.以下各种呼吸中哪项提示病情最危急？（     ）

A.呼吸深快      B.呼吸减慢      C.间停呼吸      D.潮式呼吸      E.呼吸表浅

17.住院患者文化休克下列哪项除外？（     ）

A.对环境的陌生感      B.对检查治疗恐惧感      C.对疾病的担忧感

D.对责任护士熟悉感      E.对饮食的不适应感

18.下列哪项不是家庭的内部资源？（     ）

A.财力支持      B.精神支持      C.信息支持      D.结构支持      E.亲友支持

19.CT 扫描在临床诊断上较广泛应用,但下列哪项除外？（     ）

A.脑部      B.肺部      C.肝脏      D.腹腔      E.心脏冠状动脉

20.一位患者感知能力明显下降、反应缓慢、注意力高度分散,出现过度换气、心动过速、头痛、头晕。判断属于（     ）。

A.焦虑      B.恐惧      C.忧郁      D.正常      E.以上都不是

21.某妊娠 2 月余的妇女,恶心呕吐 10 余天不能进食而入院诊治,除哪项外均是应考虑的相关护理诊断？（     ）

A.舒适的改变      B.体液不足      C.营养失调

D.潜在并发症、窒息      E.恐惧

22.护士为急诊患者描记心电图时,黄色导联应该连接在患者的（     ）。

A.左上肢      B.右上肢      C.左下肢      D.右下肢      E.心前区

23.肺部听诊湿啰音特点为（     ）。

A.部位恒定、性质不易变、咳嗽久后可减轻或消失

B.多在呼气末明显      C.有些湿啰音听似哨笛音

D.瞬间数目可明显增减      E.持续时间长

24.血尿可见于下列疾病,但（     ）除外。

A.肾结核      B.肾肿瘤      C.肾或泌尿道结石

D.急性肾小球肾炎      E.单纯性肾病综合征

25.心房纤颤的心电图表现以下哪项错误？（     ）

A.窦性 P 波消失      B.代以大小、间距、形态不等的 f 波

C.PR 间期绝对规则      D.QRS 波呈室上性

E.f 波频率为 350～600 次/分

26.不属于疼痛性质的描述是（     ）。

A.刺痛      B.刀割样痛      C.烧灼痛      D.绞痛      E.牵涉痛

27.下列哪项属于浅反射？（     ）

A.角膜反射      B.膝腱反射      C.肱二头肌反射

D. 髌阵挛　　　　　　　　　　E. 颈强直

28. 共济失调的评估试验不包括(　　)。

A. 指鼻试验　　　　　　　　B. 跟-膝-胫试验　　　　　C. 轮替动作

D. 闭目难立征　　　　　　　E. Valsalva 动作

29. 气体在 X 线胸片上是(　　)。

A. 白色　　　B. 灰色　　　C. 灰白色　　　D. 无色　　　E. 黑色

30. 在护理诊断陈述的 PES 公式中"P"表示的含义是(　　)。

A. 分类　　　B. 诊断名称　　　C. 相关因素　　　D. 临床表现　　　E. 实验室检查

**二、名词解释(每小题 4 分,共 20 分)**

1. 发绀

2. 间停呼吸

3. 匙状甲

4. 肺型 P 波

5. 护理诊断

**三、填空题(每空 1 分,共 10 分)**

1. 清音为正常_____的叩诊音。

2. 发育正常与否通常用_____、智力和_____及其相互间的关系来综合判断。

3. 大量咯血导致死亡的主要原因是_____、_____。

4. 当上呼吸道部分梗阻时,气流进入肺中不畅,吸气时呼吸肌收缩加强,肺内负压明显增高,出现_____、_____及_____向内凹陷,称为"三凹征"。

5. 呕吐物呈酸臭味示食物在胃内滞留时间过长,见于_____患者。

6. 正常成人 RR 间期为_____。

**四、判断题(共 5 小题,每小题 1 分,共 5 分)**

1. 左心衰竭肺淤血时咯铁锈色痰。　　　　　　　　　　　　　　　　(　　)

2. 上肢扑翼样震颤常见于糖尿病酮症酸中毒昏迷。　　　　　　　　　(　　)

3. 板状腹见于结核性腹膜炎。　　　　　　　　　　　　　　　　　　(　　)

4. 能反映个体思维能力的是认知。　　　　　　　　　　　　　　　　(　　)

5. 年轻患者常见的角色适应不良为患者角色模糊。　　　　　　　　　(　　)

**五、简答题(每小题 6 分,共 30 分)**

1. 吸气性与呼气性呼吸困难各有何特点?

2. 简述临床常见全身性水肿的临床特点。

3. 简述腹部触诊的内容。

4. 简述压力与应对的评估重点。

5. 临床上常用的心电图导联有哪些?

**六、病案分析题(5 分)**

患者,女,24 岁,近 2 个月来轻度咳嗽,白色黏痰,内带血丝;午后低热,面颊潮红,疲乏无力,常有心悸、盗汗,较前消瘦。拍片发现右上肺第 2 肋部位有云雾状淡薄阴影,今晨突然咯血 300 mL,急诊来院。

请说出该患者的主要护理问题有哪些?(至少写出 5 个)

扫码看答案

Note

# 参 考 文 献

[1]  赵红佳,邱洪流,周明芳.健康评估[M].武汉:华中科技大学出版社,2016.
[2]  项颖卿,张玉华.健康评估[M].西安:西安交通大学出版社,2014.
[3]  朱宗明,刘久波,刘贤英.健康评估[M].武汉:华中科技大学出版社,2014.
[4]  董荟,杨辉.健康评估[M].武汉:武汉大学出版社,2013.
[5]  孙玉梅,张立力,张彩虹.健康评估[M].北京:人民卫生出版社,2021.
[6]  万学红,卢雪峰.诊断学[M].北京:人民卫生出版社,2018.
[7]  徐克,龚启勇,韩萍.医学影像学[M].北京:人民卫生出版社,2018.
[8]  杨珍杰,梁春光.健康评估[M].武汉:华中科技大学出版社,2020.